Knaurs Atlas der
Reflexzonen
Therapie

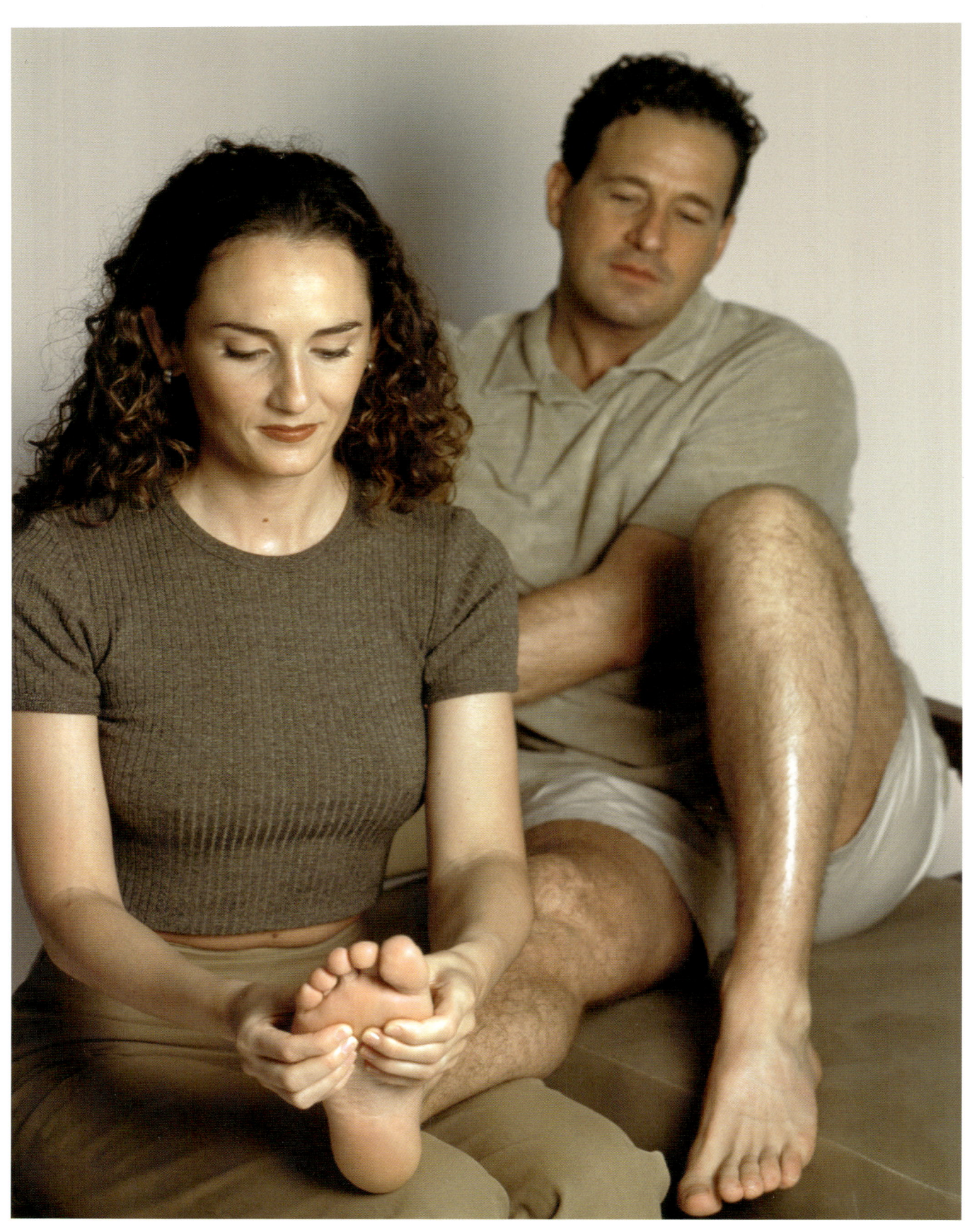

Mit der Reflexzonenmassage nehmen Sie Ihre Gesundheit – und die Ihrer Familie – buchstäblich in die eigenen Hände.

Dr. med. Bernard C. Kolster
Dr. med. Astrid Waskowiak

Knaurs Atlas der
Reflexzonen
Therapie

Inhaltsverzeichnis

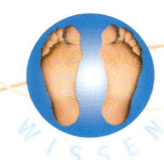

Einleitung

Alternative Therapieverfahren zur Behandlung von Krankheiten und zur Linderung von Beschwerden und chronischen Leiden erleben einen großen Zulauf. In diesem Zusammenhang wird auch der Fußreflexzonenmassage von immer mehr Menschen Vertrauen geschenkt.

Reflexzonentherapie – Altes Wissen neu entdeckt

Die Reflexzonentherapie dürfte eine sehr alte Therapieform sein. Bereits aus früheren Zeiten sind Überlieferungen aus den verschiedensten Regionen dieser Welt bekannt, in denen Erkrankungen über den Druck auf bestimmte Zonen des menschlichen Körpers behandelt wurden. Bereits aus der Zeit der 6. Dynastie, etwa 2300 v. Chr., gibt es Darstellungen aus ägyptischen Grabmälern, die die Verabreichung einer Hand- bzw. Fußmassage zeigen. Es kann daher angenommen werden, dass die Behandlung von Erkrankungen über Druck auf verschiedene Körperstellen schon seit langer Zeit und von vielen verschiedenen Kulturen praktiziert wurde. Betrachtet man die Mittel, die in früherer Zeit zur Heilung von Erkrankungen zur Verfügung standen, so gab es zum einen die Therapie durch von außen zugeführte Substanzen wie Pflanzenbestandteile, Mineralien und tierische Produkte. Weitere Behandlungsformen waren diejenigen, die wir heute physikalische Anwendungen nennen würden. Das Streichen, Massieren oder bloße Handauflegen wurde genutzt, um Beschwerden zu beeinflussen. Ein einfaches Beispiel für die Behandlung durch Druck kennt vermutlich jeder selbst: Wenn man sich verletzt, z. B. durch einen Sturz oder einen Stoß mit einem stumpfen Gegenstand, so reibt und massiert man instinktiv und ähnlich einem Reflex das schmerzende Gebiet. Im Laufe der Zeit gewannen die Menschen immer mehr Kenntnisse über Zonen am Körper und deren Wirkung. Dies führte vermutlich dazu, dass gewissermaßen »Landkarten« angelegt wurden bezüglich der Zonen, über die sich andere Körperstellen oder Organe beeinflussen lassen. Massiert oder berührt man nun eine solche »Reflexzone«, reizt man damit die Körperstelle oder das Organ, welches mit dieser Zone in Verbindung steht. Durch die Betrachtung von Lage und Anordnung solcher Reflexzonen kann man erkennen, dass sich der gesamte menschliche Körper auf bestimmten Körperteilen abbildet. Hierzu gibt es ein hervorragendes Beispiel aus der Akupunktur, einer der ältesten Formen der Reflexzonentherapie. Schauen Sie eine menschliche Ohrmuschel genau an, so können Sie mit etwas Phantasie die Konturen eines auf den Kopf gestellten Embryos erkennen. In der nebenstehenden Abbildung entspricht das Ohrläppchen dem Kopfbereich. Weiterhin erkennbar sind die Reflexzonen der Beine, der Arme und des Verdauungskanals. Diese räumliche Zuordnung eines Embryos auf der menschlichen Ohrmuschel wird auch für die Auswahl von Behand-

Untere Extremität

Obere Extremität

Becken

Brustkorb

Wirbelsäule

Kopf

Auge

Niere
Blase
Harnleiter
Gallenblase

Magen-Darm-Trakt
Leber
Herz
Lunge

Die Ohrmuschel ähnelt einem auf den Kopf gestellten Embryo.

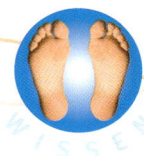

lungspunkten bei der Ohrakupunktur verwendet. Will der Therapeut beispielsweise eine Störung wie Kopfschmerzen behandeln, sucht er in der Kopfzone einen oder mehrere empfindliche Punkte, in die er mit einer sehr feinen Akupunkturnadel vorsichtig hineinsticht. Diese Nadelung beeinflusst oder heilt die entsprechenden Beschwerden. Auch die Ohrakupunktur ist eine sehr alte Heilbehandlung. Sie geht auf chinesische Quellen des ersten Jahrhunderts zurück. Die Wirkungsweise dieser Therapieform ist bis heute noch nicht vollständig wissenschaftlich erklärt. Es ist doch erstaunlich, dass sich von den Reflexzonen weit entfernte Körperstellen beeinflussen lassen. Sicher ist jedoch, dass es funktioniert. Millionen Patienten auf dieser Welt, die mit Ohrakupunktur behandelt wurden, können dies bestätigen. Das Ohr ist nur ein Beispiel für eine Reflexzone. Auch über Hände, Füße und andere Körperstellen lassen sich erkrankte Körperbereiche beeinflussen.

Einteilung des Körpers in Zonen

Der amerikanische Arzt Dr. William Fitzgerald (1872–1929) veröffentliche 1917 seine Erkenntnisse über das von ihm beschriebene »Zonenmodell« des Menschen. Fitzgerald war somit der Vorreiter für die Einführung der Reflextherapie in die westliche Welt. Er studierte Medizin an der Universität von Vermont (USA) und praktizierte anschließend in Boston, London und in Wien. In dieser Zeit spezialisierte er sich zum Hals-Nasen-Ohrenarzt. Unklar bleibt, woher Fitzgerald seine Forschungsergebnisse bezüglich der Reflextherapie erhielt. Entdeckte er die Grundlagen in Europa und brachte sie nach Nordamerika – oder entsprangen seine Erkenntnisse dem Wunsch, Betäubungsmethoden für kleinere chirurgische Eingriffe zu finden? Er bemerkte, dass Patienten bei schmerzhaften Eingriffen als Reaktion die Armlehnen instinktiv fest umklammerten und begann mit der Erforschung dieses Phänomens. Im Jahre 1913 brachte er seine Beobachtungen in die medizinische Gedankenwelt ein, inzwischen war er Chefarzt der Hals-Nasen-Ohrenabteilung des St. Francis Hospital in Hartfort, Connecticut. Er entdeckte, dass Druck, wenn er an verschiedenen Stellen des Körpers verabreicht wurde, Schmerzen vermindern konnte. Seine Erkenntnisse mündeten in der Entwicklung eines Systems, welches den Körper vom Kopf bis zu den Zehen und Händen in zehn Zonen einteilt. Er dokumentierte das Zonenmodell in dem Buch »Zone Therapy«.

Unter diesem Namen ist die Reflextherapie seit den frühen 60er Jahren des 20. Jahrhunderts bekannt geworden.

Die Längszonen

Wie bereits erwähnt, teilte Fitzgerald den Körper in zehn von oben nach unten verlaufende Längszonen ein. Diese Zonen bilden in gewissem Maße die theoretische Grundlage für seine Kenntnisse. Sie verlaufen nicht nur auf der Körperoberfläche, sondern gehen durch den ganzen Körper hindurch. Stellen Sie sich vor, dass die Zonen den Körper wie Scheiben durchziehen. Die Scheiben werden von den eingezeichneten Linien begrenzt, wobei sich jede Scheibe oder Zone vom Kopf bis zum Fuß erstreckt. Um Fußreflexzonenmassagen richtig durchzuführen, ist es unabdingbar, sich etwas näher mit dem knöchernen Aufbau der Füße und der Lage der einzelnen Reflexzonen zu befassen. Im Folgenden werden sowohl die Reflexzonen als auch die Anatomie der Füße dargestellt.

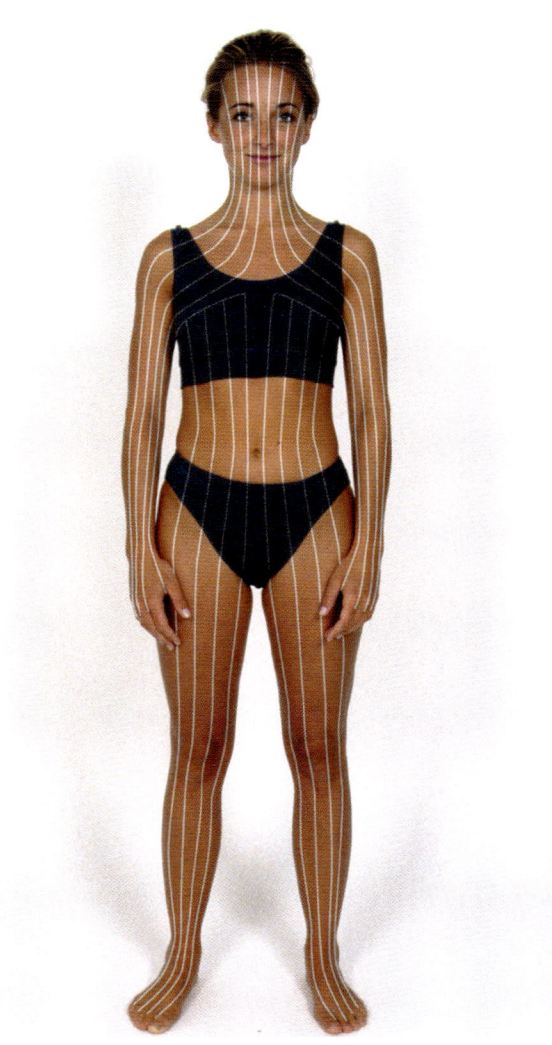

Das Zonenmodell teilt den Körper in zehn von oben nach unten verlaufende Zonen.

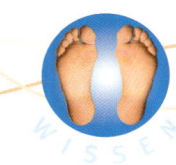

Die Fußreflexzonenmassage

Um Fußreflexzonenmassagen richtig durchzuführen, ist es unabdingbar, sich etwas näher mit dem knöchernen Aufbau der Füße und der Lage der einzelnen Reflexzonen zu befassen.

Wissen

In Deutschland ist die Entwicklung der Reflexzonentherapie eng mit dem Namen von Frau Hanne Marquardt verbunden. Die Darstellung der Zonen in diesem Buch erfolgt in Anlehnung an ihre Erkenntnisse.

Die Füße als Abbild des Körpers

Wie beim Ohr kann man bei genauerer Betrachtung des Fußes Ähnlichkeit mit der menschlichen Körpersilhouette wahrnehmen. Wenn Sie sich die Abbildung eines aufrecht gestellten Fußes von der Innenseite anschauen, können Sie mit etwas Phantasie das Profil eines sitzenden

Menschen erkennen. Die große Zehe stellt den Kopf dar, die geschwungene Form der Fußsohle entspricht der S-förmigen Krümmung der menschlichen Wirbelsäule, die Ferse entspricht dem Gesäß. Die Abbildung des Körpers lässt sich auch auf die Fußsohlen projizieren. Wenn beide Füße nebeneinander stehen, bilden die Fußinnenseiten den Verlauf der Wirbelsäule ab. Die beiden großen Zehen entsprechen dem Kopf mit dem Gehirn. Die Schultern befinden sich beiderseitig im Bereich der Grundgelenke. Die Innenwölbung beider Füße repräsentiert die Brust mit den Brustorganen. Darunter befinden sich die weichen Stellen des Fußes in der Mitte, sie beherbergen die Zone der inneren Organe. Die meisten Zonen, die sich auf der Fußsohle befinden, bilden sich auch auf dem Fußrücken ab. Die Dreidimensionalität des Körpers mit seinen übereinander gelagerten Organen, Muskeln, Knochen- und Gewebeschichten spiegelt sich damit auch in der Dreidimensionalität des Fußes wider. Wie eingangs bereits erwähnt wurde, beschränken sich die Zonen nicht auf die Oberfläche des Körpers, sondern gehen durch den Körper hindurch.

Links: Das Profil eines sitzenden Menschen hat Ähnlichkeit mit der Innenseite des Fußes.

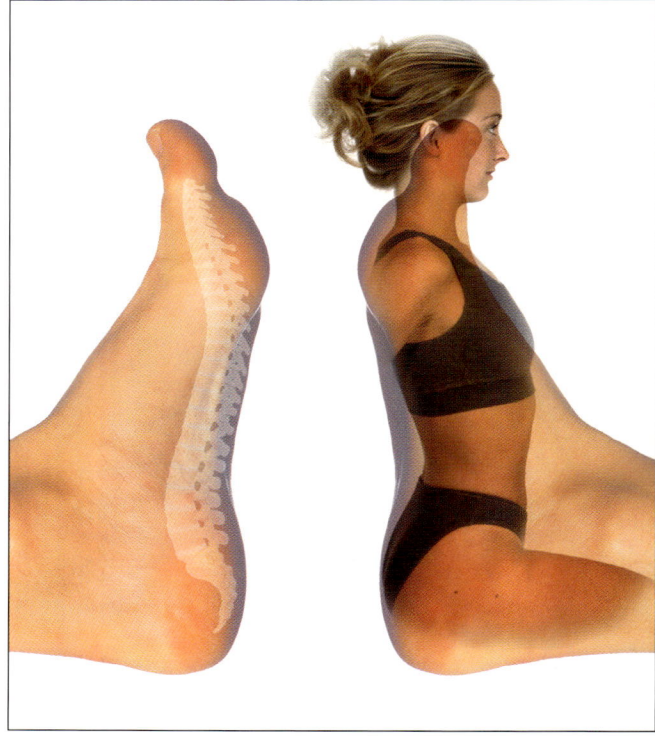

Rechts: Der Körper bildet sich auf den Fußsohlen ab.

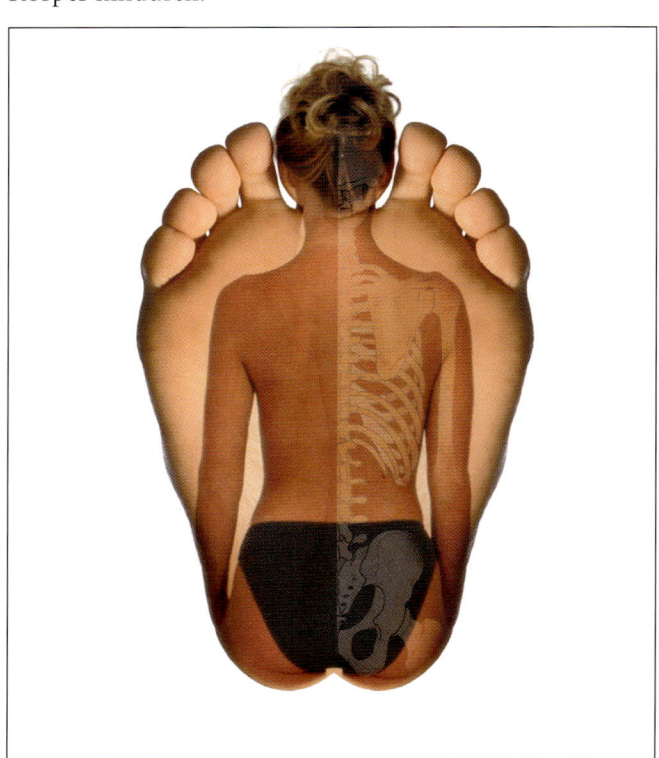

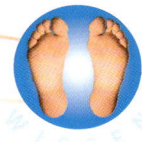

Die Reflexzonen der Füße

Wenn Sie sich die Projektionen des Menschen auf die Füße einprägen, können Sie sich relativ leicht die einzelnen Reflexzonen vorstellen. Der rechte Fuß repräsentiert die rechte, der linke Fuß die linke Körperhälfte. Die Zonen der paarigen Organe Lunge und Nieren befinden sich jeweils einzeln an beiden Füßen, das linke Organ auf dem linken und das rechte auf dem rechten Fuß. Die Zonen der Wirbelsäule und nicht paarige Organe wie

Speiseröhre und Darm finden Sie an der Innenseite beider Füße. Reflexzonen von hintereinander gelegenen Organen können sich überlagern. So findet sich die Zone für das Herz hinter der der Lunge, die Zonen der großen Gelenke (Schulter-, Ellenbogen- und Kniegelenke) liegen an der Fußaußenseite. Die Zone für die Muskulatur wird an der Fußvorderseite repräsentiert. Von oben nach unten sind die Zonen für Schultermuskulatur, Brust- und Bauchmuskulatur angeordnet.

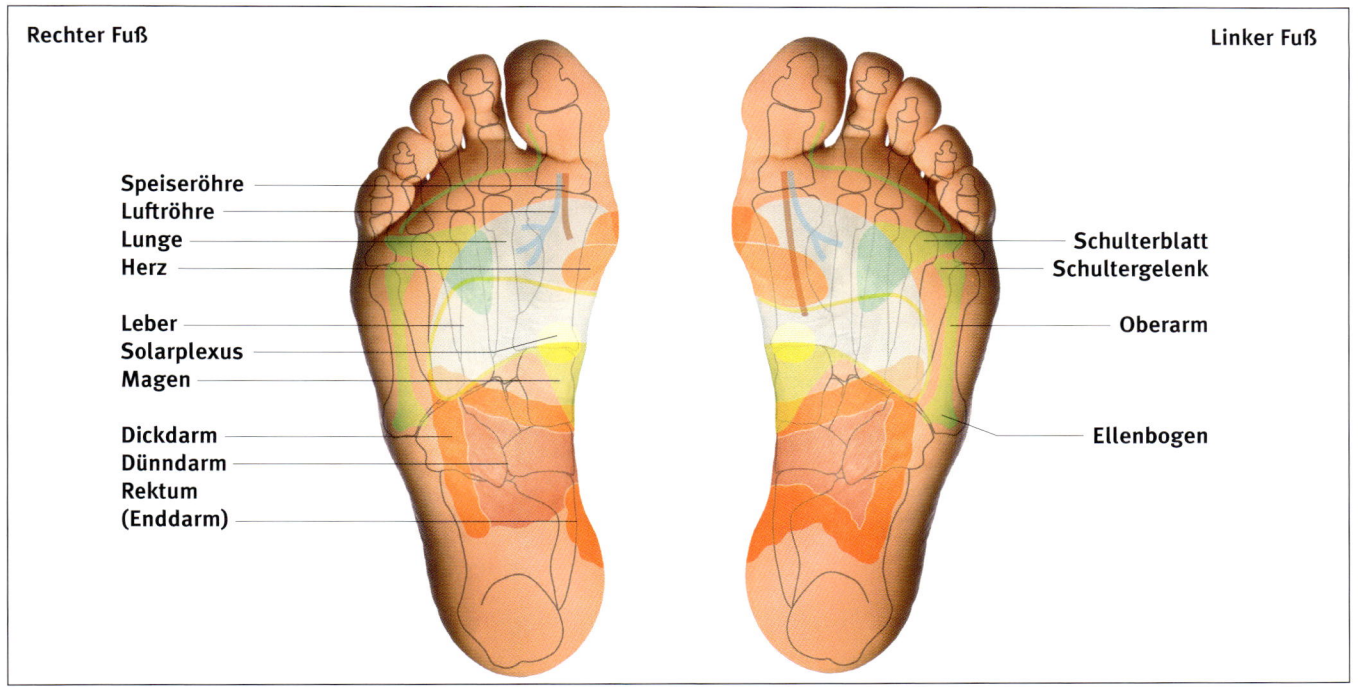

Rechter Fuß — Linker Fuß

Speiseröhre
Luftröhre
Lunge
Herz

Leber
Solarplexus
Magen

Dickdarm
Dünndarm
Rektum
(Enddarm)

Schulterblatt
Schultergelenk

Oberarm

Ellenbogen

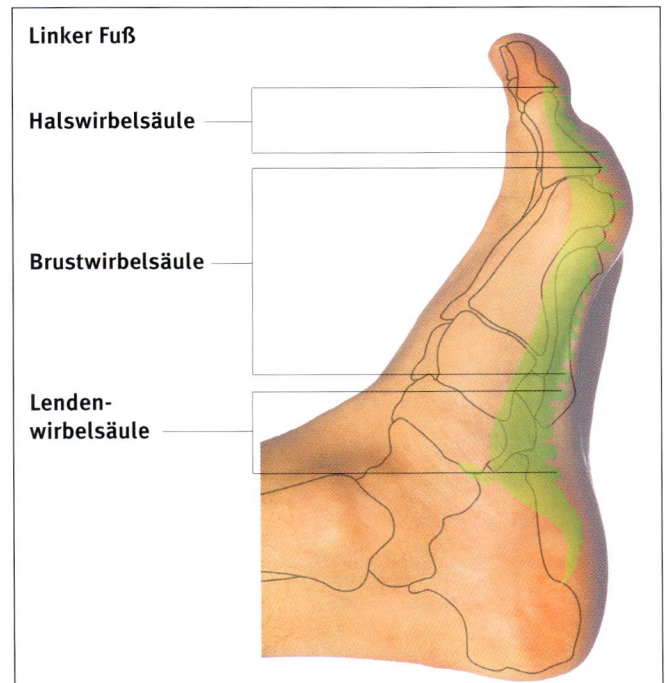

Linker Fuß

Halswirbelsäule

Brustwirbelsäule

Lenden-
wirbelsäule

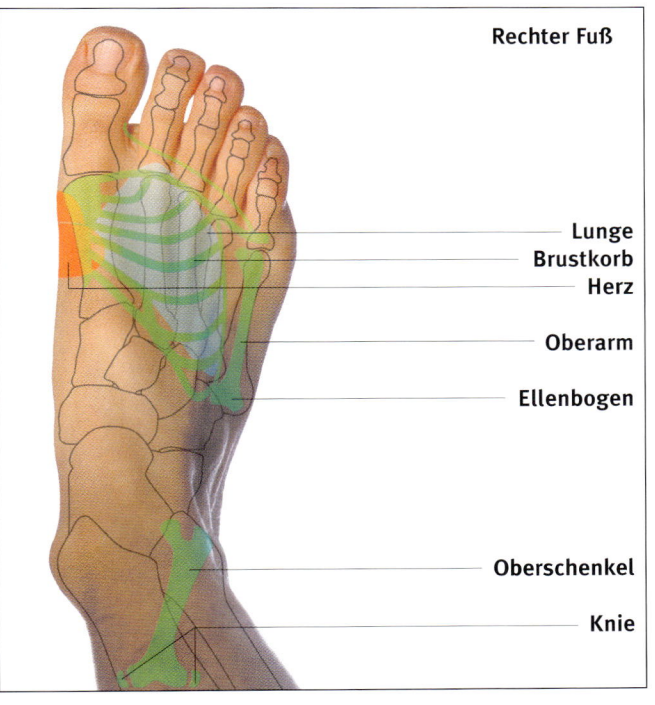

Rechter Fuß

Lunge
Brustkorb
Herz

Oberarm

Ellenbogen

Oberschenkel

Knie

Oben und unten: Die Reflexzonen befinden sich auf der Fußsohle (oben), dem Fußrücken (rechts) sowie an den Seiten der Füße (links).

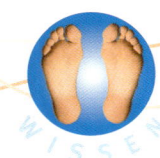

Die Zonen

Die Betrachtungsweise des Fußes als Abbild des gesamten menschlichen Körpers entspricht genau dem von Fitzgerald dargestellten Zonenmodell. Auch das Zonenmodell verdeutlicht den Blick für die Ähnlichkeiten im Bild des Fußes mit dem des Körpers.

Die Längszonen

Gemäß dem Zonenmodell von Fitzgerald lässt sich der Körper in Längsrichtung in zehn Zonen unterteilen. Die Zonen sind nicht auf die Körperoberfläche begrenzt, sondern ziehen sich durch den Körper hindurch, sodass man auch von zehn Scheiben sprechen könnte. Fitzgerald und seine Schülerinnen und Schüler fanden heraus, dass sich gerade auf den Längszonen der Füße gut behandelbare Reflexzonen derjenigen Organe befinden, die in der gleichen Längszone des Körpers liegen. Die Wirbelsäule liegt z. B. in den ersten beiden Längszonen auf der Mittellinie des Körpers. Wenn Sie diese Zonen nun an den Innenseiten der Beine hinab bis zu den Füßen verfolgen, erkennen Sie, dass diese Zonen an den Innenseiten der beiden Füße entlang laufen. Die Fußreflexzonen für die Wirbelsäule liegen dementsprechend an den Fußinnenseiten. Die Kopfzonen verteilen sich auf die einzelnen Zehen. Die Zonen für den Schultergürtel ziehen sich quer über den gesamten Fußballen in der gleichen Art, wie der Schultergürtel selbst sich quer über die Längszonen des Körpers zieht. Auf diese Weise lässt sich der gesamte Körper auf den Füßen abbilden, vergleichbar dem Embryo auf dem Ohr (→ Seite 6).

Die Querzonen

Im Zonenmodell lassen sich zur verbesserten Orientierung neben den Längszonen drei Querzonen abgrenzen. Die oberste Querzone liegt im Bereich der Fußgelenke und repräsentiert den Kopf- und Halsbereich. In der zweiten Querzone finden sich der Brustraum mit seinen Organen Lunge und Herz sowie der Oberbauch. Unterbauch- und Beckenorgane sind im unteren Drittel des Fußes angesiedelt. Diese Querzonen stellen eine weitere Orientierung für das Auffinden der Reflexzonen an den Füßen dar. Die Zonen für den Kopf- und Halsbe-

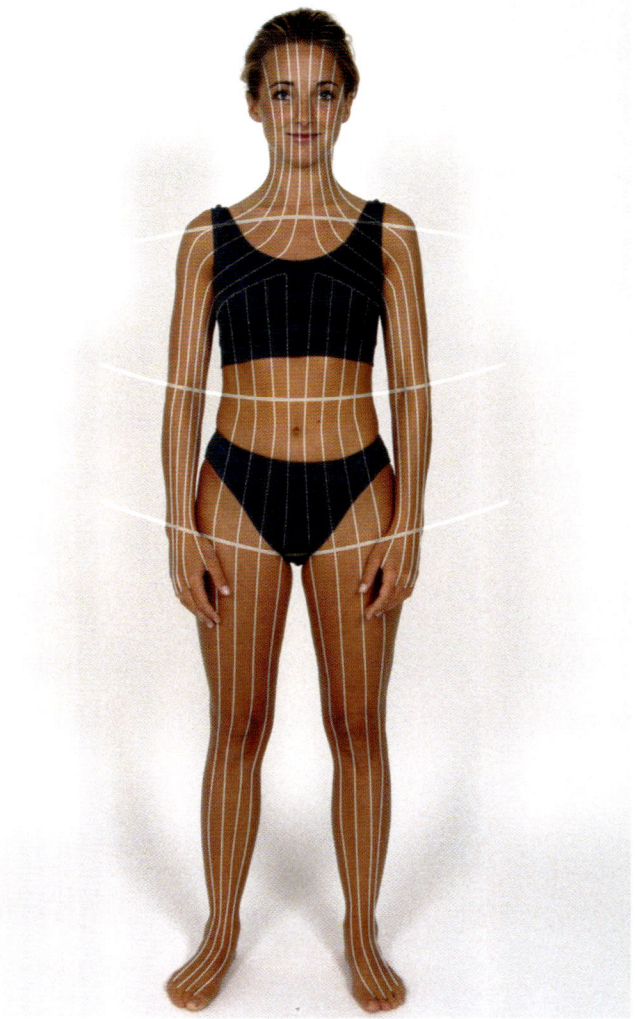

Links: Im Zonenmodell lassen sich neben den Längszonen auch Querzonen nachweisen.

Rechts: Die Querzonen des menschlichen Körpers spiegeln sich auch auf den Fußsohlen wider.

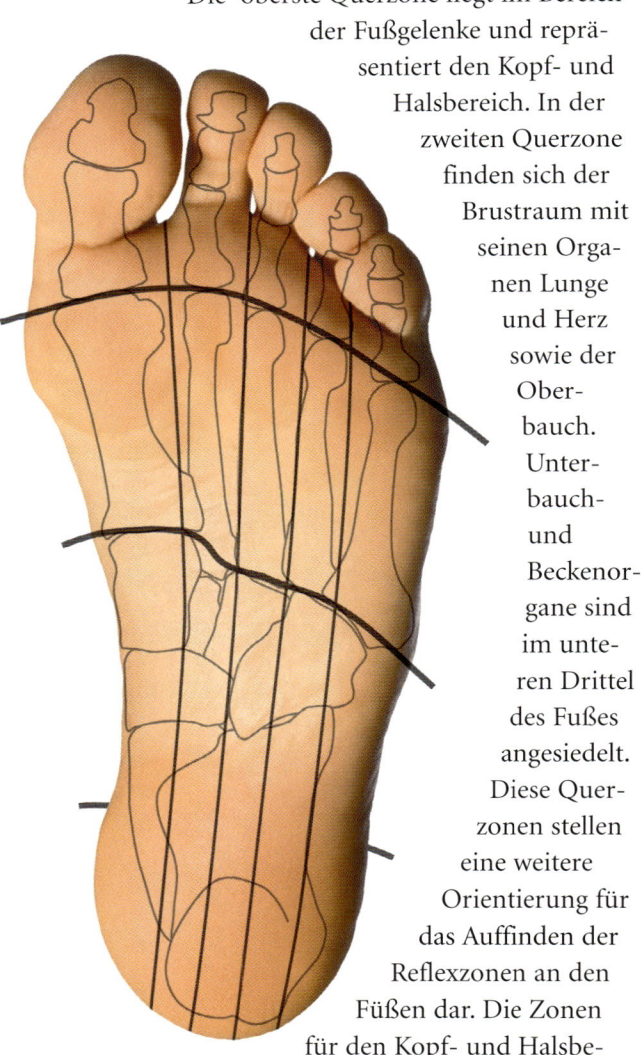

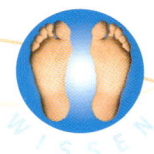

reich befinden sich demnach im Bereich der Zehen, für die Organe des Brustraums und Oberbauchs am Mittelfuß und für die des Unterbauchs und Beckenraums auf der Ferse nahe dem Knöchel.

Die Lage der Reflexzonen

Das Zonenmodell dient der groben Zuordnung der einzelnen Zonen. In der Praxis hat sich allerdings gezeigt, dass die Zonen wesentlich kleinere Areale bilden. Die Kenntnis dieser Areale ist für die weitere Massage unumgänglich. Da sich Zonen teilweise überlagern, werden diese Areale auf unterschiedlichen Abbildungen dargestellt; so kann eine bessere Übersichtlichkeit gewährleistet werden.

Die Reflexzonen auf der Fußsohle

Auf den Fußsohlen sind die Reflexzonen der inneren Organe lokalisiert. Beachten Sie dabei die teils unterschiedliche Größe der Zonen auf dem rechten und dem linken Fuß. So ist z. B. die Herzzone auf dem linken Fuß nahezu doppelt so groß wie diejenige auf dem rechten Fuß.

Die Zonen von Magen, Dickdarm und Leber erstrecken sich über beide Fußsohlen. Die Zone des Dickdarms beginnt auf der rechten Fußsohle, entsprechend der Lage des aufsteigenden Dickdarms im Körper. Im weiteren Verlauf zieht die Zone des quer liegenden Dickdarms hinüber zur linken Fußsohle. Von hier aus verläuft sie entsprechend des natürlichen Verlaufs des absteigenden Dickdarms nach unten.

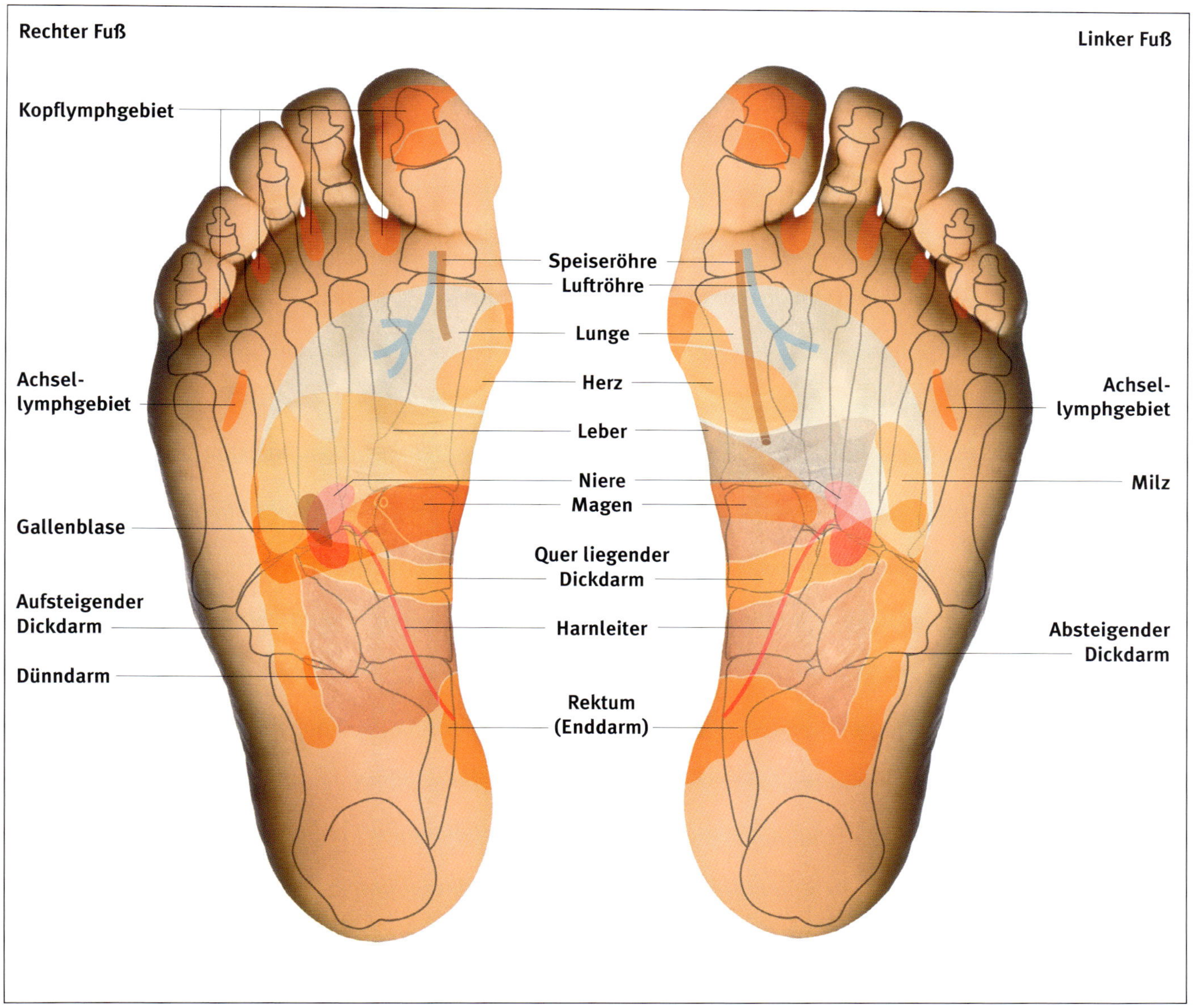

Rechter Fuß

Linker Fuß

Kopflymphgebiet

Achsel-
lymphgebiet

Gallenblase

Aufsteigender
Dickdarm

Dünndarm

Speiseröhre
Luftröhre

Lunge

Herz

Leber

Niere
Magen

Quer liegender
Dickdarm

Harnleiter

Rektum
(Enddarm)

Achsel-
lymphgebiet

Milz

Absteigender
Dickdarm

Die Reflexzonen der Fußsohlen verlaufen auf dem rechten und linken Fuß nicht immer identisch.

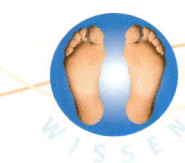

Die Reflexzonen an der Fußinnenseite

Die Zone für die Wirbelsäule liegt auf der Fußinnenseite und erstreckt sich von der Großzehe bis zur Ferse. Sie verläuft in der ersten Längszone nach dem Zonenmodell von Fitzgerald. Diese entspricht der Lage der Wirbelsäule in der Mittellinie des Körpers.

Die Reflexzonen an der Fußaußenseite

Die Fußaußenseite entspricht der fünften Längszone nach Fitzgerald. In dieser Zone werden die außen liegenden Körperregionen repräsentiert. Hier befinden sich unter anderem die Zonen für das Schultergelenk, den Oberarm und das Ellenbogengelenk.

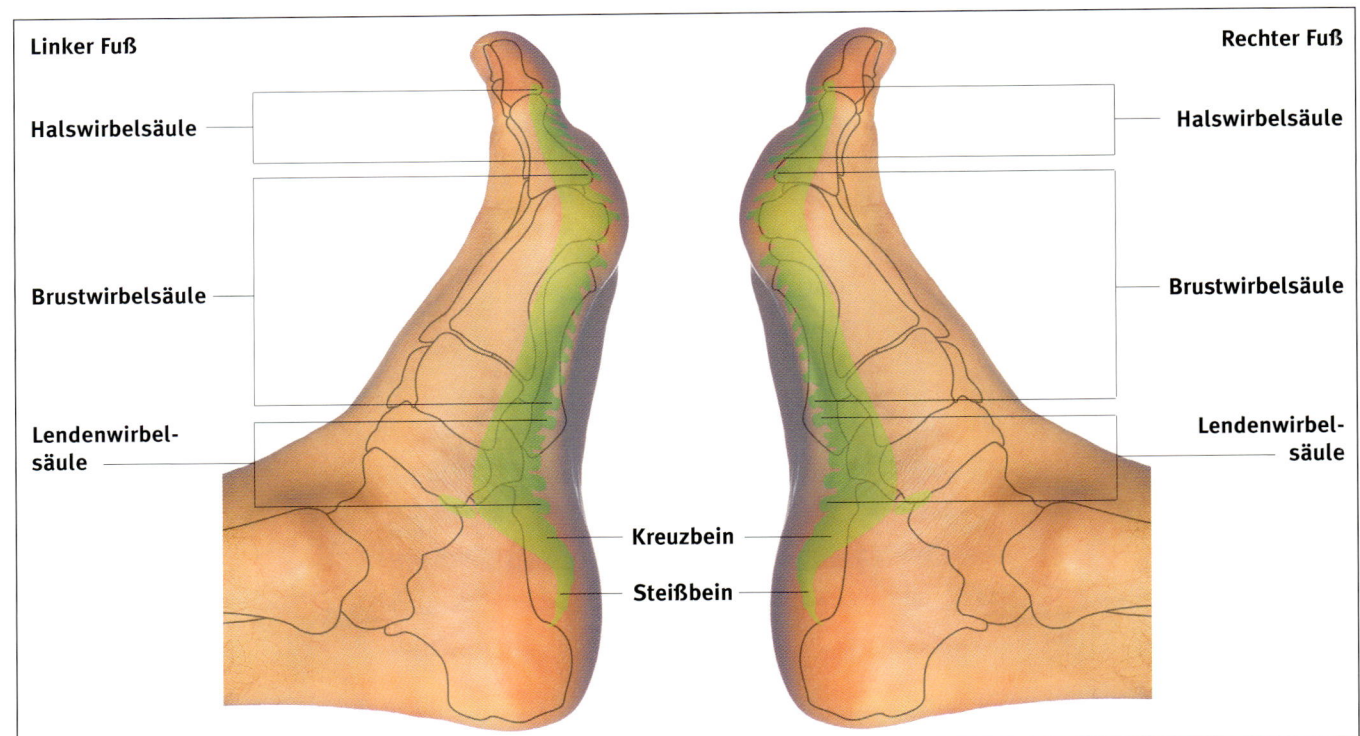

Linker Fuß — Rechter Fuß

Halswirbelsäule — Halswirbelsäule

Brustwirbelsäule — Brustwirbelsäule

Lendenwirbelsäule — Lendenwirbelsäule

Kreuzbein

Steißbein

Die Zone der Wirbelsäule erstreckt sich über die Fußinnenseite.

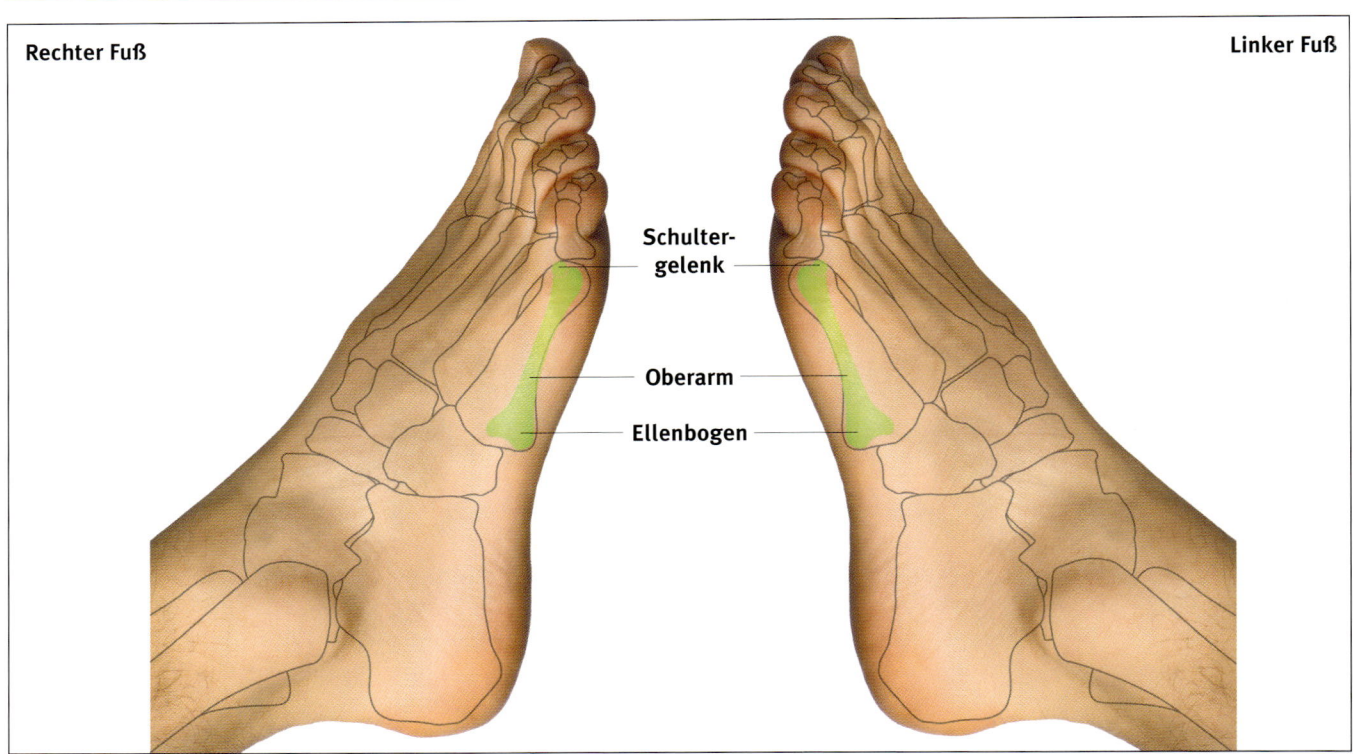

Rechter Fuß — Linker Fuß

Schultergelenk

Oberarm

Ellenbogen

Auf der Fußaußenseite liegen die Zonen für den Schulter- und Armbereich.

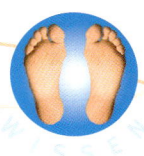

Die Reflexzonen auf dem Fußrücken

Sie können sich die Lage der einzelnen Zonen auf dem Fußrücken relativ leicht ableiten, indem Sie sich das Zonenmodell vergegenwärtigen. Die Zonen verlaufen von der Körperlängsachse nach außen. In der ersten Zone finden Sie beispielsweise alle Körperteile und -organe, die in der Körpermitte angeordnet sind. Eine weitere Orientierungslinie bilden die Querzonen. Sie teilen den Körper in drei Bereiche: Kopf-Hals-Bereich, Brustraum und Oberbauch, Beckenraum. Kennen Sie nun die Längs- und Querzonen, so können Sie diese auf die »Koordinaten« am Fuß übertragen.

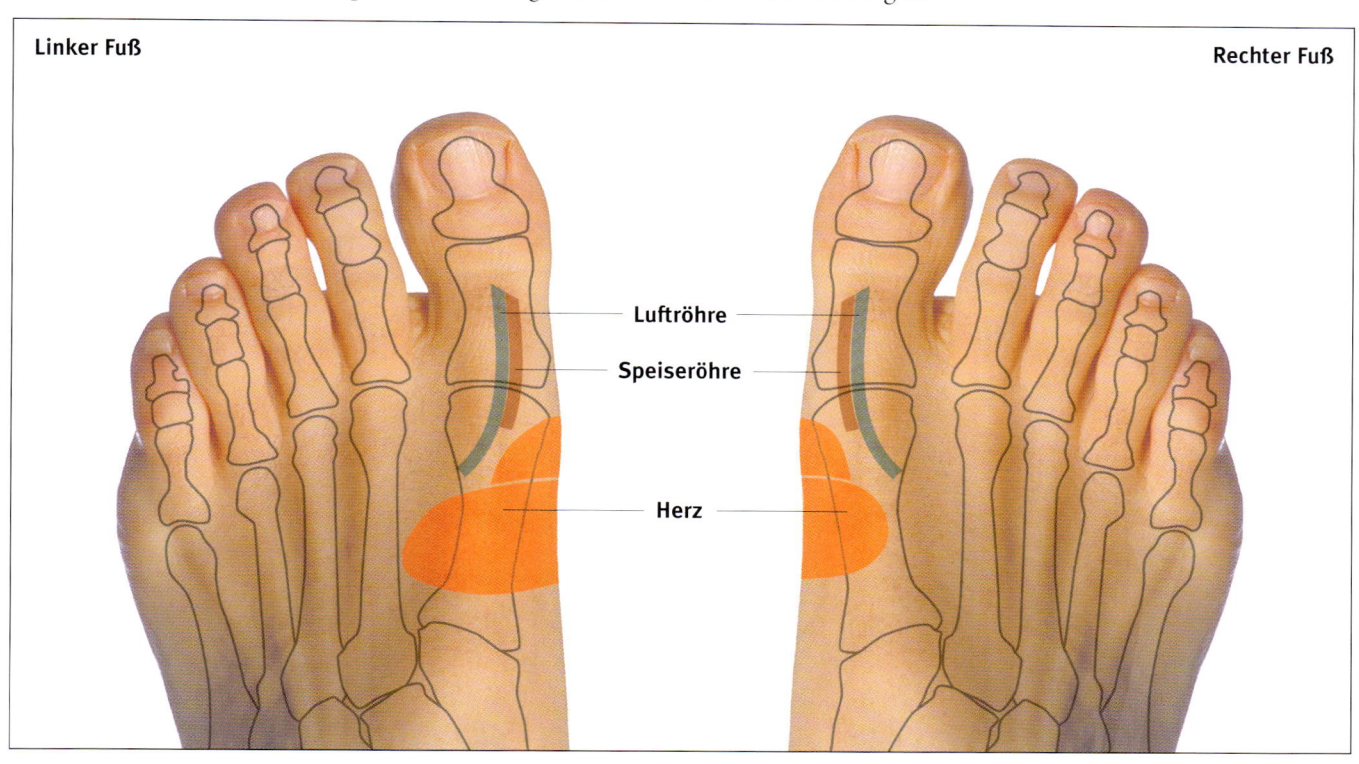

Linker Fuß   Rechter Fuß

Luftröhre

Speiseröhre

Herz

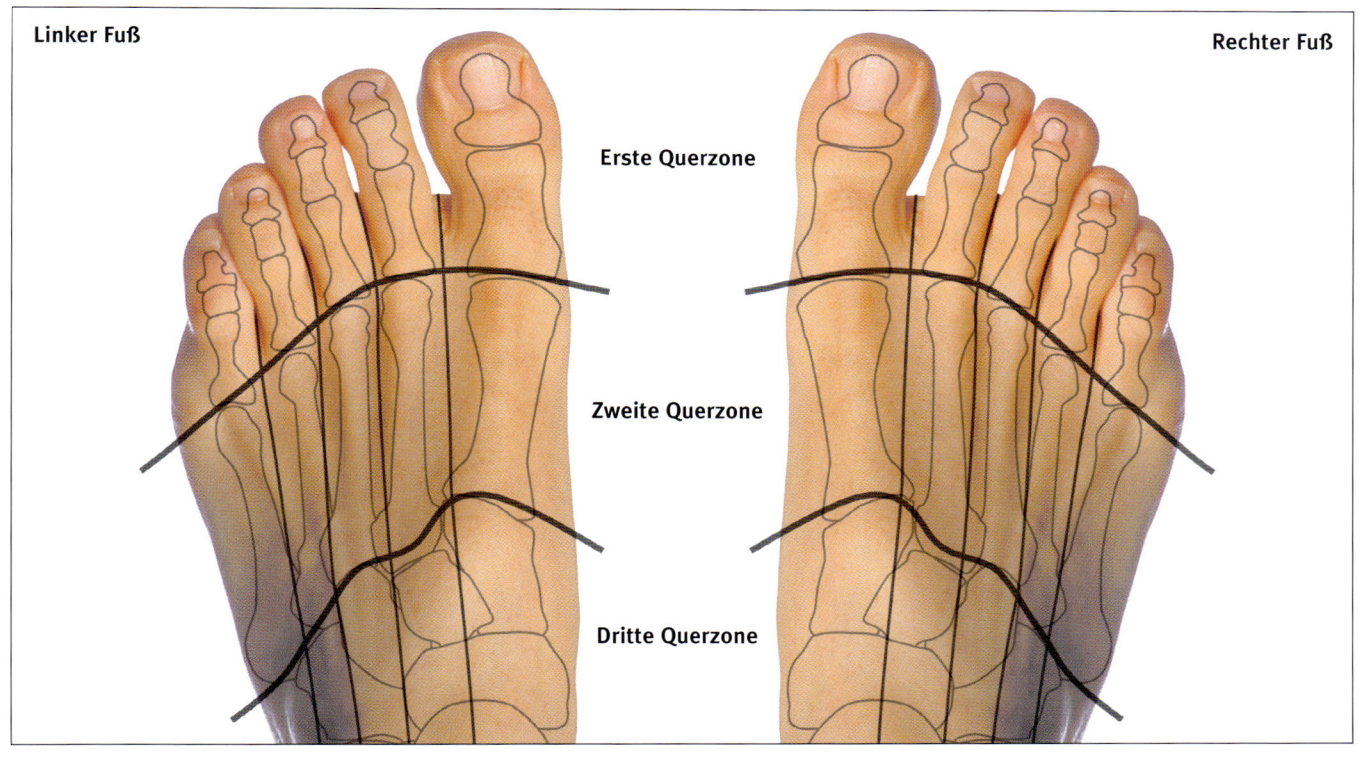

Linker Fuß   Rechter Fuß

Erste Querzone

Zweite Querzone

Dritte Querzone

Oben und unten: Auf dem Fußrücken können Sie die Lage der Zonen anhand der Längs- und Querachsen ausfindig machen.

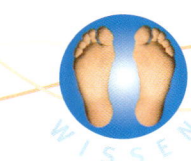

Unsere Füße – Lastenträger und Schwerarbeiter zugleich

Bei der Fußreflexzonenmassage kommt man nicht umhin, die Füße genauer anzuschauen. Unsere Füße sind Lastenträger und Schwerarbeiter zugleich. In der Regel verrichten sie klaglos und unbemerkt ihren Dienst. Doch bei größerer Hitze im Sommer oder nach langem Stehen spüren Sie Ihre Füße, sie fühlen sich dann geschwollen an oder schmerzen sogar. Wie schaffen es die Füße, mit ihrer kleinen Grundfläche das Körpergewicht tagaus, tagein zu tragen? Um diese Aufgabe zuverlässig und dauerhaft zu erfüllen, muss der Fuß robust und stabil gebaut sein. Auf der anderen Seite aber ist die Haut der Füße extrem sensibel und berührungsempfindlich. Als eine Wohltat werden sanfte, streichende Berührungen empfunden, eine Fußmassage verbreitet ein entspanntes Gefühl auch über die Füße hinaus. Leichte, flüchtige Berührungen nimmt man als Kitzeln wahr.

Die Anatomie des Fußes

Der filigrane Aufbau der Füße ist auch dafür verantwortlich, dass wir uns in der aufrechten Haltung bewegen und Hindernisse fast jeder Art überwinden können.
Von außen betrachtet unterteilt sich der Fuß anatomisch in drei Bereiche: Der Vorfuß schließt die Zehen ein bis zum Fußballen, der Mittelfuß bildet seinem Namen entsprechend den gewölbten Mittelteil, und der Rückfuß umfasst das Fersenbein. Die Übergänge dieser Bereiche entsprechen in etwa den oben beschriebenen Querzonen. Betrachtet man die Fußknochen, erkennt man ein aus 26 einzelnen Knochen bestehendes Stützwerk. Von der Seite gesehen bilden die Knochen einen nach oben gerichteten Bogen. Diese bogenförmige Anordnung ist wichtig für die gesamte Statik des Fußes.
Man kann den Bogen auch mit dem Gewölbe einer Brücke vergleichen, die Gewölbekonstruktion ermöglicht eine hohe Belastung bei geringer Menge an Material.

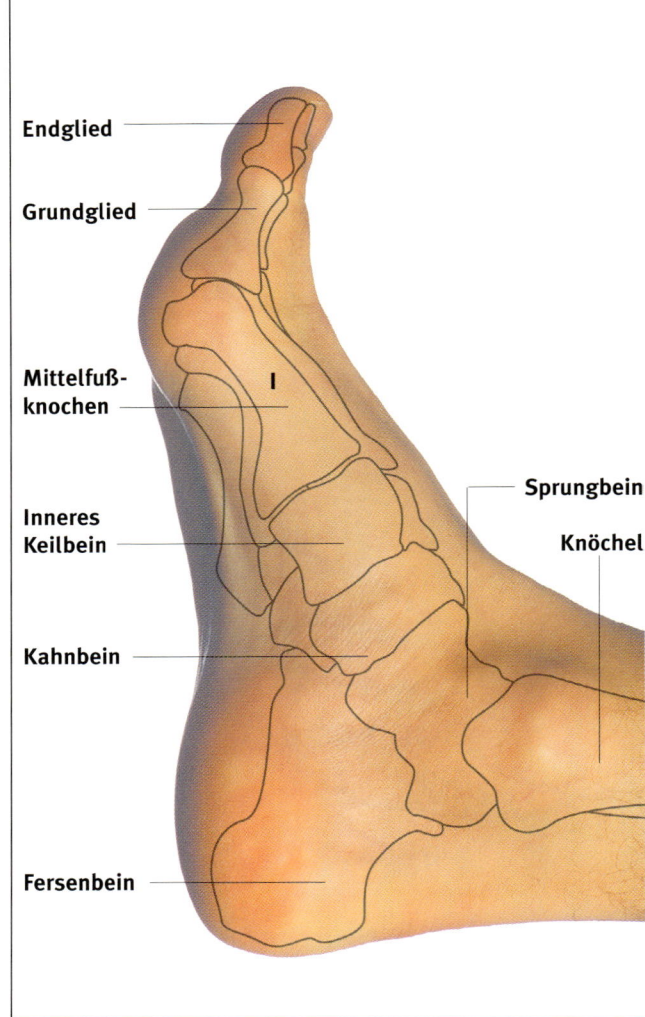

Links und rechts: Der Fuß besteht aus einem Stützwerk, das sich aus 26 einzelnen Knochen zusammensetzt.

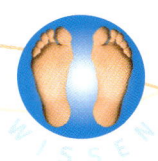

Die Großzehe besitzt zwei Zehenglieder, an den übrigen Zehen unterscheidet man Grund-, Mittel- und Endglied. Den Mittelfuß bilden die fünf Mittelfußknochen. Daran schließt sich die Fußwurzel an. Sie besteht aus dem Sprungbein, dem Fersenbein, drei Keilbeinen, dem Würfelbein und dem Kahnbein.

Zusammengehalten wird dieses komplexe Stützwerk durch Bänder, Sehnen und Muskeln. Längs verlaufende kurze Muskelzüge und quer verlaufende Muskelzüge bilden gewissermaßen die Streben des Gewölbes. Man unterscheidet zwei Gruppen von Fußmuskeln: Die hintere Wadenmuskulatur zieht am Sprunggelenk vorbei zum Fersenbein. Ihre Aufgabe ist es, den Fuß nach unten zu kippen, und das Fußgewölbe zu straffen. Die vorderen Muskeln befinden sich rechts und links vom Schienbein und ziehen über den Fußrücken bis zu den Zehen. Ihre Funktion besteht in der Streckung des Fußes nach oben. Weitere Muskelgruppen befinden sich an der Fußsohle und zwischen den Zehen. Sie verlaufen mit ihren Sehnen bis zu den Endgliedern der Zehen und ermöglichen das Spreizen des Vorfußes sowie das Zusammenkrallen der Zehenglieder. Aufgrund ihrer ständigen Belastung sind die Fußmuskeln meist verspannt und verhär-

tet. Abhilfe schaffen Sie hier mit einer Fußmassage aus streichenden und knetenden Bewegungen, die auch eine ideale Einleitung für die Fußreflexzonenmassage darstellt.

Sie haben bis hierher die Füße als robuste und gleichzeitig sensible Körperteile in ihrem Aufbau kennen gelernt. Auf den folgenden Seiten werden Sie Wissenswertes über die Wirkungsweise der Reflexzonentherapie erfahren.

! HINWEIS

Übergewicht, Schwäche des Bandapparates oder angeborene Ursachen können dazu führen, dass das Gewölbe des Fußes sich abflacht. Der innere Mittelteil des Fußes, der im Normalfall keinen Kontakt zur Unterlage hat, senkt sich dann ab und berührt die Unterlage. Wenn die gesamte Fußfläche Kontakt mit dem Untergrund hat, spricht man auch von einem Plattfuß.

Links: Das Stützwerk der einzelnen Knochen wird durch Bänder, Sehnen und Muskeln zusammengehalten. Die Muskeln des Fußrückens strecken den Fuß nach oben.

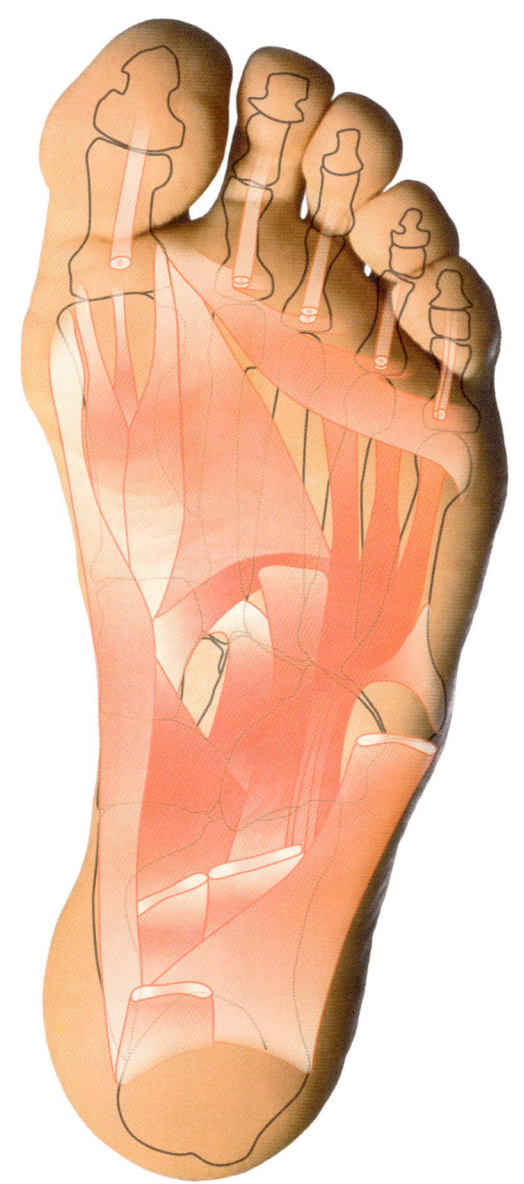

Rechts: Die Muskeln der Fußsohle beugen den Fuß nach unten.

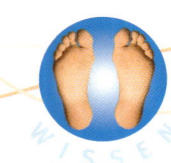

Die Wirkungsweise der Reflexzonenbehandlung

Bisher gibt es noch keine hinreichende Erklärung, wie die Reflexzonen des Fußes mit den zugehörigen Körperteilen bzw. Organen verbunden sind. Dabei ist das Wort »Reflex« irreführend. In der medizinischen Fachsprache ist ein Reflex die über einen Nerv vermittelte Reaktion des Körpers auf einen Reiz. Ein Beispiel hierfür ist der Kniescheibensehnenreflex. Ein leichter Schlag auf die Sehne unterhalb der Kniescheibe führt zu einer blitzschnellen Anspannung des großen Beinstreckmuskels, wodurch der Unterschenkel aus der Kniebeugung in die Kniestreckung geführt wird. Dieser Reflex wird über einen bestimmten Nerv vermittelt. Eine solche direkte Verbindung konnte für die Reflexzonen noch nicht nachgewiesen werden.

Reflexzonentherapie über die Haut

Der englische Neurologe Sir Henry Head (1861–1940) beschrieb die nach ihm benannten Hautzonen auf dem menschlichen Körper, die bestimmten inneren Organen zugeordnet sind. Erkrankungen der zugeordneten Organe lassen diese Hautzonen »mitreagieren«. Entsprechende Reaktionen können sich als Schmerz, Berührungs- oder Überempfindlichkeit in dem zugeordneten Hautareal äußern. Andererseits können Störungen, insbesondere Schmerzen in den Organen, über die entsprechenden Areale beeinflusst werden. Solche therapeutischen Einflussmöglichkeiten bestehen in Form von Massage, Wärmebehandlungen oder Injektionen. Für die Wechselbeziehung zwischen Organen und Haut gibt es eine wissenschaftliche Erklärung. Die Haut wird von Blutgefäßen und einem dichten Netz von Nervenfasern durchzogen. Diese Nervenfasern entspringen als Nervenbündel dem Rückenmark. Sie ziehen sowohl zur Haut als auch zu Muskeln und Organen. Haut, Muskeln und Organe sind also, vereinfacht gesehen, miteinander verschaltet. Diese Verschaltungen können anatomisch dargestellt werden und sind die Erklärung dafür, dass zum einen Organe sich als Hautzonen darstellen und zum anderen über diese Hautzonen wiederum Organe beeinflusst werden können. Gallenblasenbeschwerden können sich beispielsweise als Schulter- oder Rückenbeschwerden äußern. Schmerzen im linken Arm haben mitunter einen Bezug

Links und rechts:
Die Reflexzonen der Organe projizieren sich auf die Haut.

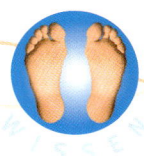

zum Herzen. Patienten mit Herzinfarkten beschreiben häufig einen mit dem Infarktereignis einhergehenden Schmerz, der in den linken Arm ausstrahlt.

Die Fußreflexzonenmassage aus der Sicht der Akupunktur

Während es für die Head-Zonen eine konkrete, nachweisbare wissenschaftliche Erklärung gibt, steht eine solche für die Fußreflexzonenmassage noch aus. Hier können keine Nerven nachgewiesen werden, über die die Wirkung vermittelt wird. Aufgrund zahlreicher Beobachtungen im Verlauf vieler Jahre weiß man aber, dass die Reflexzonenmassage einfach funktioniert.
Möglicherweise beruht die Fußreflexzonenmassage auf den Grundprinzipien fernöstlicher Heilmethoden. Die älteste und wohl erfolgreichste Form der Reflextherapie ist die Akupunktur. Ihr Grundgedanke ist, dass der ganze Körper von einem Netz aus »Energiebahnen« durchzogen wird. Diese Energiebahnen oder Meridiane haben auf der Körperoberfläche einen bestimmten Verlauf und können darüber hinaus auch über die Körperoberfläche beeinflusst werden. Bei einem gesunden Menschen zirkuliert die Lebensenergie ungehindert durch das Netz der Meridiane. Schmerzen oder Erkrankungen von Organen oder Körperteilen sind laut diesem Konzept Ausdruck energetischer Störungen. Dem Grundgedanken der chinesischen Akupunkturlehre entsprechend werden Krankheiten demnach durch ein »Energieungleichgewicht« verursacht. Eine Störung oder Erkrankung kann entweder durch zuviel oder durch zuwenig Energie in dem Bereich verursacht werden. Ein Therapeut versetzt diese Energie mit Hilfe seiner Therapie wieder ins Gleichgewicht und behebt somit die zugrunde liegende Störung. Wenn das energetische Gleichgewicht wiederhergestellt wird, gesundet der Mensch. Ähnlich verhält es sich bei den Fußreflexzonen. Eine Erkrankung oder Störung in einem bestimmten Körperbereich zeigt sich als schmerzende bzw. empfindliche Zone am Fuß. Wird diese Fußzone nun in der richtigen Weise massiert, bessern sich oder verschwinden die Symptome in den entsprechenden Körperbereichen oder Organen.

> **! TIPP**
>
> Die Magenzone befindet sich eine Hand breit unter dem Brustbein auf der linken Thoraxseite. Bei akuten oder chronischen Magenbeschwerden kann diese Zone empfindlich sein. Legen Sie für 20 bis 30 Minuten eine angenehm temperierte Wärmflasche umhüllt von einem Frotteehandtuch auf diese Zone. Mit dieser Maßnahmen können Sie Beschwerden lindern. Lassen Sie aber bei wiederkehrenden Beschwerden die Ursachen von einem Arzt abklären.

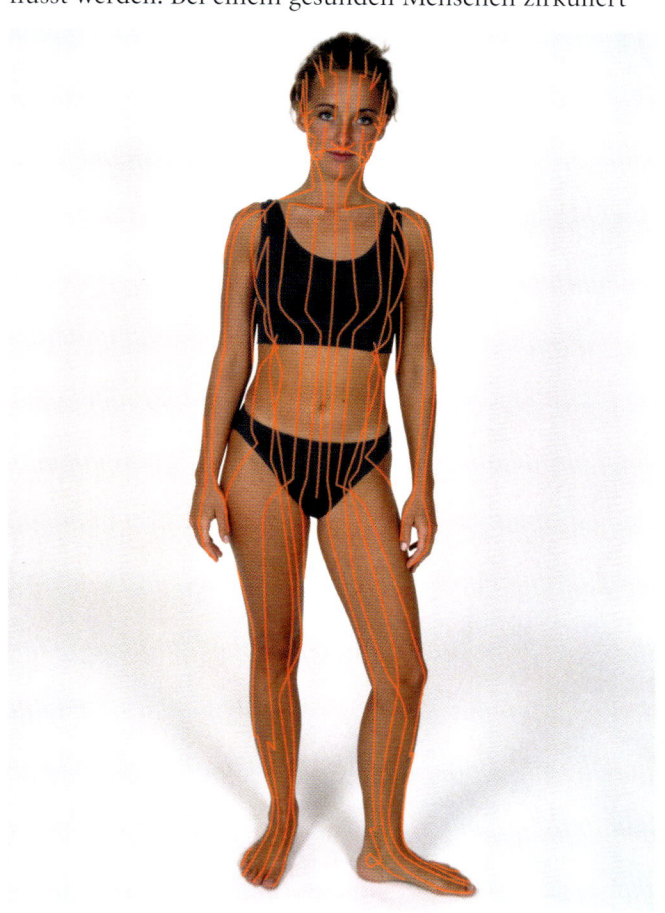

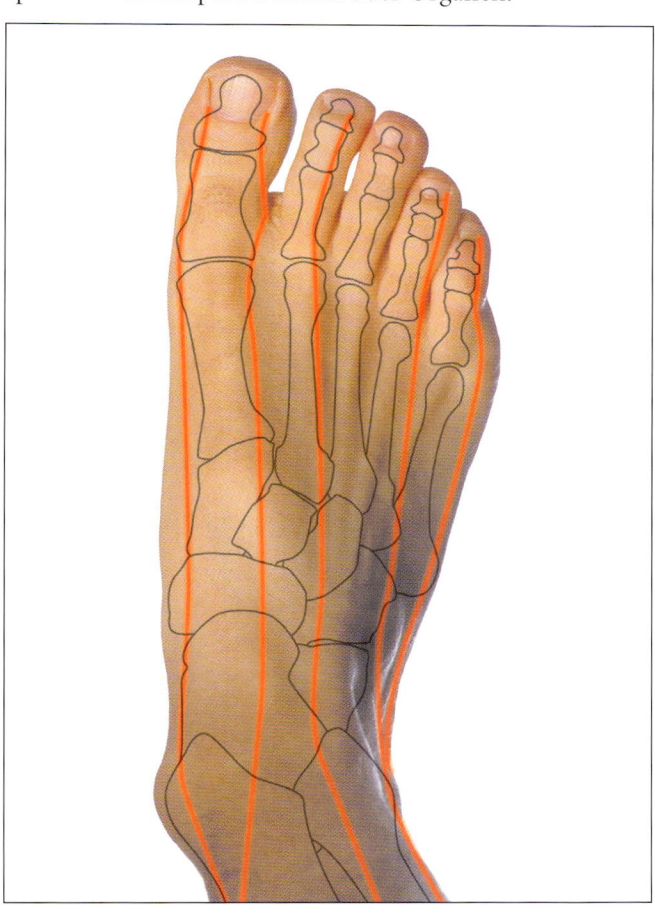

Links und rechts: Eine weitere interessante Parallele lässt sich zwischen der Akupunktur und der Fußreflexzonenmassage ziehen. Sechs der 14 Hauptmeridiane beginnen oder enden am Fuß. Somit finden sich an den Füßen zahlreiche Akupunkturpunkte, über die die Meridiane beeinflusst werden können.

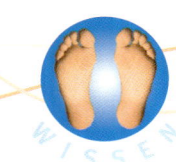

Das Gleichgewicht im Körper wieder herstellen

Um die Wirkungsweise der Fußreflexzonenmassage zu verstehen, ist es sinnvoll, sich mit den Ursachen und der Entstehung von Erkrankungen auseinander zu setzen.

Ursachen von Erkrankungen oder Funktionsstörungen

Die beiden Begriffe »Erkrankung« und »Funktionsstörung« werden oft stellvertretend oder synonym verwendet. Von einer Funktionsstörung oder einer funktionellen Erkrankung spricht man dann, wenn Beschwerden vorhanden sind, sich aber auch mit den modernsten diagnostischen Methoden keine Anzeichen einer Schädigung des Körpers nachweisen lassen. Ein Beispiel hierfür sind Magen-Darm-Störungen: Viele Menschen leiden unter ständig wiederkehrenden Magenschmerzen, deren Ursache selbst nach einer Magenspiegelung unbekannt bleibt. Auch wenn sich medizinisch keine Ursache finden lässt, leiden die Betroffenen unter ihren Beschwerden. Es gibt viele Formen dieser funktionellen Erkrankungen, häufig ist der Schmerz das gemeinsame Symptom. Die Beschwerden bedürfen zunächst immer einer medizinischen Abklärung; erst, wenn sich medizinisch keine Ursache finden lässt, kann von einer funktionellen Erkrankung gesprochen werden. Was aber sind die Ursachen für Beschwerden, die massiv in die Lebensqualität eingreifen und für die es anscheinend keine klare wissenschaftliche Begründung gibt? Eine Vielzahl von Störungen lässt sich auf ungünstige Lebensumstände zurückführen. Schlechte

Arbeitsbedingungen, Probleme in der Partnerschaft, ungesunde Essgewohnheiten, erhöhter Konsum von Alkohol, Zigaretten oder Drogen oder auch zu wenig Schlaf haben etwas gemeinsam: Wenn sie über längere Zeit einwirken, »stressen« sie den Körper. Stressen bedeutet in diesem Sinne, dass dem Körper die Möglichkeit entzogen wird, sich nach andauernden und schädigenden Reizen angemessen zu erholen. Ein Übermaß an Stress kann zu Bluthochdruck, Verengung von Gefäßen und Herzinfarkt führen. Wie bereits erwähnt, hat Stress viele Gesichter. Anhaltender Stress verursacht über eine Kette von verschiedenen Reaktionen einen Sauerstoffmangel in bestimmten Organen. Sauerstoff ist lebensnotwendig für alle Körperzellen. Andauernder Sauerstoffmangel führt praktisch zum »Verhungern« oder dem Absterben von Zellen und infolge der damit verbundenen Organbeeinträchtigung zu einer Erkrankung. Natürlich hat der Körper die Möglichkeit, sich bis zu einem gewissen Grad zu regenerieren, also mit den Folgen der ungesunden Belastung fertig zu werden. Aber an einem bestimmten Punkt ist die Balance so gestört, dass die körpereigenen Kompensationsmöglichkeiten nicht mehr ausreichen. Die Folge ist die Entwicklung einer manifesten Erkrankung aus einer funktionellen Störung heraus.

> **STRESSFAKTOREN**
> - Ständige Überlastung
> - Überforderung
> - Schlafmangel
> - Psychische Probleme
> - Ungesunde Essgewohnheiten
> - Erhöhter Konsum von Alkohol, Nikotin und anderen Drogen

Der erste Schritt – die Ursachen finden

Um funktionelle Störungen zu beseitigen, müssen Sie den Ursachen auf den Grund gehen und die Auslöser für die jeweiligen Probleme suchen. Häufig gibt es in Ihrer Umgebung einen oder mehrere Faktoren, die Ihren Körper aus der Balance bringen können. Nur wenn Sie diese Faktoren kennen, sind Sie in der Lage, das Gleichgewicht wieder herzustellen.

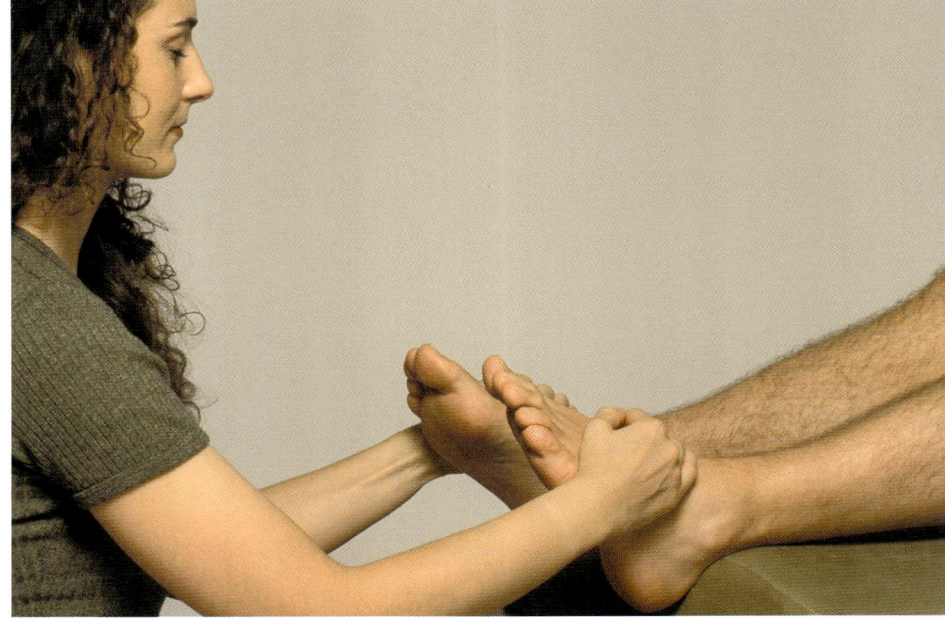

Mit sanften Griffen lässt sich das Gleichgewicht im Körper wieder herstellen.

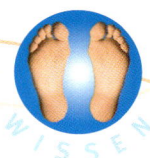

Der zweite Schritt – die Harmonisierung herbeiführen

Ein dauerhaftes Gleichgewicht zu finden, ist der Schlüssel zu allen Problemen.

Eine Fußreflexzonenmassage kann den Folgen von Stress entgegenwirken. Über die entsprechenden Reflexzonen des Fußes bewirkt die Massage eine Entspannung und somit eine vermehrte Durchblutung in den erkrankten oder durch Stress geschädigten Körperregionen. Die Fußreflexzonenmassage führt auf diese Weise zur Wiederherstellung eines gesunden Gleichgewichts.

Es gibt eine Vielzahl anderer einfach zu erlernender Techniken, die zum Stressabbau und zur Harmonisierung geeignet sind. Nicht jede Methode ist für jeden passend. Die Vielfalt der Möglichkeiten bietet jedem die Gelegenheit, die für ihn passende Form zu finden. Beachten Sie die folgenden Grundprinzipien:

1. Wählen Sie aus allen in diesem Buch vorgestellten Verfahren dasjenige heraus, welches zu Ihnen passt.
2. Wenn Sie eines der Verfahren neu beginnen, starten Sie mit einer niedrigen Belastung.
3. Versuchen Sie, jeden Tag einige Minuten das Verfahren durchzuführen, das Sie für sich ausgesucht haben.

 TIPP

ZUSÄTZLICHE MASSNAHMEN ZUR ENTSPANNUNG

SPORT

Ausdauersportarten wie Walking, Joggen, Radfahren, Rudern und Schwimmen fördern durch kontinuierliche Belastung den Abbau von körperlichen Spannungen. Als angenehmer Nebeneffekt führen diese Fortbewegungsarten in Verbindung mit einer fettreduzierten Ernährung zu einer milden und anhaltenden Gewichtsreduktion. Wer in diese Sportarten neu einsteigt, möge mit einer geringeren Belastung beginnen und sich langsam steigern. Der Schrittmacher für die richtige Dosierung ist das eigene Wohlbefinden.

ENTSPANNUNGSVERFAHREN

Es gibt eine Vielzahl von Entspannungsverfahren:
- Die Progressive Muskelentspannung nach Jacobson ist leicht erlernbar und sehr effektiv.
- Das Autogene Training ist der Klassiker der Entspannungsverfahren. Der Aufwand zum Erlernen ist etwas höher, Regelmäßigkeit der Anwendung ist eine wichtige Voraussetzung.
- Verschiedene Yogaformen bieten die Möglichkeit, durch körperliche Übungen Entspannung zu finden. Das Erlernen der Übungen sollte unter Anleitung erfolgen, Volkshochschulen bieten in der Regel entsprechende Kurse an.
- Thai Chi ist eine fernöstliche Methode, die die Aufmerksamkeit auf die Ausübung fließender Bewegungen richtet. Diese Bewegungen stärken und dehnen die Muskeln und Bänder des Körpers. Thai Chi kann nur unter Anleitung erlernt werden.

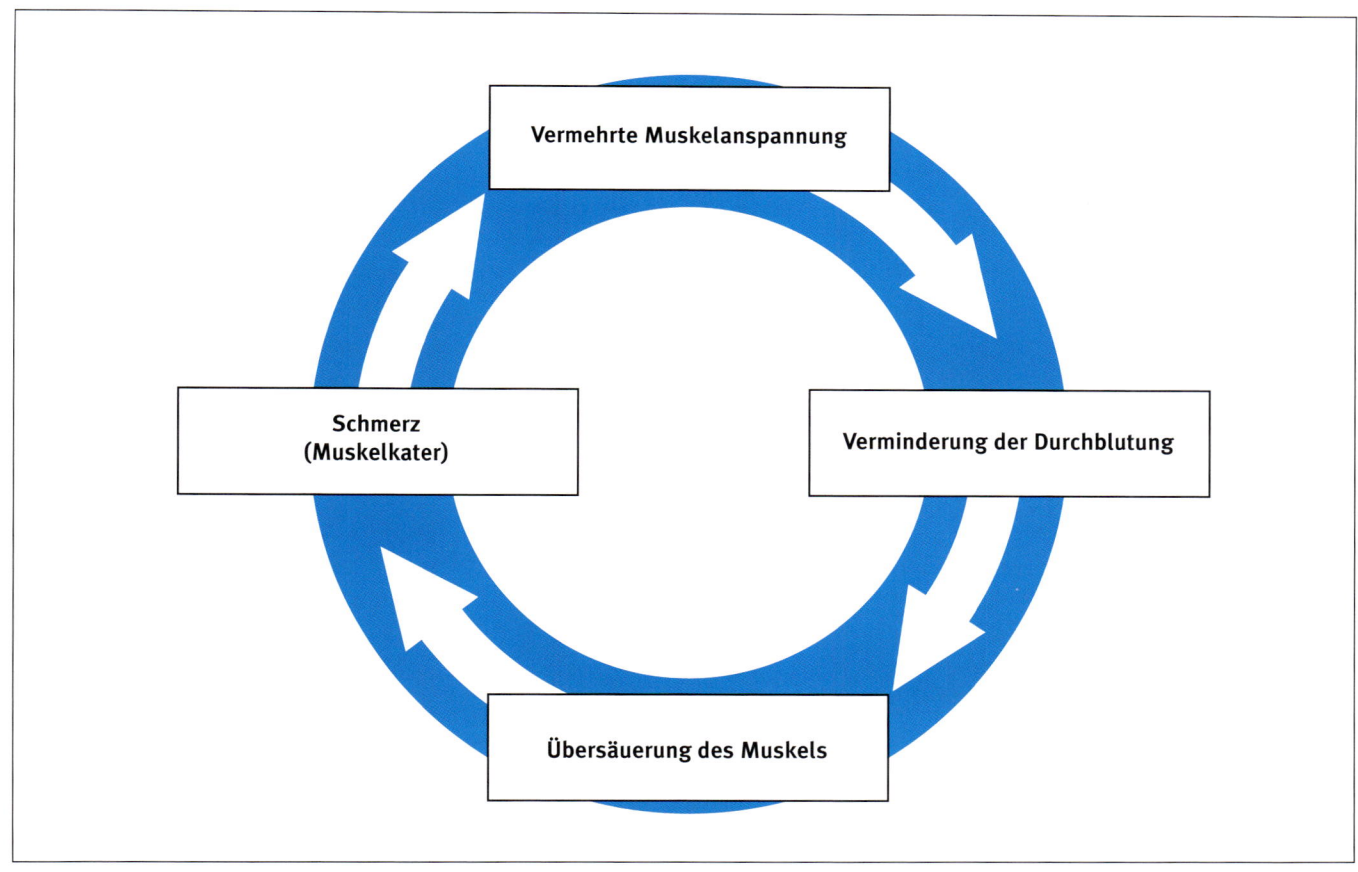

Die vermehrte Anspannung der Muskulatur führt in einen Teufelskreis: Verminderte Durchblutung und biochemische Vorgänge rufen den so genannten Muskelkater hervor. Dieser wiederum führt zu einer vermehrten Muskelspannung.

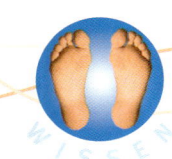

Die Möglichkeiten der Fußreflexzonenmassage

Die Fußreflexzonenmassage bietet eine wirkungsvolle Möglichkeit zur Gesundheitsvorsorge. Eine regelmäßige Massage der Reflexzonen harmonisiert den Energiefluss in Ihrem Körper. Regelmäßig angewendet bietet sie eine gute Vorbeugung gegen Beschwerden aller Art.

Einsatzgebiete der Fußreflexzonenmassage

Eine Massage der Reflexzonen kann bei allen funktionellen Störungen angewendet werden. Unter funktionellen Störungen sind Erkrankungen zu verstehen, bei denen noch keine Veränderungen an den Strukturen oder Organen vorhanden sind. Einer der Pioniere der Naturheilverfahren, Prof. Dr. Dr. med. Horst Ferdinand Herget (1929–2001) fasste das Behandlungsspektrum der Reflexzonentherapien mit folgender Kernaussage zusammen: »Reflexzonentherapie heilt, was gestört ist, sie heilt nicht das, was zerstört ist.« Vorausgeschickt sei, dass die Fußreflexzonenmassage nicht als alleiniges Heilmittel für die im Folgenden genannten Erkrankungen angewendet werden darf. Sie ist eine gute und unterstützende Maßnahme.

Schlafstörungen, Nervosität und Stress, Angstzustände

Bei Schlafstörungen verhilft eine Massage der entsprechenden Reflexzonen zu einem ruhigen und tiefen Schlaf. Weiterhin lindert sie Nervosität z. B. vor Prüfungen oder schwierigen Situationen und dient gleichzeitig dem Stressabbau. Sogar Angstzustände und leichte depressive Verstimmungen können mit der Fußreflexzonenmassage in Kombination mit anderen Therapieformen positiv beeinflusst werden. Weiterhin gehören alle psychosomatischen Erkrankungen zum Einsatzgebiet der Reflexzonenmassage.

Beschwerden im Kopfbereich und Nervenschmerzen

Kopfschmerz- und Migräneerkrankungen werden schulmedizinisch häufig mit starken Medikamenten behandelt. Diese Medikamente haben mitunter erhebliche Nebenwirkungen. Das Ziel der Reflexzonentherapie ist es, die anfallsfreien Intervalle zu verlängern, akute Beschwerden zu lindern und den Medikamentenverbrauch zu reduzieren. Brennende, ziehende Nervenschmerzen kennt vermutlich jeder. Auch hier erschöpft sich das schulmedizinische Spektrum in der Gabe diverser Medikamente. Die Fußreflexzonenmassage kann bei sachgerechter Durchführung die subjektiven Beschwerden lindern und auch hier dazu eingesetzt werden, die beschwerdefreien Intervalle zu verlängern.

Verdauungsbeschwerden

Verdauungsbeschwerden, angefangen von chronischen Magenschmerzen bis hin zu Verstopfung und Durchfallerkrankungen, werden in der ärztlichen Praxis häufig beobachtet. Auch hier gilt: Wenn die Grunderkrankung abgeklärt ist und keine organischen Beschwerden vorliegen, kann die Reflexzonentherapie bedenkenlos eingesetzt werden.

Hormonelle Störungen, Menstruations- und Schwangerschaftsbeschwerden

Es gibt jene Tage vor der Periode oder die Zeiten der Wechseljahrsbeschwerden, bei denen eine Vielzahl unangenehmer Begleitsymptome die Betroffenen in ihrer Lebensqualität stark beeinträchtigen. Gerade diese Beschwerden, die durch Hormonschwankungen bedingt sind, sprechen gut auf die Fußreflexzonenmassage an. Auch die häufig auftretende Übelkeit von Schwangeren in den ersten drei Schwangerschaftsmonaten kann mit der Reflexzonentherapie auf einfache und effektive Weise positiv beeinflusst werden.

Bei funktionellen Störungen ist eine Massage der Reflexzonen sehr hilfreich.

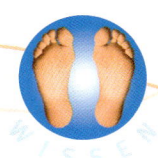

Erkrankungen der Atemwege
Atembeschwerden bei Asthma oder Heuschnupfen sind ebenfalls gute Einsatzgebiete für die Fußreflexzonenmassage. Auch hier gilt wieder, dass die Grunderkrankung im Vorfeld abgeklärt werden muss und dass vom Arzt verordnete Medikamente auch während der Fußreflexzonenmassage weiter verwendet werden sollten.

Rheumatische Erkrankungen
Es gibt eine Vielzahl von Erkrankungen aus dem rheumatischen Formenkreis. Gemeinsames ausgeprägtes Leitsymptom ist der Schmerz. Dieser kann mit Hilfe der Fußreflexzonenmassage gelindert werden und somit, nach Absprache mit dem behandelnden Arzt, zu einer Reduzierung der Begleitmedikation führen.

Gelenkschmerzen
Gelenkschmerzen treten häufig durch Fehlbelastung oder so genannte Abnutzungserscheinungen auf. Gleichzeitig vermindert sich der Bewegungsumfang. Die Reflexzonenmassage kann zwar keinen Neuaufbau von Knochen und Knorpelsubstanzen ermöglichen, vermag aber die Begleiterscheinungen wie Muskelschmerzen wirkungsvoll zu beeinflussen.

Hauterkrankungen
Hauterkrankungen wie Neurodermitis, Schuppenflechte oder Akne sind aufgrund ihrer äußerlichen Sichtbarkeit und teilweise quälenden Symptome wie Juckreiz für die Betroffenen sehr belastend. In Kombination mit der eingeleiteten Grundtherapie bildet die Fußreflexzonenmassage eine gute Ergänzung zum Therapiespektrum.

Allergien
Allergien werden nach dem Grundverständnis der naturheilkundlich orientierten Medizin durch Störungen des Energiegleichgewichts hervorgerufen. Neben der schulmedizinischen medikamentösen Therapie und einer eventuellen Hyposensibilisierungsbehandlung werden hier zur Regulierung auch homöopathische Medikamente verordnet. Zusammen mit diesen Therapieformen kann auch hier die Fußreflexzonenmassage mit positivem Erfolg eingesetzt werden.

Beschwerden des Urogenitalsystems
Blasenentzündungen treten aufgrund der besonderen anatomischen Gegebenheiten relativ häufig bei Frauen auf. Sie sind schmerzhaft und unangenehm und werden in der Regel antibiotisch behandelt. Eine Fußreflexzonenmassage der vorher erwärmten Füße ist wohltuend und lindert die starken, ziehenden Schmerzen.

Begleittherapie bei schweren Erkrankungen
Schwere Erkrankungen wie beispielsweise Tumorleiden beeinträchtigen das Wohlbefinden in vielfältiger Art und Weise. Neben den Schmerzen sind psychische Symptome wie Angst und depressive Verstimmung sowie Erschöpfung häufig. Die Behandlung erfolgt in der Regel schulmedizinisch und organbezogen. Eine zusätzlich durchgeführte Reflexzonentherapie trägt dazu bei, dass die Betroffenen ihr inneres Gleichgewicht wieder finden.

Was sonst noch hilft

Die Fußreflexzonenmassage kann ideal auch mit anderen naturheilkundlichen Verfahren kombiniert werden. So kann sie beispielsweise mit Hand-, Ohr- und Kopfreflexzonentherapie, Shiatsu, Akupressur und Akupunktur abgestimmt werden. Diese Methoden können sich dabei ergänzen und sogar in ihrer Wirkung verstärken. Daneben gibt es eine ganze Reihe weiterer naturheilkundlicher Behandlungsmöglichkeiten, die ebenfalls mit der Fußreflexzonenmassage und den schulmedizinischen Therapieformen kombiniert werden können.

Bei funktionellen Erkrankungen des Magen- und Darm-Trakts bieten sich beispielsweise Darmreinigungsverfahren oder Fastenkuren unter ärztlicher Aufsicht an. Allergische Erkrankungen und Hauterkrankungen können mit Verfahren wie Eigenbluttherapie, Darmreinigungskuren und Homöopathie gut behandelt werden.

Eine Stärkung des Immunsystems wird durch balneologische Verfahren wie Wassertreten, Wechselgüsse und die Gabe pflanzlicher Substanzen wie Zubereitungen aus dem Sonnenhut (Echinacea) verstärkt. Medizinische Trainingsformen, Muskelkräftigung und Ausdauertraining können Abnutzungserscheinungen der Gelenke positiv beeinflussen. Atemwegserkrankungen lassen sich durch bestimmte Formen der Atemtherapie in Kombination mit der Reflexzonentherapie behandeln.

INDIKATIONEN

- Schlafstörungen, Nervosität und Stress, Angstzustände
- Beschwerden im Kopfbereich und Nackenschmerzen
- Verdauungsbeschwerden
- Hormonelle Störungen, Menstruations- und Schwangerschaftsbeschwerden
- Erkrankungen der Atemwege
- Rheumatische Erkrankungen und Gelenkschmerzen
- Hauterkrankungen
- Allergien
- Beschwerden des Urogenitalsystems
- Begleittherapie bei schweren Erkrankungen

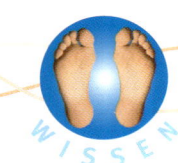

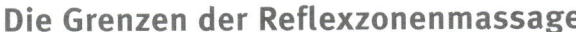

Die Grenzen der Reflexzonenmassage

Die Fußreflexzonenmassage kann bei den verschiedensten Erkrankungen sinnvoll angewendet werden. Über die Wiederherstellung der energetischen Balance im Körper werden Symptome gelindert oder beseitigt. Auf keinen Fall sollte die Reflexzonentherapie bei bestehenden Beschwerden vorrangig zur Selbstbehandlung eingesetzt werden. Sprechen Sie mit Ihrem behandelnden Arzt oder Therapeuten, ob der Einsatz der Reflexzonentherapie zusätzlich zur Behandlung als sinnvoll zu erachten ist. Die Behandlung von akut auftretenden Erkrankungen mit der Reflexzonentherapie ohne Konsultation eines Arztes birgt die Gefahr, dass Symptome verschleiert oder vorrangige ärztliche Behandlungsverfahren erst verzögert eingesetzt werden. Versuchen Sie auch keinesfalls, bei sich oder anderen mit dem hier erworbenen Wissen Diagnosen zu erstellen oder Behandlungen an sich oder anderen durchzuführen. Dies kann mehr Schaden anrichten, als es Nutzen bringt.

> **GEGENANZEIGEN**
> - Krampfadern im Fuß- und Unterschenkelbereich
> - Infektionen und Geschwüre an Fuß und Unterschenkel
> - Akute Erkrankungen wie schwere Infektionen, Fieber und kolikartige Beschwerden
> - Erkrankungen, die einer Operation bedürfen
> - Zustand nach Operationen an Knochen des Fußes oder des Unterschenkels
> - Risikoschwangerschaften
> - Starke Depressionen

Gegenanzeigen für die Fußreflexzonenmassage

Die Fußreflexzonenmassage zielt auf die Wiederherstellung der energetischen Balance im Körper. Diese Balance kann jedoch nicht hergestellt werden, wenn bereits Gewebe zerstört ist. In diesem Falle ist die Reflexzonentherapie nicht nur sinnlos, sondern auch gefährlich. Aus dem Merkspruch »Reflexzonenbehandlung heilt, was gestört, nicht, was zerstört ist« leiten sich grundsätzliche Gegenanzeigen ab.

Krampfadern im Fuß- und Unterschenkelbereich

Bei einer Massage im Bereich von Krampfadern kann es zu Gerinnungsstörungen und gefährlichen Begleiterscheinungen wie Entzündung und Thrombosen (= Verstopfung eines Gefäßes durch ein Blutgerinnsel) kommen.

Infektionen und Geschwüre an Fuß und Unterschenkel

Offene Hautstellen im Bereich des Fußes und des Unterschenkels wie Verletzungen und Wunden dürfen keinesfalls berührt werden. Hier ist grundsätzlich eine ärztliche Therapie angesagt, eine Massage darf erst nach komplettem Abheilen der Wunden und nach Rücksprache mit dem Arzt oder der Ärztin erfolgen.

Schwere Infektionen und Fieber

Schwere Infektionen mit Fieber stellen für den menschlichen Organismus eine hohe Belastung dar. Daher dürfen nur ärztliche symptomatische Behandlungen durchgeführt werden, Reflextherapien sind bei Fieber und schweren Infektionen ohnehin wirkungslos.

Erkrankungen, die einer Operation bedürfen

Erkrankungen wie beispielsweise eine akute Blinddarmentzündung dürfen selbstverständlich nicht reflextherapeutisch behandelt werden. Hier ist eine umgehende fachärztliche Untersuchung und entsprechende Therapie erforderlich.

Zustand nach operativen Eingriffen an Fuß oder Unterschenkel

Bei zurückliegenden Eingriffen an Knochen oder Weichteilen des Fußes darf die Reflexzonenmassage nur nach Rücksprache mit dem behandelnden Arzt durchgeführt werden.

Kolikartige Beschwerden

Koliken sind gekennzeichnet durch wellenförmig ansteigende extreme Schmerzen. Sie entstehen durch mechanische Hindernisse, die den Abfluss von Sekreten (Gallenflüssigkeit, Urin) oder Darminhalt behindern. Aufgrund der damit verbundenen Komplikationen stellen Koliken immer Notfälle dar, die sofort ärztlich behandelt werden müssen.

Risikoschwangerschaften

Risikoschwangerschaften bestehen bei vorangegangen Fehlgeburten, bei vorzeitigen Wehen und allen anderen nicht für eine Schwangerschaft typischen Beschwerden. In diesem Falle sollte keine Fußreflexzonenmassage durchgeführt werden.

Eine Ausnahme ist die Schwangerschaftsübelkeit. Hier kann nach Rücksprache mit dem behandelnden Arzt eine Fußreflexzonenmassage durchgeführt werden.

Starke Depressionen

Starke Depressionen bedürfen ebenfalls einer spezifischen fachärztlichen Behandlung. Eine Fußreflexzonenmassage kann zu einer Verschleierung der Symptome oder zu einer Verschlimmerung führen.

Bei Unsicherheiten beraten Sie sich mit Ihrem Arzt oder Ihrer Ärztin, ob eine Fußreflexzonenmassage durchgeführt werden kann.

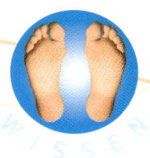

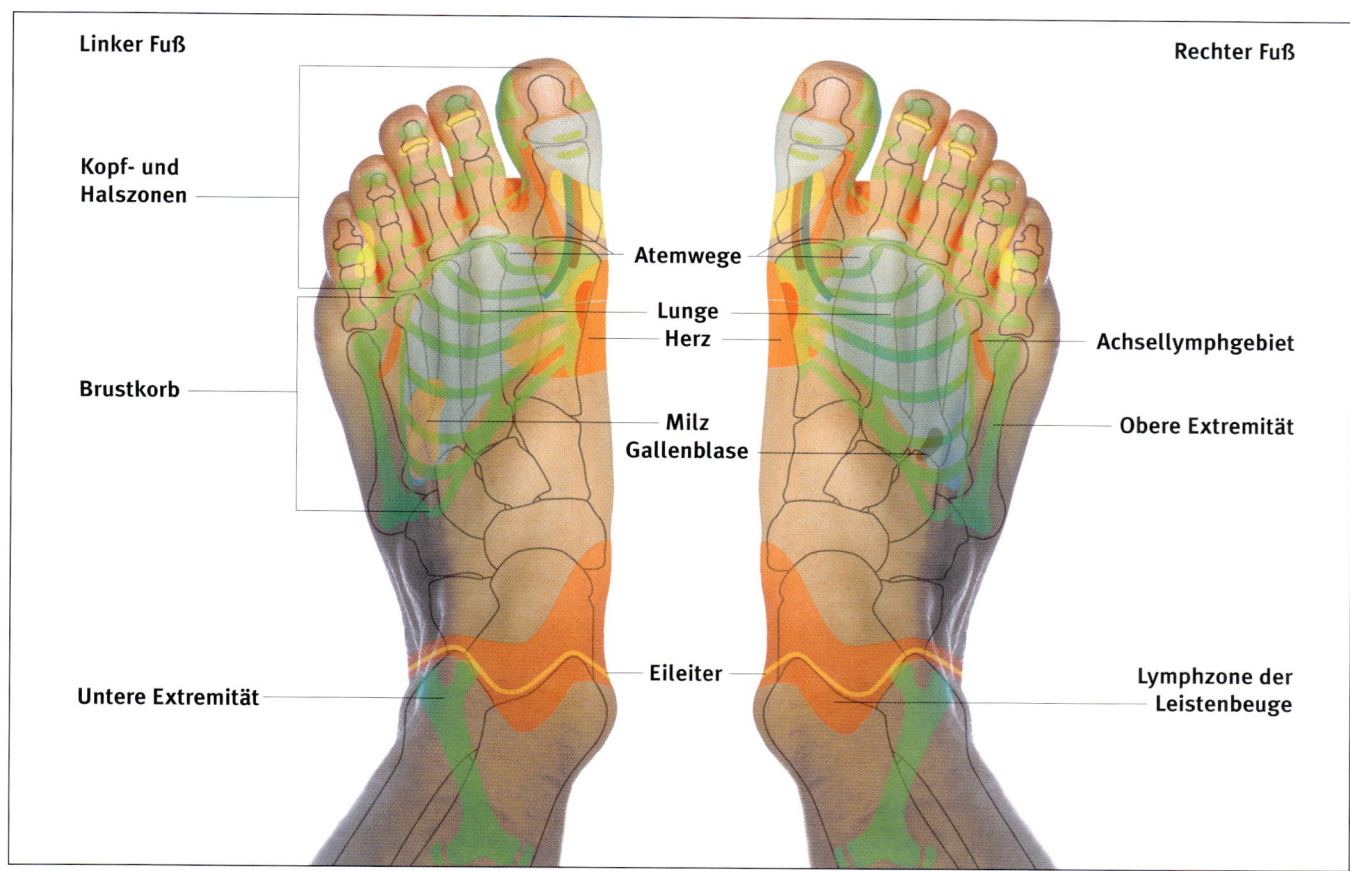

Linker Fuß

Rechter Fuß

Kopf- und Halszonen

Brustkorb

Untere Extremität

Atemwege

Lunge

Herz

Milz
Gallenblase

Eileiter

Achsellymphgebiet

Obere Extremität

Lymphzone der Leistenbeuge

Auf dem Fußrücken finden Sie die Reflexzonen des Bewegungsapparats und des Lymphsystems.

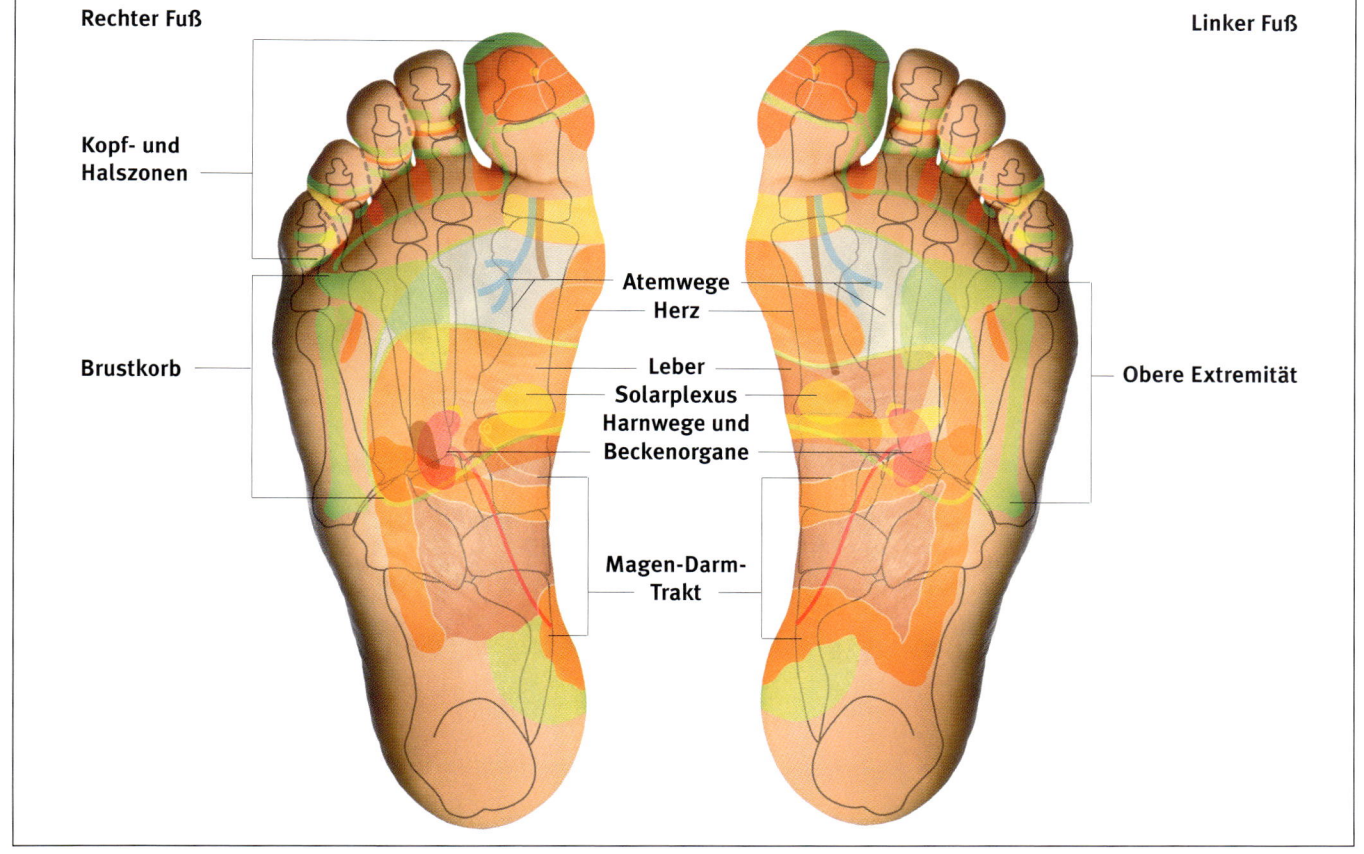

Rechter Fuß

Linker Fuß

Kopf- und Halszonen

Brustkorb

Atemwege

Herz

Leber

Solarplexus

Harnwege und Beckenorgane

Magen-Darm-Trakt

Obere Extremität

Die Reflexzonen für die Organe des Magen-Darm-Trakts befinden sich vorwiegend auf der Fußsohle.

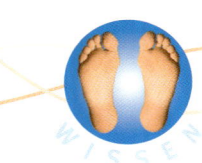

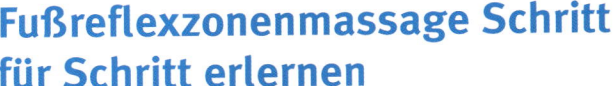
Fußreflexzonenmassage Schritt für Schritt erlernen

Eine gute Fußreflexzonenmassage entspannt und beruhigt den empfangenden Partner oder die empfangende Partnerin. Neben einer guten Technik sind viele verschiedene Faktoren für das Gelingen einer erfolgreichen Massagebehandlung zu beachten. Hier erfahren Sie einige hilfreiche und wissenswerte Punkte für die Durchführung.

Die Goldenen Regeln für die Massage

Wichtig für eine gute Behandlung ist ein ansprechendes äußerliches Ambiente. Dazu gehört ein gut gelüfteter, angenehm temperierter Raum und eine bequeme Lagerung des Empfangenden. Die Kleidung des Massierenden sollte bequem und keinesfalls an irgendeiner Stelle beengend oder einschnürend sein. Die Füße, Unterschenkel und nach Möglichkeit auch Beine des Empfangenden sollten unbekleidet sein. Achten Sie darauf, dass enge Hosenbeine nicht einfach nach oben geschoben werden und unterhalb des Knies den Unterschenkel einschnüren. Dies behindert den Energiefluss.

Wichtig ist für den Massierenden eine bequeme Körperhaltung. Bedenken Sie, dass eine ausgiebige Fußreflexzonenmassage 30 bis 45 Minuten Zeit beansprucht. Wenn Sie sich aufgrund Ihrer eigenen Körperhaltung in dieser Zeit verspannen, werden Sie nur wenig Freude an der Durchführung einer Fußreflexzonenmassage haben.

Die Verabreichung der Massage erfolgt in der Regel mit Daumen und Fingerkuppen. Achten Sie bitte darauf, dass Ihre Fingernägel die Fingerkuppen nicht überragen, da die Massage sonst für den Partner oder die Partnerin zu einem unangenehmen Erlebnis werden kann. Verabreichen Sie keine Massage mit kalten Händen. Kalte Hände werden vom Massageempfangenden als unangenehm empfunden. Dies führt zur Verkrampfung und einem programmierten Misserfolg.

Massieren Sie behutsam. Beginnen Sie die Massage mit einigen einleitenden flächigen Streichungen, bevor Sie punktuell die einzelnen Zonen angehen.

Die Füße des Empfangenden müssen zur Behandlung warm und trocken sein. Kalte Füße sind der häufigste Grund für den Misserfolg einer Fußreflexzonenmassage. Wärmen Sie die Füße entweder mit einer handelsüblichen Wärmelampe oder einer in einem Frotteetuch eingerollten Wärmflasche auf.

Der Blickkontakt mit Ihrem Gegenüber ist während der Massage unumgänglich. Am Blick Ihres Gegenübers erkennen Sie ohne Umwege, wie Ihre Massage ankommt. Fragen Sie den Empfangenden nach seinen Empfindungen. Es ist wichtig, dass Sie sich während der Massage austauschen und Ihrem Partner oder Ihrer Partnerin Gelegenheit geben, entsprechende Fragen zu stellen. Bitte stellen Sie aber keine Diagnosen oder Vermutungen über Erkrankungen an, wenn bestimmte Organzonen empfindlich sind.

Planen Sie für eine Massage 30 bis 45 Minuten Zeit ein. Sollten Sie oder der Massierte unter Zeitdruck stehen, verschieben Sie die Massage besser. Verwenden Sie bei der Massage keine Öle, Cremes, Puder oder andere Gleitmittel, da Sie sonst die einzelnen Zonen nicht gezielt massieren können oder gar mit den Fingern abrutschen. Nach der Massage ist gegen das Eincremen mit hautpflegenden Substanzen jedoch nichts einzuwenden. Es stellt sogar einen angenehmen Ausklang der Behandlung dar. Die Fußreflexzonenmassage führt zu einer optimalen Entspannung. Um den Segen dieser Entspannung voll zu genießen, sollte der Massierte eine Nachruhezeit von 30 Minuten einplanen.

Die Körperhaltung beim Massieren

Der eigenen Körperhaltung kommt beim Massieren eine wichtige Bedeutung zu. Bedenken Sie, dass eine gute Behandlung etwa 45 Minuten in Anspruch nimmt. Es ist fast nicht möglich, so lange in einer ungünstigen Haltung zu massieren, ohne hinterher selbst eine entspannende Rückenmassage zu benötigen. Eine gute Haltung zeichnet sich dadurch aus, dass Sie die Massage mit aufrechtem Oberkörper und entspannten Schultern verabreichen. Idealerweise ruht der zu Massierende auf einer Massageliege, die Füße sind von allen Seiten zugänglich.

DIE ELF GOLDENEN REGELN

- Sorgen Sie für ein ansprechendes äußerliches Ambiente.
- Wählen Sie bequeme Kleidung.
- Nehmen Sie eine bequeme Körperhaltung ein.
- Die Fingernägel des Massierenden überragen nicht die Fingerkuppen.
- Die Hände des Massierenden sind warm.
- Beginnen Sie die Massage behutsam mit Streichungen.
- Die Füße des Empfangenden sind warm und trocken.
- Halten Sie Blickkontakt, und tauschen Sie sich mit Ihrem Partner oder Ihrer Partnerin aus.
- Nehmen Sie sich 30 bis 45 Minuten Zeit für die Massage.
- Verzichten Sie auf Öle, Cremes und Ähnliches während der Massage.
- Planen Sie eine Nachruhezeit von 30 Minuten ein.

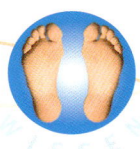

Der Massierende sitzt auf einem Hocker, der Oberkörper ist aufgerichtet und gerade. Die Unterarme können auf der Liege abgestützt werden, die Schultern hängen locker herab.

Die Körperhaltung bei der Selbstmassage

Der Vorteil der Selbstmassage besteht darin, dass sie zu jeder Zeit und an jedem Ort durchgeführt werden kann. Die Massage ist in Sitzhaltung bequem möglich. Zur Selbstmassage der Füße können Sie sowohl auf einem Stuhl als auch im Schneidersitz sitzen. Wählen Sie die Sitzposition, die für Sie selbst am bequemsten ist.

Durchführung der Massage im Sitzen

Möchten Sie sich selbst massieren, können Sie sich auf einen Stuhl oder aber im Schneidersitz auf den Boden setzen. Probieren Sie einfach beide Sitzpositionen aus, und entscheiden Sie dann, welche der Stellungen Ihnen bequemer erscheint.

Fußmassage auf einem Stuhl

Verwenden Sie einen Stuhl ohne Armlehnen, der aber mit einer hohen Rückenlehne ausgestattet ist. Die Armlehnen könnten bei der Massage hinderlich sein. Stellen Sie die Beine schulterbreit auseinander. Die Fußsohlen haben Kontakt zum Boden, die Knie sind in den Kniegelenken leicht gebeugt. Wenn es Ihnen bequemer erscheint, können Sie sich auch etwas zurücklehnen. Legen Sie nun den rechten Fuß auf den linken Oberschenkel. Sie können den Fuß mit der linken oder rechten Hand auch etwas weiter zum Körper hinziehen. Nun können Sie mit beiden Händen bequem die rechte Fußsohle massieren.

Fußmassage im Schneidersitz

Etwas gelenkigere Personen können die Fußmassage auch im Schneidersitz durchführen. Setzen Sie sich im Schneidersitz auf eine weiche Unterlage, etwa einen dicken Teppich oder eine Schaumstoffmatte. Legen Sie den linken Fuß über das rechte Bein. In dieser Position können Sie ebenfalls bequem den Fuß massieren.

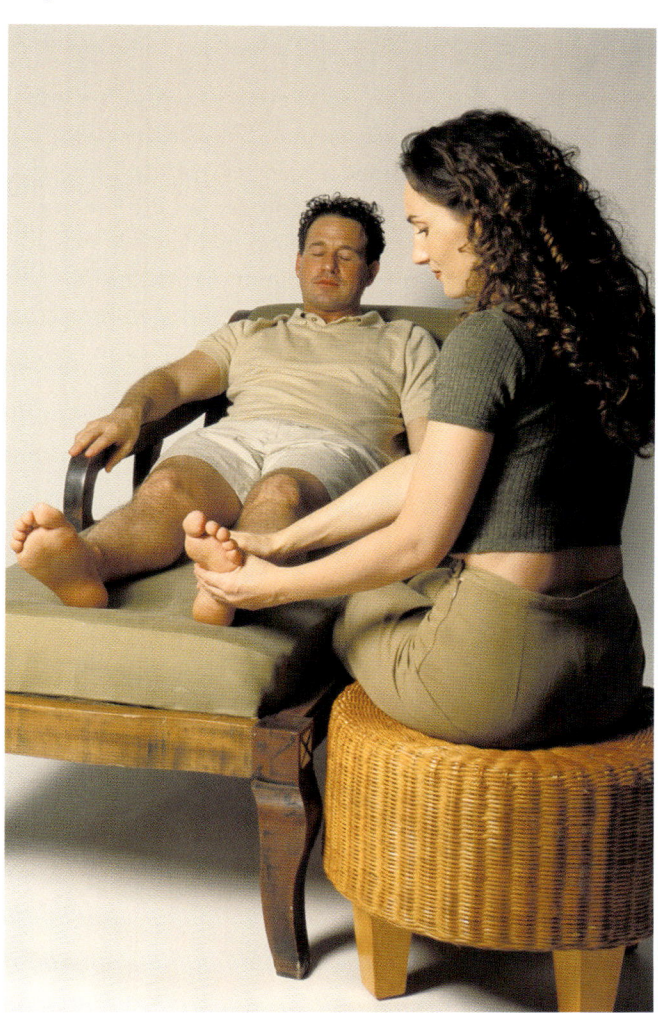

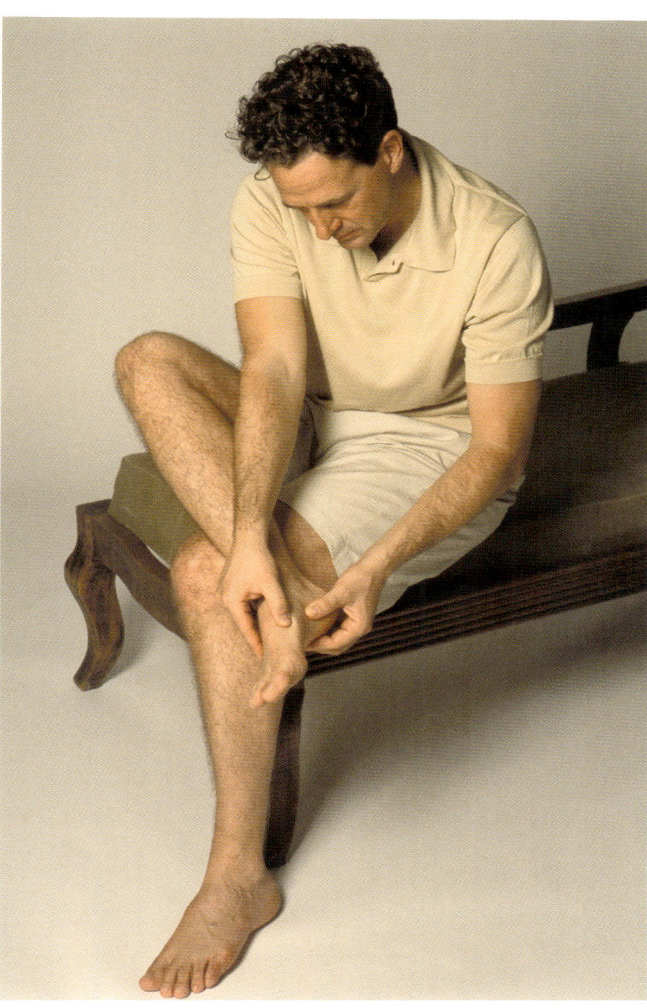

Links: Achten Sie auf eine aufrechte Haltung Ihres Oberkörpers, und lassen Sie die Schultern dabei entspannt.

Rechts: Eine Selbstmassage können Sie sowohl auf einem Stuhl sitzend als auch im Schneidersitz durchführen.

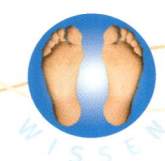

Die Hände vorbereiten

Sie arbeiten bei der Fußreflexzonenmassage sehr viel mit den Daumenkuppen. Zum einen üben die Daumenkuppen einen dynamischen Druck aus, zum anderen nehmen sie als sensible Tastinstrumente Verhärtungen und Spannungen in den einzelnen Zonen wahr. Die Fingernägel, insbesondere die der Daumen, sollten entsprechend kurz sein. Sie sollten die Fingerkuppen nicht überragen, um keine unangenehmen Empfindungen bei der Massage mit dem Finger hervorzurufen.

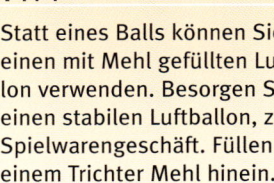

! TIPP

Statt eines Balls können Sie auch einen mit Mehl gefüllten Luftballon verwenden. Besorgen Sie sich einen stabilen Luftballon, z. B. im Spielwarengeschäft. Füllen Sie mit einem Trichter Mehl hinein. Knoten Sie den Ballon anschließend zu. Nun haben Sie ein geschmeidiges nachgiebiges Kissen, mit welchem Sie die Kraft Ihrer Finger auf angenehme Art und Weise trainieren können.

Das Kräftigen, Lockern und Aufwärmen der Hände

Führen Sie, bevor Sie mit der Massage beginnen, einige Kräftigungs- und Dehnübungen durch. Damit bereiten Sie Ihre Hände auf die möglicherweise zunächst ungewohnte Anstrengung bei der Massage vor. Eine einfache Kräftigungsübung können Sie mit einem kleinen Ball durchführen. Nehmen Sie den Ball in die Hand, und drücken Sie ihn mit einer Hand zusammen. Versuchen Sie, die Spannung sieben Sekunden zu halten, und lösen Sie sie anschließend langsam. Die Entspannungsphase sollte drei- bis viermal länger sein als die Anspannungsphase. Wenn Sie die Spannung sieben Sekunden halten, verlangt die Entspannungsphase 21 bis 28 Sekunden. Führen Sie nun das Gleiche mit der anderen Hand durch. Wiederholen Sie diese Übung mit beiden Händen fünf-

❶ Lockern und wärmen Sie Ihre Hände, indem Sie den Ball mit der Hand zusammendrücken.

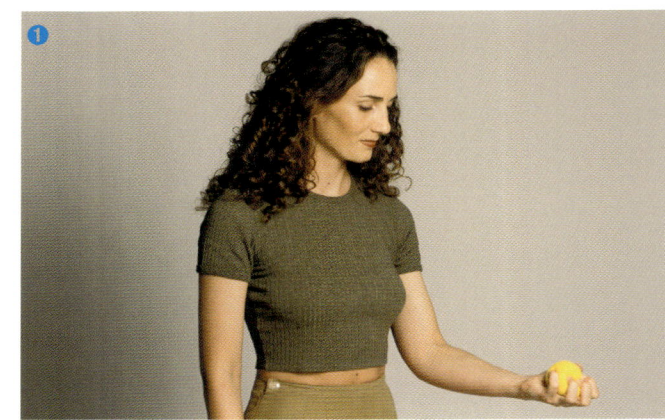

❷ Führen Sie Ihre Handflächen vor dem Oberkörper in Brusthöhe zusammen.

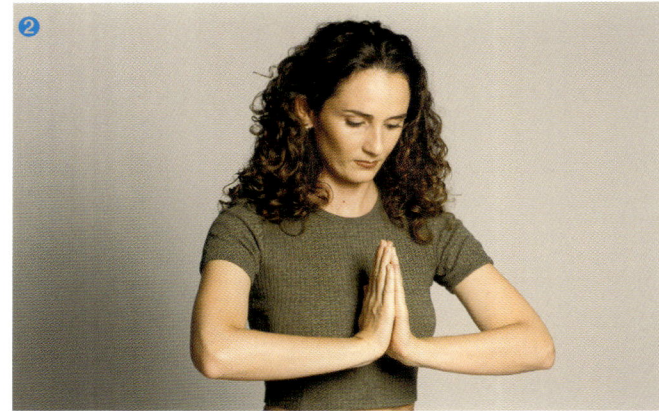

❸ Durch das Senken der zusammengelegten Hände vor dem Oberkörper dehnen Sie Ihre Handmuskeln auf einfache und effektive Weise.

Links: Ihre Armmuskulatur dehnen Sie, indem Sie Ihre Handflächen zunächst flach auf die Wand legen.

Rechts: Heben und legen Sie anschließend die Finger abwechselnd.

❹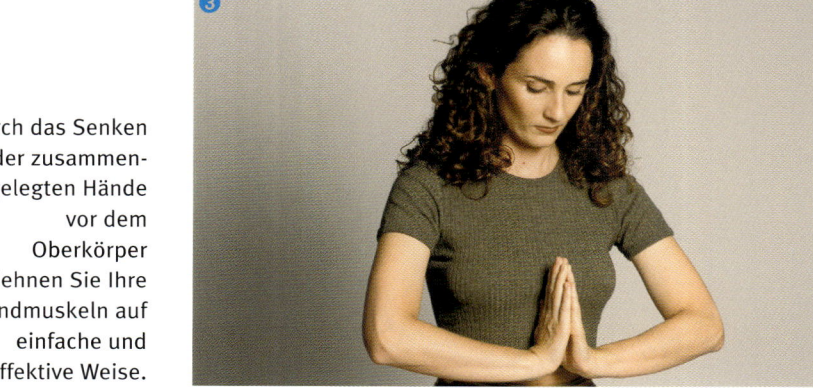

❺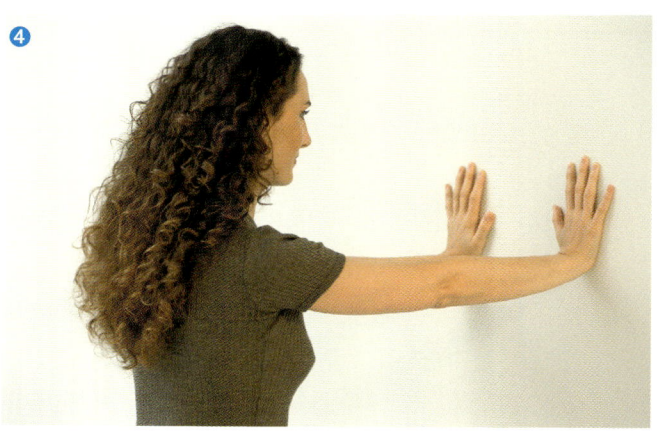

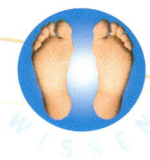

bis siebenmal. Während und nach der Übung werden Sie spüren, wie Ihre Hände warm und beweglich sind. Dehnen Sie nun die Muskeln der Handflächen und die langen Handmuskeln. Legen Sie beide Handflächen vor der Brust zusammen, die Fingerspitzen zeigen nach oben und die Ellenbogen nach außen. Führen Sie nun die zusammengelegten Handflächen langsam und bewusst Richtung Boden. Die Handflächen und die Handwurzeln behalten bei dieser Bewegung ständig Kontakt. Führen Sie die Hände so weit nach unten, bis Sie in den Unterarmen ein deutliches Ziehen verspüren. Halten Sie dort die Spannung für 20 bis 30 Sekunden. Wiederholen Sie diese Übung zwei- bis dreimal. Sie können Ihre Hand- und Unterarmmuskeln auch mit einer alternativen Übung dehnen. Stellen Sie sich vor eine Wand, und legen Sie die Handflächen mit nach oben gerichteten Händen in Schulterhöhe flach gegen die Wand. Strecken Sie nun die Finger, und spreizen Sie sie ab. Im Unterarm werden Sie ein deutliches, nicht schmerzhaftes Dehnungsziehen verspüren. Sie können die Dehnung verstärken, indem Sie die Handflächen und Finger etwas von der Wand abheben, die Handwurzeln behalten den Kontakt zur Wand. Behalten Sie diese Position 20 bis 30 Sekunden bei; anschließend wiederholen Sie die Übung zwei- bis dreimal.

Die Energie der Hände

Nach diesen Übungen sind Ihre Hände warm und locker. Mit der folgenden Wahrnehmungsübung können Sie die Empfindsamkeit Ihrer Hände fördern.

Wahrnehmungsübung

Atmen Sie ruhig und gleichmäßig ein und aus. Schließen Sie nun die Augen. Ihre Schultern hängen während der Übung locker herab. Halten Sie nun Ihre Hände so vor den Körper, dass die Handflächen zueinander zeigen, sich aber nicht berühren. Konzentrieren Sie Ihre Aufmerksamkeit auf die beiden Handflächen. Versuchen Sie zunächst die Wärme, die von jeder Handfläche ausgeht, mit der jeweils anderen zu erspüren.
Stellen Sie sich nun vor, dieses Wärmegefühl sei ein Energiestrom, der zwischen Ihren Händen fließt. Wenn Sie den Energiestrom wahrnehmen, fangen Sie an, mit ihm zu spielen: Führen Sie ganz kleine, langsam kreisende Bewegungen mit Ihren Händen in gegensätzliche Richtungen durch. Vergrößern Sie auch den Abstand zwischen Ihren Händen, allerdings nur so weit, wie Sie den Energie- oder Wärmestrom noch wahrnehmen. Führen Sie

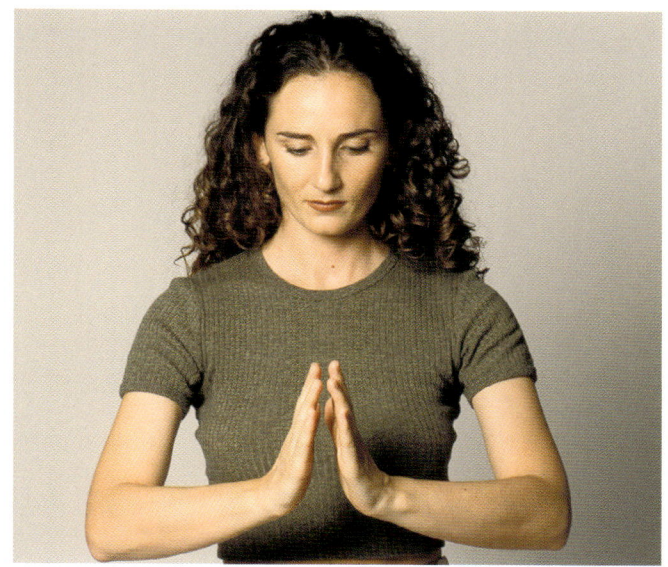

Nehmen Sie den Energiefluss zwischen Ihren Händen wahr. Achten Sie darauf, dass Ihre Hände warm sind.

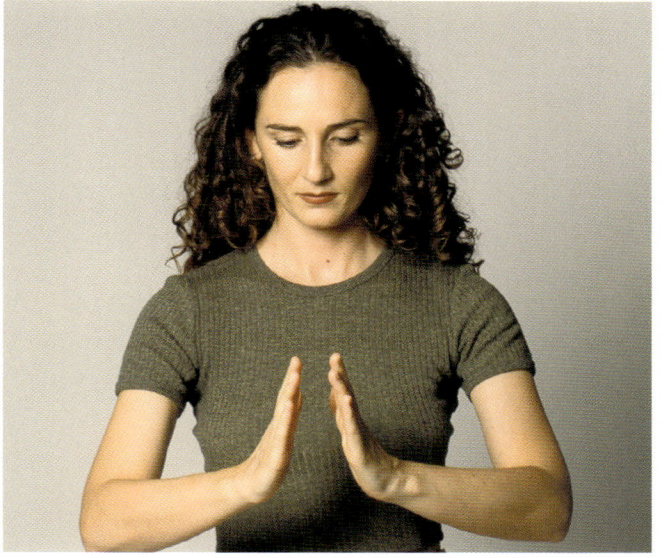

Führen Sie die Hände so weit auseinander, wie Sie die Energie wahrnehmen.

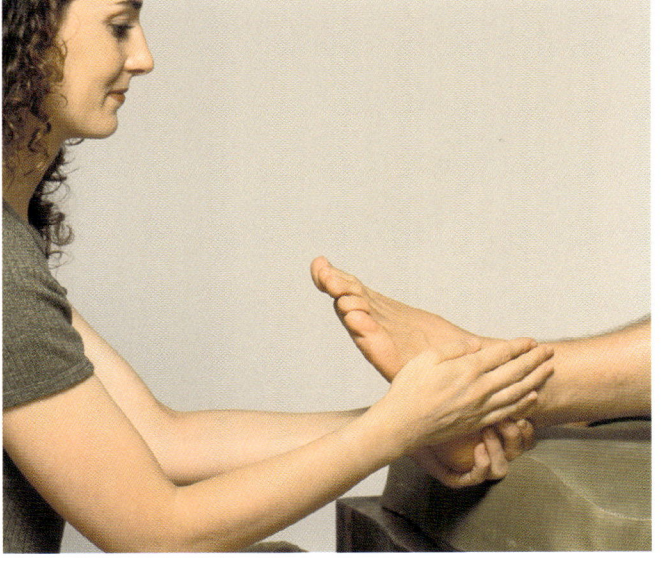

Richten Sie Ihre Aufmerksamkeit auf Ihre Hände und konzentrieren Sie sich auf Ihre Wahrnehmung. Erspüren Sie, wie sich die Haut der Füße anfühlt.

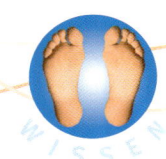

diese Übungen einige Male durch. Beachten Sie bitte, dass Ihre Hände für diese Übung warm sein müssen. Mit der Zeit wird Ihre Sensibilität für die Wärme bzw. den Energiestrom zwischen Ihren Händen immer feiner. Stellen Sie sich weiter vor, dass Sie diesen Energiestrom an den Partner oder die Partnerin durch die Fußreflexzonenmassage weitergeben.

Das Gegenüber erspüren

In den vorangehenden Abschnitten haben Sie Kräftigung, Lockerung, Dehnung und die Empfindsamkeit Ihrer Hände trainiert. Vielleicht spüren Sie schon die Energie, die in Ihren Händen liegt. Ihre Hände sind nun warm und empfindsam, Sie können sich nun der Massage Ihres Partners oder Ihrer Partnerin zuwenden. Nehmen Sie zunächst Kontakt mit den Füßen Ihres Partners bzw. Ihrer Partnerin auf. Legen Sie dazu einfach die Hände auf die Fußrücken auf, und lassen Sie sie dort einige Zeit liegen. Dadurch geben Sie Ihrem Partner oder Ihrer Partnerin die Möglichkeit, den Hautkontakt zu erspüren. Versuchen Sie einmal, mit Ihren Händen statt mit Ihren Augen zu sehen. Schließen Sie die Augen, und richten Sie nun Ihre gesamte Aufmerksamkeit auf Ihre Hände. Konzentrieren Sie sich auf Ihre Wahrnehmung, und erspüren Sie, wie sich die Haut der Füße anfühlt: Ist sie warm oder kühl, ist sie feucht oder trocken, ist sie rau oder glatt?

> **! ACHTUNG**
>
> Befinden sich an den Füßen Verletzungen oder Reizungen der Haut oder liegen andere Erkrankungen im Bereich der Füße vor, sollte von einer Reflexzonenmassage der Füße abgesehen werden.

Feuchte und/oder kühle Füße können auf eine Anspannung des Partners oder der Partnerin hindeuten. Wie bereits erwähnt, sollten die Füße des zu Massierenden warm und trocken sein.

Kalte Füße unerwünscht

Die Verabreichung einer Fußreflexzonenmassage an kalten Füßen ist einer der häufigsten Gründe für das Ausbleiben eines Erfolgs. Die Fußreflexzonenmassage wird unter der Vorstellung verabreicht, Energieströme über die Fußzonen zum Fließen zu bringen. Kälte führt zum Erstarren dieser Energieströme. Als Analogie kann man sich gefrorenes Wasser vorstellen: Eis bildet eine starre spröde Masse. Kalte Füße müssen vor Beginn der Massage erwärmt werden. Am einfachsten gelingt dies mit Hilfe eines warmen oder ansteigenden Fußbades oder einer Wärmflasche, die an die Füße gelegt wird.

> **! DURCHFÜHRUNG EINES FUSSBADES**
>
> Hierfür benötigen Sie eine kleine Wanne, die so hoch ist, dass die Unterschenkel zu zwei Dritteln mit Wasser bedeckt werden können. Alternativ können Sie ein ansteigendes Fußbad auch in einer gewöhnlichen Badewanne durchführen. Lassen Sie zunächst mäßig warmes Wasser mit einer Temperatur von ca. 35 Grad Celsius einlaufen. Füllen Sie nun langsam heißes Wasser hinzu, bis die Wassertemperatur auf 39 bis 40 Grad Celsius ansteigt. Damit Sie sich an dem heißen Wasser nicht verbrühen, lassen Sie es am besten direkt am Wannenrand entlang einlaufen. Beenden Sie das Fußbad nach 10 bis 15 Minuten. Zum Abschluss können Sie Ihre Füße kurz mit kaltem Wasser abduschen.

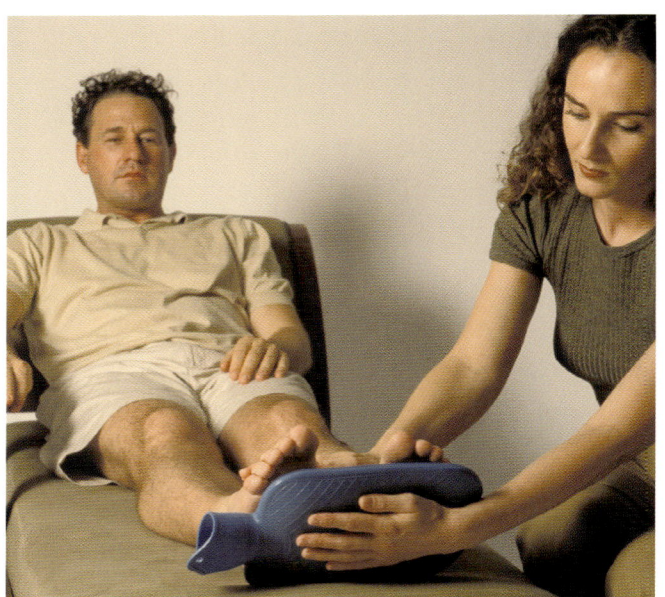

Links und rechts: Wärmen Sie die Füße Ihres Partners oder Ihrer Partnerin mithilfe eines ansteigenden Fußbades oder einer Wärmflasche.

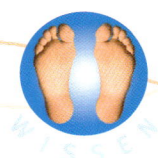

Die Fußmuskeln lockern

Eine weitere Vorbereitung für die eigentliche Fußreflexzonenmassage besteht in der Lockerung der Fußmuskeln. Verspannungen lösen Sie mit einigen wenigen effektiven Griffen.

Streichungen über Fußrücken und Fußsohle

Nehmen Sie den Fuß zwischen beide Hände, eine Hand liegt flächig auf der Fußsohle, die andere Hand liegt auf dem Fußrücken auf. Gleiten Sie nun mit beiden Händen parallel über Fußrücken und Fußsohle zu den Zehen. Wiederholen Sie diese Streichungen drei- bis viermal.

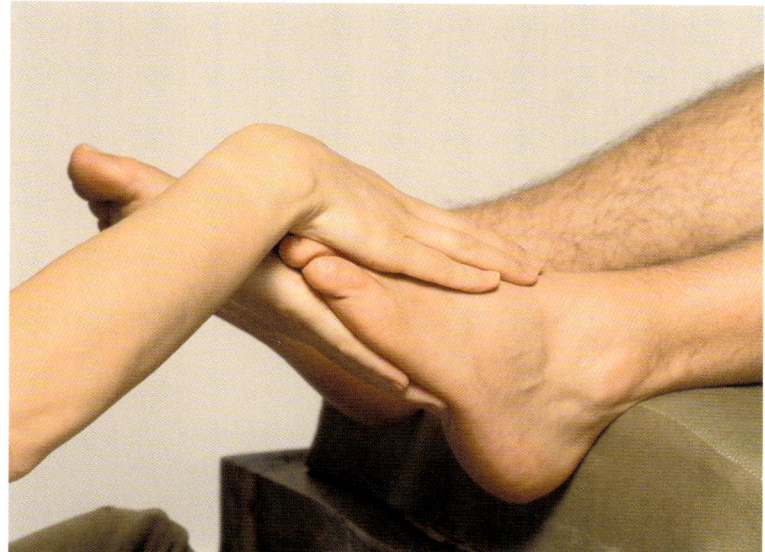

Streichen Sie den Fuß mit beiden Händen aus.

Verschieben der Mittelfußknochen

Ertasten Sie zunächst die fünf Mittelfußknochen. Sie liegen im vorderen Drittel des Fußgewölbes und sind als röhrenförmige Knochen gut tastbar. Ergreifen Sie mit der einen Hand den ersten Mittelfußknochen, und verschieben Sie mit der anderen Hand die anderen vier Fußknochen wechselseitig nach oben und nach unten. Der Bewegungsspielraum hierbei ist nur sehr klein. Fixieren Sie anschließend den ersten und zweiten Mittelfußknochen, und bewegen Sie nun die übrigen drei Mittelfußknochen wechselseitig nach oben und nach unten. Anschließend fixieren Sie die ersten drei Mittelfußknochen und verschieben die übrigen beiden Knochen. Zuletzt verschieben Sie den fünften Mittelfußknochen gegen die anderen.

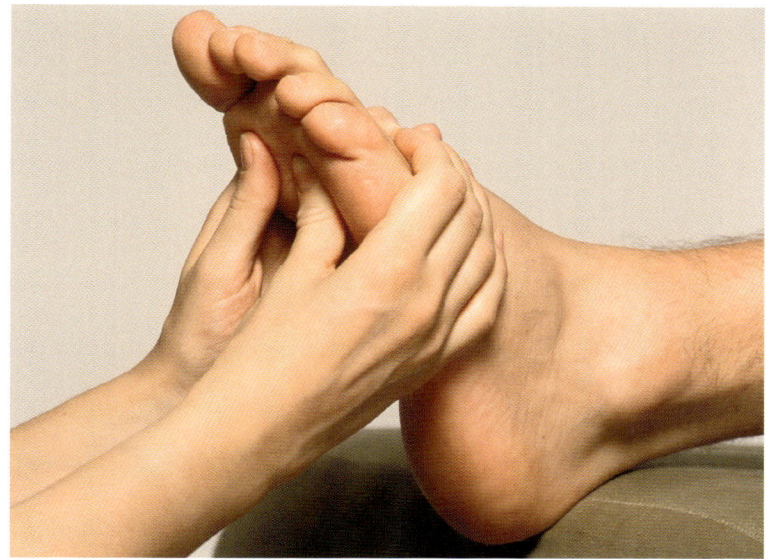

Verschieben Sie die Mittelfußknochen gegeneinander.

Zehen ausstreichen

Umfassen Sie mit Daumen und Zeigefinger die große Zehe an der Basis. Unter leichtem Druck ziehen Sie Ihre Finger über die Zehe. Wiederholen Sie dies an den übrigen vier Zehen.

Abschlussstreichungen

Nach dem Ausstreichen aller Zehen, führen Sie noch einige Abschlussstreichungen durch. Verfahren Sie wie bereits am Anfang: Legen Sie eine Hand auf die Fußsohle, die andere Hand auf den Fußrücken, und ziehen Sie mit mäßigem Druck Ihre Hände von der Ferse über das Fußgewölbe bis zu den Zehen.

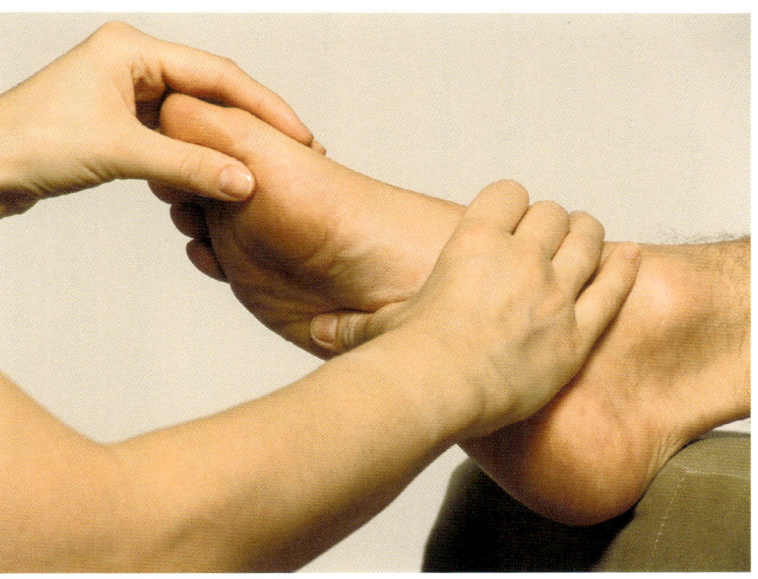

Ziehen Sie sanft mit den Fingern nacheinander über jede einzelne Zehe.

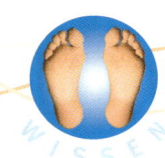

Schmerzende Zonen und Ihre Bedeutung

Bei der Reflexzonenbehandlung werden Zonen der Fußsohle angeregt, die in Beziehung zu den Organen, Muskeln und Gelenken des Körpers stehen. Mit der Massage fördern Sie eine Harmonisierung der Durchblutung in den entsprechenden Körperteilen und unterstützen damit das energetische Gleichgewicht sowie das Wohlbefinden des oder der die Massage Empfangenden. Mit Ihrer Massage fördern Sie gleichzeitig den Abbau stressbedingter Spannungszustände; dies ruft ein tiefes Entspannungsgefühl hervor. Es kann jedoch vorkommen, dass Sie bei Ihrem Partner oder Ihrer Partnerin Stellen ertasten, die eine verstärkte Sensibilität aufweisen. Diese kann sich als unangenehme Empfindung oder sogar als ausgeprägter Schmerz äußern. Dabei handelt es sich meistens um energetische Beeinträchtigungen. Solche sensiblen Zonen verschwinden in der Regel im Verlauf einiger Massageanwendungen. Trotzdem ist es für Sie wichtig zu wissen, wie Sie sich verhalten, wenn Sie auf sensible Zonen stoßen.

Zunächst müssen Sie diese empfindlichen, druckschmerzhaften Stellen respektieren. Massieren Sie entsprechend behutsam. Versuchen Sie bitte nicht, diese empfindlichen Zonen mit vermehrter Anstrengung »weg

massieren« zu wollen. Äußern Sie nicht voreilig gegenüber dem oder der Massierten, dass eine Erkrankung der korrespondierenden Körperstelle vorliegt. Stellen Sie bitte keine Diagnosen und Vermutungen über Erkrankungen an. Beruhigen Sie Ihren Partner oder Ihre Partnerin und erklären Sie ihm oder ihr, dass Schmerzen oder empfindliche Bezirke normalerweise nicht auf Erkrankungen hinweisen. Wenn aber solche Zonen unverändert bestehen bleiben oder Sie oder Ihr Massagepartner bzw. -partnerin das Gefühl hat, dass tatsächlich irgendetwas nicht in Ordnung ist, so hilft eine fachärztliche Abklärung.

Welche Reaktionen gibt es während oder nach der Massage?

Während der Massage können neben den überempfindlichen Fußzonen auch allgemeinere, den gesamten Körper umfassende Reaktionen auftreten. Nicht selten stellt sich ein Gefühl tiefer Müdigkeit oder Abgespanntheit während oder nach der Massage ein. Hierbei handelt es sich sogar um erwünschte Effekte, denn sie signalisieren den Übergang von einem angespannten in einen entspannten Zustand, ausgelöst durch Ihre Massage. Es kann sogar passieren, dass Ihr Partner oder Ihre Partnerin während der Massage einschläft. Auch dies signalisiert Ihnen, wie tief entspannend die Massage wirkt. Solche Zustände treten im Verlaufe der Massage häufig auf und sind, wie bereits erwähnt, als erwünschtes Ereignis anzusehen. Informieren Sie den Partner oder die Partnerin über diese möglichen Reaktionen, und bitten Sie ihn oder sie, sich einfach diesem Gefühl der Müdigkeit und Entspanntheit hinzugeben und sich »fallen« zu lassen, damit er bzw. sie nicht krampfhaft versucht, wach zu bleiben. Planen Sie in Ihre Massage noch eine Nachruhezeit von ca. 30 Minuten ein.

Der Erfolg der Massage wird optimiert, wenn der massierte Partner oder die massierte Partnerin die Möglichkeit hat, einem eventuell aufkommenden Schlafbedürfnis nachzugeben.

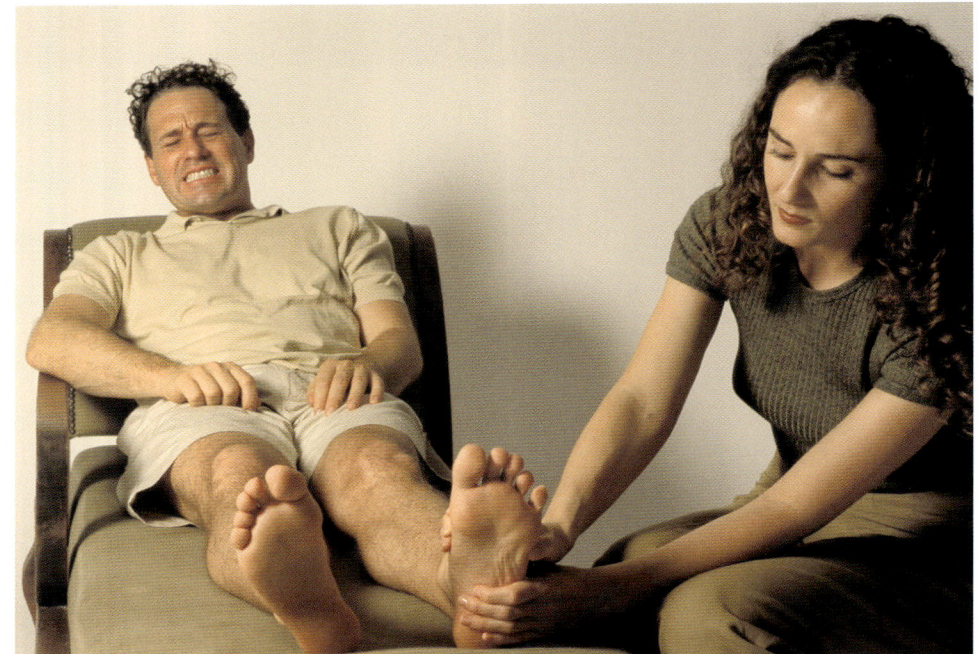

Respektieren Sie druckschmerzhafte Zonen, und äußern Sie keine Vermutungen über Erkrankungen der korrespondierenden Körperstelle.

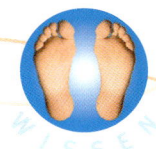

Umgang mit speziellen Situationen

Der folgende Abschnitt gibt Hinweise, wie Sie mit speziellen Situationen umgehen können.

Blockierte schmerzhafte Zonen

Im Verlauf der Massagebehandlung treffen Sie gelegentlich auf Zonen mit herabgesetzter Schmerzempfindlichkeit. Der oder die Massierte empfindet an diesen Stellen teilweise sogar einen ziehenden oder stechenden Schmerz.

Gehen Sie bei solchen Zonen folgendermaßen vor: Setzen Sie zunächst den Daumen sanft auf die schmerzhafte Stelle. Beugen Sie nun den Daumen im Grundgelenk, sodass die Daumenkuppe mehr oder weniger senkrecht über dem schmerzhaften Areal aufliegt. Üben Sie nun so weit Druck aus, wie es das Schmerzempfinden des Partners oder der Partnerin zulässt. Halten Sie den Daumen in dieser Position ohne jegliche Bewegung, bis der Schmerz deutlich nachlässt. Es kann sogar sein, dass Sie diese Position 20 bis 30 Sekunden halten müssen.

Allgemeine Unruhezustände

In Ausnahmefällen stellen Sie während Ihrer Massage bei dem oder der Massierten Unruhe oder gar Angstzustände fest. Diese äußern sich darin, dass sich die Muskeln der Füße verkrampfen, ihre Hauttemperatur sich deutlich vermindert und die Haut kaltschweißig wird. Beruhigen Sie Ihren Partner oder Ihre Partnerin, und erläutern Sie, dass diese Zustände im Rahmen einer Massage durchaus auftreten können. Nehmen Sie die Fersen jeweils in die Hände, und dehnen Sie leicht die Muskeln, indem Sie an den Fersen ziehen. Durch die Dehnung wird der Muskeltonus verringert und die Durchblutung wieder verbessert. Führen Sie anschließend einige Ausstreichungen mit beiden Händen von der Ferse und dem Fußrücken bis zu den Zehenspitzen durch. Bei diesen Ausstreichungen umfassen Sie jeweils einen Fuß flächig und mit gutem Hautkontakt und führen die ausstreichenden Bewegungen sehr langsam durch. Wiederholen Sie dies dreimal an jedem Fuß. Nehmen Sie nun erneut die punktuelle Massage einzelner Abschnitte am Fuß auf.

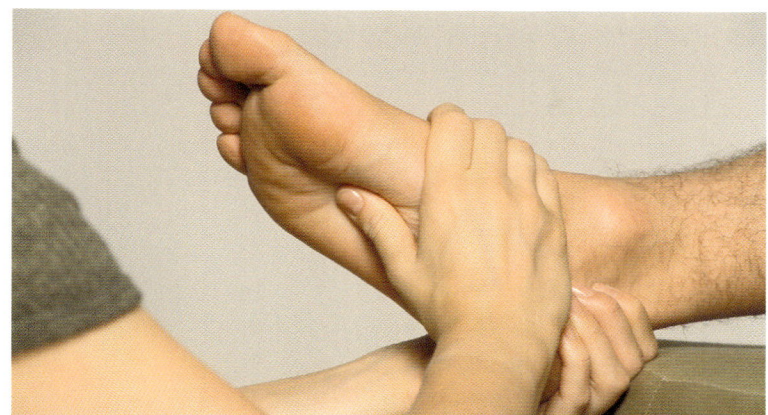

Legen Sie Ihren Daumen flach und ohne Druck auf das schmerzende Areal.

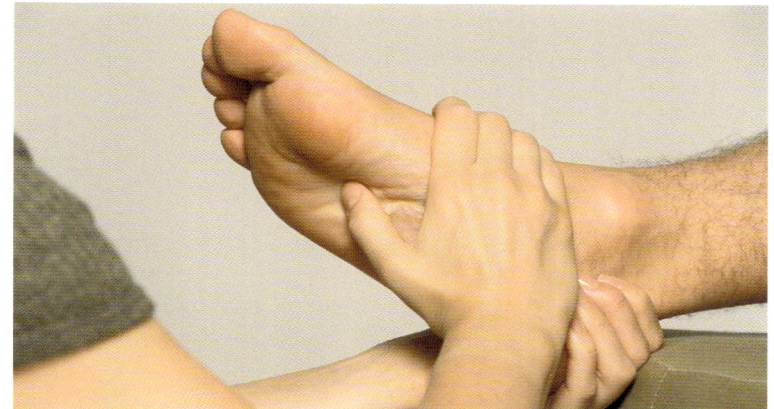

Mit aufrecht gestelltem Daumen üben Sie nun einen für den Partner oder die Partnerin ertragbaren Druck aus, bis der Schmerz nachlässt.

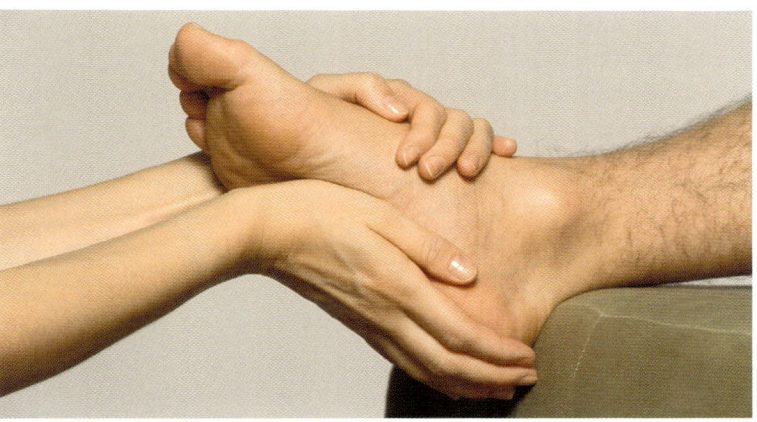

Umfassen Sie den Fuß flächig mit beiden Händen ...

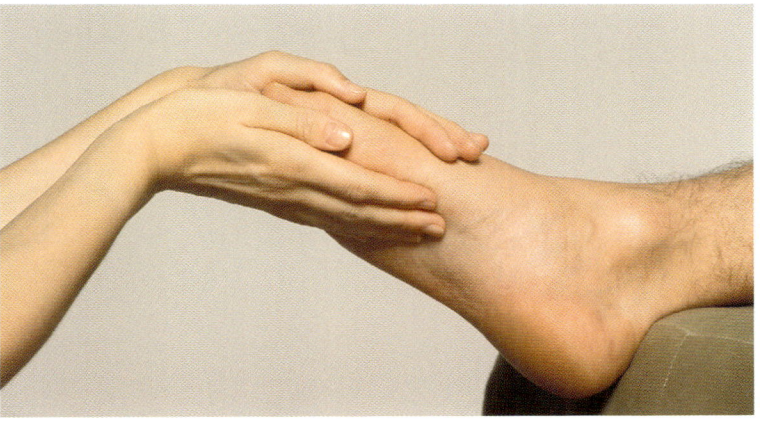

... und streichen Sie ihn von der Ferse zu den Zehenspitzen hin aus.

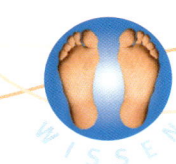

Reaktionen zwischen den Massagen

Häufig berichten die Massageempfänger, dass bereits bestehende Beschwerden sich insbesondere nach der ersten Massage etwas verschlimmern würden. Dies ist eine normale Reaktion des Organismus. Naturheilkundliche Therapeuten nennen dies eine »Erstverschlimmerung«. Sie ist ein positives Zeichen und zeigt das Ansprechen auf die Massagebehandlung. Die Erstverschlimmerungen klingen in der Regel rasch ab, trotzdem sollten die Massageempfänger dahingehend aufgeklärt werden. Auch vegetative Reaktionen zwischen den Behandlungen wie ein erhöhtes Schlafbedürfnis und mitunter sogar Abgeschlagenheit gehören zu den möglichen Reaktionen und stellen keinen Anlass zur Beunruhigung dar.

Hilfsmittel

Auf dem Gesundheitsmarkt werden zahlreiche Hilfsmittel für die »Fußgesundheit« und die Anregung von Fußreflexzonen angeboten. All diese Hilfsmittel dürfen Sie getrost vergessen. Ihre einfühlende Hand können Sie bei der Massage weder ersetzen noch unterstützen. Die gesamte Sensibilität Ihrer Hände und Ihres Körpers ist bei der Fußreflexzonenmassage gefragt. Bitte vermeiden Sie unbedingt Instrumente wie Massagestäbchen, Fußroller oder ähnliche Hilfsmittel. Salben, Gleitmittel oder Öle sind für die Durchführung der Fußreflexzonenmassage gänzlich ungeeignet. Gegen die Anwendung von Ölen oder pflegenden Cremes nach der Massage ist allerdings nichts einzuwenden, ganz im Gegenteil, die meisten empfinden dies als Wohltat. Für die Massage selbst sind diese Mittel jedoch nicht zu empfehlen, da die massierenden Finger leichter abgleiten und somit an den entsprechenden Stellen nicht die richtigen Techniken eingesetzt werden können.

Dauer der Massage

Die Massagegriffe, die bei der Reflexzonenbehandlung eingesetzt werden, erscheinen anfangs anstrengend und ungewohnt. Dies gilt insbesondere für die fortgesetzte Druckausübung mit der Daumenkuppe und den Daumengang (→ Seite 40). Insofern wird die Dauer der Massage durch Ihre individuelle Ausdauer begrenzt. Massieren Sie nur so lange, wie Sie dies ohne größere Mühe können. Überfordern oder überanstrengen Sie sich nicht, insbesondere dann, wenn Sie gerade mit der Fußreflexzonenmassage beginnen. Für eine ausgiebige Massage der Zonen beider Füße benötigen Sie etwa 45 Minuten. Mit genügend Ausdauer und Erfahrung werden Sie eine komplette Massage ohne Mühe durchführen können. Die Häufigkeit der Massage richtet sich nach dem angestrebten Ziel. Wenn der Schwerpunkt auf Entspannung und Stressabbau liegt, können die Massagen täglich durchgeführt werden. Eine langfristige und positive Wirkung für das Wohlbefinden erzielen Sie bei zwei bis drei Massagen pro Woche. Richten Sie sich dabei aber vor allem nach Ihrem eigenen Wohlbefinden sowie den Wünschen Ihrer Partnerin oder Ihres Partners. So genannte therapeutische Massagen verabreichen Sie alle zwei bis drei Tage.

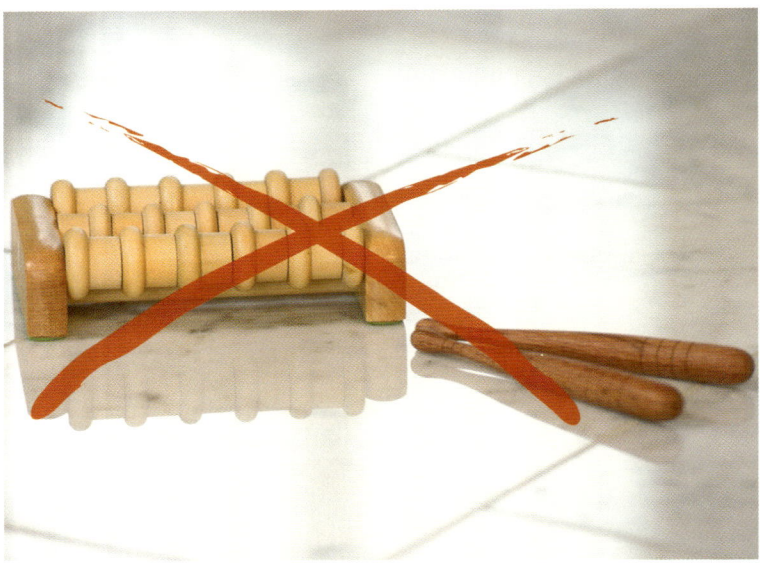

Verzichten Sie auf die Verwendung von Hilfsmitteln während der Massage.

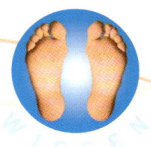

Perfekte Füße

Enges Schuhwerk und die Reibung an Fußballen und Ferse führen zu unschönen, mitunter millimeterdicken Hornablagerungen. Dicke Hornschichten sind gelegentlich dafür verantwortlich, dass die Wirkung der Fußreflexzonenmassage sich nur unzureichend entfaltet. Sollten Ihre Fußnägel lackiert sein, entfernen Sie bitte den Nagellack mit einem Nagellackentferner. Verwenden Sie möglichst ein Produkt, welches zusätzlich pflegende Substanzen enthält.

Wohltuendes Fußbad

Gönnen Sie Ihren Füßen ein Fußbad. Lassen Sie warmes Wasser in die Wanne oder ein entsprechendes Behältnis ein, und fügen Sie einen Badezusatz Ihrer Wahl zu. Die Dauer des Fußbades beträgt 10 bis 15 Minuten. Frottieren Sie anschließend Ihre Füße mit einem Badetuch. Trocknen Sie auch die Haut zwischen den Zehen gut ab.

Die Hornhaut entfernen

Nach dem Fußbad ist die Hornhaut weich. Kleinere Stellen können Sie mit einem Bimsstein abreiben. Bei stärkeren Verhornungen im Bereich der Ferse und des Großzehengrundgelenks verwenden Sie einen Hornschaber. Feuchten Sie den Bimsstein vor der Verwendung an. Spülen Sie Ihre Füße nach der Hornhautentfernung gut ab.

Die Nagelpflege

Durch das vorangegangene Fußbad ist die Nagelhaut aufgeweicht und geschmeidig. Schieben Sie die Nagelhaut mit einem weichen, dafür vorgesehenen Stäbchen vorsichtig zurück. Entsprechende Stäbchen gibt es z. B. in der Apotheke. Überschüssige Nagelhaut können Sie mit einer kleinen Schere vorsichtig abschneiden.
Bitte achten Sie unbedingt darauf, dass Sie das Nagelbett nicht verletzen. Die Zehnägel werden gerade abgeschnitten und die Ecken mit einer Feile leicht abgerundet. Ein Einwachsen der Nägel wird durch das gerade Beschneiden im Vorhinein vermieden. Sollten Ihre Zehnägel bereits eingewachsen sein, nehmen Sie Kontakt mit einem ausgebildeten Fußpfleger oder einer ausgebildeten Fußpflegerin auf und lassen sich entsprechend beraten.

Die Füße eincremen und massieren

Als Abschluss der Fußpflege gönnen Sie sich eine Massage der Füße. Setzen Sie sich auf eine weiche Unterlage auf den Boden. Kneten Sie die Fußsohle mit dem Daumen.

Beginnen Sie an der Ferse, und arbeiten Sie sich langsam hoch bis zum Fußballen. Kneten Sie nun jede einzelne Zehe zwischen Daumen und Zeigefinger. Streichen Sie anschließend den Fußrücken bis zu den Zehen langsam aus. Nehmen Sie den Fuß zwischen Ihre Hände, pressen Sie die Handflächen mit sanftem Druck zusammen, und führen Sie kleine kreisende Bewegungen aus. Mit diesen Bewegungen lockern Sie die Grundgelenke und die Mittelfußknochen. Massieren Sie nun den anderen Fuß. Abschließend cremen Sie Ihre Füße ein.

◀

CHECKLISTE FUSSPFLEGE

- Nagellackentferner
- Badezusatz
- Nagelschere
- Feile
- Bimsstein
- Hornhautschaber
- Rosenholzstäbchen für die Nagelhaut
- Handtuch
- Creme oder Körperöl

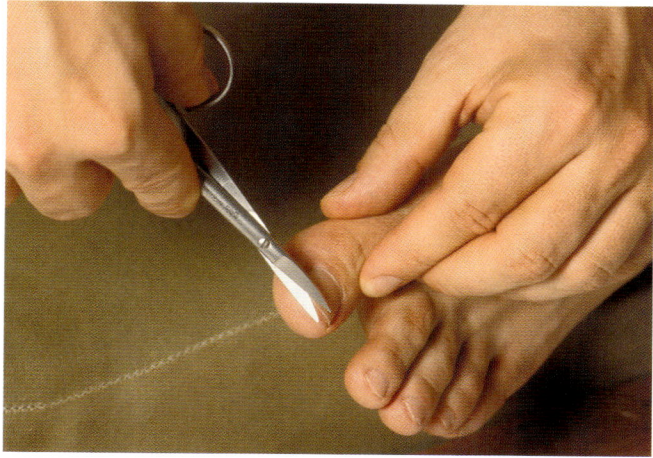

Schneiden Sie die Zehnägel gerade, runden Sie anschließend die Ecken mit einer Feile ab.

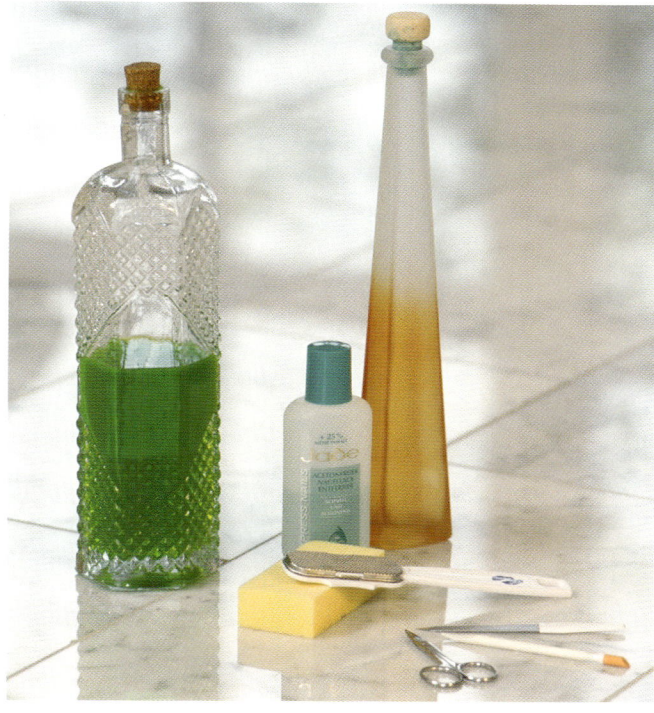

Achten Sie beim Kauf von Utensilien für die Fußpflege auf gute Qualität.

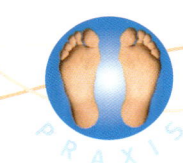

Die Praxis der Fußreflexzonenmassage

Im vorangegangenen Teil haben Sie die wichtigsten Grundlagen zur Reflexzonenmassage am Fuß kennen gelernt. Der folgende Abschnitt führt Sie nun Schritt für Schritt in die Praxis der Fußreflexzonenmassage ein. Die wichtigsten Grundtechniken, die Sie für jede Massage benötigen, lernen Sie zuerst kennen. Danach erfahren Sie, wie Sie die einzelnen Reflexzonen unter Einsatz der Grundtechniken massieren können.

Die Vorbereitung auf die Reflexzonenmassage

Eine angenehme Umgebung unterstützt die entspannende und harmonisierende Wirkung einer Fußreflexzonenmassage. Sie als Massierender bzw. Massierende und Ihr Partner oder Ihre Partnerin sollten sich auch geistig auf die bevorstehende Massage einstimmen. Hektik und Zeitdruck sind ungünstige Faktoren, die einen Erfolg in Frage stellen.

Raum und Atmosphäre

Ein angenehm temperierter, ruhiger Raum ist ideal für die Verabreichung der Massage. Eine einladende Atmosphäre wird unterstützt mit einer indirekten und gedämpften Lichtquelle. Auch eine Duftlampe mit ätherischen Ölen trägt zur Entspannung bei. Je nach Wunsch kann eine ruhige Musik die Stimmung noch vertiefen. Manche Personen genießen aber auch eher die Ruhe und Abgeschiedenheit. Fragen Sie Ihren Partner oder Ihre Partnerin, was ihm oder ihr liegt oder angenehm erscheint. Nehmen Sie sich für die Massage Zeit, stellen Sie nach Möglichkeit sicher, dass Sie nicht durch unvorhergesehene Ereignisse oder Anrufe während der Behandlung gestört werden. Tragen Sie bei der Massage leichte, bequeme und nicht einengende Kleidung.

TIPP
REZEPT FÜR EINE ENTSPANNENDE DUFTMISCHUNG

Rosmarinöl 2 Tropfen
Neroliöl 2 Tropfen
Melissenöl 2 Tropfen
Lavendelöl 2 Tropfen
Geben Sie die Anteile der verschiedenen Öle nacheinander tropfenweise in die gefüllte Wasserschale einer Duftlampe.

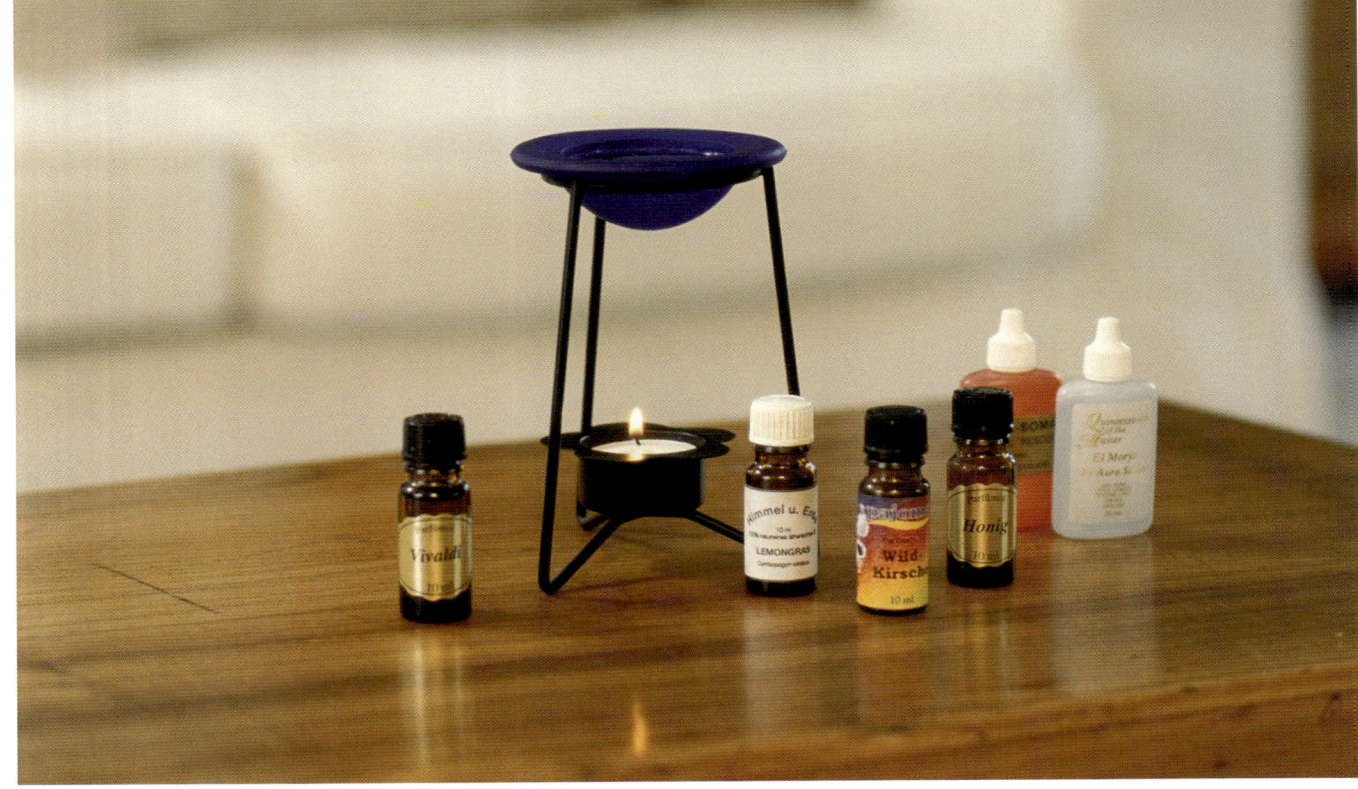

Eine Duftlampe mit ätherischen Ölen trägt zur Entspannung in einer angenehmen Atmosphäre bei.

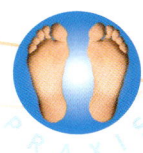

Die Lagerung

Ausschlaggebend für den Erfolg einer Massage ist die entspannte Lagerung des Partners oder der Partnerin. Die gesamte Muskulatur wird im Liegen entlastet, der oder die Massageempfangende kann sich so entspannt auf die Massage einlassen. Ideal ist eine Massageliege. Der Partner oder die Partnerin befindet sich in der Rückenlage, beide Knie werden mit einer zusammengerollten Decke oder einer entsprechend großen Rolle unterlagert. Auch ein großes, nicht zu weiches Kissen kann hier sehr hilfreich sein. Der Oberkörper ruht leicht erhöht, die Arme liegen entspannt neben dem Körper. Durch die Lagerungshilfen werden die Beine im Knie- und Hüftgelenk leicht gebeugt. Dadurch entspannen sich die gesamten Beinmuskeln, und die Bildung eines Hohlkreuzes wird vermieden. Schließlich müssen die Füße für Sie von allen Seiten bequem erreichbar sein.

Wenn sich die Füße auf der Höhe Ihres Brust-Bauch-Bereichs befinden, haben Sie die ideale Höhe gefunden. Sie können nun mit rechtwinklig gebeugten Armen massieren, ohne dabei Ihre Schultern hochziehen zu müssen. Eine Alternative zu einer selten vorhandenen Massagebank stellt eine Matte dar. Auch hier sind die Beine entsprechend unterlagert und die Füße in einer günstigen Position. Der Partner oder die Partnerin kann sich während der Verabreichung der Massage zurücklehnen und die Massage entspannt genießen. Sichtkontakt zu Ihrem Gegenüber ist ein weiterer wichtiger Aspekt der Lagerung. An seinem oder an ihrem Gesichtsausdruck erkennen Sie sofort, wie Ihre Massage wirkt. Die perfekte Dosierung Ihrer Griffstärke erkennen Sie an einem entspannten Gesichtsausdruck des Partners oder Ihrer Partnerin. Es ist zwar selbstredend, dass die Massage am unbekleideten Fuß durchgeführt wird, dennoch sollten Sie Ihren Partner oder Ihre Partnerin vor der ersten Massage darauf vorbereiten. Bitte achten Sie darauf, dass durch eng heraufgezogene Hosenbeine die Haut und damit die Zirkulation nicht eingeschnürt wird. Gegebenenfalls sollte der Partner oder die Partnerin eine enge Hose ablegen.

Zum Schutz vor Auskühlung können Sie die Beine bis zu den Füßen mit einer warmen Decke abdecken.

◄

DIE VORBEREITUNG

- Wohltemperierte Umgebung
- Entspannte Haltung in Rückenlage, Füße nach Möglichkeit in Höhe des Brust-Bauch-Bereichs
- Unbekleidete Füße und Unterschenkel
- Sichtkontakt während der Massage

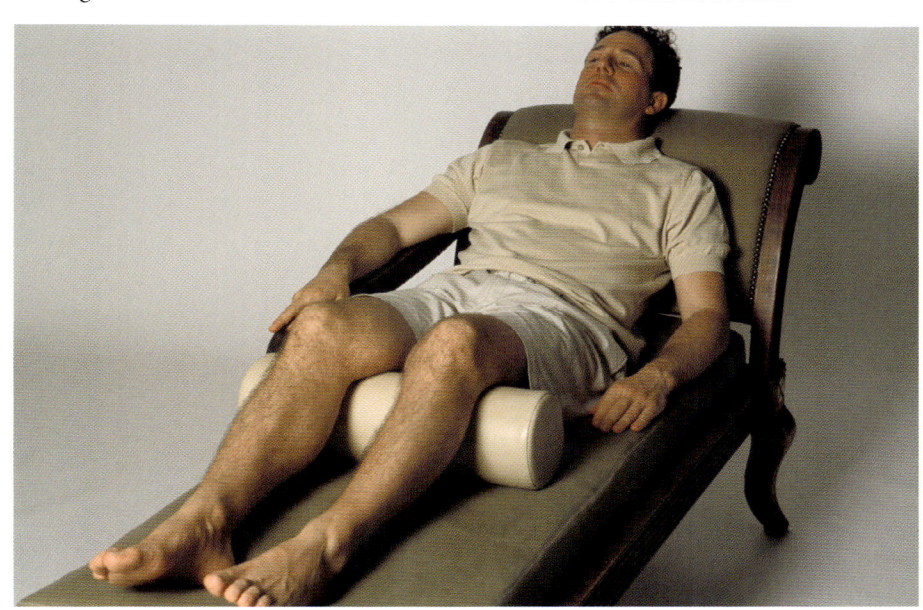

Durch ein Kissen unter den Knien wird die Beinmuskulatur entlastet.

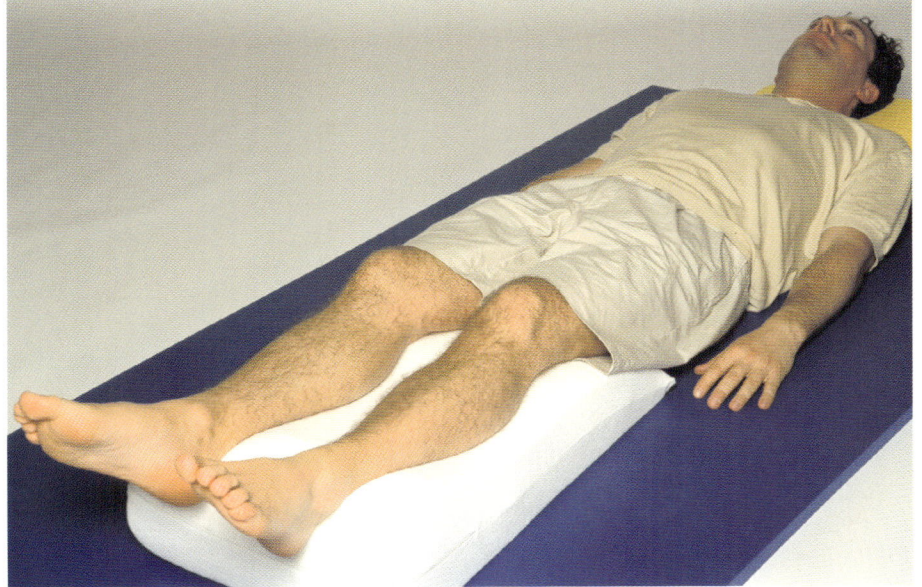

Wenn Sie eine Matte als Unterlage verwenden, sollten Unterschenkel und Füße erhöht gelagert werden.

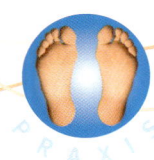

Die Massagetechniken

Eine wirkungsvolle und entspannende Massage der Fuß-reflexzonen können Sie bereits mit wenigen einfachen Griffen durchführen. Diese Griffe werden im Folgenden einzeln dargestellt. Schnell werden Sie feststellen, ob die entsprechenden Anwendungen Ihrem Partner oder Ihrer Partnerin gut tun.

> **!**
>
> **HINWEIS**
>
> Die Stellen des Fußes, an denen sich Knochen und Sehnen direkt unter der Haut befinden, sind normalerweise empfindlicher als die Bereiche mit viel Muskelgewebe. Richten Sie sich auf diese Empfindlichkeiten mit Ihrer Druckstärke ein, und achten Sie auf die individuelle Verträglichkeit für Ihren Partner oder Ihre Partnerin.

Der richtige Druck

Bei den hier dargestellten Massage-techniken werden verschiedene Arten der Druckausübung gezeigt. Die jeweils eingesetzte Drucktechnik ist davon abhängig, wie eine Reflexzone beschaffen ist. Ist sie z. B. punktförmig begrenzt oder erstreckt sie sich über eine Linie oder eine Fläche? Ein weiterer Faktor in der Auswahl der Drucktechnik ist die Schmerzempfindlichkeit einer Zone.

Zum Ablauf der Massage

Tasten Sie systematisch alle Bereiche durch. Wenn Sie empfindliche Zonen feststellen, merken Sie sich diese Bereiche. Beim zweiten Durchgang gehen Sie dann auf diese speziellen Zonen noch einmal sehr vorsichtig und ausführlich ein. Verschwinden die unangenehmen Empfindungen nicht beim ersten oder zweiten Massagedurchgang, massieren Sie die Füße nach zwei oder drei Tagen ein weiteres Mal. Gerade wenn Sie auf schmerzempfind-

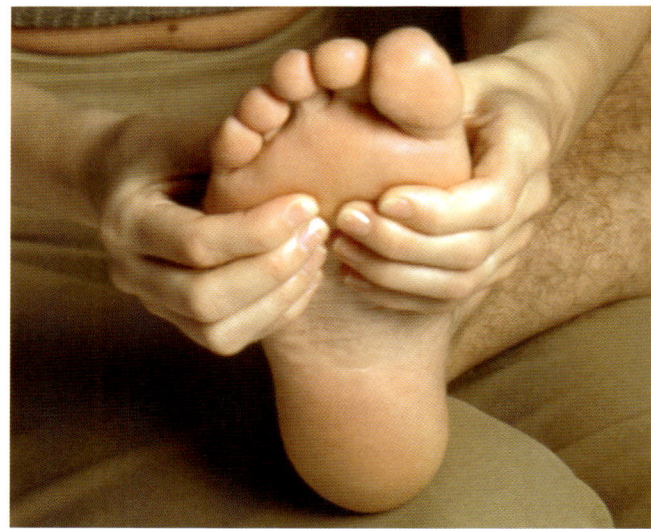

Passen Sie Ihre Druckstärke immer der Empfindung des Partners oder der Partnerin an.

liche Zonen stoßen, sollten Sie bedenken, dass die Massage von Ihrem Partner oder Ihrer Partnerin als angenehm und wohltuend empfunden werden soll. Daher sollten Sie sich in der von Ihnen ausgeübten Druckstärke immer am Wohlbefinden des oder der Massageempfangenden orientieren.

Die Griffe

In der Fußreflexzonenmassage gibt es sehr viele verschiedene Griffe. Letztlich kommen Sie aber mit einigen wenigen gut aus. Im Folgenden wird ein relativ großes Spektrum an verschiedenen Techniken vorgestellt. Suchen Sie für sich die Techniken heraus, mit denen Sie am besten zurecht kommen. Es ist nicht wichtig, viele verschiedene Techniken zu versuchen, besser ist es, einige wenige Techniken richtig zu beherrschen.

Die Griffe lassen sich in drei Kategorien einteilen: Ausstreichungen, punktuelle Druckausübungen und ausgleichende Griffe. Ausstreichungen wenden Sie zur Einstimmung und Einleitung, aber auch zum Abschluss der Massage an. Sie wirken entspannend und harmonisierend. Mit punktuellem Druck massieren Sie die einzelnen Zonen auf dem Fuß. Druck kann ausgeübt werden mit der Daumen- oder der Fingerkuppe. Ausgleichende Griffe wenden Sie an, wenn sich bei Ihrem Partner oder Ihrer Partnerin so genannte vegetative Reaktionen einstellen. Sie äußern sich in Unruhezuständen, Schweißbildung und Abkühlen der Füße.

Hände auflegen

Das Auflegen der Hände bezeichnet im eigentlichen Sinne keine Technik oder keinen speziellen Griff. Es dient zunächst der Kontaktaufnahme und der Entspannung. Sie stimmen sich selbst und Ihren Partner oder Ihre Partnerin auf die folgende Massage innerlich ein, wenn Sie Ihre warmen Hände für einige Momente auf den Fußrücken des Partners oder der Partnerin legen. Am besten beginnen Sie jede Massage mit dem Auflegen der Hände. Schließen Sie dabei die Augen, atmen Sie tief und bewusst ein und aus. Richten Sie Ihre Aufmerksamkeit auf Ihre Hände, und stellen Sie sich vor, dass Sie Ihre gesamte Energie in ihnen sammeln. Versuchen Sie dann, den Energiefluss zwischen Ihren Händen und den Füßen des Massageempfangenden zu erfühlen. Ihre ruhenden warmen Hände beruhigen und entspannen Ihren Partner oder Ihre Partnerin.

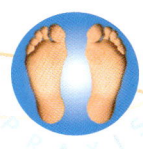

Beine ausstreichen

Zur Einleitung und zum Ausklang einer Massage führen Sie im Idealfall Ausstreichungen durch. Auch während der Massage erfüllen Ausstreichungen die Funktion, der Massage bestimmter Zonen einen Abschluss zu geben. Wie auch das Handauflegen dient das Ausstreichen als Einleitung oder Einstimmung auf die Massage. Legen Sie beide Hände flach etwas seitlich neben den Knien auf. Streichen Sie nun abwärts über die Schienbeine und Fußrücken bis zu den Zehen und über diese hinaus. Versuchen Sie sich dabei vorzustellen, dass Sie mit diesen streichenden Bewegungen Anspannungen gewissermaßen aus dem Fuß herausstreichen oder -ziehen. Achten Sie bitte darauf, dass Ihre Hände mit den ganzen Handflächen Kontakt mit der Haut des Partners oder der Partnerin aufnehmen, und führen Sie die Bewegung langsam gleitend und harmonisch durch. Wiederholen Sie dieses beidseitige Ausstreichen mehrmals.

Anschließend streichen Sie noch einmal jedes Bein einzeln aus, indem Sie den Unterschenkel zum Fuß hin Hand über Hand ausstreichen. Die zweite Hand setzen Sie jeweils erneut am Knie an, bevor Sie mit der ersten Hand die Ausstreichungen an den Zehen beenden.

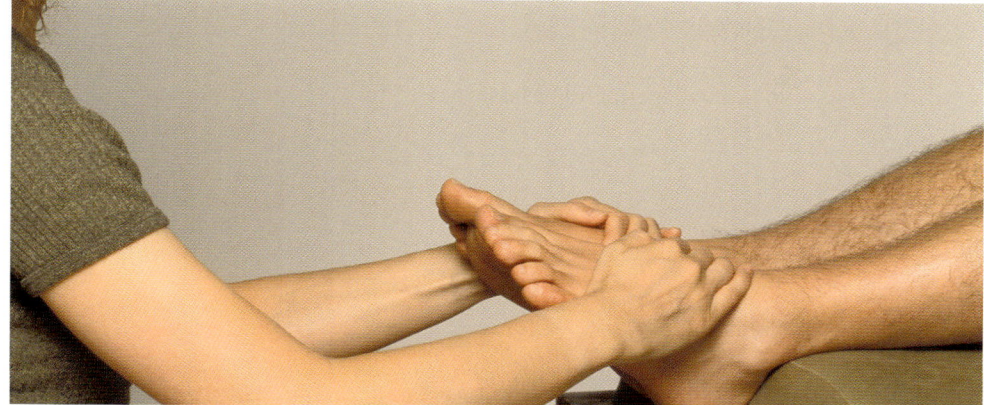

Hände auflegen: Legen Sie Ihre Hände auf die Fußrücken, und konzentrieren Sie sich auf Ihre Atmung.

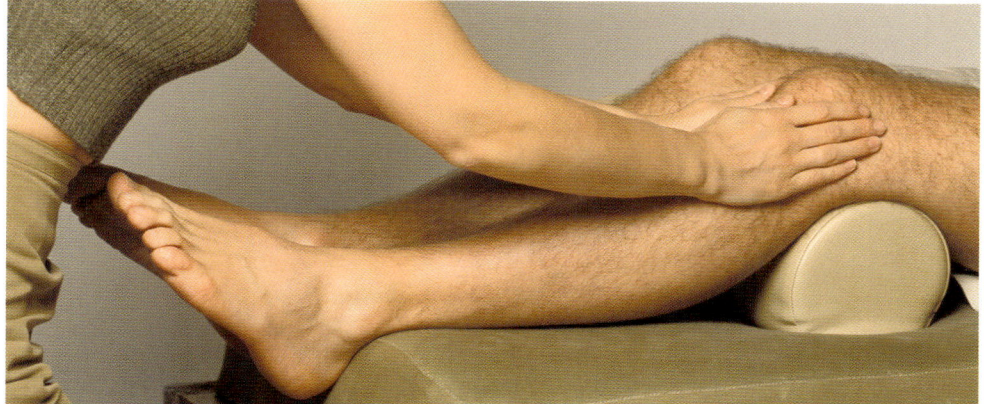

Beine ausstreichen: Legen Sie Ihre Hände neben oder auf die Knie, und achten sie dabei auf einen guten Hautkontakt.

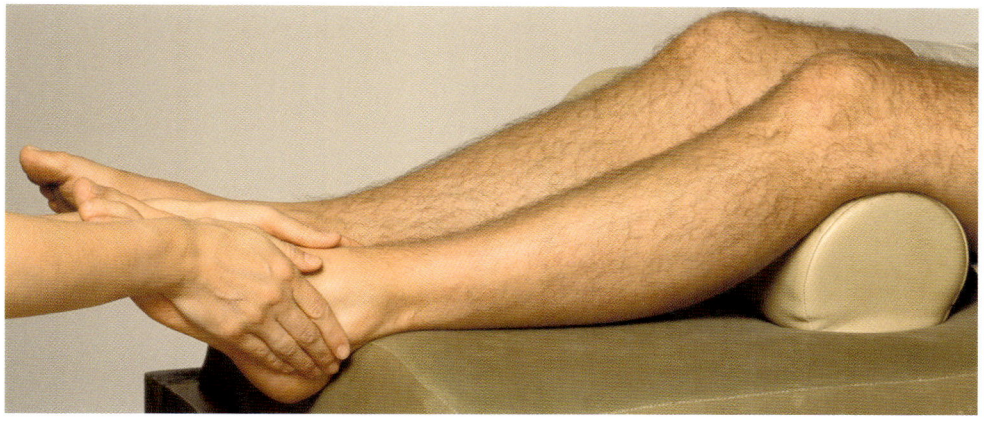

Gleiten Sie nun langsam mit gleichmäßigem Druck fußwärts.

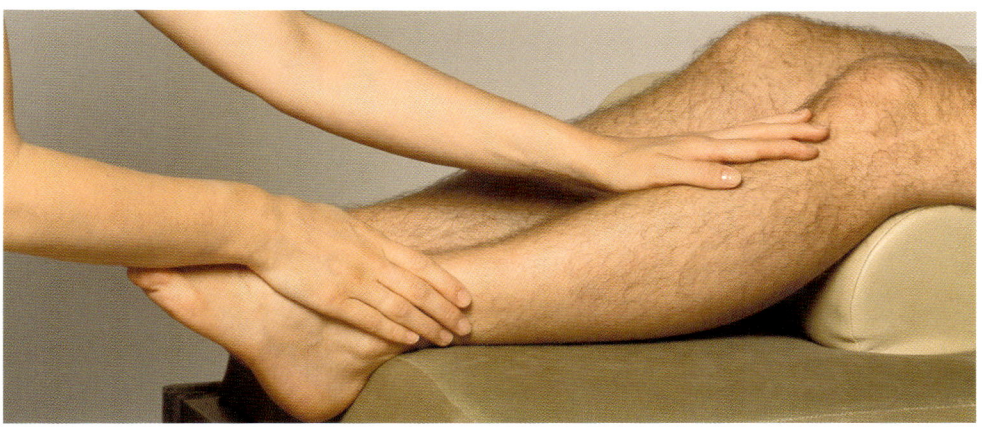

Streichen Sie mit beiden Händen nacheinander die Beine aus.

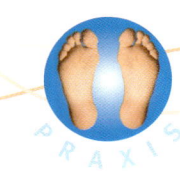

Streichungen mit den Fingern

Streichungen mit den Fingerkuppen eignen sich gut, um die Zwischenräume zwischen den Mittelfußknochen auf dem Fußrücken auszustreichen. Die Mittelfußknochen können Sie zwischen den Grundgelenken und der Fußwurzel ertasten. Zwischen diesen röhrenförmigen Knochen befinden sich Muskeln, die ansonsten schwer zugänglich sind. Mit den Fingerspitzen erreichen Sie diese Muskeln auf dem Fußrücken. Tasten Sie mit den Fingerspitzen die Zwischenräume nahe der Fußwurzel, streichen Sie nun mit jeweils einem Finger in jedem Zwischenraum langsam und mit gleichmäßigem Druck bis zu den Grundgelenken. Die nicht massierende Hand bildet das Gegenlager. Sie stützt den Fuß, während die Finger der anderen Hand eine gleitende Bewegung ausführen.

Diese Fingerstreichungen können Sie auch mit einem Finger durchführen; das Prinzip ist genau das Gleiche, Sie können jedoch etwas stärkeren Druck ausüben. Stützen Sie auch hierbei wieder den Fuß mit der anderen Hand, setzen Sie den Zeigefinger in den Zwischenraum, und gleiten Sie mit gleichmäßigem Druck zwischen den beiden Knochen bis zu den Grundgelenken. Streichen Sie nacheinander so jeden Zwischenraum aus.

Die Sandwichstreichungen

Sandwichstreichungen sind eine weitere Variante für sanfte und beruhigende Ausstreichungen. Führen Sie diese Streichungen immer wieder zwischendurch als Abschluss einzelner Massageabschnitte durch.

Der Name Sandwichstreichungen beruht auf der Art, wie Sie den Fuß mit den Händen fassen. Der Fuß wird dabei zwischen beide Handflächen genommen. Legen Sie eine Hand auf den Fußrücken und die andere auf die Fußsohle. Ziehen Sie nun beide Hände mit gleichmäßigem Druck in

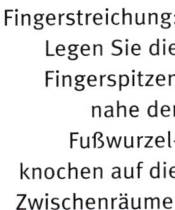

Fingerstreichung: Legen Sie die Fingerspitzen nahe der Fußwurzelknochen auf die Zwischenräume.

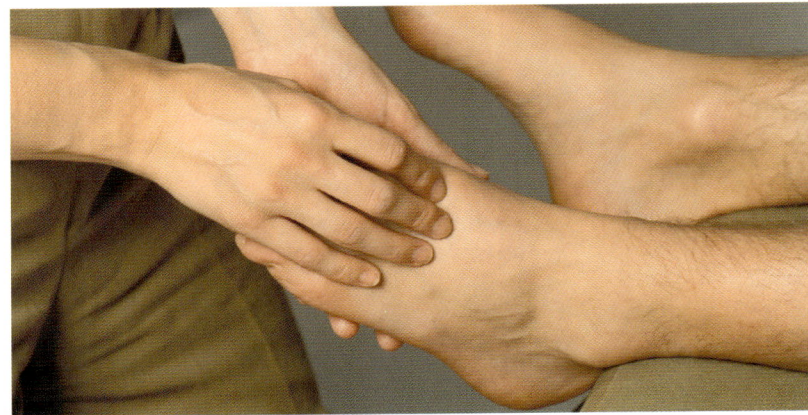

Fingerstreichung: Gleiten Sie nun mit den Fingern in den Zwischenräumen bis zu den Grundgelenken.

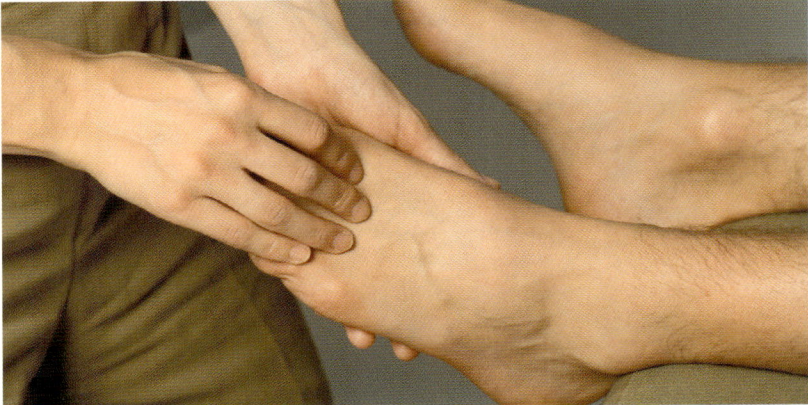

Die Fingerstreichung können Sie auch mit nur einem Finger durchführen.

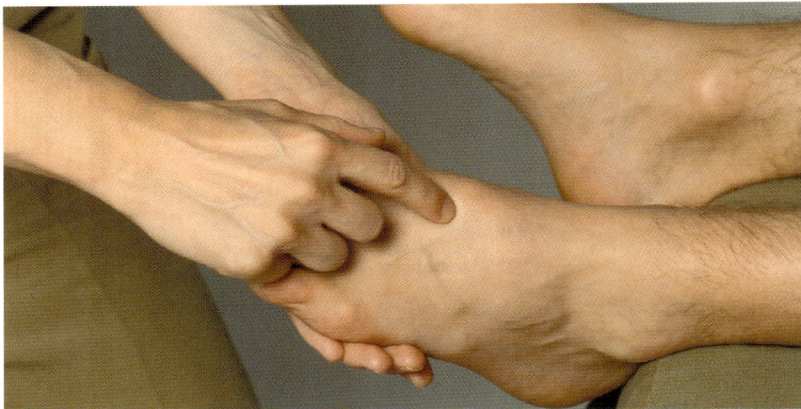

Sandwichstreichung: Nehmen Sie den Fuß zwischen Ihre beiden Hände...

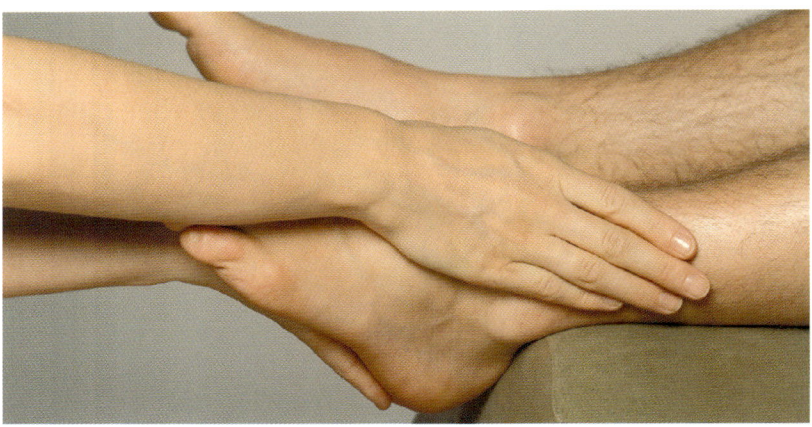

Richtung Zehenspitzen und über die Zehenspitzen hinaus. Wiederholen Sie diese Streichung einige Male.

Die Fersendehnung

Die Dehnung der Unterschenkel- und Fußmuskeln können Sie sowohl als wohltuende Einleitung als auch zum Abschluss der Massage durchführen. Sie kann aber auch zwischendurch, insbesondere bei Unruhezuständen des Partners oder der Partnerin, zum Einsatz kommen. Langsame, im Atemrhythmus des Partners oder der Partnerin durchgeführte Dehnungen sind wunderbar entspannend, sie lockern und entkrampfen die Muskeln der Füße und der Unterschenkel.

Legen Sie Ihre Handflächen jeweils von außen unter die Fersen, fixieren Sie die Ferse zwischen Ihrem Handballen und den gegenüberliegenden Fingern. Achten Sie bitte darauf, dass Sie wirklich den Knochen umgreifen und nicht die mitunter empfindliche Achillessehne.

Üben Sie nun einen gleichmäßigen, leichten Zug an beiden Beinen aus. Versuchen Sie, sich in die Atmung Ihres Partners oder Ihrer Partnerin einzufühlen: Verstärken Sie Ihren Zug leicht während der Ausatmung, geben Sie bei der Einatmung etwas nach. Die Ausrichtung des Zuges führen Sie bitte in Verlängerung der Beinachse durch, die Knie bleiben auf der Unterlage, und die Beine werden während der Dehnung nicht angehoben.

Alternativ können Sie die Fersendehnung auch mit beiden Händen durchführen. Dazu umfassen Sie mit der einen Hand wieder die Ferse, die andere Hand legen Sie unter die Fußsohle. Die Zugrichtung entspricht auch hier wieder der Beinachse. Zusätzlich geben Sie einen sehr leichten Druck mit der anderen Hand auf den Fußballen.

Die beidhändige Fersendehnung fördert zusätzlich die Dehnung der kurzen Muskeln der Fußsohle.

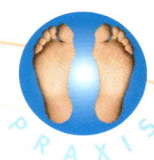

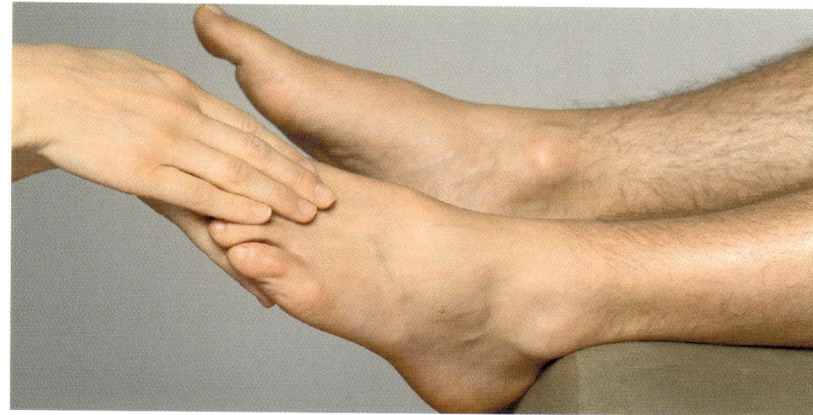

... und gleiten Sie in einer fließenden Bewegung zu den Zehen.

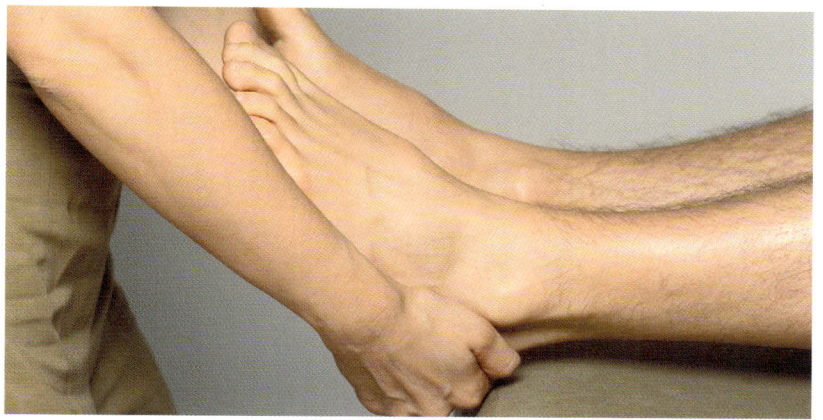

Einleitende Dehnung: Umfassen Sie die Fersen, und dehnen Sie die Beine, ohne sie anzuheben.

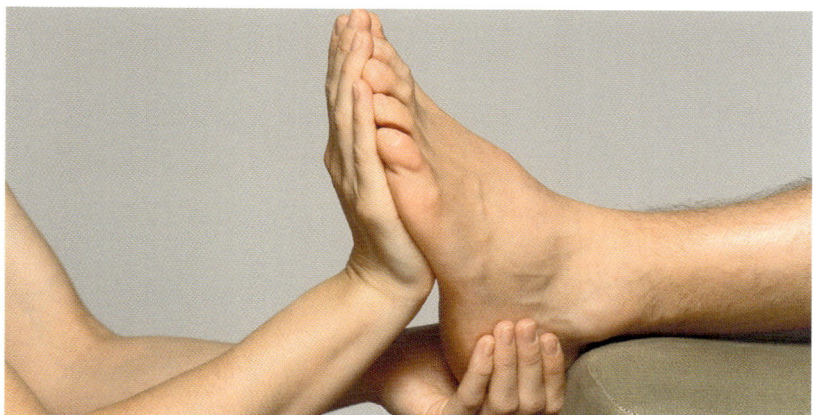

Fersendehnung: Umfassen Sie mit der einen Hand das Fersenbein, und legen Sie die andere Hand auf den Fußballen.

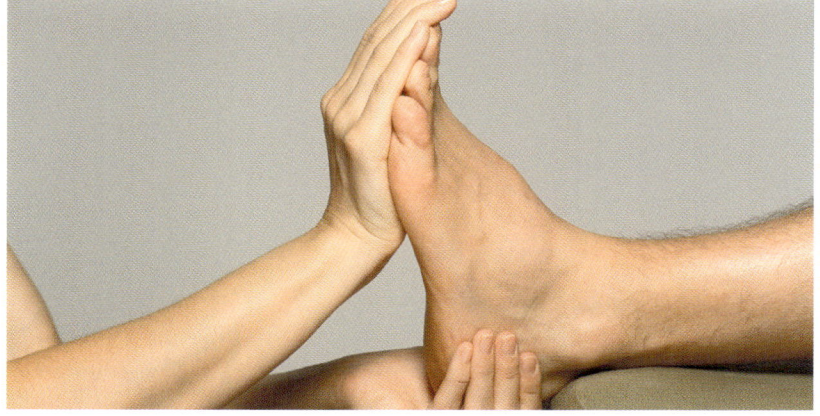

Fersendehnung: Ziehen Sie leicht an der Ferse, und drücken Sie gleichzeitig sanft gegen den Fußballen. Führen Sie die Bewegung atemsynchron durch.

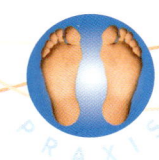

Die Drucktechniken

Die eigentliche Massage der einzelnen Zonen wird unter Zuhilfenahme verschiedener Drucktechniken ausgeübt.

Sie setzen dazu Ihre Fingerkuppen, insbesondere die Daumen- und die Zeigefingerkuppe ein.

Sie kann auf zwei verschiedene Arten erfolgen: zum einen gleichmäßig verharrend und zum anderen Punkt für Punkt in einer Zone voranschreitend.

> **! FEHLERQUELLEN**
>
> Achten Sie darauf, dass Sie den Druck nicht kreisend, federnd oder zu schwach, sondern gleichmäßig und mit senkrecht stehendem Daumen ausüben.

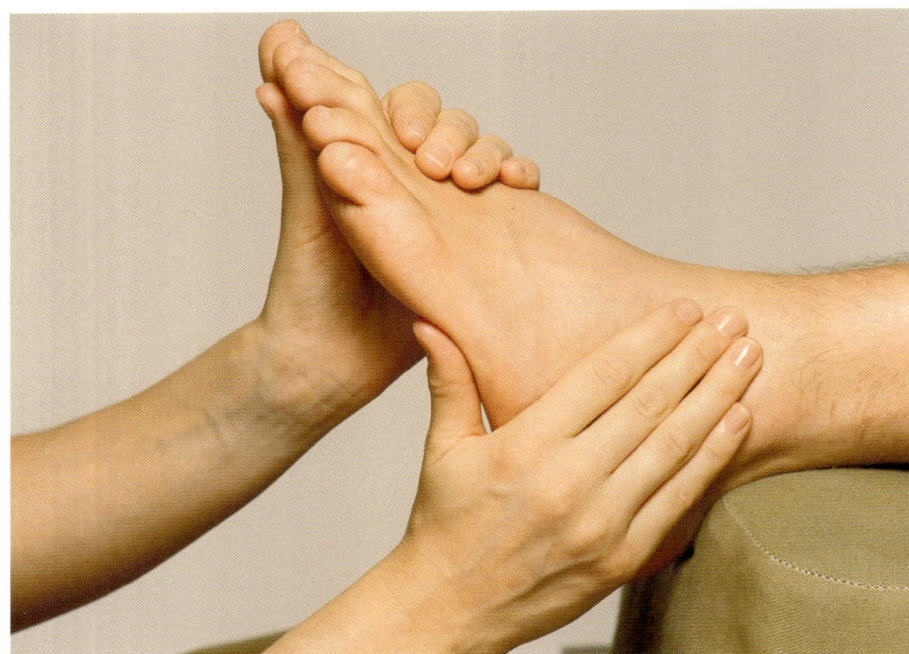

Daumen- oder Raupengang: Setzen Sie den Daumen mit der Daumenbeere ohne jeglichen Druck auf die Haut auf.

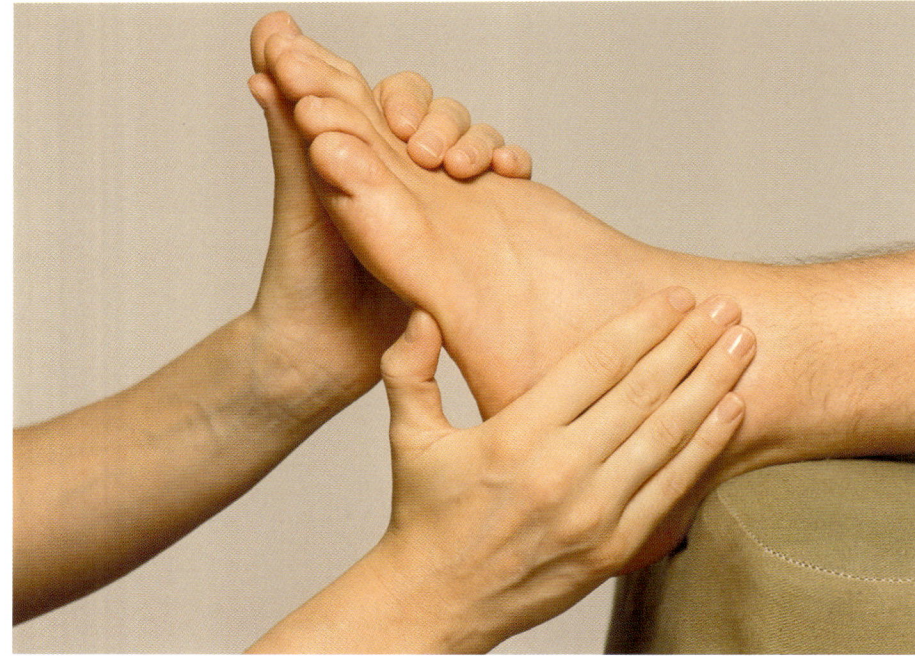

Daumen- oder Raupengang: Beugen Sie den Daumen im Endgelenk, und nehmen Sie Druck auf.

Der Daumen- oder Raupengang

Der Daumen- oder Raupengang gehört zu den am häufigsten eingesetzten Griffen in der Fußreflexzonenmassage. Die Druckausübung erfolgt mit senkrechtem Druck in das Gewebe, das anschließende Lösen und millimeterweise Versetzen des Daumens erinnert an die Fortbewegung einer Raupe. Der Daumen ist aber nicht nur ein bloßes Druckinstrument, sondern er ist auch ein sensibles Instrument zur Wahrnehmung der Gewebespannungen. Im Wechsel einer sachgerechten Druckausübung und der Wahrnehmung der Spannung und der Gewebequalität liegt die Kunst der Fußreflexzonenmassage. Der Daumengang besteht aus mehreren Phasen, die Sie sich am besten zunächst einzeln vergegenwärtigen.

Wenn Sie mit allen Phasen vertraut sind, setzen Sie diese in eine fließende Bewegung von Druck, Entspannung, Wahrnehmen, Druck usw. um.

In der ersten Phase nimmt die Daumenbeere flach aufgesetzt ohne jeden Druck Kontakt zur Haut auf.

Während der zweiten Phase beugen Sie nun den Daumen im Endgelenk, dadurch wird die Daumenbeere abgerollt und die Fingerkuppe hat Kontakt zur Haut. Die Fingerkuppe steht nun senkrecht über dem zu massierenden Gebiet. Mit dem Senkrechtstellen des Daumenendglieds erfolgt auch die Druckausübung. Das Maximum Ihrer Kraft entfalten Sie dann, wenn der Daumen genau senkrecht über der Haut positioniert ist.

In der nächsten Phase lösen Sie den Druck und rollen die Daumenkuppe wieder ab, sodass die Daumenbeere wieder auf der Haut zu liegen kommt. Nun beginnt der nächste Zyklus. Durch den fortwährenden Wechsel von Berührung, Druckaufnahme und

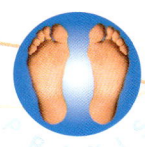

Lösen arbeiten Sie sich millimeterweise durch das Gewebe. Wie bereits erwähnt, lässt sich dieser Bewegungszyklus gut mit der Fortbewegung einer Raupe vergleichen. Üben Sie den Druck Punkt für Punkt aus, wobei die Punkte wie auf einer Perlenkette aufgereiht unmittelbar nebeneinander liegen. Bei der eigentlichen Druckausübung benötigt der Daumen ein so genanntes Widerlager. Dieses wird durch die Finger gebildet. Von der Seite betrachtet, beschreibt die Hand einen Bogen oder eine U-Form.

Der richtige Druck

Wie lange sollte der Druck durchgeführt werden? Diese Frage lässt sich nicht pauschal beantworten. Die Stärke und die Länge des Drucks richten sich nach der Verfassung Ihres Partners oder Ihrer Partnerin. Die Dosierung ist also individuell. Versuchen Sie nach Möglichkeit, im Atemrhythmus Ihres Partners oder Ihrer Partnerin zu arbeiten. Legen Sie die Druckphase auf die Ausatmung und die Entspannungsphase auf die Einatmung. Es versteht sich, dass Ihre Daumennägel nicht die Fingerkuppe überragen sollten, da Sie sonst unangenehme Empfindungen hervorrufen. Beachten Sie auch, dass die Druckausübung mit der Fingerkuppe und nicht mit der Fingerbeere erfolgt.

Bevor Sie diesen Griff bei Ihrem Partner oder Ihrer Partnerin anwenden, vergegenwärtigen Sie sich die einzelnen Phasen, und probieren Sie diesen Griff zunächst an Ihrer Hand aus. Der ruhige, gleichmäßige und punktförmig ausgeführte Druck ist das A und O der Reflexzonenmassage. Vermeiden Sie alle kreisenden, tippenden oder federnden Bewegungen mit dem Daumen. Die amerikanische Pionierin in der Fußreflexzonenmassage Eunice D. Ingham beschrieb den

Bewegungsablauf und das -gefühl ungefähr so: Man solle sich vorstellen, man zerdrücke mit der Daumenkuppe Zuckerkristalle in der Handfläche. Die Übung an der eigenen Hand hilft Ihnen, ein Gefühl für diesen Griff zu entwickeln. Wenn Sie später den Daumengang bei einer Partnerin oder einem Partner am Fuß einsetzen, werden Sie nach wenigen Minuten die Anstrengung spüren. Bedenken Sie, dass es sich um eine

DER DAUMENGANG
- Auflegen der Fingerbeere
- Krümmen des Daumenendglieds
- Druckausübung mit der Daumenkuppe
- Abrollen des Daumens in die Ausgangsstellung

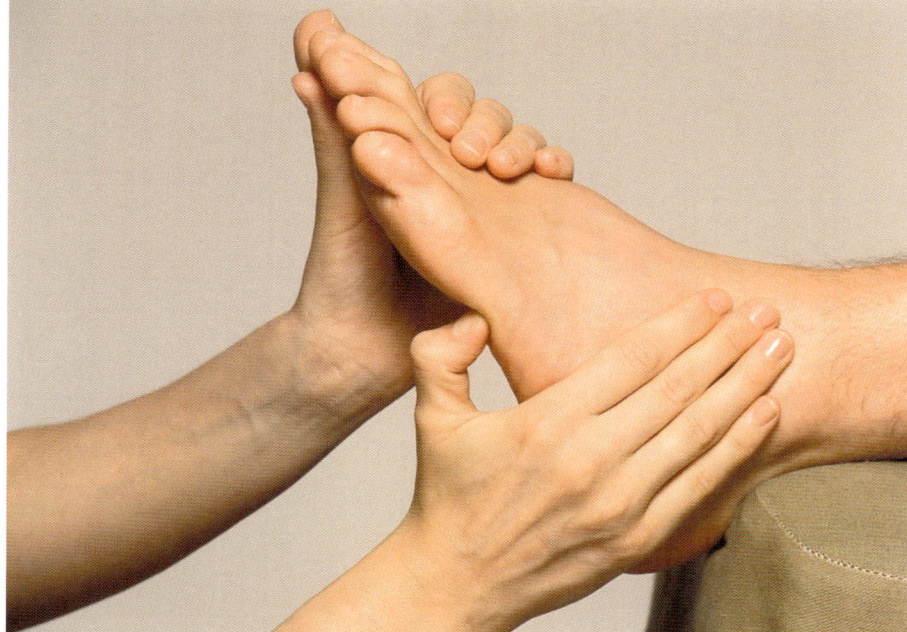

Daumen- oder Raupengang: Die Daumenkuppe steht nun senkrecht über der Haut. Die Druckausübung ist hier maximal. Der Druck ist gleichförmig senkrecht in das Gewebe gerichtet.

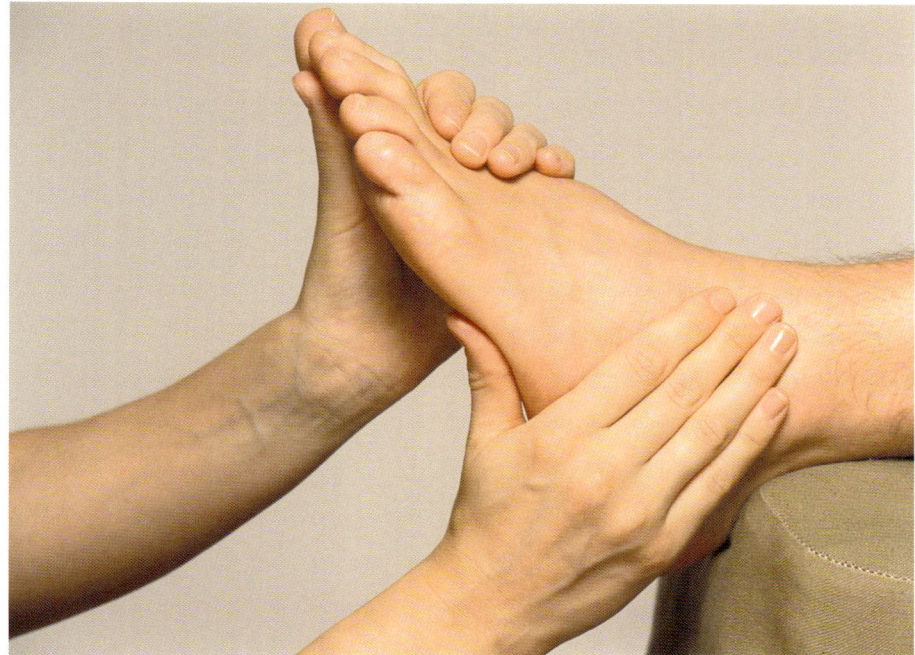

Daumen- oder Raupengang: Nach der Druckabgabe rollen Sie den Daumen über die Beere wieder ab. Leiten Sie so den nächsten Druckzyklus ein.

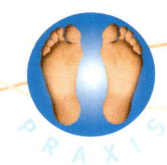

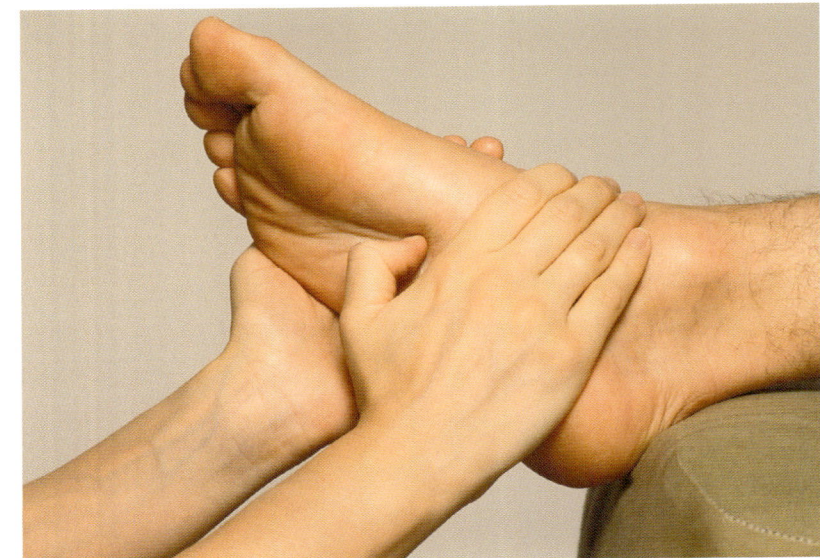

Schmerzende Zonen können Sie mit konstantem Daumendruck häufig beseitigen.

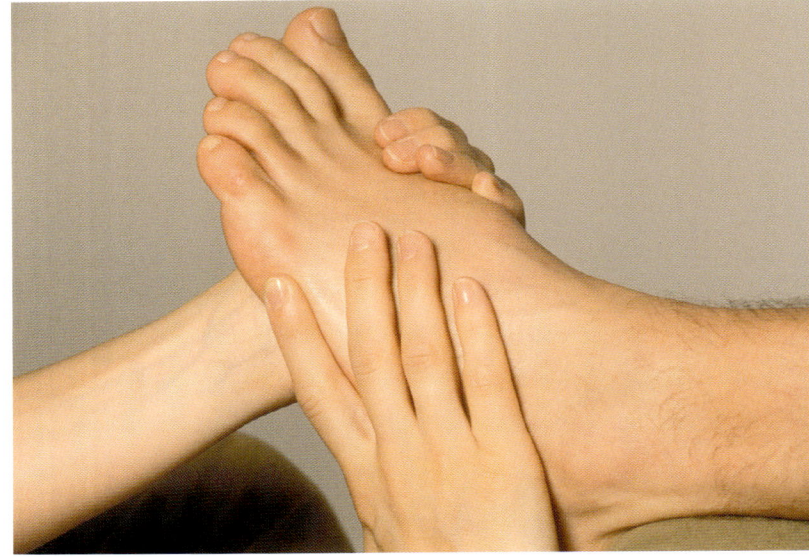

Raupengang mit dem Zeigefinger: Legen Sie die Fingerbeere des Zeigefingers ohne jeglichen Druck auf die Haut.

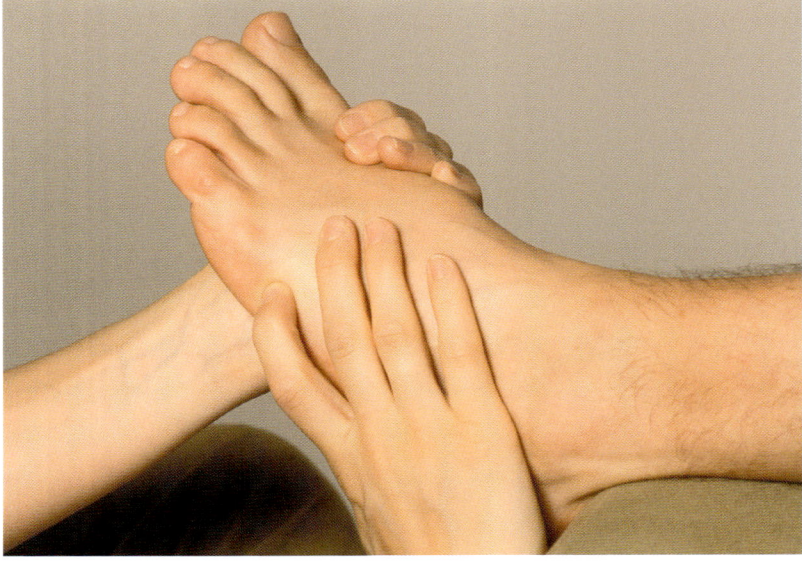

Raupengang mit dem Zeigefinger: Krümmen Sie den Zeigefinger in Grund- und Mittelgelenk, sodass die Fingerspitze senkrecht über der Haut steht, und üben Sie Druck aus.

ungewohnte Bewegung handelt, an die sich Ihr Körper zunächst gewöhnen muss. Mit fortwährender Übung werden Sie feststellen, dass Sie länger und müheloser den Daumen einsetzen können. Überfordern Sie sich gerade anfangs nicht, Sie nehmen sich sonst die Freude an der Fußreflexzonenmassage. Lockern Sie Ihre Hände immer wieder auf, indem Sie nach der punktuellen Massage mit dem Daumen eine der beschriebenen Streichungen durchführen.

Die Technik des konstanten Drucks

Bei schmerzenden oder sehr empfindlichen Zonen können Sie einen konstanten Druck mit dem Daumen anwenden. Die Fortbewegung im Raupengang entfällt hierbei, der Druck wird genau an der empfindlichen oder schmerzenden Stelle verabreicht und länger konstant gehalten. Sie setzen dabei den Daumen wieder mit der Daumenbeere über dem betreffenden Hautareal auf, stellen das Daumenglied senkrecht und üben in dieser Position einen konstanten Druck aus.

Die Dauer der Druckausübung kann ein bis zwei Minuten beanspruchen. Auch hier gilt wieder: Druckstärke und Druckdauer richten sich nach den Bedürfnissen Ihres Partners oder Ihrer Partnerin. Unter konstantem Druck kommt es häufig zu einer Auflösung der schmerzenden Zonen. Bitte respektieren Sie aber unbedingt die Schmerzgrenze Ihres Partners oder Ihrer Partnerin. Sollte sich die Schmerzempfindlichkeit in dieser Zone nicht verringern, können Sie diese Zonen in einem späteren Durchgang nochmals massieren.

Der Raupengang mit dem Zeigefinger

Analog zum Daumengang können Sie diese Bewegung auch mit dem Zeigefinger durchführen. Für die Druckausübung mit dem Zeigefinger eignen sich sehr gut Zonen, die aufgrund ihrer Empfindlichkeit keinen starken Druck vertragen. Den Zeigefingerdruck können Sie bevorzugt auf dem Fußrücken anwenden, da hier direkt unter der Haut

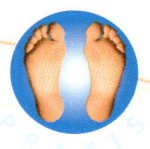

Knochen und Sehnen liegen. Der Raupengang kann ebenfalls in mehrere Phasen zergliedert werden. Bei der ersten Phase legen Sie die Beere des Zeigefingers ohne jegliche Druckaufnahme flach auf die Haut. Nun krümmen Sie den Finger im Mittelgelenk und nehmen mit zunehmender Krümmung Druck auf das Gewebe auf. Der Daumen bildet hierbei das Widerlager für den Zeigefinger. In der nächsten Phase lösen Sie den Druck und rollen die Fingerkuppe, bis sie ohne Druck auf der Haut zum Liegen kommt. Aus dieser Position leiten Sie die erneute Druckausübung ein. Mit dem Zeigefingergang arbeiten Sie sich Punkt für Punkt durch die ausgewählte Zone.

Weitere Techniken

Im Folgenden lernen Sie noch drei weitere hilfreiche Griffe kennen, die Sie bei speziellen Situationen anwenden können. Bedenken Sie bitte, dass es nicht darauf ankommt, eine Vielzahl von Griffen zu kennen, sondern darauf, wenige Griffe gut zu beherrschen.

Der Pinzettengriff

Beim Pinzettengriff arbeiten Sie mit den Kuppen von Daumen und Zeigefinger. Mit dem Pinzettengriff erreichen Sie die so genannten »Schwimmhäute« zwischen den Zehen. Fassen Sie die »Schwimmhäute« mit Daumen und Fingerbeere, und ziehen Sie die Haut leicht in Richtung der Längsachse der Zehen. So fördern Sie die Durchblutung in diesen Zonen. Die Ausübung des Zuges ist wie die Druckausübung konstant, den Wechsel von Zug und Entspannung passen Sie dem Atemrhythmus Ihres Partners oder Ihrer Partnerin an. Mit dem Pinzettengriff können Sie auch die einzelnen Zehen Punkt für Punkt massieren. Beginnen Sie an der Basis der Zehe, nehmen Sie Druck auf, halten Sie diesen Druck einen Moment, und lösen Sie ihn dann wieder. Arbeiten Sie Punkt für Punkt von der Zehenbasis bis zu den Zehenspitzen.

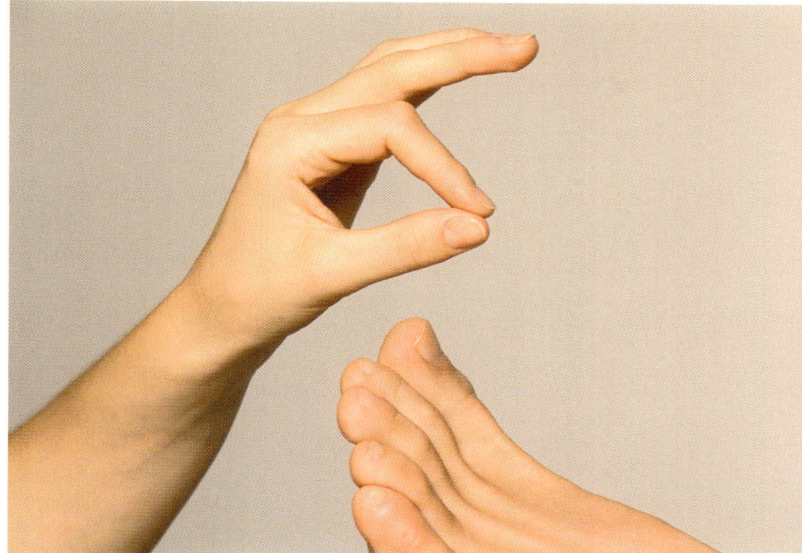

Pinzettengriff: Wenn Sie mit Daumen und Zeigefinger ein »O« formen, haben Sie bereits die richtige Grundhaltung für den Pinzettengriff.

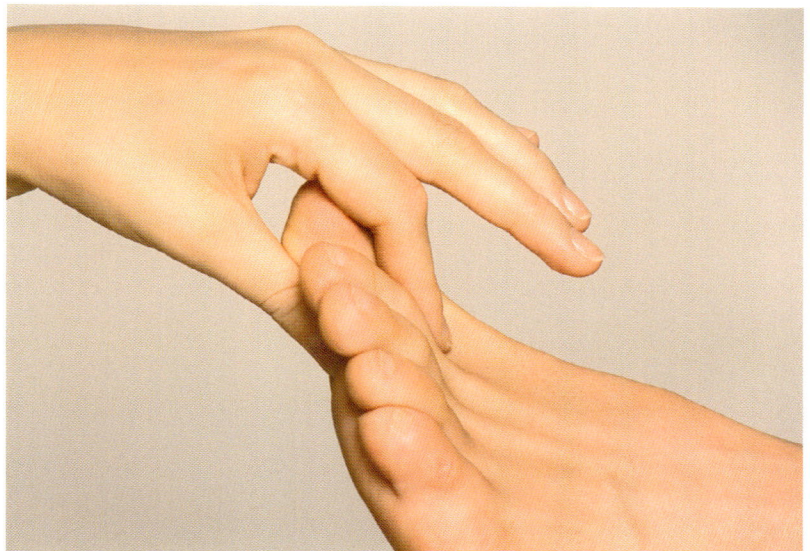

Pinzettengriff: Ergreifen Sie die Haut zwischen Daumen- und Zeigefingerbeere. Üben Sie einen leichten Zug in der Atempause aus.

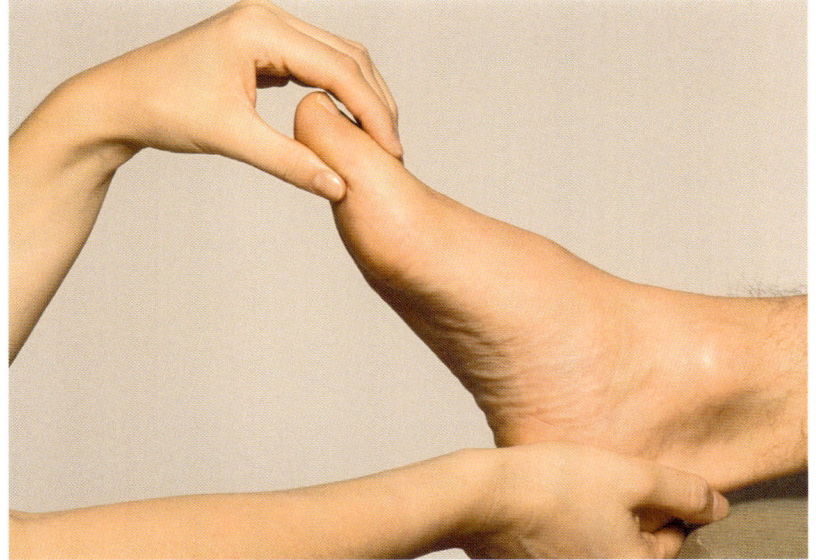

Mit dem Pinzettengriff können Sie die Zehen massieren.

43

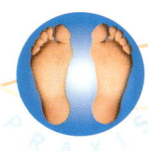
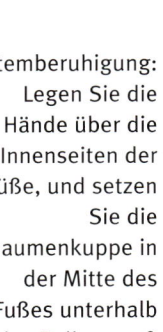

Atemberuhigung: Legen Sie die Hände über die Innenseiten der Füße, und setzen Sie die Daumenkuppe in der Mitte des Fußes unterhalb des Ballens auf.

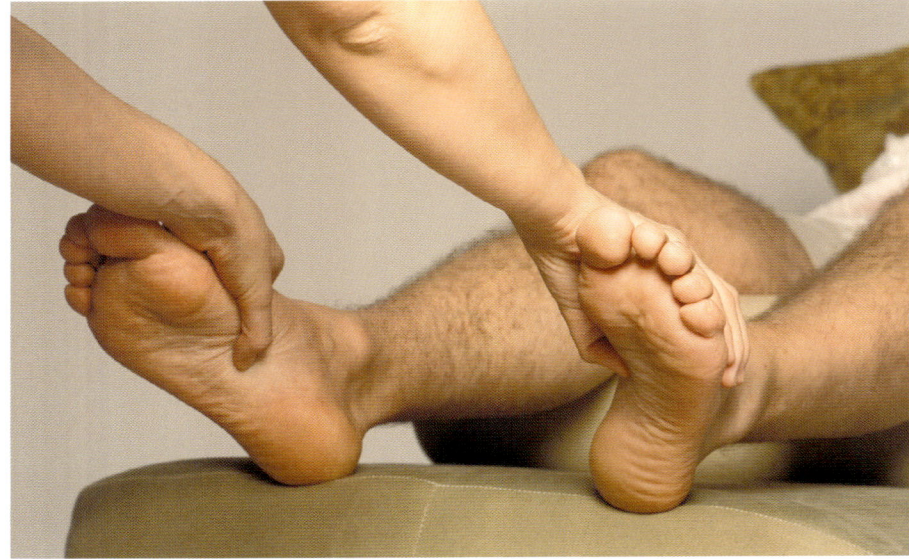

Atemberuhigung: Beugen Sie die Füße während der Einatmung nach oben.

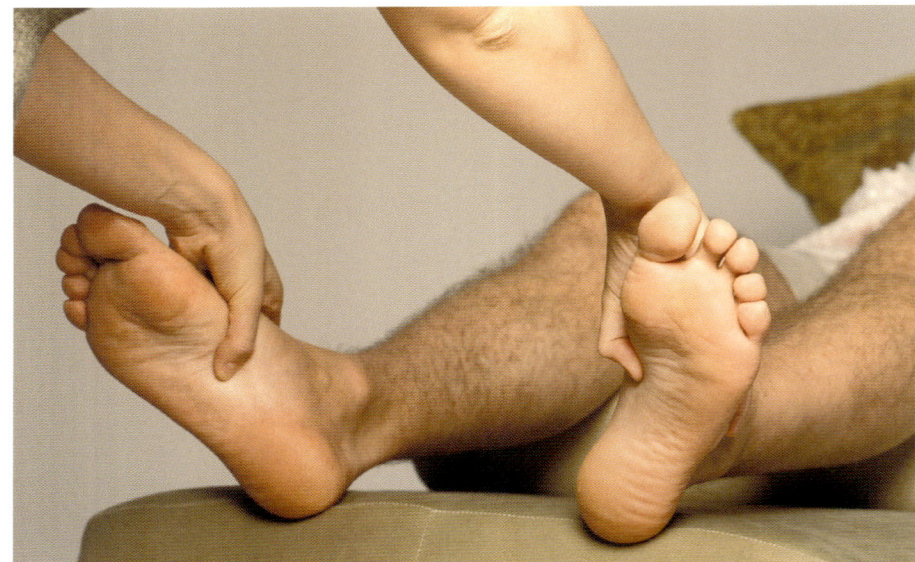

Fußsohle stützen: Bedecken Sie so viel Fußfläche wie möglich mit Ihren Händen.

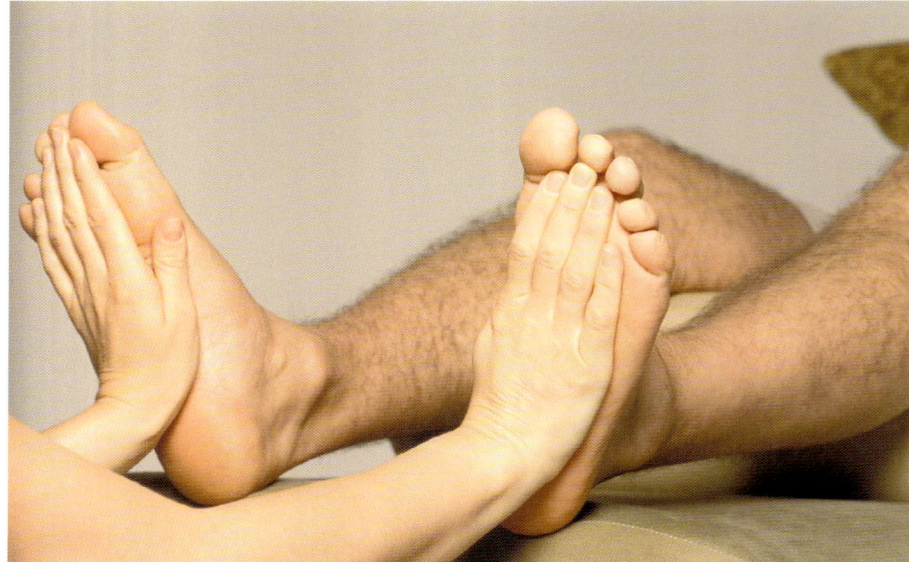

Der Griff zur Atemberuhigung

Ängstliche oder verspannte Personen neigen häufig dazu, eher flach und schnell zu atmen. In diesen Fällen können Sie einen atemberuhigenden Griff anwenden. Legen Sie Ihre Hände jeweils auf die Innenseiten der Füße, die Daumenkuppe in die Mitte des Fußgewölbes direkt unter den Ballen.

Bewegen Sie nun über die Daumenkuppe die Füße Ihres Partners oder Ihrer Partnerin im Sprunggelenk kopfwärts. Sie können diese Position ein oder zwei Atemzüge lang halten, lösen Sie dann mit der Ausatmung die Spannung. Wiederholen Sie diesen Zyklus über mehrere Atemzüge: Sie werden dabei feststellen, dass sich die Atmung verlangsamt und vertieft.

Die Fußsohle stützen

Dieser Griff ist einfach und pragmatisch. Sie können ihn sowohl zur Einleitung als auch zum Ausklang der Massage anwenden. Nehmen Sie dazu mit der gesamten Handfläche Kontakt mit den Füßen Ihres Partners oder Ihrer Partnerin auf.

Verweilen Sie mit Ihren Händen in dieser Position ein bis zwei Minuten. Stellen Sie sich währenddessen vor, wie sich die Energie Ihrer Hände auf die Füße Ihres Partners oder Ihrer Partnerin überträgt.

Gleichzeitig erhalten Sie über Ihre Hände Informationen über deren bzw. dessen körperliche und geistige Verfassung: Warme und trockene Füße sprechen für eine gute Entspannung. Kalte und feuchte Füße sind ein Hinweis, dass Ihr Partner oder Ihre Partnerin möglicherweise angespannt ist.

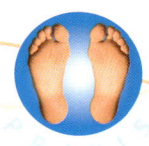

Zusammenfassung

Auf den vorangegangenen Seiten haben Sie die verschiedenen Griffe, Streichungen und Dehntechniken kennen gelernt. In der nun folgenden Zusammenstellung sehen Sie eine Auswahl möglicher Griffe. Suchen Sie sich die für Sie passenden Techniken heraus, und versuchen Sie,

durch fortwährende Anwendung einige dieser Griffe zu perfektionieren. Erst wenn die Massage »leicht von der Hand geht« und Sie ohne Ermüdung und Verkrampfung eine 45-Minuten-Massage »überstehen«, werden Sie Freude an dieser Methode empfinden. Einige Techniken können Sie an sich selbst üben und auch anwenden.

Alle Griffe auf einen Blick

STREICHUNGEN UND DEHNUNGEN

HÄNDE AUFLEGEN

Schließen Sie Ihre Augen, und atmen Sie tief ein und aus. Richten Sie Ihre Aufmerksamkeit auf Ihre Hände, und stellen Sie sich vor, dass sich Energie in ihnen sammelt.

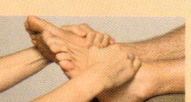

AUSSTREICHUNG DER BEINE

Legen Sie Ihre Hände seitlich neben die Knie. Streichen Sie langsam, gleitend und harmonisch abwärts über die Schienbeine bis zu den Zehen und über diese hinaus.

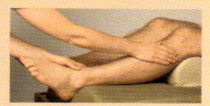

FINGERSTREICHUNG

Tasten Sie die Zwischenräume nahe der Fußwurzel, und streichen Sie mit je einem Finger in jedem Zwischenraum mit gleichmäßigem Druck bis zu den Grundgelenken.

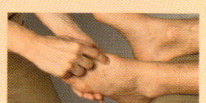

SANDWICHSTREICHUNGEN

Legen Sie eine Hand auf den Fußrücken und die andere auf die Fußsohle. Ziehen Sie beide Hände mit gleichmäßigem Druck Richtung Zehenspitzen und über diese hinaus.

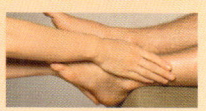

FERSENDEHNUNG

Legen Sie die Handflächen von außen unter die Fersen, fixieren Sie sie zwischen Ihrem Handballen und den gegenüber liegenden Fingern. Üben Sie einen gleichmäßigen Zug an beiden Beinen aus.

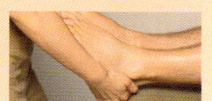

DRUCKTECHNIKEN

DAUMEN- ODER RAUPENGANG

Üben Sie den Druck Punkt für Punkt aus, wobei die Punkte wie auf einer Perlenkette aufgereiht unmittelbar nebeneinander liegen.

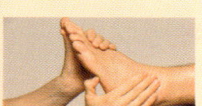

KONSTANTER DRUCK MIT DEM DAUMEN

Der Druck wird an der schmerzenden Stelle konstant gehalten. Setzen Sie den Daumen mit der Beere über dem Hautareal auf, stellen Sie den Daumen senkrecht, und üben Sie konstanten Druck aus.

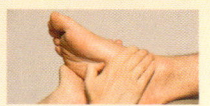

RAUPENGANG MIT DEM ZEIGEFINGER

Legen Sie die Zeigefingerbeere flach auf die Haut. Krümmen Sie den Finger im Mittelgelenk und üben Sie Druck aus. Lösen Sie den Druck und rollen Sie die Fingerkuppe, bis sie ohne Druck aufliegt.

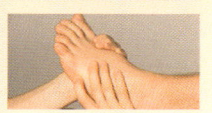

PINZETTENGRIFF

Fassen Sie die »Schwimmhäute« mit Daumen- und Fingerbeere. Ziehen Sie die Haut konstant in Richtung der Längsachse der Zehen. Mit dem Griff können Sie auch die Zehen Punkt für Punkt massieren.

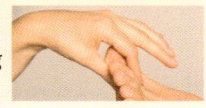

AUSGLEICHENDE GRIFFE

ATEMBERUHIGUNG

Legen Sie die Daumenkuppe in die Mitte des Fußgewölbes unter den Ballen. Bewegen Sie die Füße im Sprunggelenk kopfwärts.

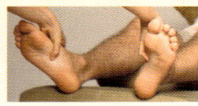

FUSSSOHLE STÜTZEN

Nehmen Sie mit den Handflächen Kontakt zu den Fußsohlen auf. Stellen Sie sich vor, wie sich die Energie von Ihnen auf Ihren Partner oder Ihre Partnerin überträgt.

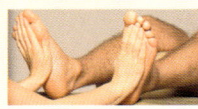

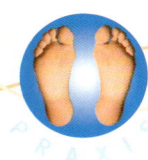

Die Massage der Fußreflexzonen

Im Folgenden finden Sie eine Beschreibung verschiedener Körperbereiche und deren Reflexzonen auf dem Fuß. Ziel der Fußreflexzonenmassage ist die Steigerung des Wohlbefindens.

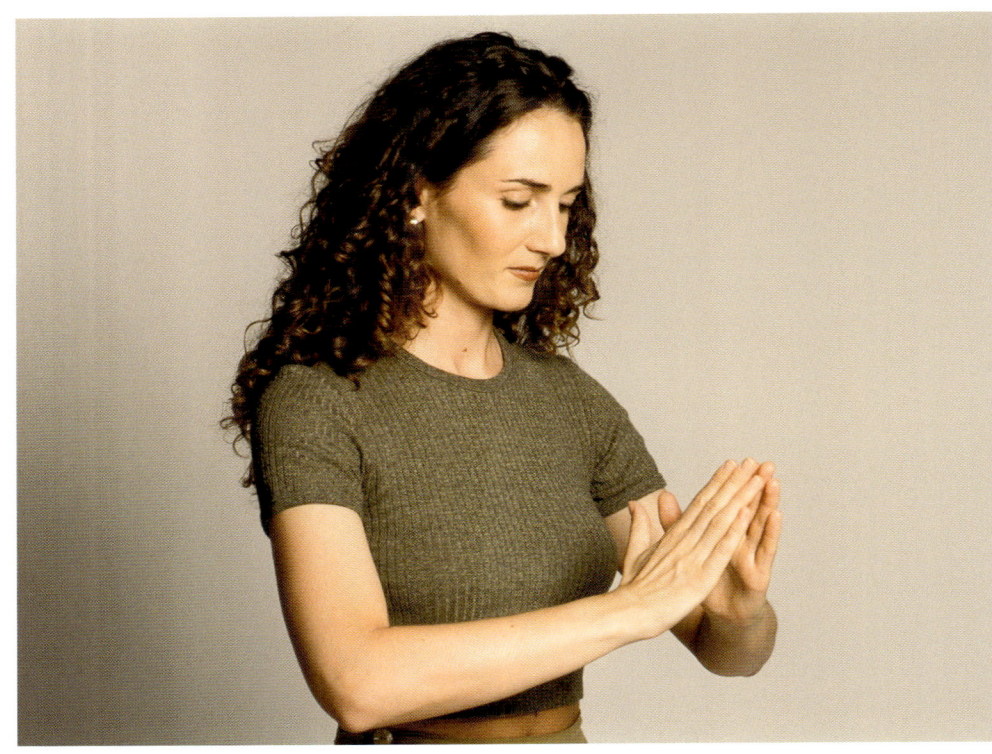

Konzentrieren Sie sich auf den Wärme- oder Energiestrom zwischen Ihren Händen.

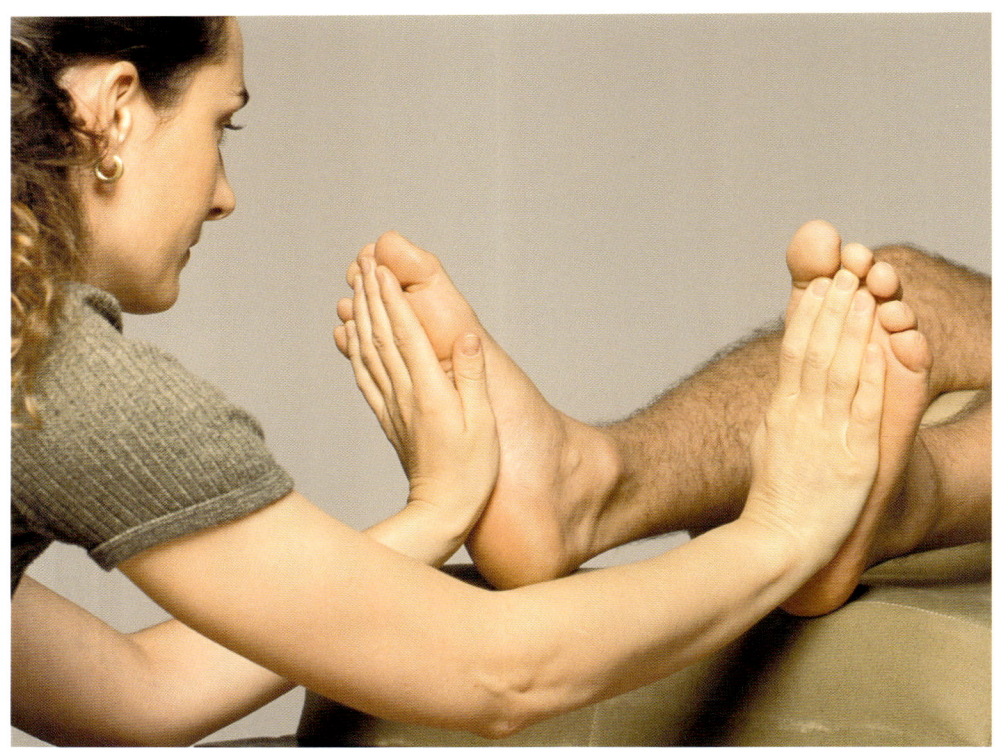

Der Fußsohlengriff ermöglicht eine optimale Kontaktaufnahme.

Was vor der Massage zu beachten ist

Bei der klassischen Fußreflexzonenmassage wird jede Reflexzone auf beiden Füßen hintereinander behandelt. Wenn Sie beispielsweise die Kopfzone auf dem rechten Fuß massiert haben, wenden Sie sich anschließend direkt den Kopfzonen des linken Fußes zu. Diese Vorgehensweise erleichtert es Ihnen, Unterschiede in der Schmerzempfindlichkeit der jeweiligen Zonen auf dem rechten und linken Fuß festzustellen.

Soll der Schwerpunkt Ihrer Reflexzonenmassage jedoch in einer Harmonisierung des körperlichen Gleichgewichts und der Entspannung des oder der Massageempfangenden sein, ist es sinnvoller, zunächst alle Reflexzonen des einen Fußes zu massieren und anschließend zum anderen Fuß zu wechseln. Ein häufiges Hin und Her zwischen den Füßen stört in diesem Fall eher den Fluss der Massage.

Nehmen Sie sich für die Massage viel Zeit. Planen Sie 45 bis 60 Minuten für eine Erstmassage ein. Besonders wichtig ist die Einstimmung. Lassen Sie sich und Ihrem Partner oder Ihrer Partnerin genügend Zeit, um in eine meditative, entspannte Stimmung zu gelangen. Hilfreich dabei ist ein entsprechendes äußerliches Ambiente. Achten Sie bitte auch darauf, dass Sie nicht durch unvorhergesehene Ereignisse oder Anrufe während der Behandlung gestört werden.

Jede Massage wird einige

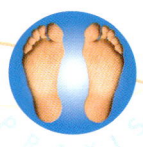

Male hintereinander durchgeführt. Die Häufigkeit richtet sich danach, inwieweit Sie und der oder die Massageempfangende die Massage als notwendig und wohltuend empfinden. Als Anhaltspunkt reichen in der Regel drei bis sechs Wiederholungen aus.

Beobachten Sie die Reaktionen des Massagepartners oder der -partnerin, respektieren Sie dessen oder deren Schmerzgrenzen oder gönnen Sie ihm oder ihr bei besonders angenehm empfundenen Berührungen einige Zusatzstreichungen.

Die Einleitung

Der eigentlichen Reflexzonenmassage geht die Einstimmung voraus.

Ihre Hände sind angenehm warm, ebenso die Füße des Partners oder der Partnerin. Konzentrieren Sie sich auf die Energie Ihrer Hände, führen Sie dazu die auf Seite 27 beschriebene Übung durch.

Nehmen Sie nun Kontakt mit den Füßen Ihres Partners oder Ihrer Partnerin auf, indem Sie Ihre Hände auf dessen oder deren Füße legen. Sind die Füße trocken und warm, so ist dies ein Zeichen, dass Ihr Partner oder Ihre Partnerin gut entspannt ist. Kalte oder feuchte Füße deuten auf eine innerliche Anspannung hin. Wärmen Sie in diesem Falle vorher die Füße mit einer Wärmflasche.

Eine ideale Einleitung der Massage stellen sanfte Streichungen dar.

Führen Sie an jedem Fuß einige Sandwichstrei-

chungen mit beiden Händen durch. Zuletzt legen Sie Ihre Hände unter beide Fersen und halten diese. Das einfache Halten fördert die Entspannung Ihres Partners oder Ihrer Partnerin und wärmt deren bzw. dessen Füße.

Sie können nun mit der Massage der einzelnen Zonen beginnen.

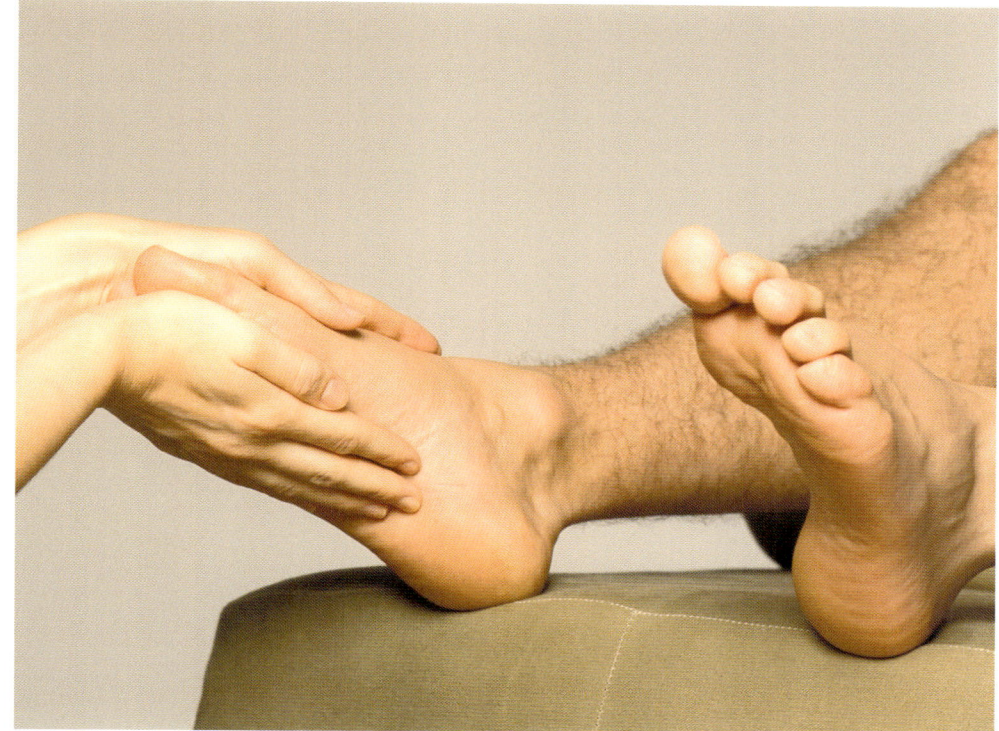

Umfassen Sie mit beiden Händen Fußsohle und Fußrücken, und ziehen Sie langsam beide Hände zur Fußspitze.

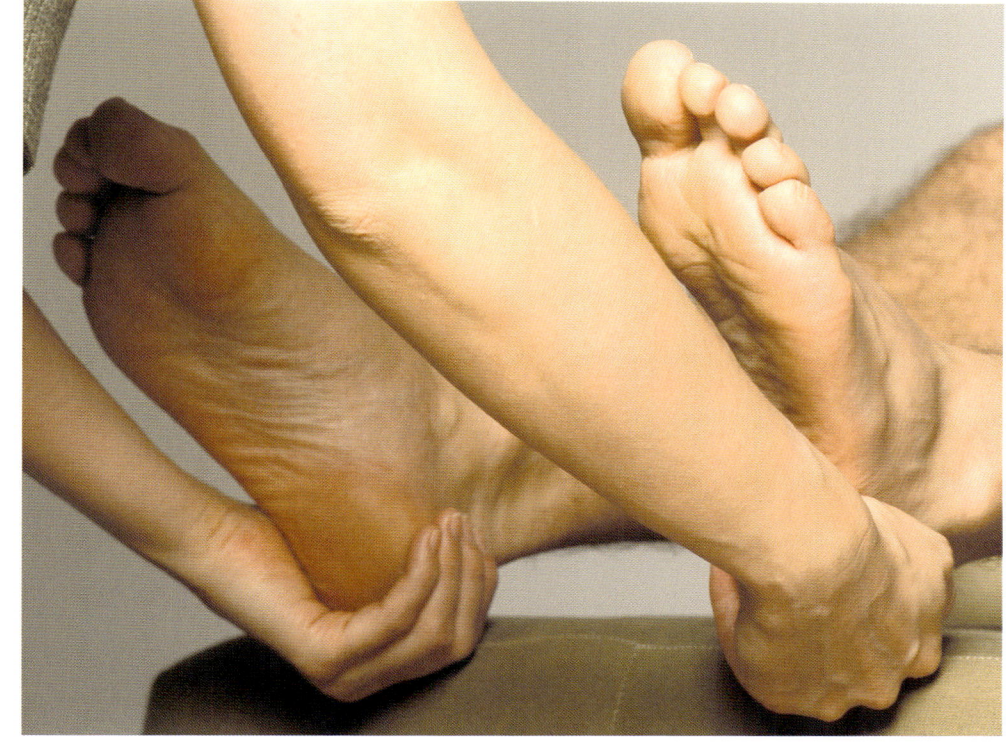

Das einfache Halten der Fersen wärmt und entspannt die Füße.

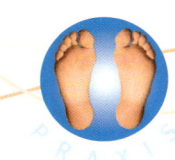
Der Kopf

Der Kopf ist das Zentrum und der wichtigste Bereich für die bewusste Aufnahme, Verarbeitung und Weitergabe von Informationen im gesamten Körper. Er beherbergt das Gehirn als »Zentrale«, das die Informationen verarbeitet und Vorgänge bewusst werden lässt. Im Kopfbereich befinden sich auch die Sinnesorgane wie Ohren, Augen, Nase und Zunge. Mit den oberen Atmungsorganen Nase und Mund nehmen wir lebensnotwendigen Sauerstoff auf, mit den oberen Verdauungsorganen nehmen wir Flüssigkeit und

Nahrung zu uns. Wir verarbeiten einen Großteil der Reize unserer Umwelt mit dem Kopf. Stress und äußere Einflüsse stören unser körperliches Gleichgewicht und machen sich häufig im Kopfbereich als Kopfschmerzen, Verspannungen oder Erkrankungen der oberen Atemwege bemerkbar. Auf den Zehen bilden sich die Reflexzonen für den Kopf ab. Erstaunlicherweise ist der Kopf dabei doppelt repräsentiert. Fitzgerald, der Beschreiber des Zonenmodells (→ Seite 7), teilte den Körper in zehn Längszonen auf. Diese werden nochmals auf der großen Zehe repräsentiert, sodass jede der beiden Großzehen von jeweils fünf Zonen durchzogen wird.

Die Lokalisation der Reflexzonen für den Kopfbereich

Jeweils eine Zone für den gesamten Kopf liegt demnach auf den großen Zehen, zusätzlich verteilen sich detailliertere kleinere Zonen für die einzelnen Bereiche auf alle

> **HINWEIS**
>
> Die Beweglichkeit im oberen Bereich der Halswirbelsäule entspricht ungefähr der Beweglichkeit des Großzehengrundgelenks. Sie können dies bei Ihrem Partner oder Ihrer Partnerin testen. Ergreifen Sie dazu die große Zehe Ihres Partners oder Ihrer Partnerin, und führen Sie vorsichtig kreisende Bewegungen durch. Eine Einschränkung der Bewegung, mahlen oder reiben kann auf Probleme im Nackenbereich hindeuten. Überprüfen Sie dies gegebenenfalls, indem Sie den Partner bitten, sich aufzurichten und den Kopf in alle Richtungen zu bewegen.

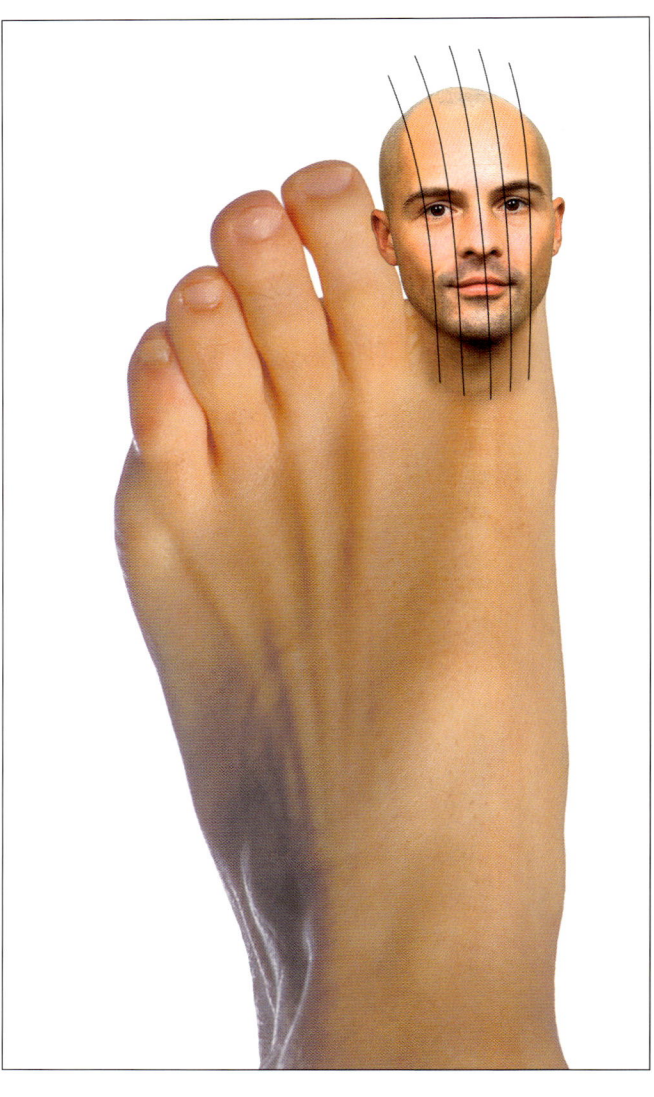

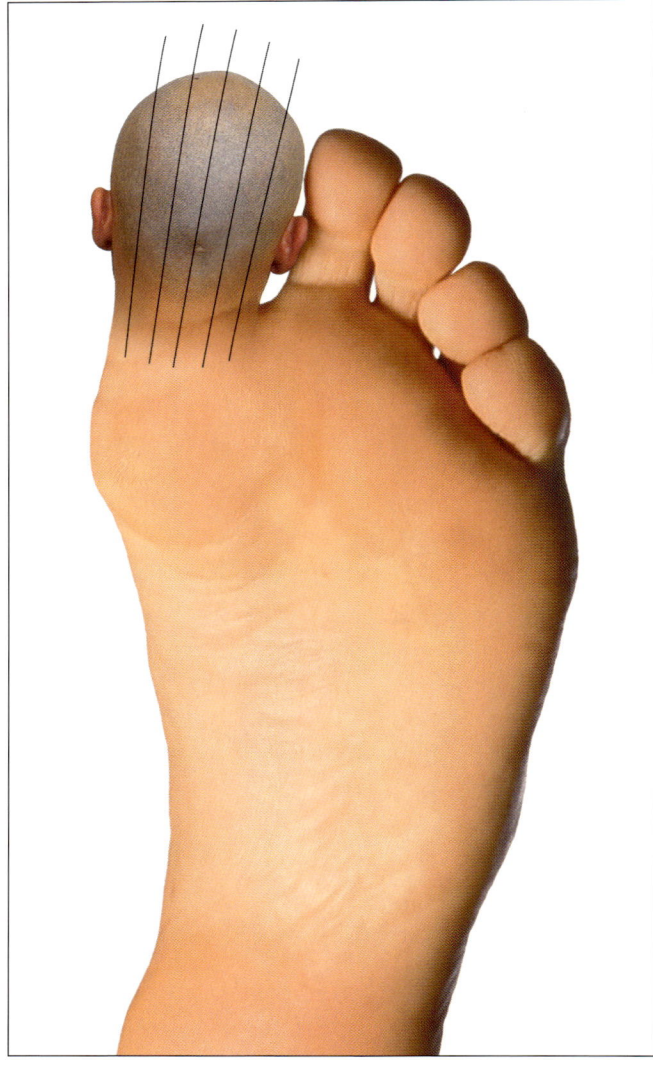

Links und rechts: Die zehn Zonen des Körpers repräsentieren sich als zehn Zonen auf den Großzehen.

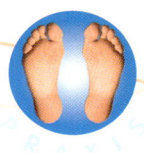

Zehen. Auf der Oberseite der Zehen befinden sich die Gesichtszonen. Dazu gehören die Zonen für die Stirn, die Stirnhöhle, die Schläfen, die Augen, die Kiefergelenke, den Nasen-Rachenraum und die Ohren. Beachten Sie, dass die Zonen für die Zähne auf der Zehenoberseite sowohl auf der Großzehe als auch auf der zweiten bis fünften Zehe lokalisiert sind. Die Zehenunterseiten oder Zehenbeeren entsprechen dem Hinterkopf. Die Zone für das Gehirn befindet sich in der Mitte der Großzehen-beere, daneben ist die Zone für die Hirnanhangdrüse, die Hypophyse. Diese lebenswichtige Drüse bildet die »Steu-erzentrale« für viele andere Drüsen des Körpers. Ober-halb der Gehirnzone liegt die Zone für den Schädel. Die Zahnzonen befinden sich auf der zweiten bis fünften Zehe. Die Augenzonen liegen zwischen Grund- und Mittelgelenk auf der zweiten und dritten Zehe. Die Zonen für die Ohren finden Sie auf der vierten und fünf-ten Zehe.

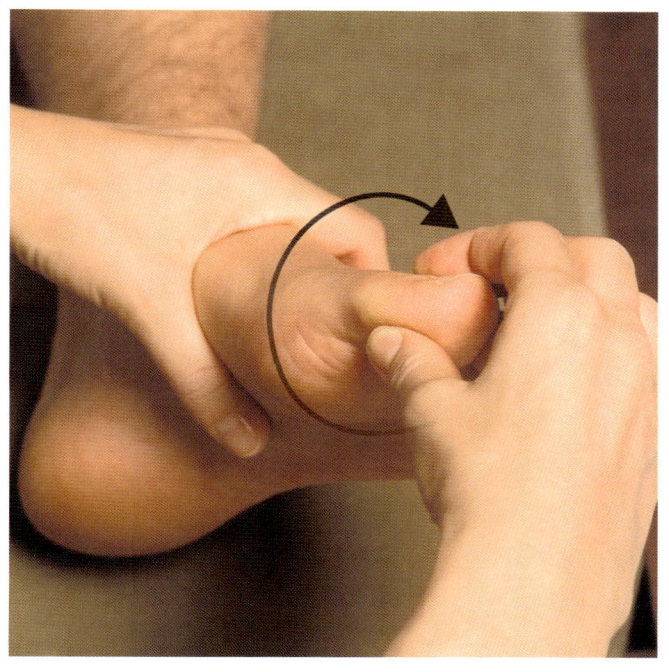

Bevor Sie mit der Massage beginnen, lockern Sie die Zehen durch kreisende Bewegungen.

Links: Die Zonen des Kopfes und des Gehirns bilden sich auf den Zehenunter-seiten ab.

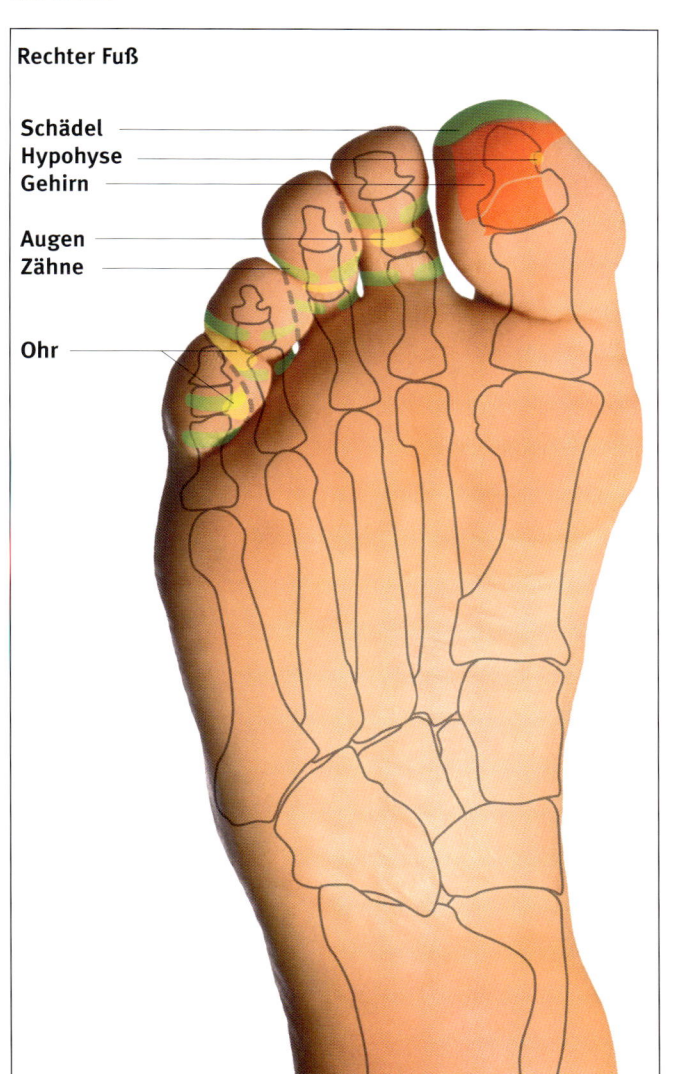

Rechter Fuß

Schädel
Hypohyse
Gehirn

Augen
Zähne

Ohr

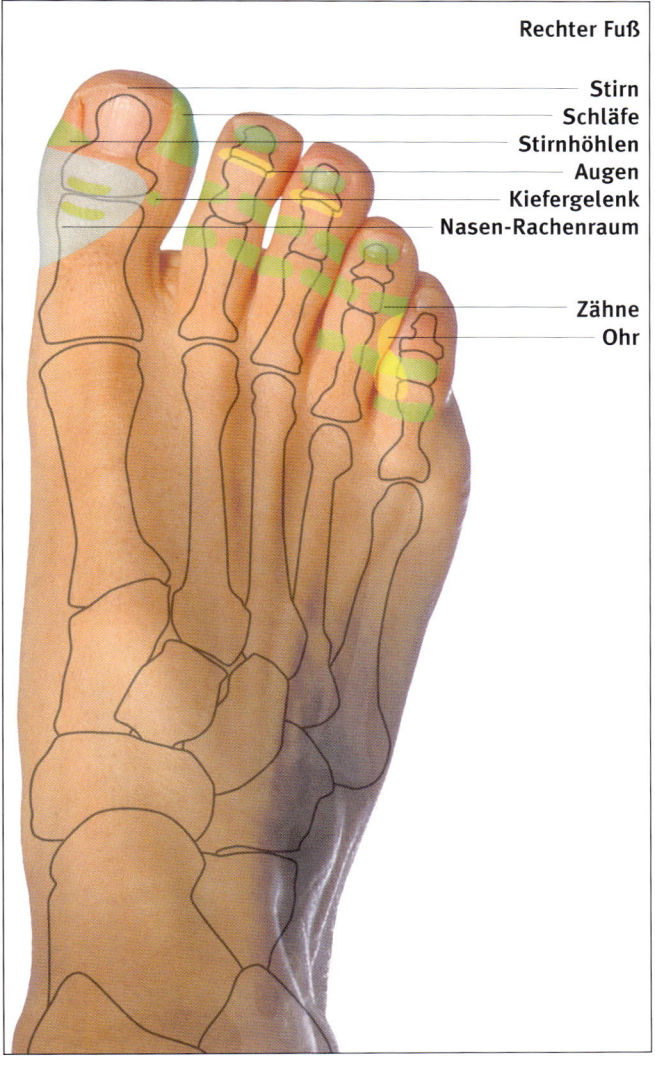

Rechter Fuß

Stirn
Schläfe
Stirnhöhlen
Augen
Kiefergelenk
Nasen-Rachenraum

Zähne
Ohr

Rechts: Die Gesichtszonen spiegeln sich auf den Oberseiten der Zehen wider.

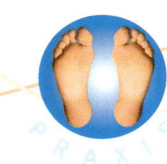

Die Massage der Kopfzonen

Die wesentlichen Kopfzonen massieren Sie mit dem Pinzettengriff zwischen Daumen und Zeigefinger. Beginnen Sie mit der großen Zehe, und bearbeiten Sie sie von der Basis des Grundgelenks ausgehend Punkt für Punkt bis zur Zehenspitze. Dadurch massieren Sie die Zonen Nacken, Gehirn mit Hypophyse und Schädeldach. Bitte achten Sie bei der Massage im Bereich der Zehen auf die Reaktion des Massageempfangenden bzw. der -empfangenden. Die Haut ist hier besonders im Zehenzwischenraum sehr dünn, sodass ein zu kräftiger Druck schnell als schmerzhaft und unangenehm empfunden werden kann.

Punkt für Punkt massieren

Mit dem Pinzettengriff üben Sie mit der Daumenkuppe Punkt für Punkt Druck aus. Die Großzehe können Sie in mehreren Behandlungsbahnen von oben nach unten massieren.

Die Zehenunterseite massieren

Die Unterseite der kleinen Zehen massieren Sie ebenfalls mit dem Pinzettengriff. Beginnen Sie auch hier wieder an der Basis, an den kleinen Zehen genügt eine Behandlungslinie. Folgen Sie dem natürlichen Verlauf der Zehen, und versuchen Sie nicht, die Zehen »gerade zu biegen«.

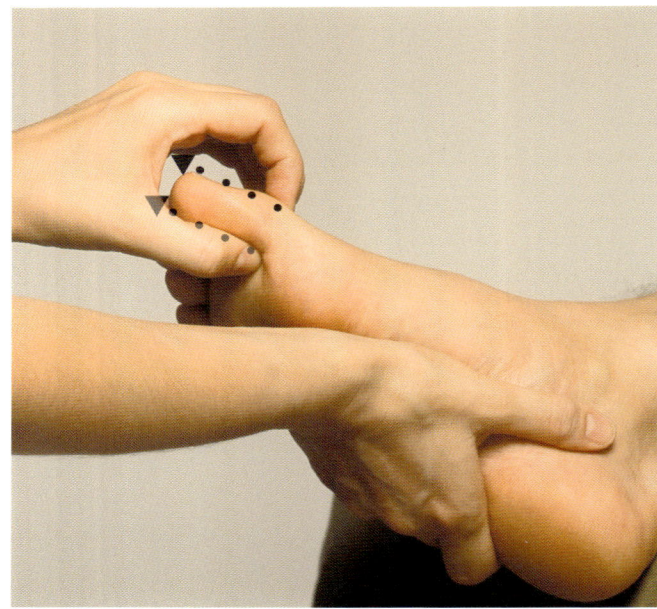

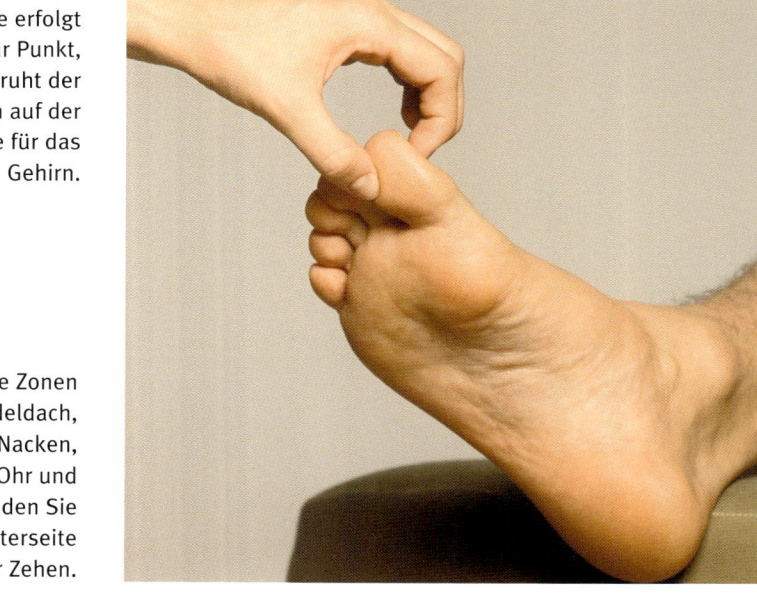

Links oben: Die rechte Hand stützt den Fuß, die linke Hand greift die Zehe mit dem Pinzettengriff.

Links unten: Die Massage erfolgt Punkt für Punkt, hier ruht der Daumen auf der Zone für das Gehirn.

Rechts: Die Zonen für Schädeldach, Gehirn, Nacken, Auge, Ohr und Zähne finden Sie auf der Unterseite der Zehen.

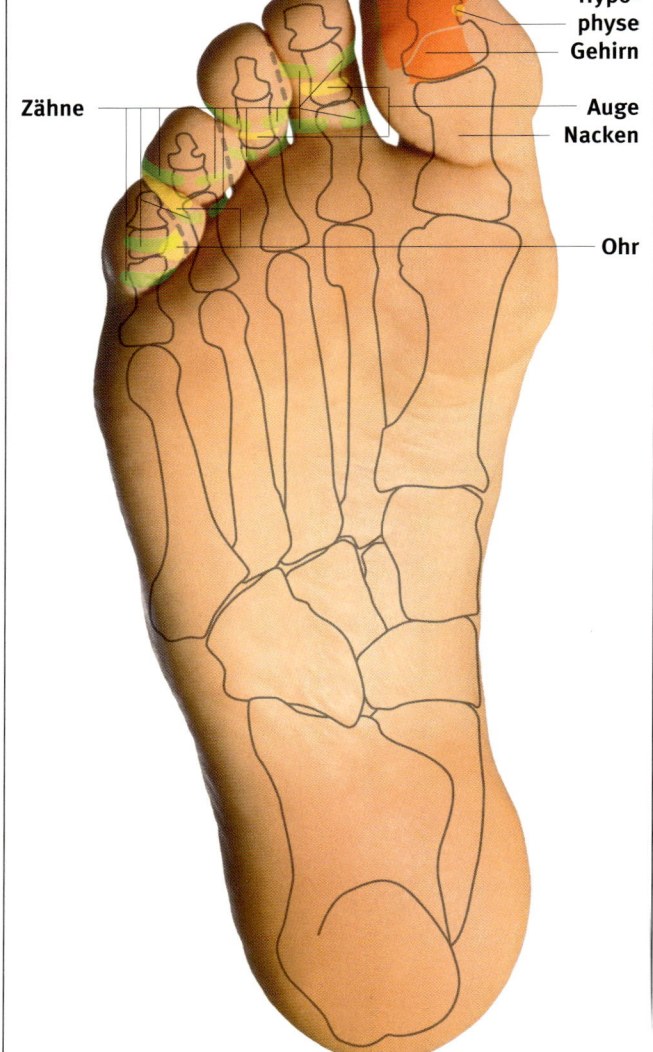

Rechter Fuß

Schädeldach
Hypophyse
Gehirn

Zähne

Auge
Nacken

Ohr

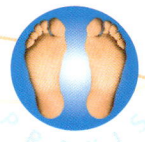

Die Zone der Kopfvorderseite massieren

Diese massieren Sie mit dem Pinzettengriff. Auf der Großzehe sind die Zonen für Stirn, Stirnhöhle, Kiefergelenk und Nasen-Rachenraum. Die Zonen der Augen sind auf der zweiten und dritten Zehe, die Ohrzonen auf der vierten und fünften Zehe. Die Zahnzonen sind sowohl auf den Ober- als auch auf den Unterseiten der Zehen abgebildet.

Die Gesichtszonen massieren

Von der Zehenbasis ausgehend massieren Sie nun Punkt für Punkt den vorderen Gesichtsbereich: Die Zonen für

Nasen-Rachenraum, Kiefergelenk, Stirn und Stirnhöhle. Mit der freien Hand stützen Sie den Fuß. Führen Sie, wie durch die Punktlinien (→ Seite 50, links oben) angedeutet, mehrere Behandlungslinien auf der Unterseite der Großzehe durch.

Die Massage der Zahnzonen

Diese Zonen liegen etwas seitlich im Bereich der Mittelgelenke. Sie erfassen diese Zonen, indem Sie die kleinen Zehen ein wenig seitlich an der Basis beginnend Punkt für Punkt massieren. Führen Sie einige Ausstreichungen als Überleitung zur nächsten Zone durch.

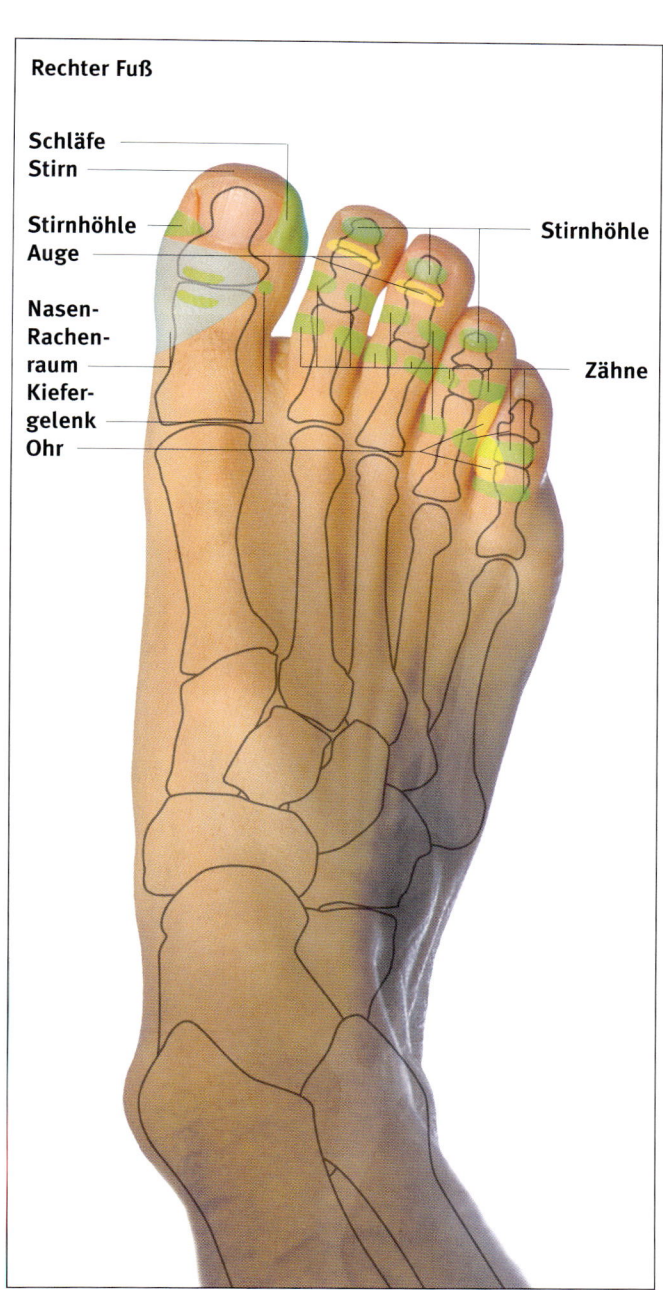

Rechter Fuß — Schläfe, Stirn, Stirnhöhle, Auge, Nasen-Rachenraum, Kiefergelenk, Ohr, Stirnhöhle, Zähne

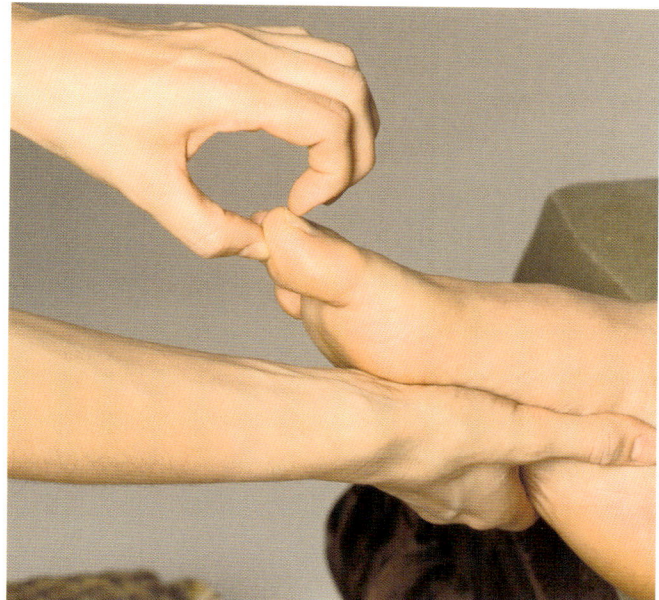

Links: Die Zonen für Stirn, Stirnhöhle, Kiefergelenk, Nasen-Rachenraum, Auge, Ohr und Zähne sind auf der Großzehe lokalisiert.

Rechts oben: Die Zonen für das Gesicht finden Sie auf dem Zehnagel.

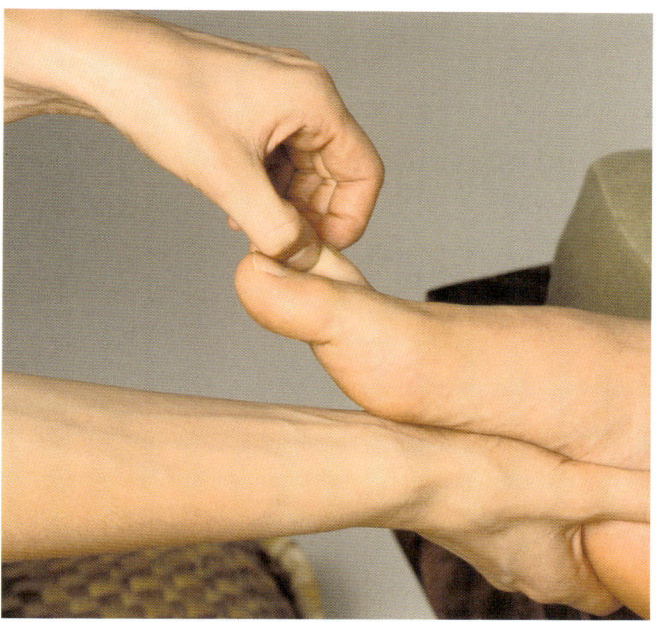

Rechts unten: Die Massage der Zahnzonen beginnen Sie an der Zehenbasis.

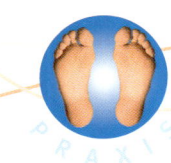

Die Massage der Zonen für den Nacken, den Schultergürtel und den Brustkorb

Der Schultergürtel verbindet den Rumpf oder Brustkorb mit den Armen. Arme und Schultern sind nur über Muskeln und Bänder mit dem Rumpf verbunden. Dies ermöglicht den großen Bewegungsradius der Arme. Verspannungen, die vom Nacken, den Armen oder dem oberen Rücken ausgehen, führen zu Verhärtungen im Bereich der Schultermuskeln. Lang anhaltende Tätigkeiten mit erhobenen Armen, schlechte Körperhaltung und ungünstige Arbeitsplatzsituationen sind einige der häufigen Ursachen für schmerzhafte Beschwerden in diesem Bereich. Die richtige Massage der entsprechenden Fußreflexzonen führt zu einer Entspannung der Schultermuskulatur.

Die Lokalisation der Reflexzonen

Die Zone des Schultergürtels erstreckt sich im Bereich der Grundgelenke über das gesamte Fußgewölbe. Der Oberarm projiziert sich auf den fünften Mittelfußknochen. Dieser Mittelfußknochen und der Oberarmknochen in entsprechender Verkleinerung weisen eine ähnliche Form

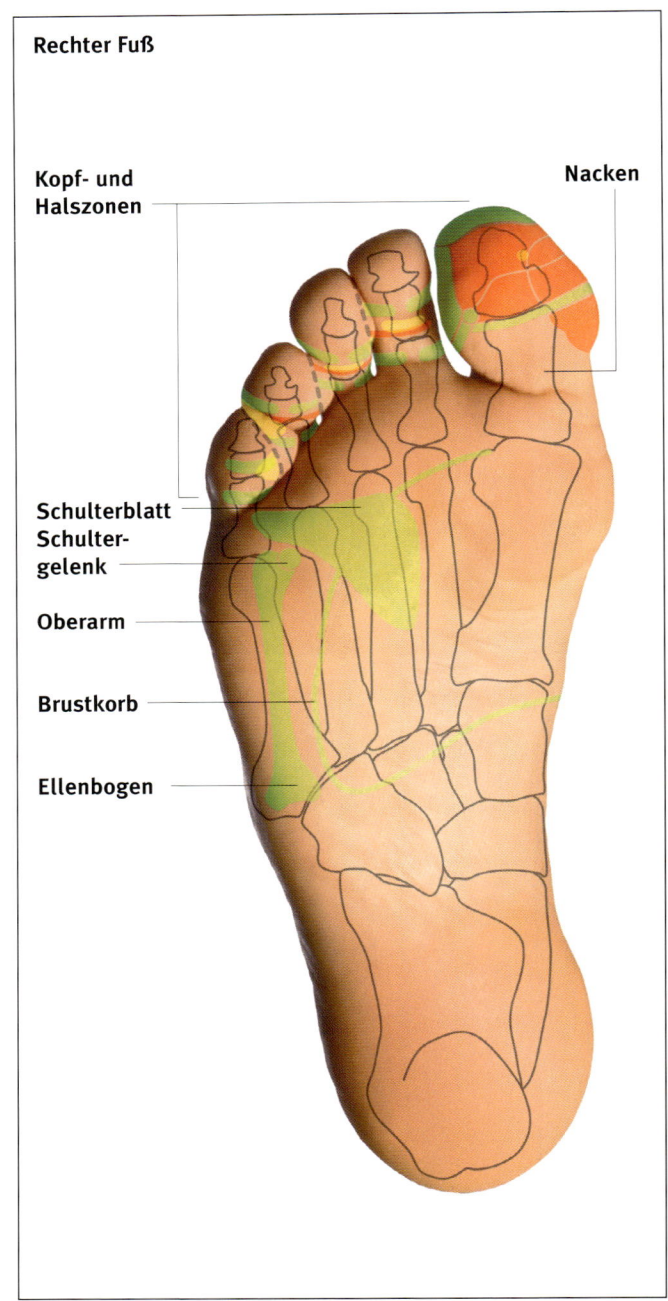

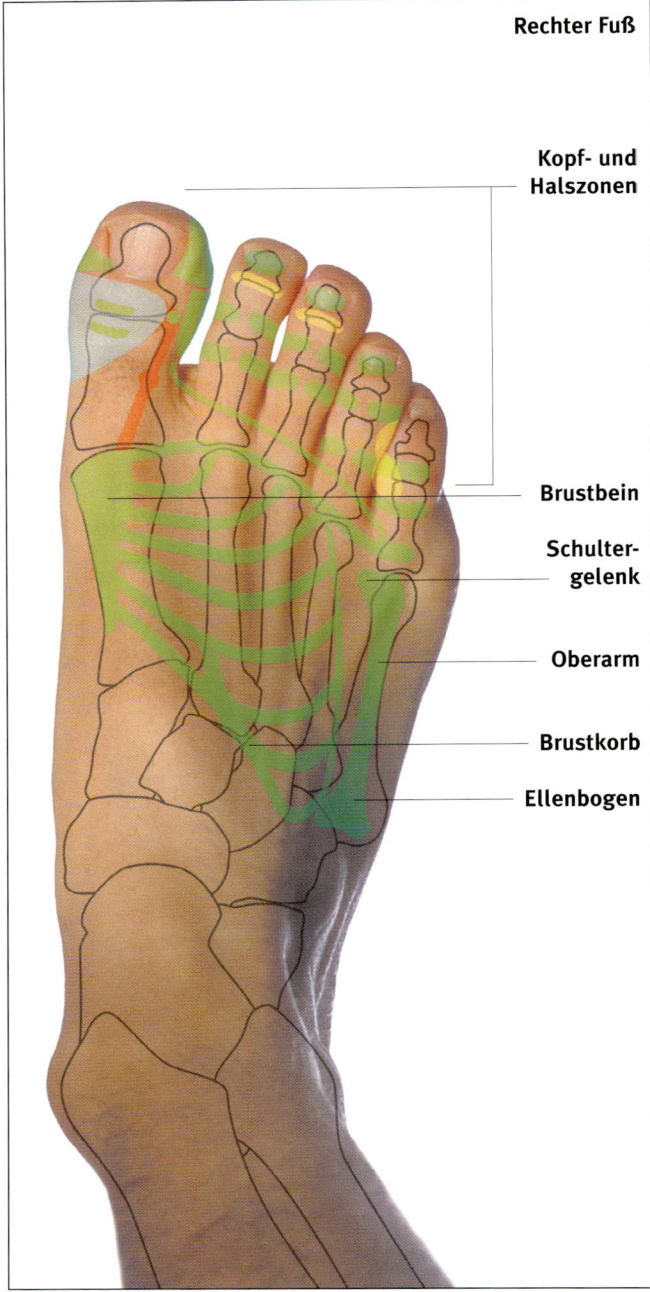

Links und rechts: Die Zonen für Nacken, Schulterblatt, Arm und Brustkorb finden Sie auf der Fußsohle und dem Fußrücken.

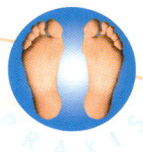

auf. Die Zone des gesamten Brustkorbs erstreckt sich über den Bereich der ersten vier Mittelfußknochen. Die Nackenzone reicht von der Basis bis zum Ende des ersten Zehenglieds.

Die Lokalisation der Reflexzonen auf dem Fußrücken
Die Zone des Brustbeins befindet sich auf beiden Seiten des Fußes in der ersten Zone und erstreckt sich fast in gesamter Länge über dem mittleren Bereich des ersten Mittelfußknochens. Die Zone des Schlüsselbeins, welches die knöcherne Brücke des Arms zum Rumpf bildet, ver-

läuft im Bereich der Gelenkspalten der Zehengrundgelenke. Der Oberarmknochen projiziert sich auf den fünften Mittelfußknochen. Die Zonen der Rippen und des knöchernen Brustkorbs erstrecken sich von der Zone für das Brustbein über die ersten vier Mittelfußknochen.

Die Lokalisation der Reflexzonen im seitlichen Fußbereich
Die Zone für den Oberarmknochen liegt fast deckungsgleich über dem fünften Mittelfußknochen. Bei seitlichen Beschwerden im Oberarm sollte dieser Bereich Punkt für Punkt mit Daumen oder Zeigefinger behandelt werden.

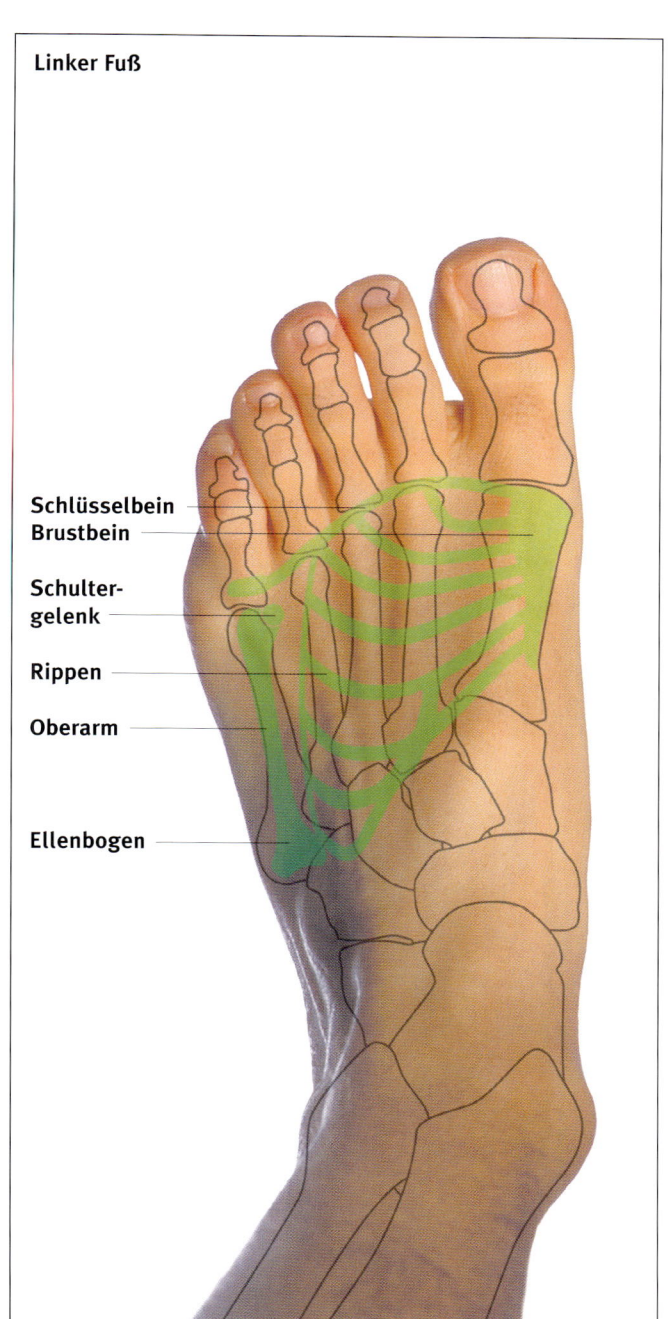

Linker Fuß

Schlüsselbein
Brustbein

Schulter-
gelenk

Rippen

Oberarm

Ellenbogen

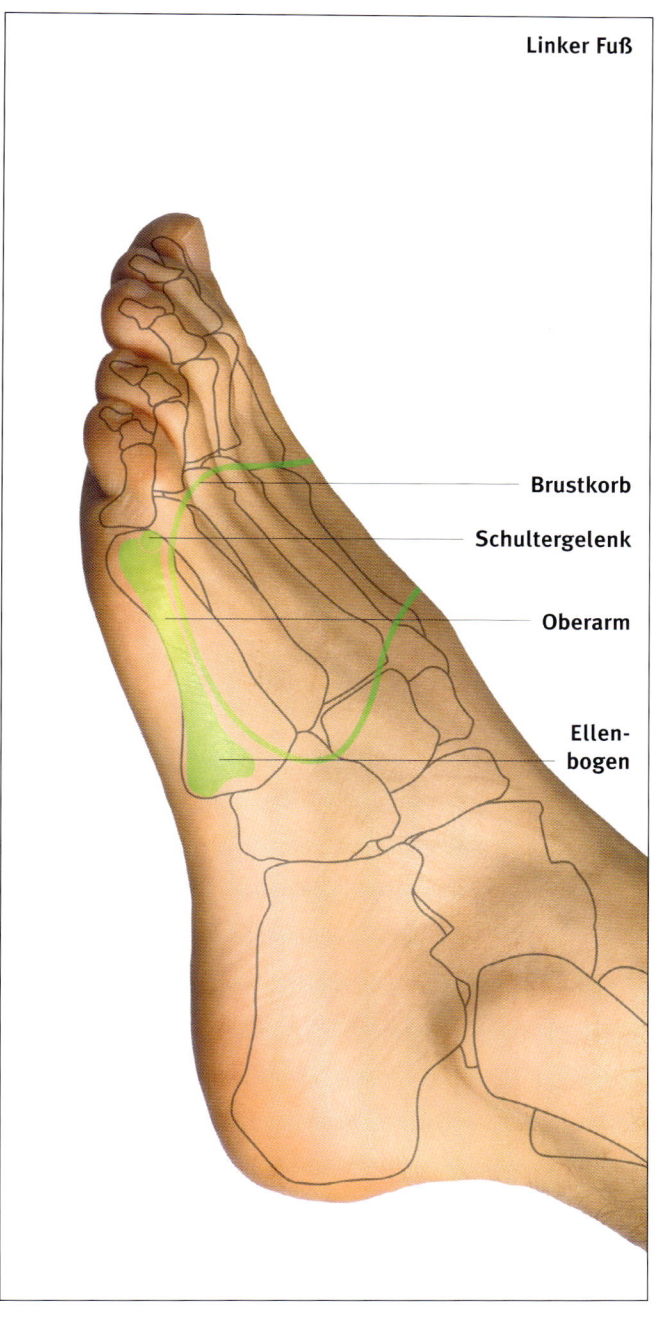

Linker Fuß

Brustkorb

Schultergelenk

Oberarm

Ellen-
bogen

Links: Die Zonen für Brustbein, Rippen, Schlüsselbein und Oberarm befinden sich auf dem Fußrücken.

Rechts: Die Zonen für Oberarm und Brustkorb sind auch an der Fußaußenseite sichtbar.

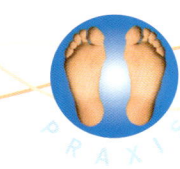

Die Massage der Nacken-, Schulter- und Brustkorbregion

Massieren Sie die Zonen für den Nacken, den Schultergürtel und den Brustkorb auf der Fußsohle mit dem
Daumengang. Üben Sie Punkt für Punkt mit der Daumenkuppe Druck aus.

Beginnen Sie mit der Massage an der Mittelseite des
Fußes. Wandern Sie Schritt für Schritt nach oben. Schlie-
ßen Sie die Nackenzone, die sich über das erste Glied der
Großzehe erstreckt, mit mehreren Behandlungslinien ein.
Achten Sie darauf, dass die einzelnen Behandlungslinien
eng nebeneinander verlaufen.

Anschließend können Sie den Bereich der Grundgelenke
von links nach rechts oder von rechts nach links Punkt
für Punkt massieren.

Die Massage der Nackenzone

Die Nackenzone liegt im Bereich des ersten Gliedes der
Großzehe. Widmen Sie dieser Zone besondere Aufmerksamkeit, indem Sie diese Zone mit mehreren nebeneinander liegenden Arbeitsgängen massieren.

Die Massage der Schulterzonen

Diese Zonen massieren Sie in eng nebeneinander liegenden Linien von oben nach unten und umgekehrt. Widmen Sie Ihre Aufmerksamkeit besonders den Zwischenräumen zwischen den Mittelfußknochen. Da die Fußsohle hier häufig stärkere Hornschichten aufweist, kann
der Druck mit der Daumenkuppe etwas stärker sein.
Richten Sie sich mit der Druckstärke nach der individuellen Empfindlichkeit Ihres Partners oder Ihrer Partnerin.

Links oben: Die
Daumenkuppe
liegt auf der
Nackenzone, die
mit mehreren
Arbeitsgängen
von oben nach
unten und von
unten nach oben
massiert wird.

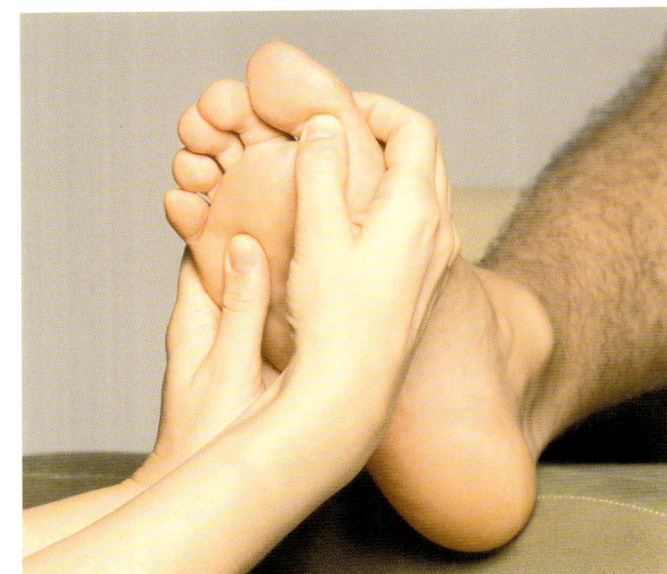

Links unten: Die
Zonen der
Schulter werden
im Bereich der
Fußballen
massiert.

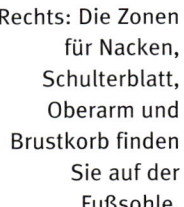

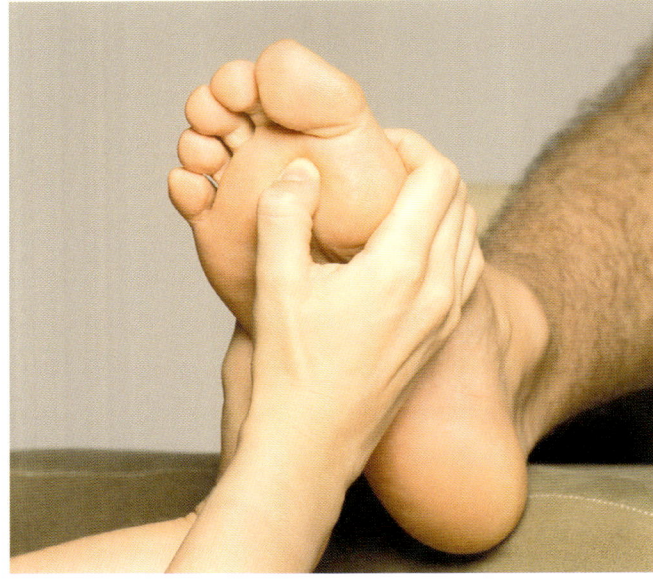

Rechts: Die Zonen
für Nacken,
Schulterblatt,
Oberarm und
Brustkorb finden
Sie auf der
Fußsohle.

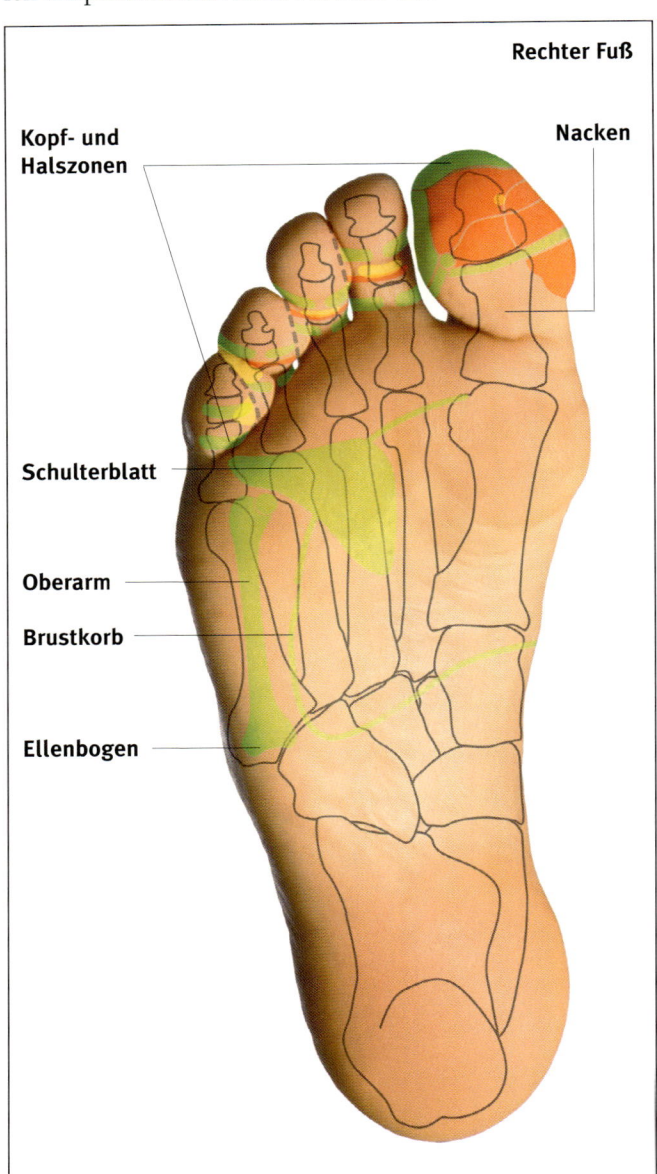

Rechter Fuß

Kopf- und
Halszonen

Nacken

Schulterblatt

Oberarm

Brustkorb

Ellenbogen

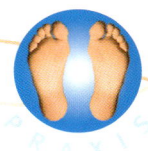

Die Massage des Oberarms und des Brustbeins

Die Zonen auf dem Fußrücken können Sie am besten mit dem Zeigefinger massieren. Auch hier massieren Sie wieder punktförmig und schrittweise von oben nach unten und umgekehrt. Beachten Sie bitte, dass auf dem Fußrücken die Mittelfußknochen unmittelbar unter der Haut liegen. Der Knochen ist umgeben von der sehr empfindlichen Knochenhaut, bitte üben Sie über den Knochenvorsprüngen keinen festen Druck aus. Legen Sie ein besonderes Augenmerk auf die Zehenzwischenräume, massieren Sie diese Punkt für Punkt.

Der Raupengang auf dem Fußrücken

Mit dem Zeigefinger ertasten Sie die Zwischenräume der Mittelfußknochen, setzen Sie die Fingerkuppe auf. Üben Sie einen punktförmigen Druck aus, und wandern Sie Schritt für Schritt nach oben. Behandeln Sie nacheinander jeden Zwischenraum.

Den Vorfuß rütteln

Nachdem Sie die Zonen auf der Fußsohle und dem Fußrücken massiert haben, empfiehlt sich zum Abschluss die Lockerung der Zone des gesamten Schultergürtels. Nehmen Sie dazu den Vorfuß zwischen Ihre beiden Hände. Führen Sie nun leichte rüttelnde, reibende Bewegungen durch. Richtig durchgeführt übertragen sich diese Bewegungen auf den gesamten Körper, wo sie ein angenehmes und entspanntes Gefühl vermitteln. Diese abschließende Lockerung der Schultergürtelzone bildet auch eine ideale Überleitung zur Massage der nächsten Zone.

Rechter Fuß

Brustbein

Rippen

Oberarm

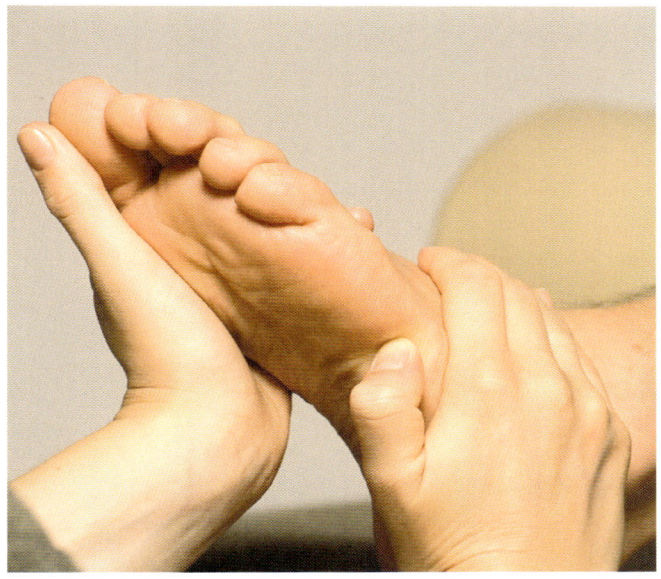

Links: Die Zonen für Brustbein, Rippen und Oberarmknochen suchen Sie auf dem Fußrücken auf.

Rechts oben: Die Zone des Oberams können Sie auch auf der Fußsohle massieren.

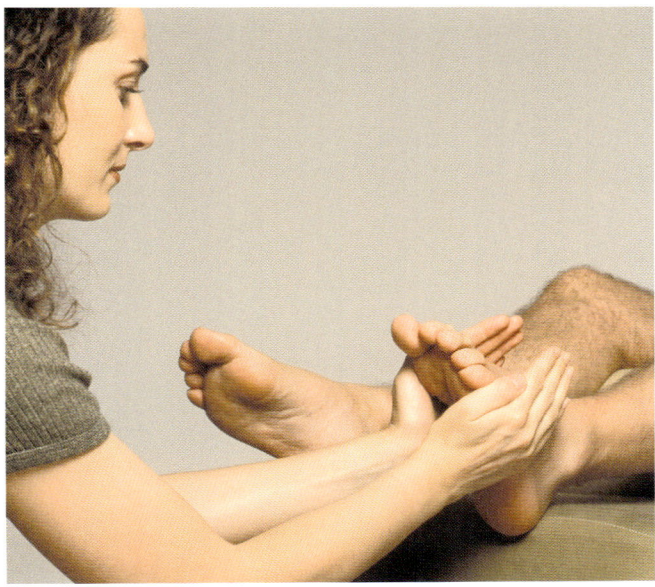

Rechts unten: Das Rütteln der Schultergürtelzone vermittelt ein entspanntes Gefühl.

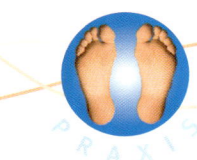

Die Wirbelsäule

Die Wirbelsäule als knöchernes Gerüst ist das tragende Element unseres Rumpfes. Sie bildet einen sicheren Kanal, in dem das Rückenmark verläuft. Das Rückenmark stellt dabei die »Hauptleitung« zwischen Gehirn und Körper dar. Zwischen den einzelnen Wirbeln verlassen beidseits paarig Nerven das Rückenmark und innervieren die zugehörigen Organe.

Die komplizierte Bauweise der Wirbelsäule ermöglicht die Beweglichkeit in viele Richtungen. Betrachtet man die Wirbelsäule von der Seite, so erkennt man, dass sie die Form eines doppelten »S« hat. Durch diese S-förmige Krümmung werden Erschütterungen abgefedert.

Die Halswirbelsäule besteht aus insgesamt sieben einzelnen Wirbeln. Diese Wirbel sind von ihrer Struktur her wesentlich schlanker und zarter als die übrigen Wirbel. Der Bewegungsumfang in diesem Bereich ist am größten. Kopfdrehung, Seitneigung und Seitblick werden hauptsächlich durch die sieben Halswirbel ermöglicht. Die Brustwirbelsäule besteht aus zwölf Einzelwirbeln. In diesem Abschnitt der Wirbelsäule ist die Beweglichkeit der Wirbelsäule stark eingeschränkt.

Die Besonderheit der Brustwirbel ist ihre gelenkige Verbindung mit den Rippen. Zusammen mit den Rippen und dem Brustbein bildet die Brustwirbelsäule einen stabilen, aber dennoch elastischen Schutz für die empfindlichen Brustorgane wie Herz und Lunge. Wesentlich sta-

biler sind die fünf Lendenwirbel. Sie müssen ein größeres Gewicht tragen.

Naturgemäß bilden der vierte und fünfte Lendenwirbelzwischenraum den am meisten verwundbaren Punkt der Lendenwirbelsäule. Fehlbelastungen oder starke Druckbelastungen führen dazu, dass die Puffer zwischen den einzelnen Wirbeln, die Bandscheiben, hier schneller angegriffen werden und im Zuge von Verletzungen auf die Nerven drücken können. Eine weitere Schwachstelle der Wirbelsäule ist der Übergang von der Halswirbelsäule in die Brustwirbelsäule. Auf diese Region wird eine besondere Belastung ausgeübt, da sich hier der Scheitelpunkt der ersten Krümmung befindet.

Die Lendenwirbelsäule setzt sich fort in das Kreuzbein.

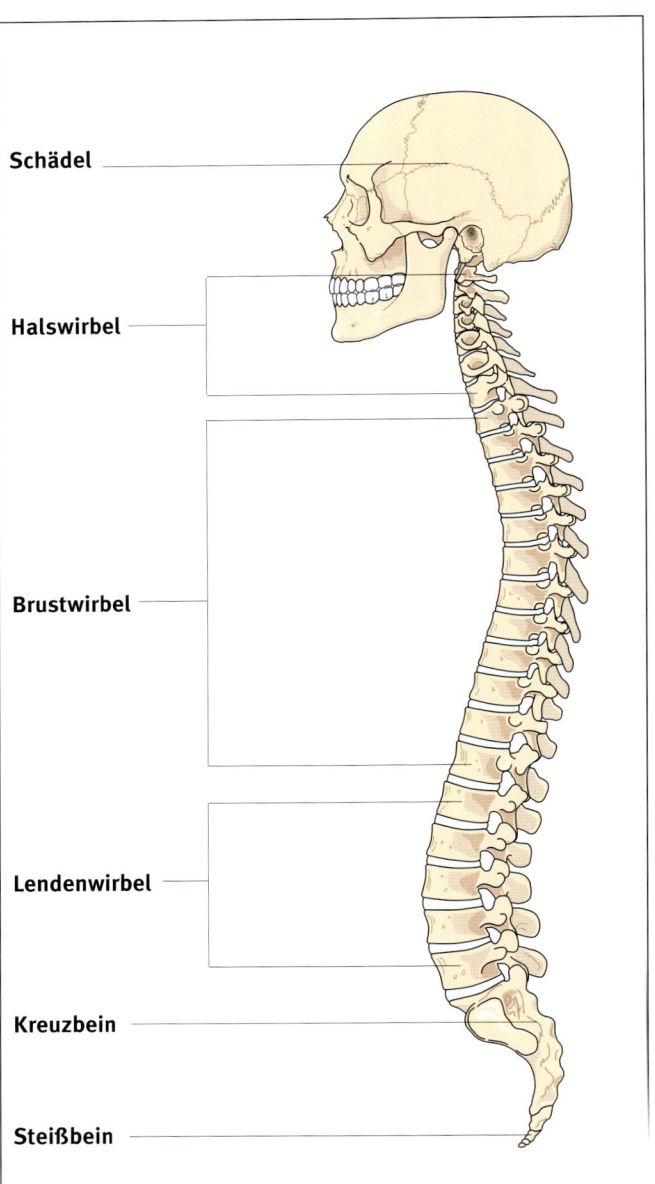

Schädel

Halswirbel

Brustwirbel

Lendenwirbel

Kreuzbein

Steißbein

Links: Ein Wirbelsegment besteht aus einem knöchernen Anteil (Wirbel), der Bandscheibe und den vom Rückenmark paarig austretenden Spinalnerven.

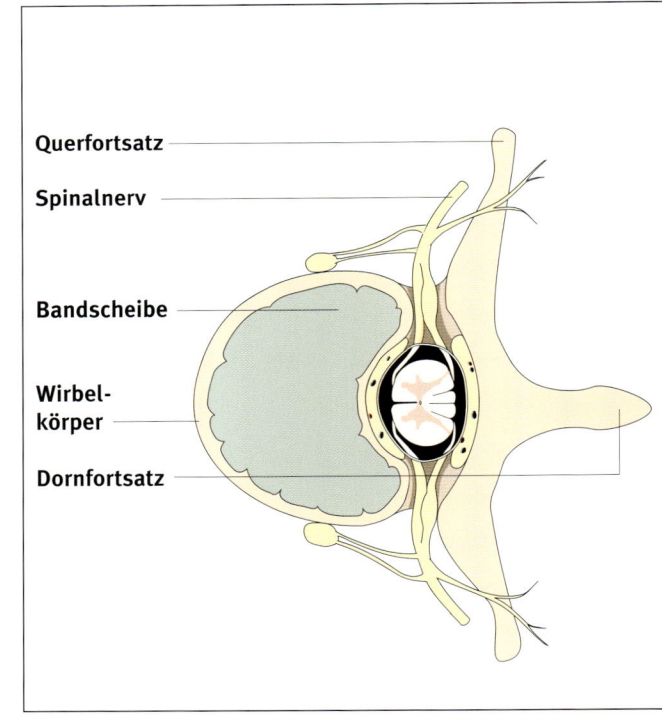

Querfortsatz

Spinalnerv

Bandscheibe

Wirbelkörper

Dornfortsatz

Rechts: Die Wirbelsäule gliedert sich in mehrere Segmente.

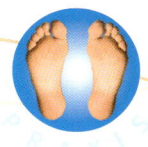

Dieses besteht aus miteinander verschmolzenen Wirbel-segmenten und bildet die Aufhängung der Wirbelsäule im knöchernen Beckenring. Auf das Kreuzbein folgen einige kleine Steißwirbel, die ebenfalls miteinander ver-schmolzen sind. An den Steißbeinwirbeln sitzen Muskeln und Sehnen, die den Beckenboden bilden.

Aufgrund dieser komplexen Bauweise ist die Wirbelsäule extrem anfällig gegenüber Fehlbelastungen und rücken-feindlichen Tätigkeiten. Rückenschmerzen sind, begüns-tigt durch unsere bewegungsarme Lebensweise, zu einer Volkskrankheit geworden. Eine Massage der entsprechen-den Wirbelsäulenzonen entspannt die Muskeln, lindert bestehende Beschwerden und ist, kombiniert mit einer rückenfreundlichen Lebensweise, eine ideale Vorbeugung.

Die Lokalisation der Wirbelsäulenzonen

Die Wirbelsäulenzonen befinden sich beidseits am inne-ren Fußrand in der ersten Zone (→ Seite 9). Die Zone für die Halswirbelsäule verläuft mit dem ersten Zehengrund-gelenk. Daran schließt sich die Zone der Brustwirbelsäule an, die der Außenkante des ersten Mittelfußknochens folgt. Der Übergang vom Zehengrundgelenk zum ersten Mittelfußknochen bildet den Zonen-Übergang von der Hals- zur Brustwirbelsäule.

Im Bereich der Fußwurzelknochen (Würfelbein und Kahnbein) erstreckt sich die Zone der Lendenwirbelsäule. Das Kreuzbein projiziert sich schließlich auf die Innenkante des Fersenbeins.

> **! HINWEIS**
>
> Einschränkung der Beweglichkeit von Großzehe und Mittelfußkno-chen deuten auf Beschwerden im Übergangsbereich der Halswirbel-säule zur Brustwirbelsäule hin.

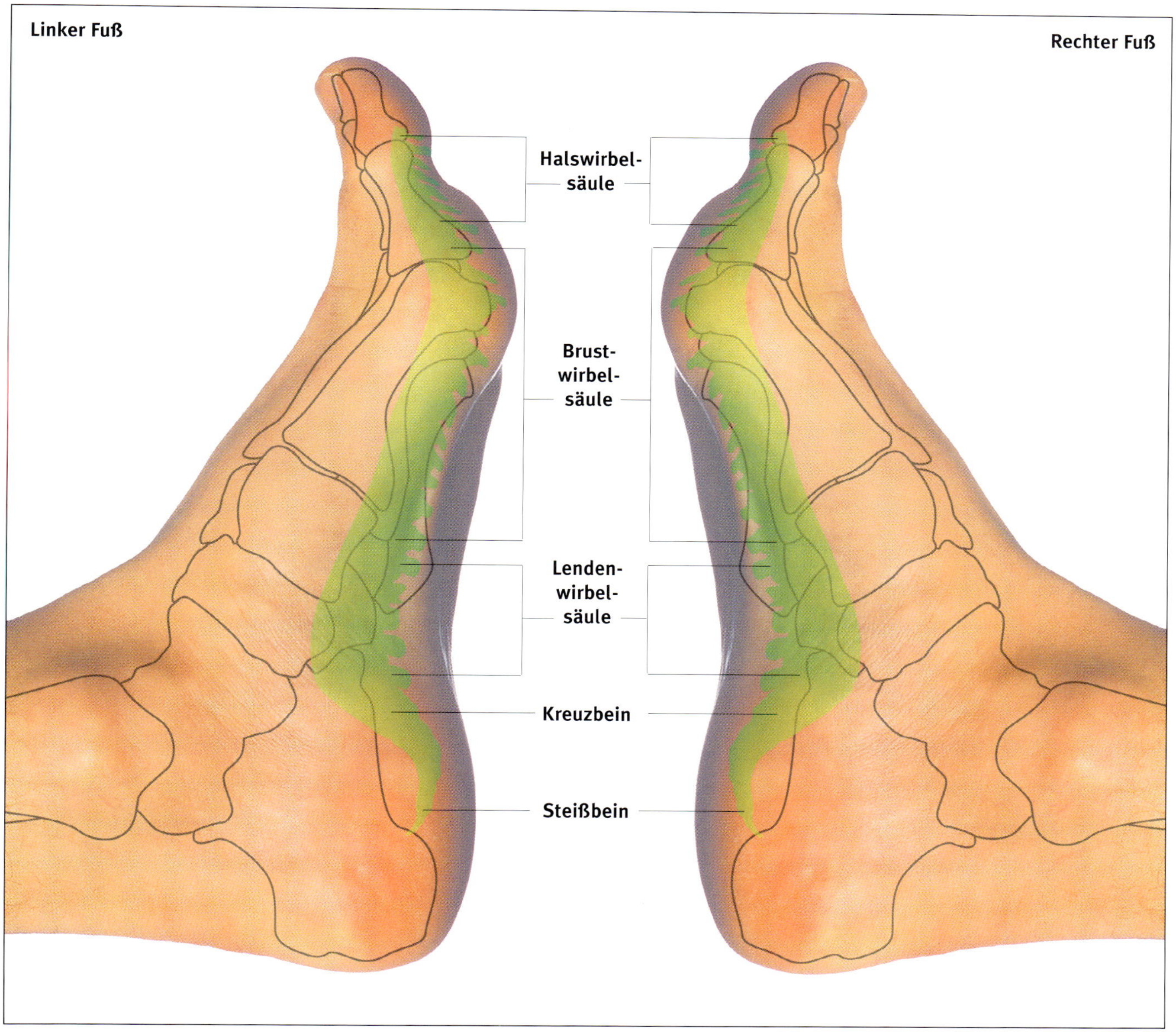

Linker Fuß   **Rechter Fuß**

Halswirbel-säule

Brust-wirbel-säule

Lenden-wirbel-säule

Kreuzbein

Steißbein

An der Fußinnenseite befinden sich die Zonen der Wirbelsäulen-abschnitte.

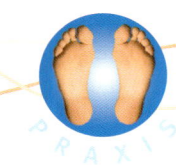

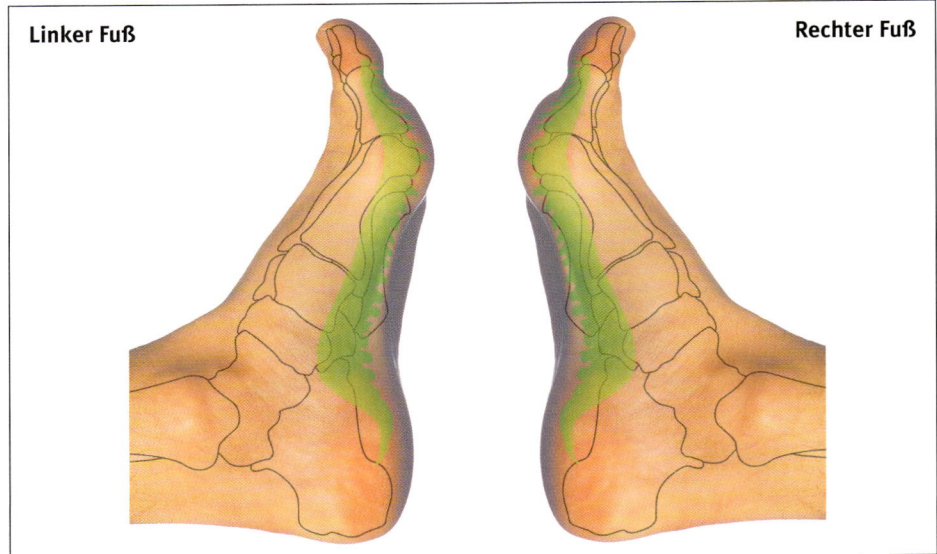

Linker Fuß **Rechter Fuß**

Die Zonen der Wirbelsäulenabschnitte liegen an den Innenkanten der Füße.

Die Massage der Wirbelsäulenzonen

Die Zonen der Wirbelsäule werden in Längsrichtung massiert. Die Massage kann sowohl von oben als auch von unten begonnen werden.

Beachten Sie bitte, dass sich in diesem Zonenbereich häufig sehr schmerzhafte Areale finden können.

Massieren Sie diese Zonen mit konstantem Druck, wie Sie ihn auf Seite 42 kennen gelernt haben. Setzen Sie Ihre Daumenkuppe auf diese schmerzhafte Stelle, üben Sie so viel Druck aus, wie Ihr Partner oder Ihre Partnerin toleriert, und halten Sie den Druck für ein bis zwei Minuten.

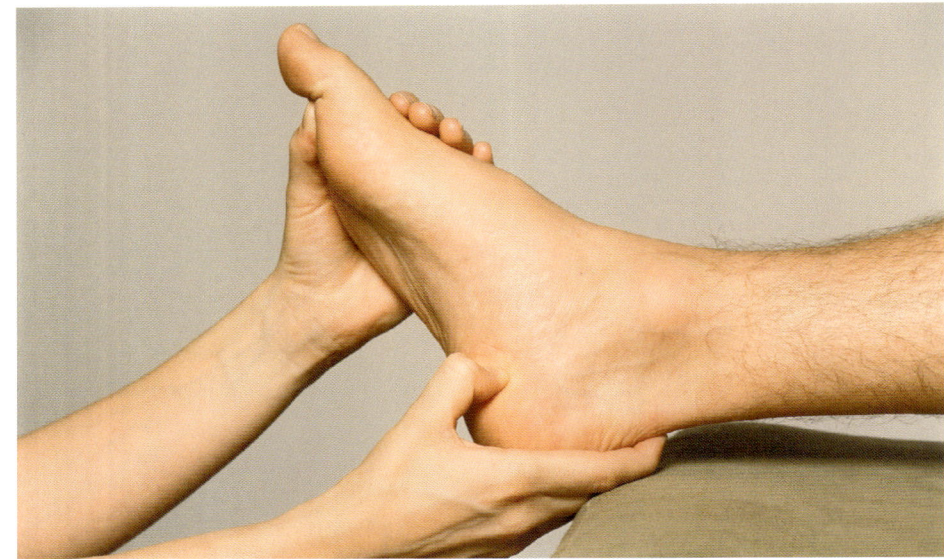

Die Zone für das Steißbein ertasten Sie an der Kante des Fersenbeins.

Die Massage der Steißbeinzone

Beginnen Sie mit der Massage der Wirbelsäulenzonen mit der Zone für das Steißbein, massieren Sie Punkt für Punkt in Längsrichtung zur Großzehe hin. Tasten Sie im seitlichen Randbereich der Ferse die knöcherne Fersenbeinkante, setzen Sie die Daumenkuppe ein, und stützen Sie den Fuß mit der freien Hand.

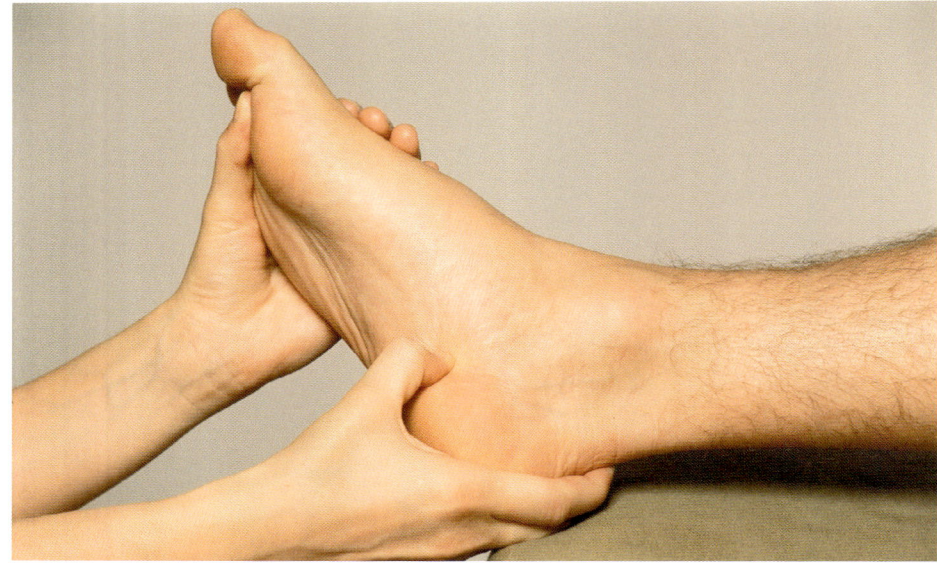

Die Kreuzbeinzone liegt ein wenig tiefer, daher können Sie hier mit etwas mehr Druck massieren.

Die Massage der Kreuzbeinzone

Die Zone für das Kreuzbein befindet sich ein kleines Stück zehenwärts ebenfalls an der Außenkante des Fersenbeins. Üben Sie Druck mit der Daumenkuppe aus, und massieren Sie weiter in Längsrichtung. Da die Kreuzbeinzone mehr in der Tiefe und etwas zur Fußmitte hin liegt, können Sie hier mit etwas höherem Druck arbeiten.

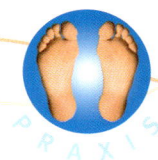

Die Massage der Zone für die Lendenwirbelsäule

Die Zone der Lendenwirbelsäule liegt am Rand des Kahnbeins und des inneren Keilbeins. Auch diese Zone lässt sich gut mit der Daumenkuppe massieren.

Häufig finden sich in diesem Bereich sehr schmerzhafte Zonen. Diese können Sie mit bearbeiten, indem Sie einen kontinuierlichen Druck über die Dauer von ein bis zwei Minuten aufrecht erhalten. Die Druckstärke richtet sich nach der Empfindlichkeit Ihres Partners oder Ihrer Partnerin.

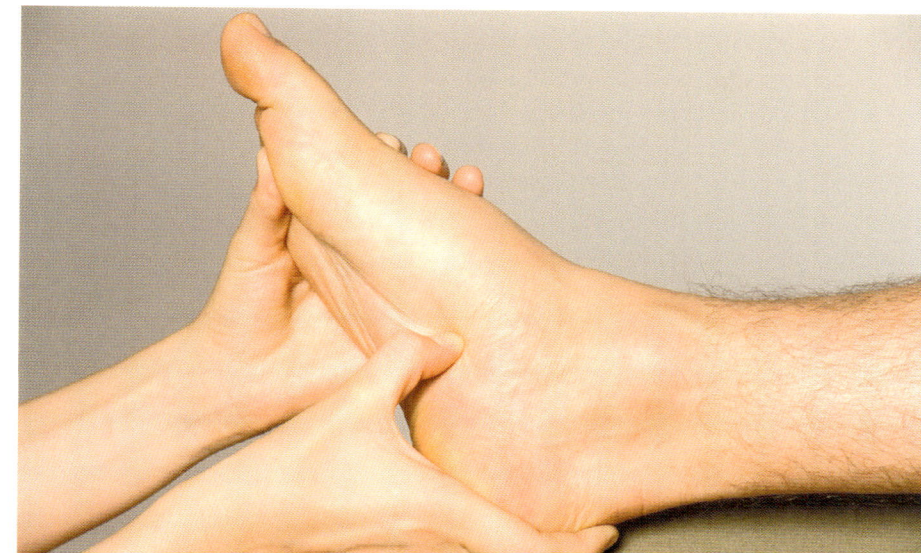

Die Lendenwirbelsäulenzone massieren Sie am Rand des Kahnbeins und des inneren Keilbeins.

Die Massage der Zone für die Brustwirbelsäule

Die Zone der Brustwirbelsäule erstreckt sich entlang der Kante des gut tastbaren ersten Mittelfußknochens. Massieren Sie diese Zone Punkt für Punkt.

Den Übergang von der Zone der Brustwirbelsäule zur Zone der Halswirbelsäule finden Sie in Höhe des Grundgelenks.

Auch in diesem Bereich sind häufiger schmerzhafte Zonen vorhanden.

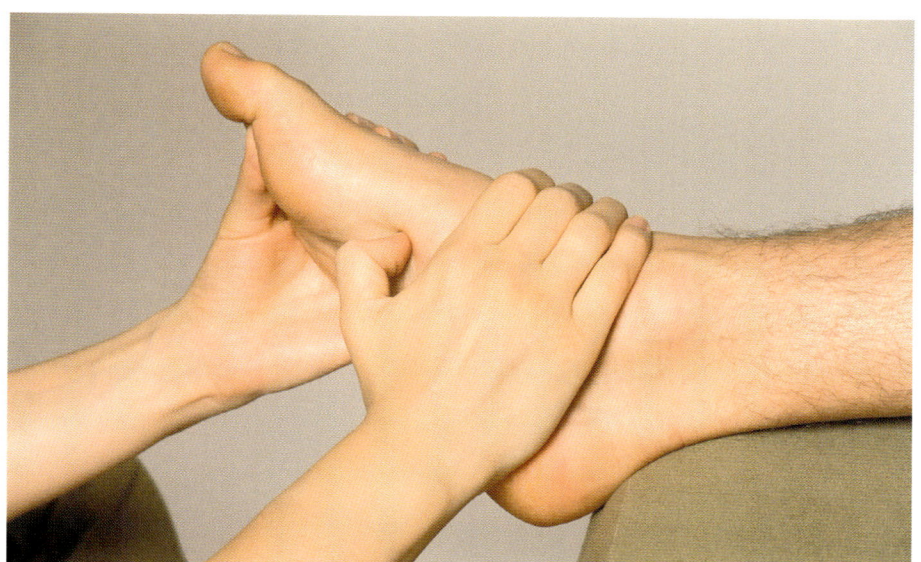

Die Brustwirbelsäulenzone behandeln Sie entlang des Mittelfußknochens.

Die Massage der Zone für die Halswirbelsäule

Diese Zone beginnt in etwa auf der Höhe des Gelenkspalts zum ersten Zehenglied. Sie ist ebenfalls an der Unter- und Außenseite des Knochens zu finden.

Da diese Zone in der Regel etwas empfindlicher ist, passen Sie Ihre Druckstärke bitte der Empfindlichkeit Ihres Partners oder Ihrer Partnerin an.

Führen Sie zum Abschluss einige sanfte Ausstreichungen durch, um zur Massage der nächsten Zonen überzuleiten.

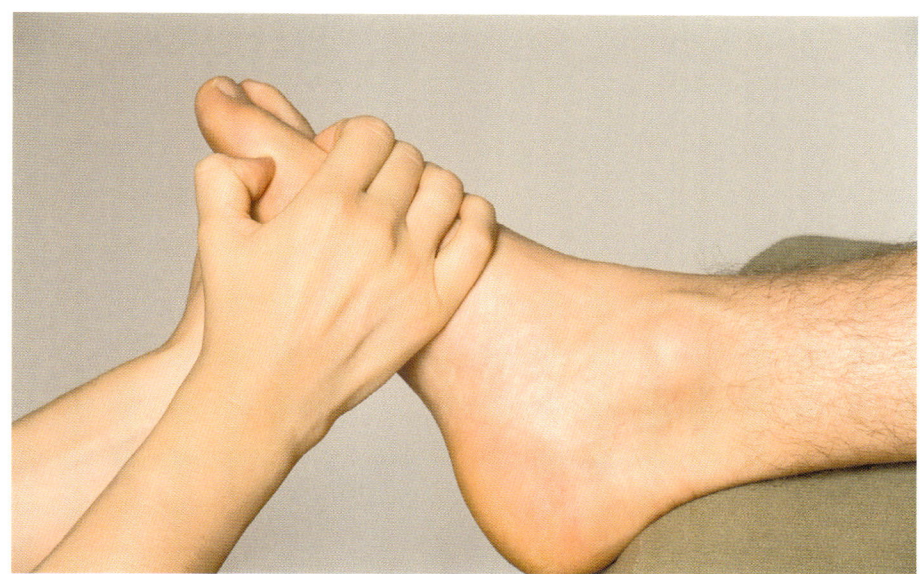

Die Halswirbelsäulenzone beginnt auf der Höhe des Gelenkspalts der Großzehe.

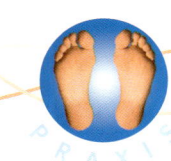

Die Verdauungsorgane

Stellen Sie sich das Verdauungssystem als einen langen Schlauch durch den Körper vor. Dieser Schlauch beginnt mit der Mundhöhle und endet mit dem After. Neben Mundhöhle, Speiseröhre, Magen und den verschiedenen Darmabschnitten gehören allerdings noch weitere wichtige Organe zum Verdauungssystem: Bauchspeicheldrüse, Leber und Gallenblase. Die Aufgabe des Verdauungssystems besteht darin, die zugeführte Nahrung in kleinste Bestandteile aufzulösen, die über den Darm in das Blut aufgenommen werden und dadurch den Körper mit

lebensnotwendiger Energie und Nährstoffen für den Lebensprozess versorgen. Schließlich werden die verdauten Speisereste wieder über den Enddarm ausgeschieden. Eine Massage der Reflexzonen des Verdauungssystems harmonisiert und fördert alle mit den Verdauungsorganen in Verbindung stehenden Funktionen. Die enorm große Oberfläche des Magen-Darm-Trakts kommt über die zugeführte Nahrung in direkten Kontakt mit unserer Umwelt. Wenn Sie bedenken, dass die Nahrung, die wir zu uns nehmen, nicht steril ist, können Sie sich vielleicht vorstellen, welch eine bedeutende Rolle der Magen-Darm-Trakt bei der Infektabwehr spielt. Im Darm steckt das größte Immunsystem des Körpers. Zahlreiche »Inseln« (so genannte Peyer'sche Plaques) sind in der Darmschleimhaut eingelagert und wehren krankheitserregende Keime ab. Schließlich entstehen bei der Verdauung auch Giftstoffe, die der Körper entsorgen muss. Wenn die unterschiedlichen Aufgaben des Verdauungstrakts nicht reibungslos erledigt werden, kann daraus eine Vielzahl unterschiedlicher Erkrankungen entstehen. Die Grundvoraussetzung für ein gesundes Verdauungssystem besteht in einer ausgewogenen und regelmäßigen Ernährung. Ein gesundes Verdauungssystem hilft, Krankheiten vorzubeugen.

Die Lokalisation der Reflexzonen

Die Zone für die Mundhöhle liegt auf der Unterseite der großen Zehe. Die Gallenblasenzone befindet sich auf dem rechten Fuß in Höhe der Basis des dritten Mittelfußknochens. Die Zone des Verdauungstrakts wird auf der Fußsohle repräsentiert. Die Magenzone ist hauptsächlich im linken Fußbereich zu finden. Sie verläuft von der Basis des ersten Mittelfußknochens und erstreckt sich anschließend seitlich über die Basis der ersten beiden Mittelfußknochen. Die Zone der Leber verläuft über beide Fußsohlen, der größere Anteil zieht sich auf der rechten Fußsohle über die Breite von vier Mittelfußknochen. Unterhalb der Leberzone befindet sich die Zone für die

Die Aufgabe des Verdauungssystems besteht in der Auflösung der zugeführten Nahrung in kleinste Bestandteile.

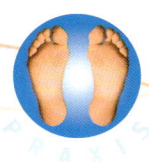

Bauchspeicheldrüse und den Magen. Die Zone des Dickdarms und seiner drei Anteile beginnt im rechten Fuß in Höhe des Fersenbeins, von hier aus verläuft sie zehenwärts bis zur Basis des vierten Mittelfußknochens. Sie wendet sich dann nach rechts und verläuft quer über den anderen Fuß bis zur Basis des vierten Mittelfußknochens. Von hier aus zieht sie abwärts und auf dem Fersenbein wieder zum inneren Fußrand, wo schließlich beidseitig die Rektumzone lokalisiert ist. Diese erstreckt sich an den Außenseiten des Fersenbeins. Die Dickdarmzone umrahmt damit gewissermaßen die Dünndarmzone, die auf beiden Fußsohlen zu finden ist.

Die Zone für den Mund erstreckt sich – wie die Zone des Anfangsteils der Speiseröhre – auf der Rückseite der Großzehe. Der weitere Verlauf der Speiseröhrenzone zieht sich vom Großzehengrundgelenk entlang des ersten Mittelfußknochens, um dann auf die Magenzone zu treffen. Der innere und mittlere Bereich des Fußgewölbes beherbergt die Zonen für Bauchspeicheldrüse, Leber und Dünndarm.

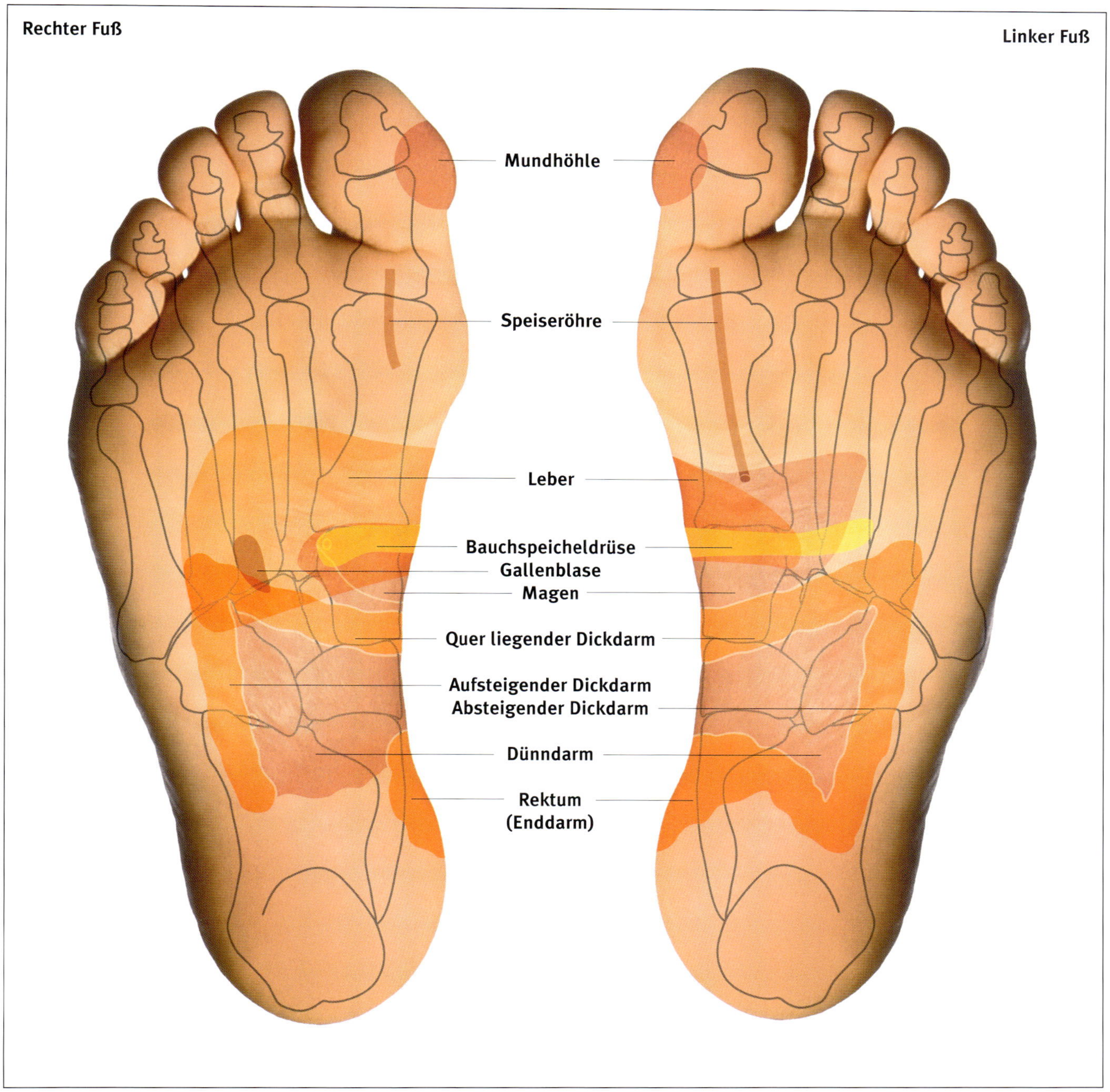

Rechter Fuß

Linker Fuß

Mundhöhle

Speiseröhre

Leber

Bauchspeicheldrüse
Gallenblase
Magen

Quer liegender Dickdarm

Aufsteigender Dickdarm
Absteigender Dickdarm

Dünndarm

Rektum
(Enddarm)

Die Zonen des Verdauungstrakts finden Sie auf der Fußsohle.

61

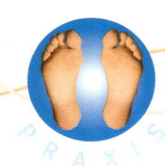

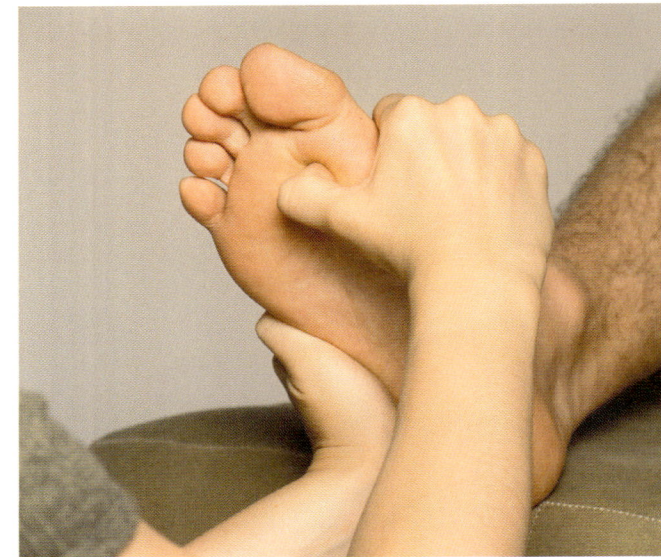

Zur Massage der Speiseröhrenzone üben Sie mit der Daumenkuppe Punkt für Punkt Druck aus.

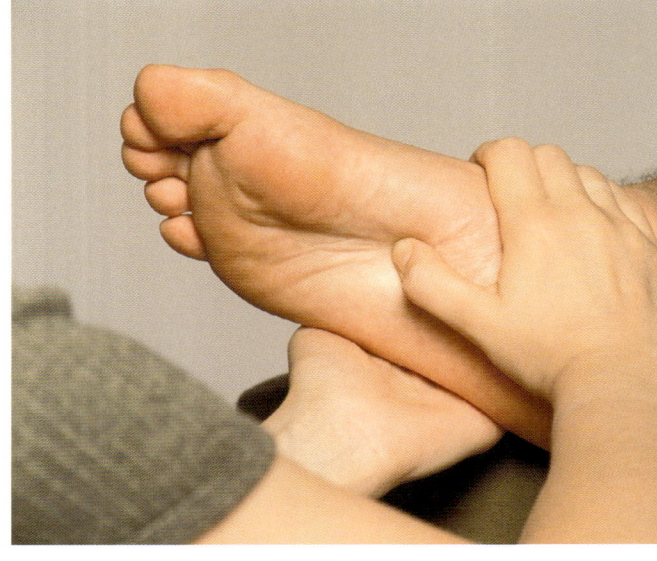

Magen- und Dünndarmzone können Sie in Längs- und Querrichtung massieren. Stützen Sie den Fuß mit der freien Hand.

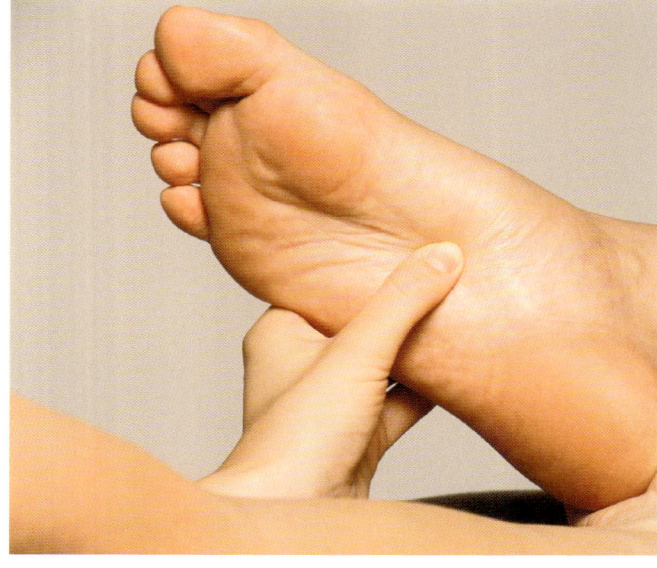

Behandeln Sie die Leberzone in längs und quer verlaufenden Arbeitsgängen. Wenden Sie an empfindlichen Zonen konstanten Druck an.

Die Massage der Zonen für die Verdauungsorgane

Die Massage der Verdauungszonen leiten Sie zunächst mit einigen Streichungen ein. Umfassen Sie den Fuß mit der einen Hand am Fußrücken und mit der anderen Hand an der Fußsohle, und streichen Sie mit beiden Händen von der Fußwurzel bis zu den Zehenspitzen.

Die Massage der Speiseröhrenzone

Die Zone für die Mundhöhle und den Beginn der Speiseröhrenzone auf der Großzehenrückseite können Sie mit der Kuppe Ihres Zeigefingers bearbeiten.
Die Speiseröhrenzone auf der Fußsohle massieren Sie mit der Daumenkuppe Punkt für Punkt. Die Richtung der Massage verläuft von den Zehen zum Fußgewölbe hin.

Die Massage der Magen- und Dünndarmzone

Die Magen- und Dünndarmzone erreichen Sie am besten, wenn Sie den Fuß etwas nach außen legen. Stützen Sie den Fuß mit der freien Hand, und bearbeiten Sie die Zonen mit der Daumenkuppe in Längs- und auch in Querrichtung.

Die Massage der Leberzone

Die Leberzone erstreckt sich beidseits an den Innenbereichen der Fußgewölbe. Die Leberzone behandeln Sie ebenfalls mit längs und quer verlaufenden Arbeitsgängen. Auf der rechten Fußsohle in Höhe der Basis des dritten Mittelfußknochens befindet sich die Gallenblasenzone. Mitunter ist diese Zone sehr schmerzempfindlich. Verweilen Sie hier mit konstantem Druck: Üben Sie einen für Ihren Partner oder Ihre Partnerin verträglichen Druck für ein bis zwei Minuten aus.

Die Massage der Dickdarmzone

Der Dickdarm lässt sich in mehrere Anteile gliedern. Man kann einen aufsteigenden, quer verlaufenden und absteigenden Anteil abgrenzen. Die Endstrecke ist das Rektum. Diese Zone lokalisieren Sie am inneren Rand der Fußsohle in Höhe der Ferse. Die Massagerichtung entspricht dem Verlauf des Dickdarms, d. h. sie beginnt am aufsteigenden Dickdarm und endet am Rektum.

Die Massage der Zone für den aufsteigenden Dickdarm

Die Zone für den aufsteigenden Dickdarm massieren Sie Punkt für Punkt mit der Daumenkuppe in Längsrichtung. Beginnen Sie im Bereich der rechten Ferse, massieren Sie Punkt für Punkt in Höhe des vierten Mittelfußknochens.

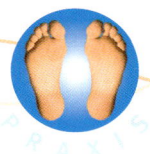

Die Massage der Zone für den quer verlaufenden Dickdarm
Diese Zone nimmt ihren Verlauf von der Basis des vierten Mittelfußknochens und verläuft quer über beide Fußgewölbe auf den linken Fuß. Folgen Sie diesem Verlauf, indem Sie mit der Daumenkuppe im Querverlauf diese Zone Punkt für Punkt massieren.

Die Massage der Zone für absteigenden Dickdarm und Rektum
Die Zone des absteigenden Teils des Dickdarms beginnt an der Basis des vierten Mittelfußknochens des linken Fußes.
Massieren Sie abwärts, parallel zur Fußaußenkante, und gehen Sie schließlich an der Ferseninnenseite über zur Rektumzone. Massieren Sie hier Punkt für Punkt in Richtung der Zehen.

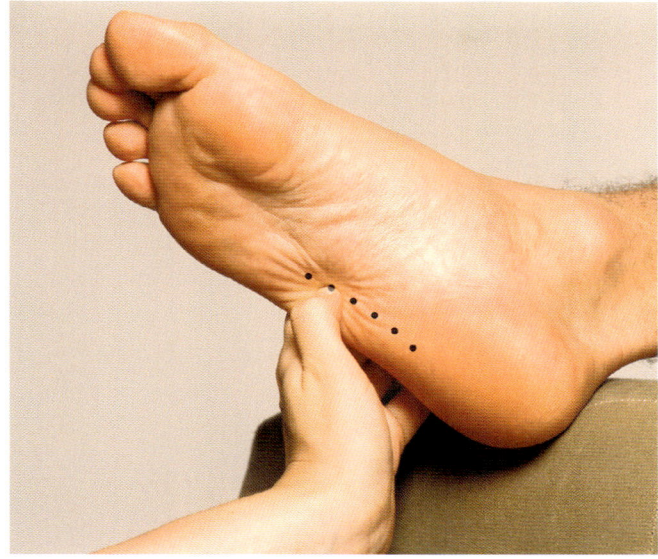

Mit der Daumenkuppe massieren Sie Punkt für Punkt von der Ferse in Richtung des vierten Mittelfußknochens.

Links: Die Zonen für Dickdarm und Rektum sind auf der Fußsohle zu finden.

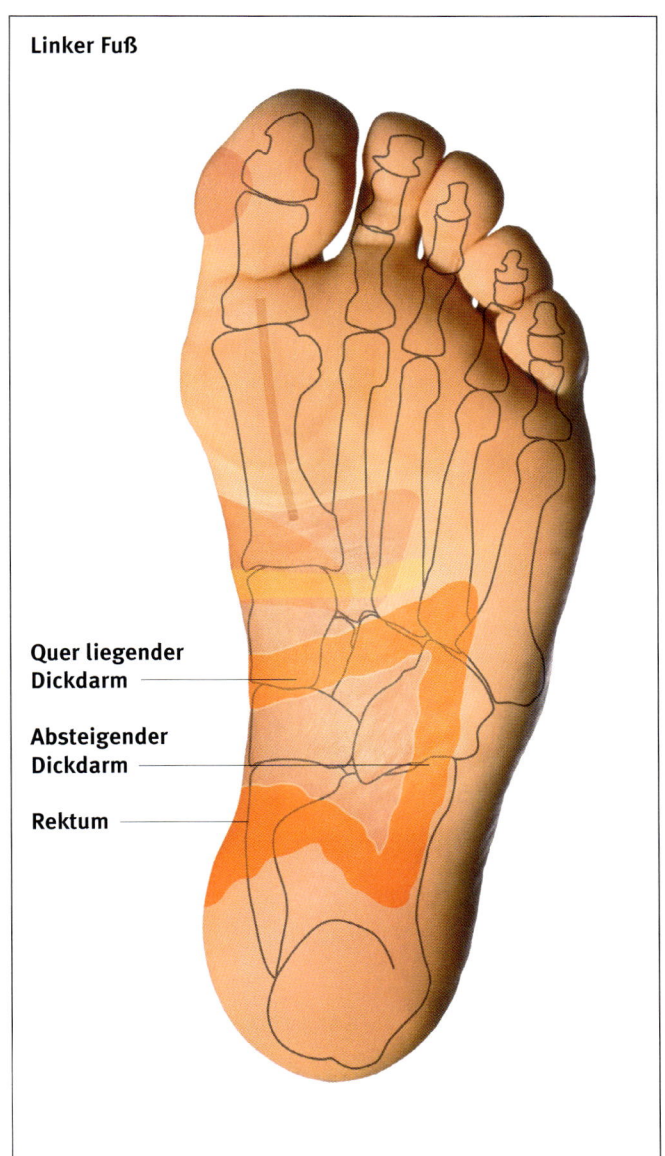

Linker Fuß

Quer liegender Dickdarm

Absteigender Dickdarm

Rektum

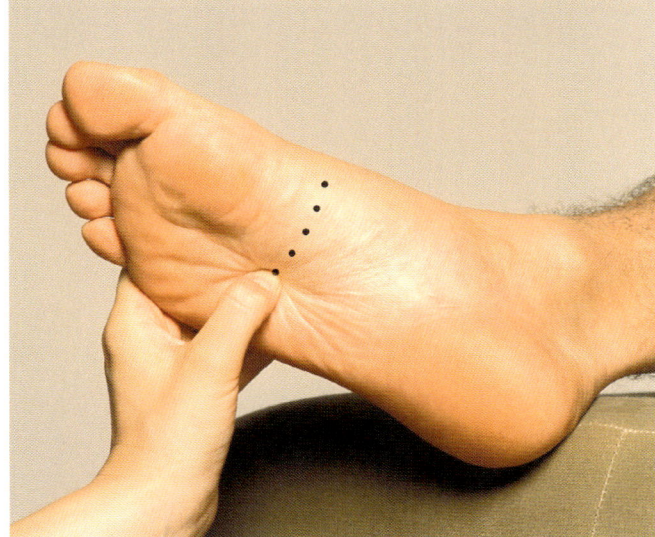

Rechts Mitte: Massieren Sie die Dickdarmzone ihrem Verlauf folgend Punkt für Punkt.

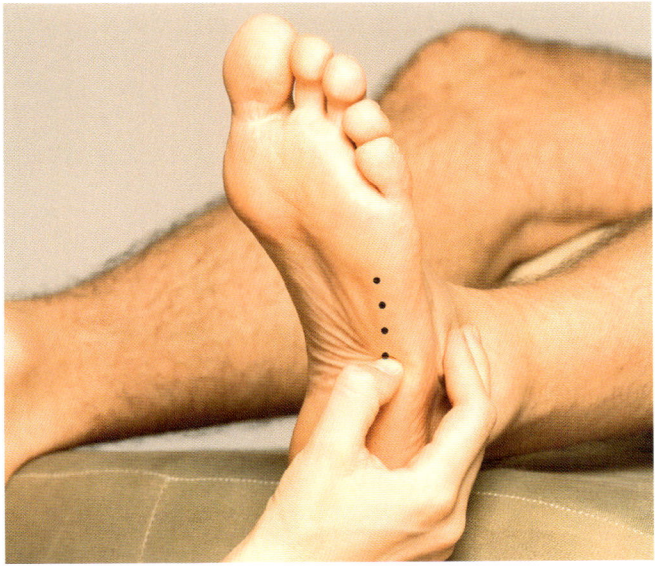

Rechts unten: Massieren Sie die Zone für den absteigenden Dickdarm parallel zur Fußaußenkante.

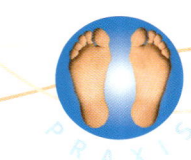

Das Lymphsystem

Das Lymphsystem besteht aus feinen Gefäßen, die wie ein zartes Netz die Zellen des Körpers umspinnen. Sie vereinigen sich zu größeren Lymphbahnen, die letztendlich wieder Anschluss an den Blutkreislauf haben.

Man unterscheidet zwischen den primären, zentralen Lymphorganen (Thymus, Knochenmark), die der Bildung, Entwicklung und Reifung der Lymphzellen dienen, und den sekundären, peripheren Lymphorganen wie Lymphknoten, Milz und das lymphatische Gewebe der Haut und Schleimhäute (Rachenmandeln, lymphatisches Darmgewebe). Die Lymphflüssigkeit ist eine hellgelbe Flüssigkeit, die durch den Austritt von Flüssigkeit aus dem Blut entsteht. Sie ist eiweiß- und nährstoffreich und enthält darüber hinaus Lymphzellen, die der körpereigenen Abwehr dienen. Über ein System von Kanälen und Bahnen mit dazwischengeschalteten Lymphknoten wird die Lymphflüssigkeit gefiltert und letztendlich über den so genannten Ductus thoracicus dem Blutkreislauf wieder zugeführt.

Zwischengeschaltete Lymphknoten dienen im Wesentlichen als Filter. Körperfremde Stoffe werden hier herausgefiltert und eliminiert.

Geschwollene, schmerzhafte Lymphknoten sind Zeichen maximaler Aktivität und bedeuten, dass hier entsprechende Immunprozesse im Gange sind. Die Lymphknoten werden von einer Gewebekapsel umgeben, die bei zunehmender Schwellung der Knoten unter Spannung gerät und Schmerzen verursacht.

Ein funktionierendes Lymphsystem ermöglicht also die Abwehr von körperfremden Stoffen, sorgt aber auch gleichzeitig für eine reibungslose Zirkulation der Lymphflüssigkeit. Werden Abschnitte des Lymphsystems verletzt, kommt es zu massiven Flüssigkeitsstauungen (z. B. dem Lymphödem im Arm nach operativem Entfernen der Achsellymphknoten).

Die Massage der Zonen für die entsprechenden Lymphgebiete aktiviert und unterstützt das Lymphsystem bei seinen Aufgaben und fördert damit die körpereigene Abwehrkraft.

Das Lymphsystem besteht aus den Lymphbahnen, Lymphknoten und den Organen Milz und Thymusdrüse.

Thymus

Milz

PRIMÄRE LYMPHOE-PITHELIALE ORGANE	FUNKTION
Knochenmark, Thymus	Bildung der so genannten Lymphozyten

SEKUNDÄRE LYMPHATISCHE ORGANE	FUNKTION
Lymphknoten	Reaktion der Lymphozyten mit eindringenden Keimen
Rachen- und Gaumenmandeln	Infektabwehr im Nasen-Rachenraum
Milz	Abbau alter Blutzellen
Immunsystem des Darms	Abwehr und Zerstörung von Keimen und nicht körpereigenen Geweben

Die Thymusdrüse

Die Thymusdrüse liegt hinter dem Brustbein. Sie entfaltet ihre maximale Aktivität vom Kindesalter bis zur Pubertät. Bereits nach dem Eintritt der Geschlechtsreife beginnt die Rückbildung dieses Organs. Im Thymus werden die für die Abwehr wichtigen Lymphzellen (T-(=Thymus-)Lymphozyten) gebildet.

Die Milz

Beim Erwachsenen zählt das lymphatische Organ Milz nicht zu den lebenswichtigen Organen, da ihre Funktionen von der Leber, vom Knochenmark und anderen lym-

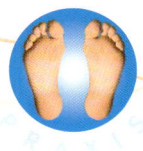

phatischen Organen übernommen werden können. Sie liegt in der linken Körperhälfte hinter dem Magen. Die Milz ist wichtig für den Abbau von veralteten und geschädigten Blutzellen und für die Aufrechterhaltung der körpereigenen Abwehr.

Die Lokalisation der Reflexzonen für die Lymphorgane

Die Zone für das Lymphgebiet der Kopf- und Halsregion liegt im Bereich der Zehenzwischenräume (»Schwimmhäute«). Seitlich unterhalb des Großzehengrundgelenks auf dem ersten Mittelfußknochen liegt die Zone für den Thymus. Auf gleicher Höhe befindet sich zwischen dem vierten und fünften Mittelfußstrahl die Zone für das Lymphgebiet der Achsel. Die Milzzone finden Sie an der Basis des vierten und fünften Mittelfußknochens.
Die Zone für das Lymphgebiet der unteren Körperhälfte zieht sich bandförmig über den Fußrücken in Höhe des Sprunggelenks. Die Zone für das Lymphgebiet der rückseitigen und seitlichen Oberschenkelregion verläuft an der Unterkante des Wadenbeins und vereinigt sich auf dem Fußrücken mit der Zone für das Lymphgebiet der Leistenbeuge.

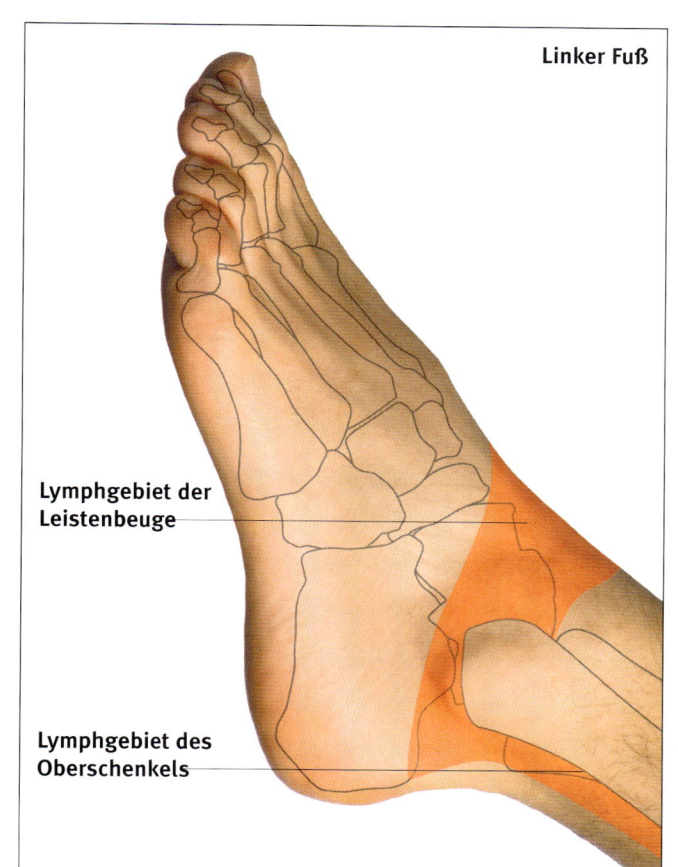

Linker Fuß

Lymphgebiet der Leistenbeuge

Lymphgebiet des Oberschenkels

Die Zone für das Lymphgebiet der Leistenbeuge verbindet sich über der Ferse mit der Zone des Oberschenkellymphgebiets.

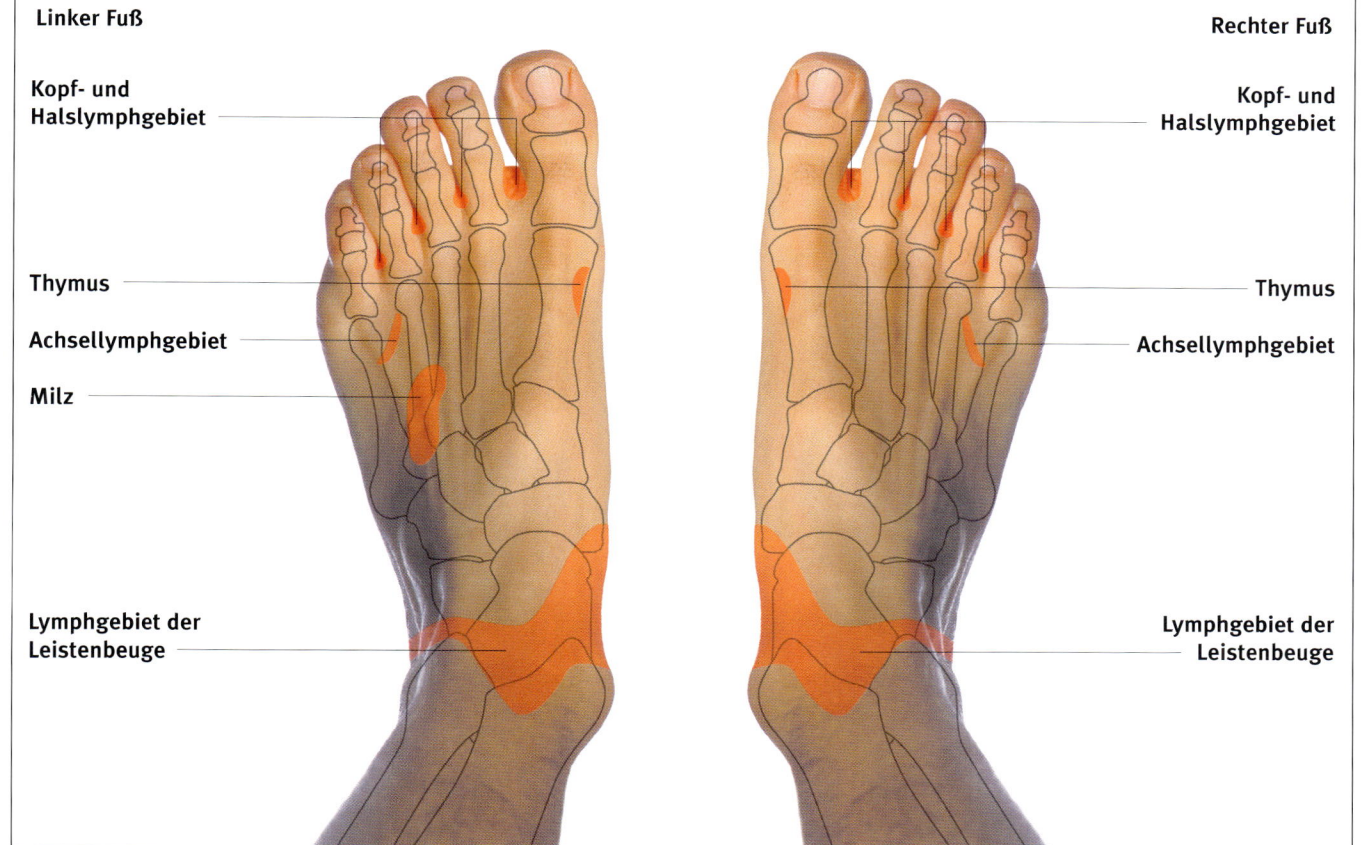

Linker Fuß

Rechter Fuß

Kopf- und Halslymphgebiet

Thymus

Achsellymphgebiet

Milz

Lymphgebiet der Leistenbeuge

Kopf- und Halslymphgebiet

Thymus

Achsellymphgebiet

Lymphgebiet der Leistenbeuge

Die Zonen für das Lymphsystem sind im Wesentlichen auf dem Fußrücken und der Knöchelregion abgebildet.

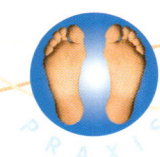

Die Massage der Zonen des Lymphsystems

Die Massage der Zonen des Lymphgebiets harmonisiert und fördert die Tätigkeit des Lymphsystems. Sie bietet daher eine gute Vorbeugung gegen Beschwerden, die durch ein schwaches Immunsystem hervorgerufen werden. Dies zeigt sich beispielsweise durch eine vermehrte Neigung zu Erkrankungen, die durch Viren, Bakterien und Pilze hervorgerufen werden. Die Zonen der Lymphgebiete von Kopf, Hals, Achselregion und Thymus lassen sich mit den Zeigefingerkuppen gut auf dem Fußrücken massieren. Die Hautfalten der Zehenzwischenräume

dagegen können Sie mit dem Pinzettengriff bearbeiten (→ Abbildung links oben).

Die Massage der Zone für das Lymphgebiet des Kopfes
Die Zone für das Lymphgebiet des Kopfes massieren Sie mit dem so genannten Pinzettengriff auf dem Fußrücken. Setzen Sie Daumen und Zeigefinger in Höhe der Grundgelenke auf, gleiten Sie nun mit beiden Fingern zehenwärts, bis Sie die Haut der Zehenzwischenräume zwischen Daumen- und Zeigefingerbeere zu fassen bekommen. Dehnen Sie diese Zone vorsichtig nach unten, indem Sie die Daumenkuppe als Drehpunkt benutzen. Dehnen Sie anschließend in der gleichen Weise auch in Richtung Fußrücken. Hierbei benutzen Sie die Fingerspitze als Drehpunkt.

Die Massage der Zone für die Achsellymphknoten
Die Zone für die Achsellymphknoten befindet sich zwischen dem vierten und fünften Mittelfußknochen. Auf dem Fußrücken massieren Sie diese Zone mit dem Zeigefinger Punkt für Punkt in Richtung Zehenspitze.

Links oben: Fassen Sie die Hautfalte mit dem Pinzettengriff, und dehnen Sie sie vorsichtig nach oben und nach unten.

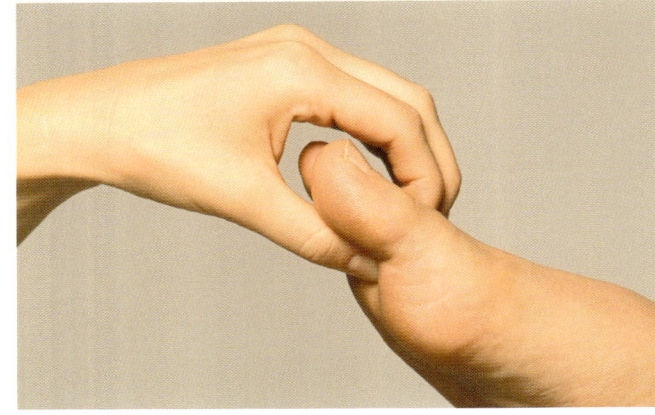

Rechts: Die Zonen der Lymphgebiete von Kopf, Hals, Achseln und des Thymus liegen auf dem Fußrücken sowie zwischen den Zehen.

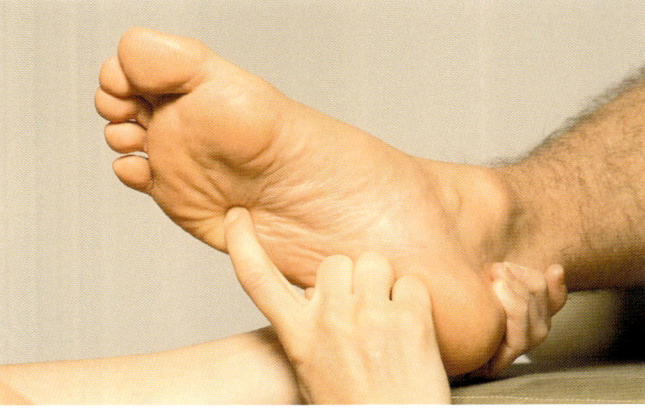

Links Mitte: Massieren Sie die Zone für die Achsellymphknoten Punkt für Punkt in Richtung der Zehen.

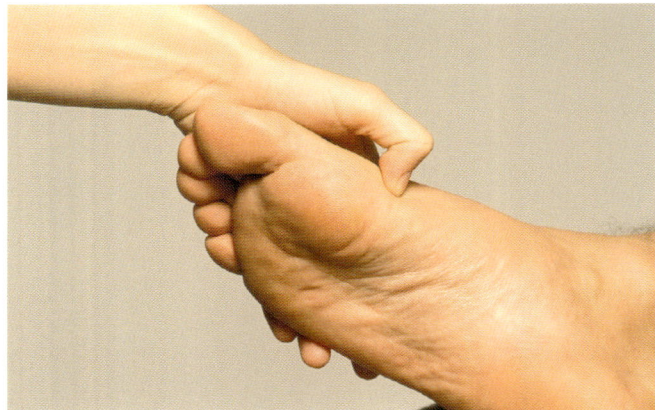

Links unten: Die Thymuszone massieren Sie auf dem Fußrücken fersenwärts.

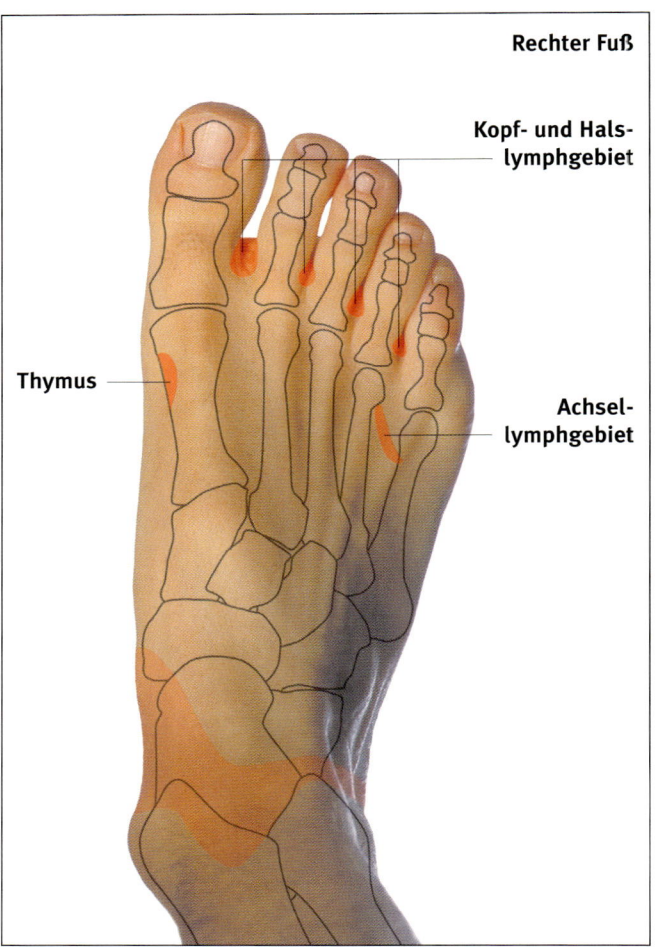

Rechter Fuß

Kopf- und Hals-lymphgebiet

Thymus

Achsel-lymphgebiet

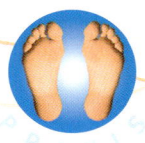

Die Massage der Thymuszone

Die Thymuszone befindet sich unterhalb des Großzehen-grundgelenks an der Außenseite des Mittelfußknochens. Massieren Sie diese Zone von oben nach unten, d. h. von den Zehen ausgehend in Richtung Ferse.

Die Zone für die Lymphgebiete der Bein- und Beckenregion zieht sich um die Knöchel herum. Sie überlagert sich im Übrigen mit der Zone für die Geschlechtsorgane.

Die Massage der Zone für das Lymphgebiet der unteren Körperregion

Die Zone für die Lymphgebiete der unteren Körperregion wird zunächst von der Fußinnenseite massiert. Beginnen Sie mit Ausstreichungen im unteren Wadendrittel unterhalb des Schienbeinknochens mit dem Daumenballen oder Zeige- und Mittelfinger in Richtung Ferse. Massieren Sie mit den Fingerspitzen um die Ferse herum bis zum Fußrücken. Die freie Hand hält und stützt den Fuß an der Ferse.

Unterschenkel und Fußaußenseite erreichen Sie besser mit den Fingerspitzen von Zeige- und Mittelfinger.

Linker Fuß

Lymphgebiet der Leistenbeuge

Lymphgebiet des Oberschenkels

Streichen Sie unterhalb des Wadenbeins in Richtung Ferse, massieren Sie anschließend mit dem Daumenballen um die Ferse herum in Richtung Fußrücken.

Die Massage der Zone für die Lymphknoten der Achsel

Diese Zone behandeln Sie auf der Fußsohle mit der Daumenkuppe. Die Zone finden Sie am vierten und fünften Mittelfußknochen in Höhe der Zehengrundgelenke. Massieren Sie diese Zone mit sanftem Daumendruck in Richtung Zehenspitzen. Beenden Sie die Massage der Zone für die Lymphregion mit sanften Ausstreichungen.

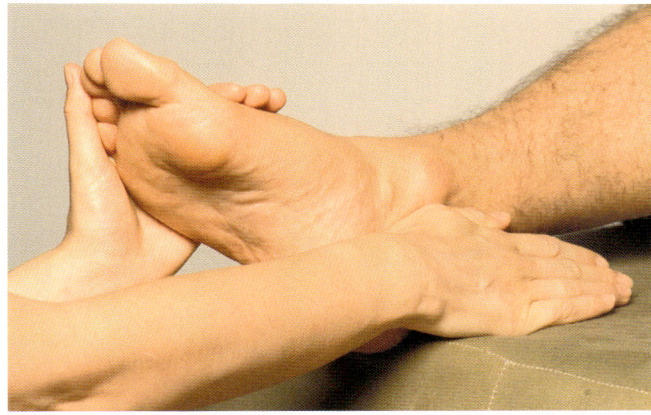

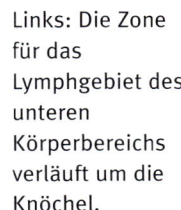

Rechts oben: Streichen Sie mit dem Daumen vom unteren Drittel des Unterschenkels in Richtung Ferse und weiter um den Knöchel herum.

Links: Die Zone für das Lymphgebiet des unteren Körperbereichs verläuft um die Knöchel.

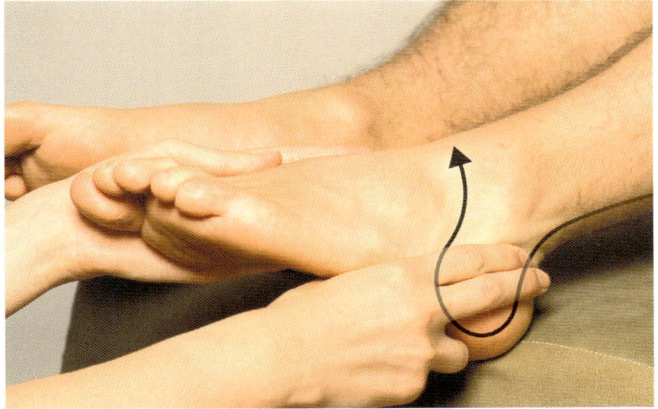

Rechts Mitte: Massieren Sie mit Zeige- und Mittelfinger unterhalb des Wadenbeins zur Ferse, anschließend um die Ferse herum.

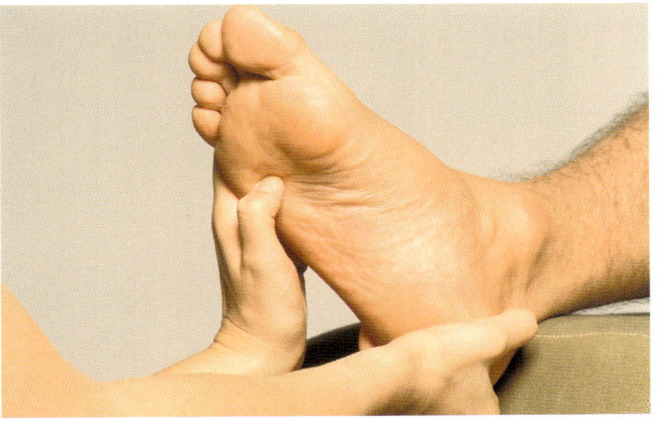

Rechts unten: Die Zone für die Achsellymphregionen massieren Sie mit der Daumenkuppe in Richtung der Zehen.

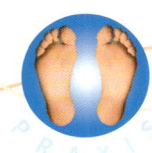

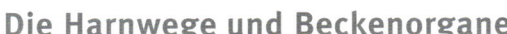
Die Harnwege und Beckenorgane

Die ableitenden Harnwege bestehen aus Nieren, Harnleitern und der Blase. Die Nieren sind bohnenförmige, paarig angelegte Organe. Sie liegen beidseits der Wirbelsäule, etwas unterhalb der letzten Rippen. Die Nieren sind das wichtigste Ausscheidungsorgan des Körpers. Täglich filtern sie aus rund 1500 Litern Blut die auszuscheidenden Stoffe ab. Diese gelangen mit dem Harn über die Harnleiter zur Blase und werden ausgeschieden. Pro Tag produzieren die Nieren eineinhalb bis zwei Liter Harn. Sie sind aber auch an zahlreichen anderen Aufgaben in unserem Körper beteiligt, wie beispielsweise der Regulation des Wasserhaushalts, der Bildung von roten Blutkörperchen und – über die Nebennieren – der Regulation des Blutdrucks. Dies sind allerdings nur einige Aufgaben. Würden beide Nieren gleichzeitig ihren Dienst versagen, so würde ohne ärztliche Therapie nach kurzer Zeit der Tod eintreten.

Der in der Niere gebildete Harn gelangt über die Harnleiter zur Blase. Die Harnleiter sind Muskelschläuche mit einer Länge von etwa 30 Zentimetern, welche beidseits in die Blase münden.

Die Blase selbst liegt im kleinen Becken hinter dem Schambein. Sie ist ein muskuläres Hohlorgan mit einem Fassungsvermögen von einem viertel bis zu einem halben Liter. Der so genannte Blasenschließmuskel verschließt die Harnröhre und verhindert, dass Harn ungewollt über die Harnröhre austreten kann.

Im Beckenbereich befinden sich weiterhin auch die Geschlechtsorgane, bei der Frau Eierstöcke, Eileiter und Gebärmutter. Beim Mann sind dies Prostata, Hoden und Samenleiter.

Die Lokalisation der Reflexzonen für die Harnwege und Beckenorgane

Die Nierenzone ähnelt in ihrer Form der Gestalt der Niere selbst. Die Zone ist in etwa bohnengroß und befindet sich im Bereich der Basis des dritten Mittelfußknochens. Die Zone der Harnleiter verläuft schräg von der Nierenzone ausgehend bis zur Innenseite der Fersenregion.

Die Blasenzone selbst liegt gut zwei Querfinger unterhalb und etwas fersenwärts des tastbaren Unterrands des Knöchels. Noch weiter fersenwärts liegt die Zone für die männlichen Geschlechtsorgane Prostata, männliches Glied und Hoden.

Die Zone für die Gebärmutter liegt genau unter der Blasenzone, allerdings fußsohlenwärts. Um den Fuß herum erstreckt sich die Zone für den Eileiter bzw. den Samenstrang. Auf der Fußaußenseite, etwa zwei Querfinger unterhalb des Knöchels und ein wenig fersenwärts liegt die Zone für die Eierstöcke.

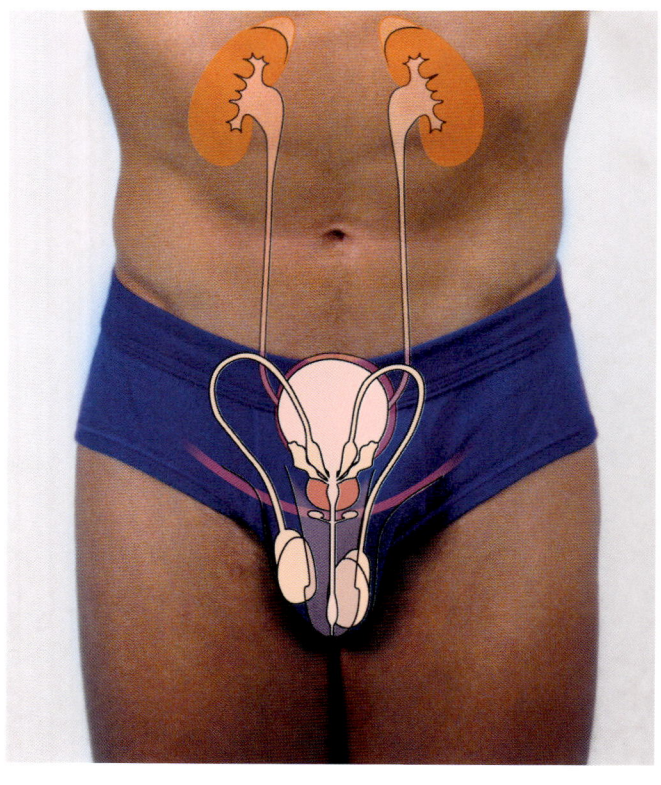

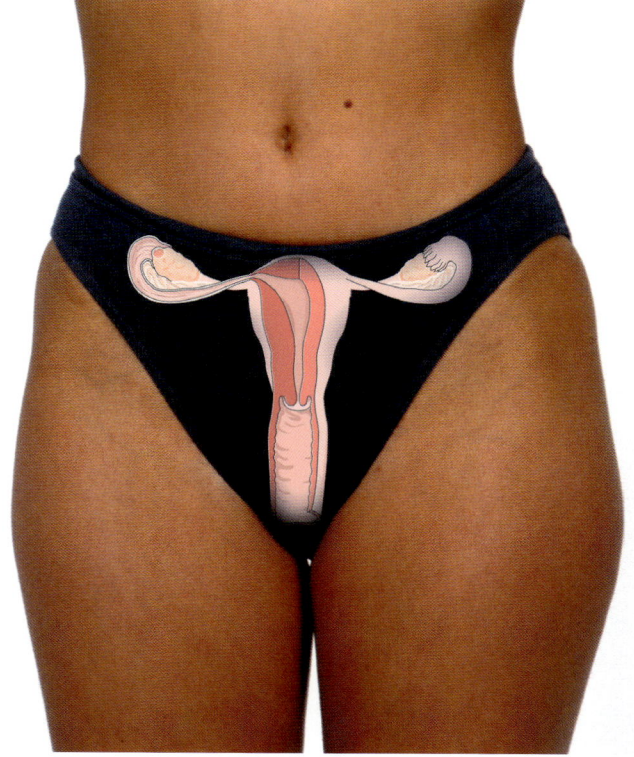

Links und rechts: Die Geschlechtsorgane befinden sich im Beckenbereich des menschlichen Körpers.

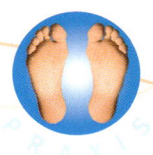

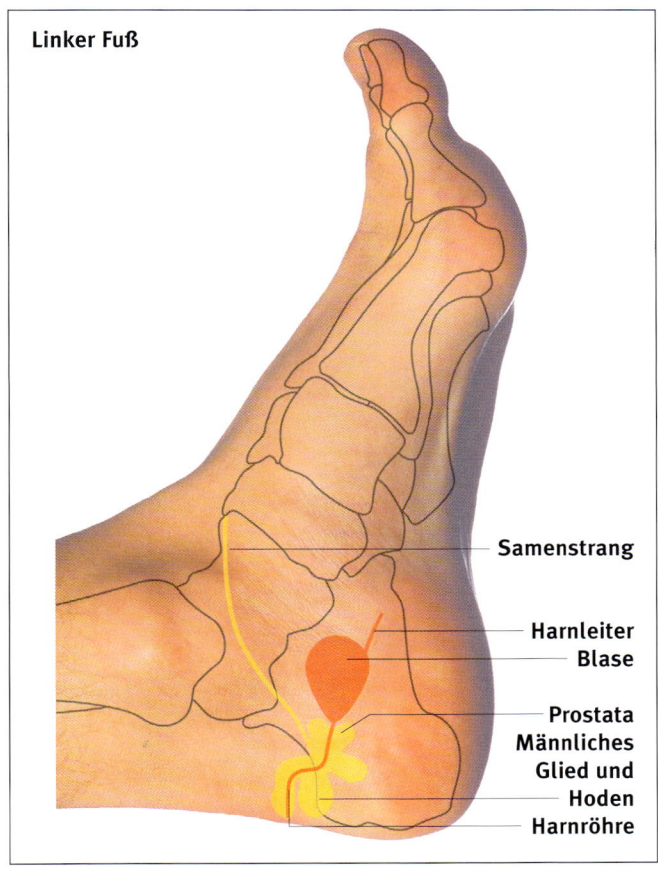

Linker Fuß

Samenstrang

Harnleiter
Blase

Prostata
Männliches
Glied und
Hoden
Harnröhre

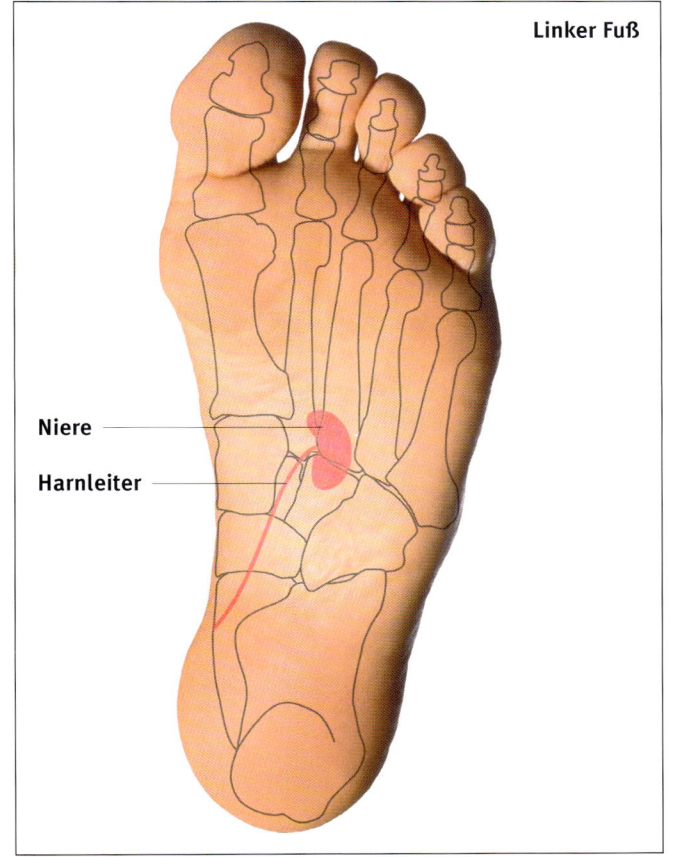

Linker Fuß

Niere

Harnleiter

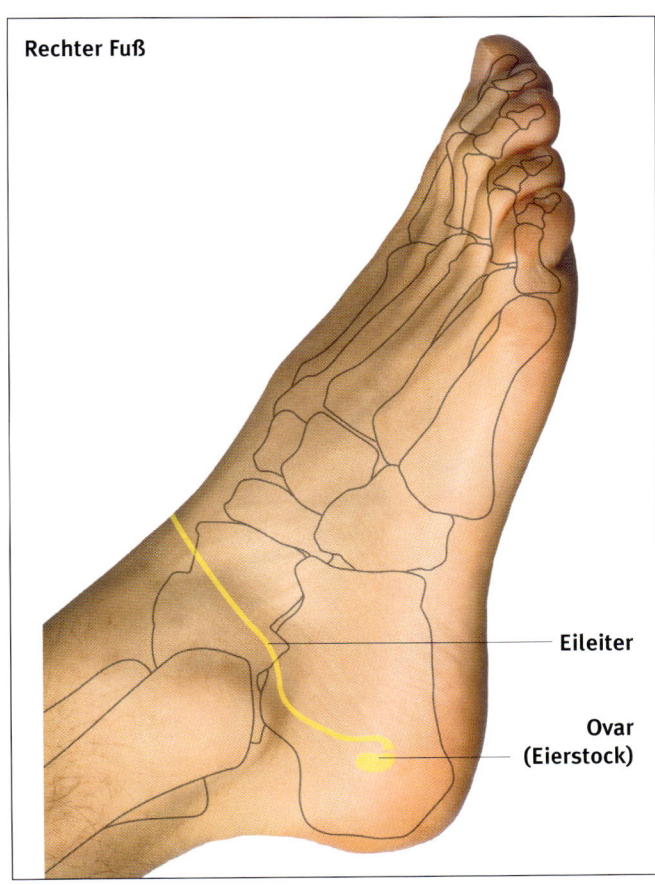

Rechter Fuß

Eileiter

Ovar
(Eierstock)

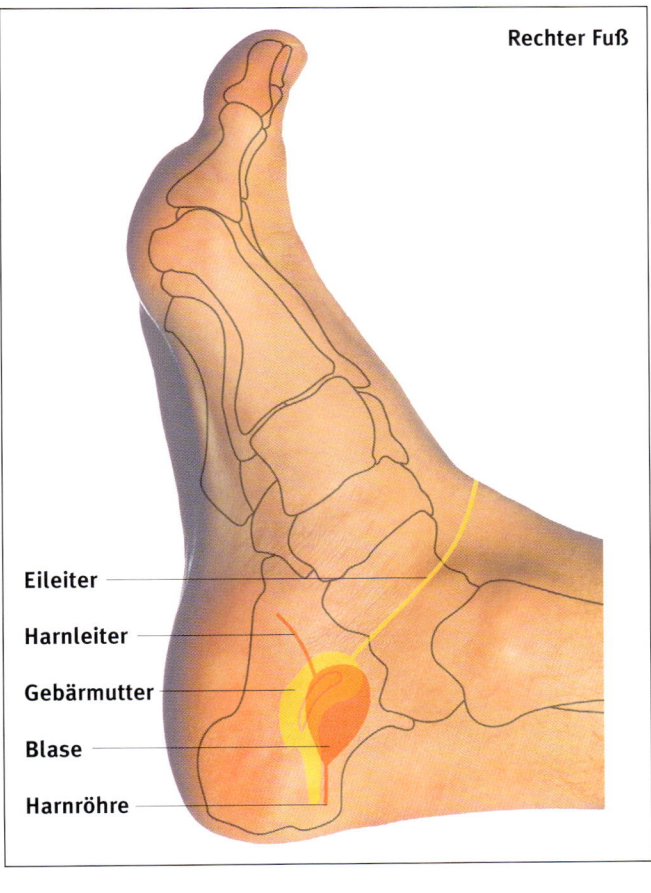

Rechter Fuß

Eileiter

Harnleiter

Gebärmutter

Blase

Harnröhre

Links: Die Zonen der männlichen Geschlechts-organe liegen unterhalb des Innenknöchels.

Rechts: Die Harnleiterzone schließt sich an die Nierenzone an.

Links: Die Zonen für die weiblichen Geschlechts-organe ziehen sich von der Fußaußenseite ...

Rechts: ... bis zur Fußinnnenseite unterhalb des Knöchels.

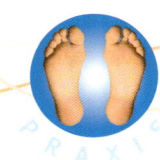

Die Massage der Harnwegs- und Beckenzonen

Die Nierenzone ist eine sehr kleine Zone, die Sie am besten mit der Daumenkuppe massieren. Gleiches gilt für die sehr dünne Zone des Harnleiters, die schräg zum Fersenrand verläuft. Die Haut in der Fußsohlenmitte ist weniger dick als im Ballenbereich oder unter den Zehen. Bitte beginnen Sie Ihre Massage hier sehr vorsichtig, und achten Sie auf kurze Fingernägel.

Die Massage der Nierenzone

Die Nierenzone finden Sie an der Basis des dritten Mittelfußknochens. Tasten Sie auf dem Fußrücken den Zwischenraum zwischen dem zweiten und dritten Mittelfußknochen, fahren Sie mit der Spitze des Zeigefingers diesen Zwischenraum entlang, bis Sie eine Erhebung bemerken. Legen Sie nun den Daumen gegenüber der Zeigefingerkuppe auf die Fußsohle. Etwa in der Mitte des Fußgewölbes, ein wenig nach außen, liegt die Nierenzone.

Die Massage der Harnleiterzone

Die Harnleiterzone ist eine feine Linie, die sich an die Nierenzone anschließt und zur mittleren Fersenkante zieht. Massieren Sie diese Zone im Verlauf des Harnwegs von der Zone der Niere in Richtung der Ferse.

Links: Die Blasenzone und die Harnleiterzone massieren Sie mit der Daumenkuppe.

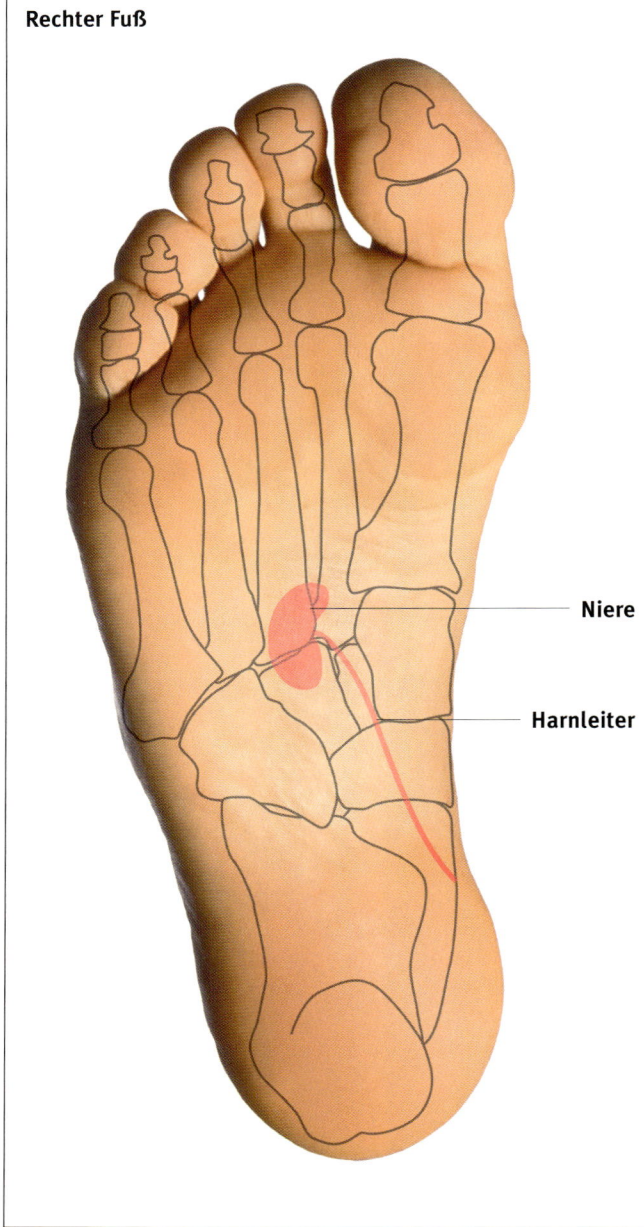

Rechter Fuß

Niere

Harnleiter

Rechts oben: Die Nierenzone massieren Sie ebenfalls mit der Daumenkuppe.

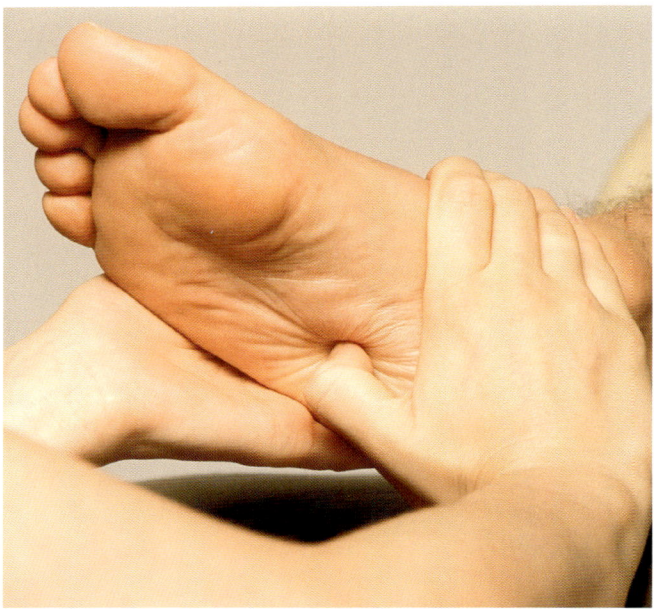

Rechts unten: Massieren Sie die Zone des Harnleiters in der Verlaufsrichtung.

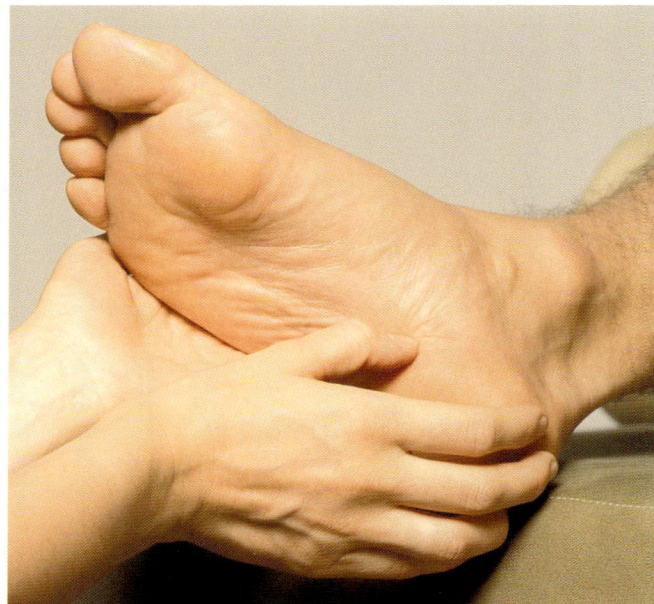

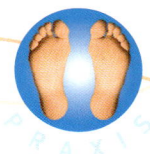

Die Massage der Blasen- und Genitalzone

Die Genitalzone und die Blasenzone befinden sich dicht beieinander an der Fußinnenseite unterhalb des Knöchels, die Gebärmutter liegt etwas fußsohlenwärts, während die männlichen Genitalorgane etwas weiter fersenwärts liegen.

Die Massage der Blasenzone

Die Blasenzone ist ebenfalls eine sehr kleine Zone, die Sie mit dem Daumengang Punkt für Punkt von oben nach unten massieren. Gerade bei Harnwegsinfekten kann diese Zone mitunter sehr schmerzhaft sein. Üben Sie konstanten Druck aus, der von Ihrer Partnerin oder Ihrem Partner toleriert wird, und halten Sie diesen Druck für ein bis zwei Minuten.

Die Massage der Geschlechtszonen

Mit der Massage der Blasenzone erfassen Sie in der Regel die Zonen für die Geschlechtsorgane mit. Beachten Sie hierbei, dass die Zone der Geschlechtsorgane beim Mann etwas weiter fersenwärts liegt, während die der Frau etwas unterhalb der Blasenregion zu finden ist. Massieren Sie dieses Gebiet in mehreren Behandlungsbahnen. Die Zone für die Eierstöcke liegt in Höhe der Blasenzone.

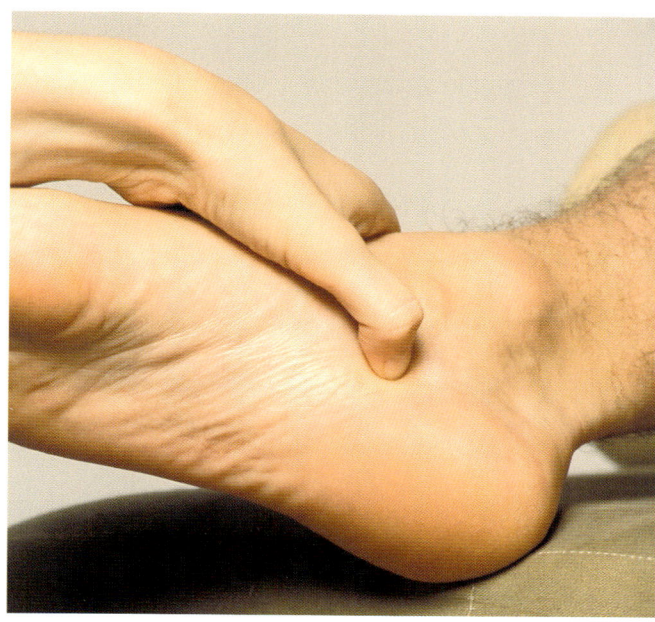

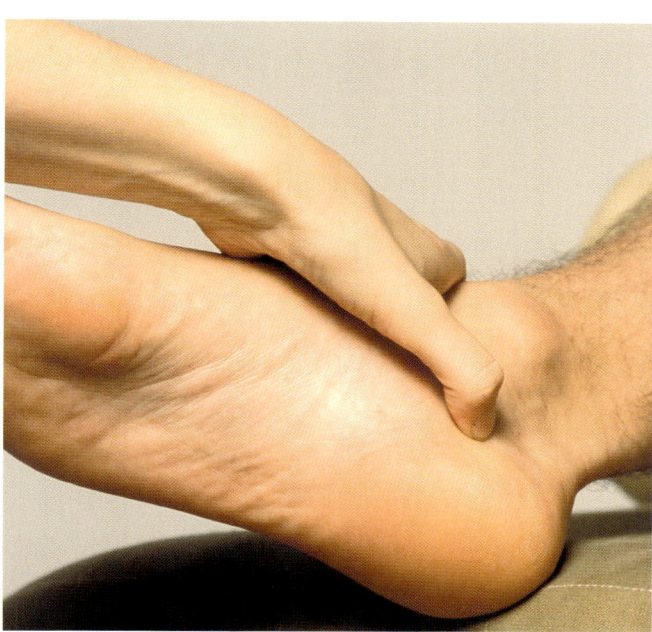

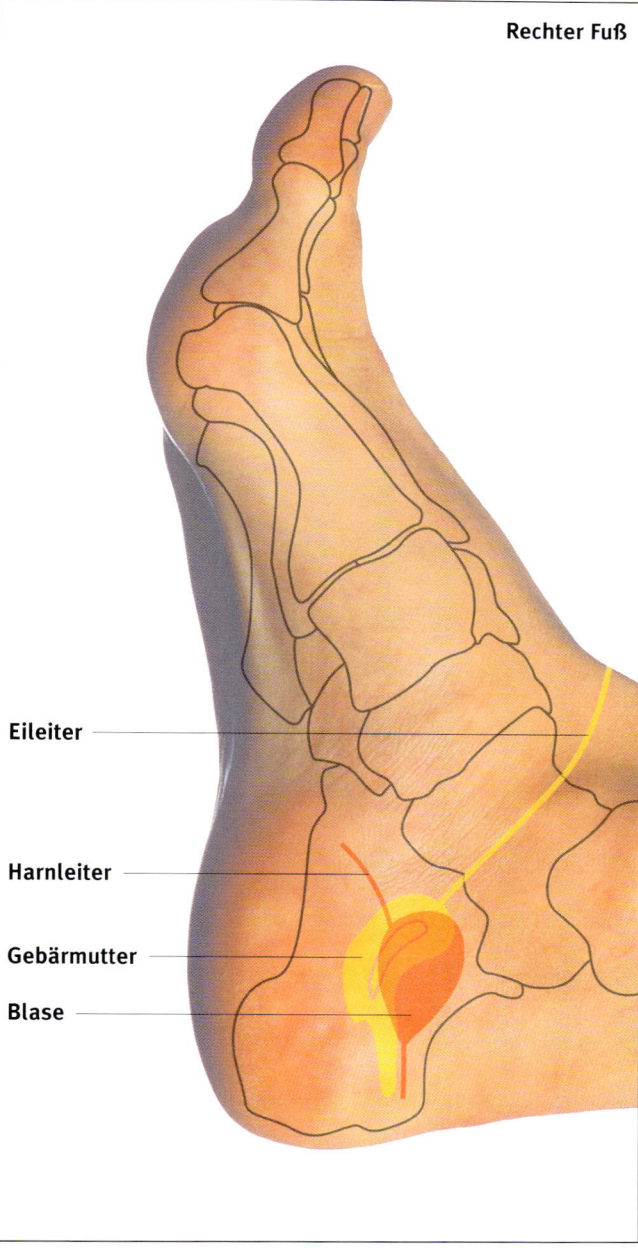

Rechter Fuß

Eileiter

Harnleiter

Gebärmutter

Blase

Links oben: Wenn die Blasenzone sehr schmerzempfindlich ist, üben Sie hier konstanten Druck aus.

Links unten: Die Zonen für die Blase, die männlichen Geschlechtsorgane sowie für die Gebärmutter massieren Sie mit dem Daumen Punkt für Punkt.

Rechts: Die Blasen- und Genitalzone liegen eng beieinander und werden gemeinsam massiert.

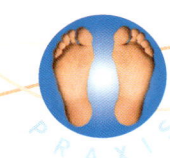

Die Organe des Brustkorbs und das Sonnengeflecht (Solarplexus)

Der Brustkorb umhüllt und schützt mit seinen Rippen und der Muskulatur die Brustorgane Lunge und Herz sowie die großen Blutgefäße, die vom Herz ausgehen. Über den Nasen-Rachenraum gelangt die Atemluft über die Luftröhre und die Bronchien in die Lunge. Dort findet der Gasaustausch zwischen Atemluft und Blut statt: Der Sauerstoff der Atemluft gelangt in das Blut, im Austausch wird Kohlendioxid über die Atemluft abgegeben. Das mit Sauerstoff angereicherte Blut gelangt über die Gefäße in den Vorhof des linken Herzens, um dann über die Hauptschlagader im gesamten Körper verteilt zu werden. Sauerstoffarmes Blut fließt vom Körper über die große Hohlvene in den Vorhof des rechten Herzens, von hier aus wird das sauerstoffarme Blut durch fein aufgeteilte und stark verzweigte Gefäße durch die Lunge gelei-

tet. Hier erfolgt wiederum der Gasaustausch (s. o.), der Zyklus des Blutkreislaufs beginnt von neuem. Die Brusthöhle wird vom Bauchraum durch das Zwerchfell abgegrenzt. Das Zwerchfell ist ein flacher, kuppelförmiger Muskel, der die Atemtätigkeit unterstützt, indem er sich bei der Einatmung senkt und damit den Brustraum erweitert. Bei der Ausatmung hebt sich das Zwerchfell durch die Eigenelastizität, verkleinert den Brustraum und fördert somit die Ausatmung. Stark vereinfacht funktioniert das Zwerchfell wie der Kolben in einer Pumpe: Wird der Kolben nach oben geschoben, verkleinert sich das Kolbenvolumen, und Druck wird abgegeben. Wird der Kolben nach unten gezogen, vergrößert sich der Raum, und Luft wird angesogen. Die Funktion des Zwerchfells und mit ihr die Atmung ist ein vom Gehirn gesteuerter Prozess, der nicht unserer Willkür unterliegt, d. h. die Atmung ist gewissermaßen ein automatischer Prozess. In

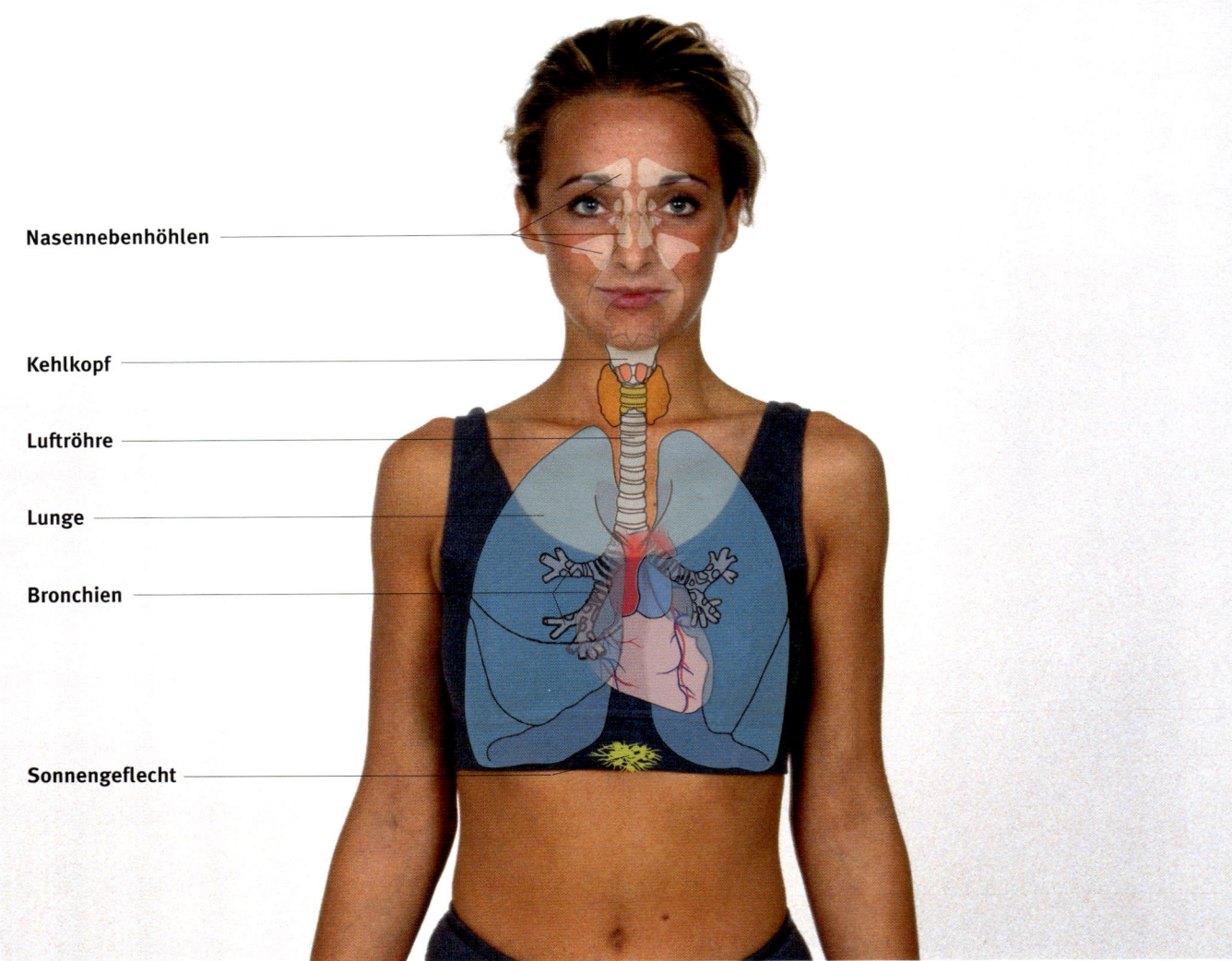

Nasennebenhöhlen

Kehlkopf

Luftröhre

Lunge

Bronchien

Sonnengeflecht

Der Brustkorb umhüllt schützend die empfindlichen Organe Lunge und Herz. Das unter dem Zwerchfell liegende Sonnengeflecht steuert die vegetativen Vorgänge, insbesondere die der Verdauung.

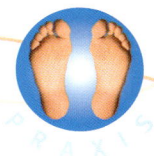

der so genannten Atemruhelage führen wir sechs bis acht Atemzyklen durch. Bei sportlicher Betätigung, Anspannung und Stress erhöht sich die Atemfrequenz. An ihr lässt sich demnach gut die vegetative Verfassung ablesen. Bei einer ruhigen, tiefen und gleichmäßigen Atmung liegt ein ausgeglichener Zustand vor. Bei einer flachen, hastigen und stoßweisen Atmung kann man davon ausgehen, dass der Betreffende in einer eher angespannten Gemütsverfassung ist. Der Solarplexus ist eine große Ansammlung von Nervenzellen, er liegt dicht unter dem Zwerchfell in Höhe der vorderen Magengrube bzw. auf der Vorderseite der Hauptschlagader. Der Solarplexus oder das Sonnengeflecht ist für die Funktion des vegetativen Nervensystems mit verantwortlich. Alle Vorgänge im Körper, die wir nicht willkürlich beeinflussen können, wie Atmung, Herzschlag oder Verdauung, werden vom Solarplexus gesteuert. Die Massage der Zone für das

Sonnengeflecht wirkt daher besonders harmonisierend und entspannend auf das vegetative Nervensystem.

Die Lokalisation der Reflexzonen für die Brustkorborgane und das Sonnengeflecht

Die Nasen-Rachenraum-Zone erstreckt sich auf der Vorderseite der Großzehe um das Grundgelenk herum. Die Lungenzone umfasst das Gebiet der Mittelfußknochen zwei, drei und vier. Die Luftröhrenzone verläuft über das Grundgelenk der Großzehe in die Lungenzone hinein. Die Herzzone erstreckt sich an der Innenkante der Füße über das erste Drittel des ersten Mittelfußknochens. Das Zwerchfellareal verläuft entlang der Basis der ersten vier Mittelfußknochen und setzt sich an der Fußinnenkante im Bereich des inneren Keilbeins fort. Die Sonnengeflechtszone befindet sich an der Basis des ersten Mittelfußknochens auf der Grenze zum ersten Keilbein.

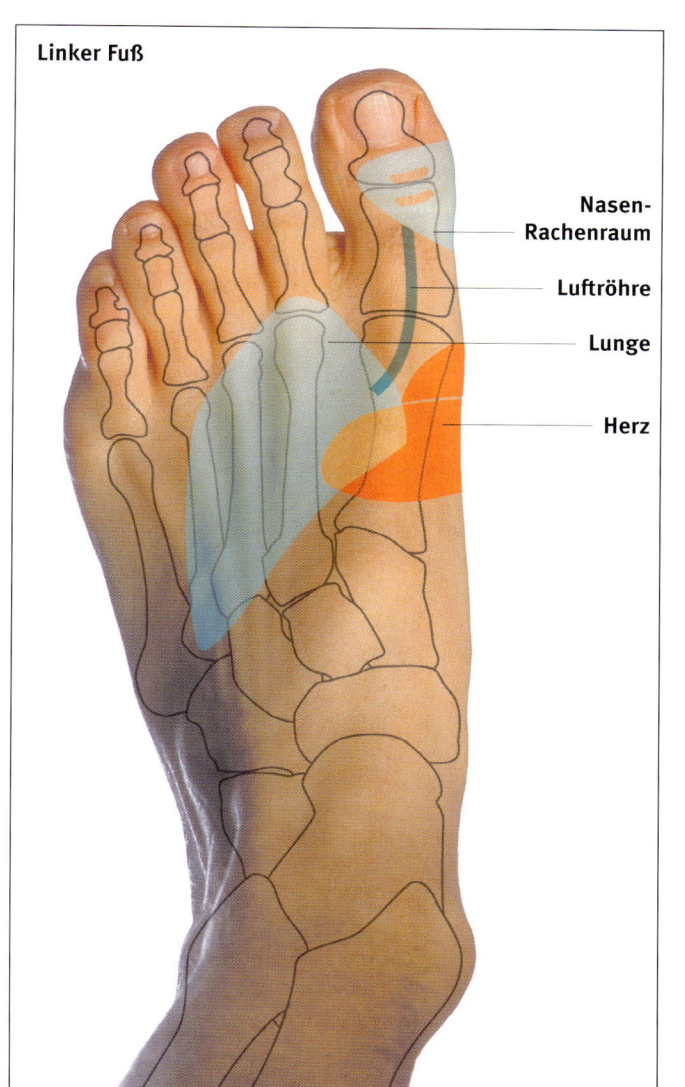

Linker Fuß

Nasen-Rachenraum

Luftröhre

Lunge

Herz

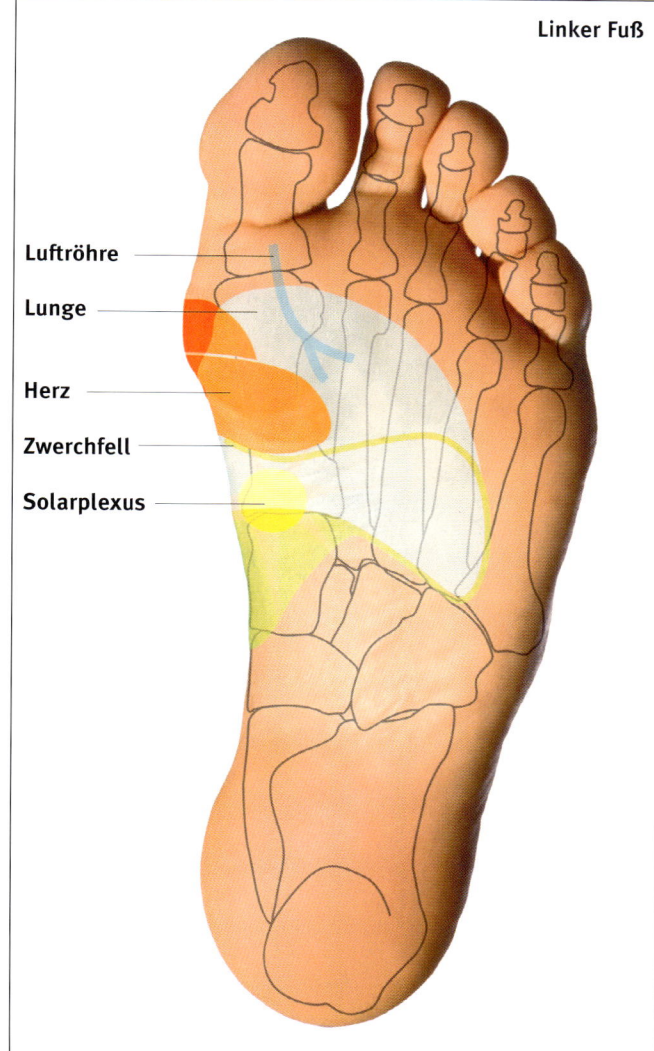

Linker Fuß

Luftröhre

Lunge

Herz

Zwerchfell

Solarplexus

Links: Die Zonen für den Nasen-Rachenraum, die Luftröhre, die Lungen und das Herz sind auf dem Fußrücken lokalisiert.

Rechts: Auf der Fußsohle befinden sich die Zonen für die Luftröhre, die Lunge und das Herz, außerdem die Zonen für das Zwerchfell und den Solarplexus.

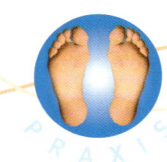

Die Massage der Zonen

Massieren Sie die Zonen für die Brustkorborgane und das Sonnengeflecht auf dem Fußrücken mit der Zeigefinger und auf der Fußsohle mit dem Daumen. Auf dem Fußrücken behandeln Sie nachfolgend die drei Zonen für den Nasen-Rachenraum, die Lunge und das Herz.

Die Massage der Zone für den Nasen-Rachenraum auf dem Fußrücken

Die Zone für den Nasen-Rachenraum verläuft auf der Rückseite der Großzehe um das Endgelenk herum. Diese Zone erreichen Sie am besten mit der Zeigefingerkuppe, massieren Sie hier in Längs- und in Querrichtung.

Die Massage der Lungenzone auf dem Fußrücken

Die Lungenzone auf dem Fußrücken massieren Sie mit der Fingerkuppe. Beginnen Sie an der nahe der Zehen gelegenen Einkerbung zwischen den ersten beiden Mittelfußknochen, massieren Sie Punkt für Punkt in Längsrichtung zwischen den einzelnen Mittelfußknochen.

Die Massage der Herzzone auf dem Fußrücken

Die Herzzone befindet sich etwas oberhalb des ersten Zehengrundgelenks in der ersten Zone und ist am linken Fuß etwas ausgedehnter als am rechten Fuß. Auch diese Zone bearbeiten Sie Punkt für Punkt in Längsrichtung mit der Fingerkuppe. Auf der Fußsohle massieren Sie folgende Zonen: Lunge, Herz, Zwerchfell und Solarplexus.

Links oben: Die Zone für den Nasen-Rachenraum massieren Sie in quer und längs verlaufender Richtung, mit der freien Hand stützen Sie den Fuß.

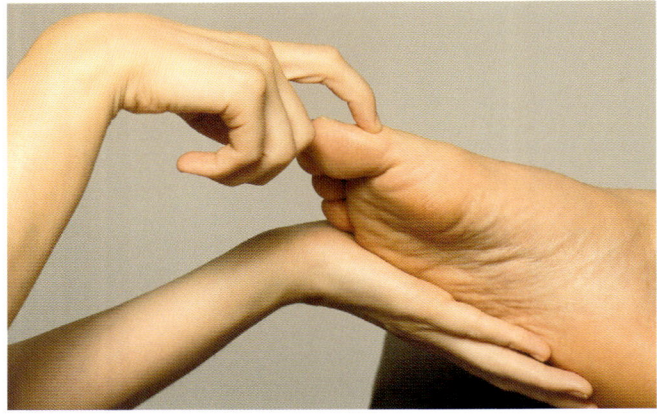

Links Mitte: Die Zwischenräume der Mittelfuß-knochen sind auf dem Fußrücken gut tastbar.

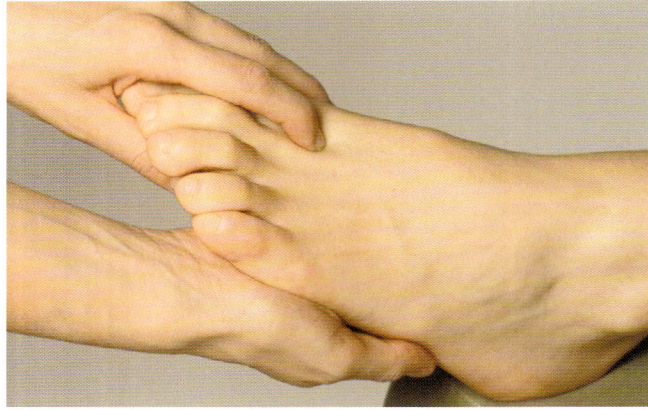

Links unten: Mit der Zeigefinger-kuppe massieren Sie die Herzzone in Längsrichtung.

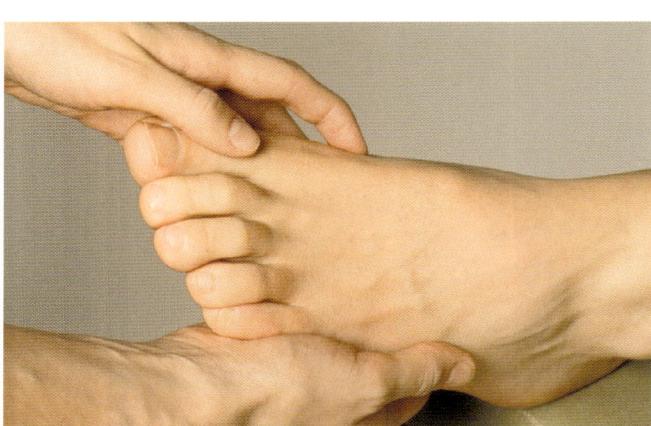

Rechts: Die Zonen für Nasen-Rachenraum, Luftröhre, Lunge und Herz liegen auf dem Fußrücken.

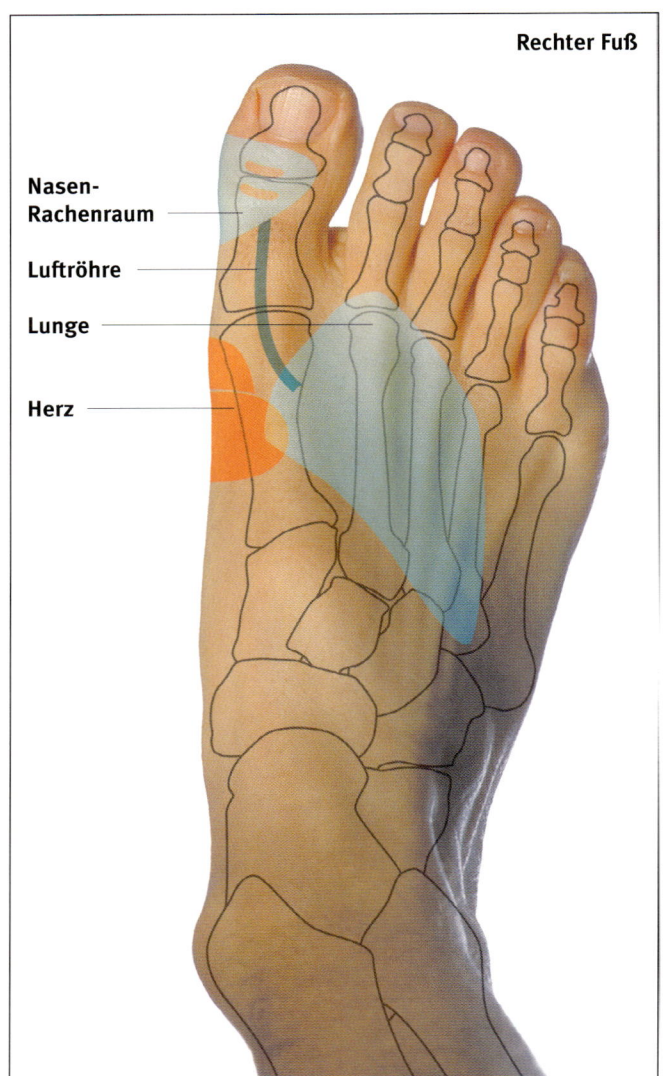

Rechter Fuß

Nasen-Rachenraum

Luftröhre

Lunge

Herz

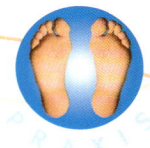

Die Massage der Herzzone auf der Fußsohle

Die Herzzone erstreckt sich jeweils unterhalb des Großzehengrundgelenks über zwei Drittel der Länge des ersten
Mittelfußknochens. Diese Zone bearbeiten Sie mit der
Daumenkuppe Punkt für Punkt sowohl in Längs- als
auch in Querrichtung.

Die Massage der Lungen- und Zwerchfellzone auf der Fußsohle

Aufgrund ihrer Überlagerung empfiehlt es sich, die
Zwerchfell- und Lungenzone zusammen zu massieren.
Beginnen Sie mit den Arbeitsgängen am Grundgelenk der
Großzehe, und wandern Sie Punkt für Punkt an der Fuß-
mittellinie in Richtung der Ferse. Führen Sie in dieser
Weise zwei bis drei Arbeitsgänge durch. Wenn Sie zwischen dem ersten und zweiten Mittelfußknochen angelangt sind, reichen kürzere Arbeitsgänge von oben nach
unten, die sich über das vordere Fußgewölbe erstrecken.
Anschließend massieren Sie die Lungenzone in Querrichtung von oben nach unten.

Die Massage der Zone für das Sonnengeflecht

Diese Zone befindet sich genau am Übergang des ersten
Mittelfußknochens zum ersten Keilbein am Innenrand
der Fußsohle. Nehmen Sie konstanten Druck mit der
Daumenkuppe auf, und halten Sie den Druck über ein
bis zwei Minuten. Die Technik des konstanten Drucks
können Sie an beiden Füßen gleichzeitig anwenden.

Rechter Fuß

- Luftröhre
- Lunge
- Herz
- Zwerchfell
- Solarplexus

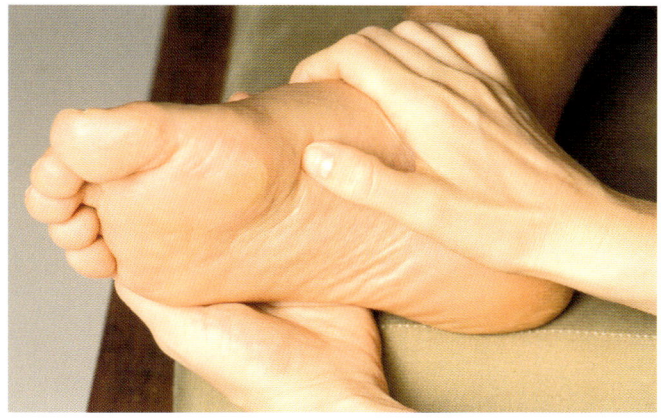

Rechts oben: Bei
der Massage der
Herzzone ist der
Fuß leicht nach
außen gedreht
und wird von der
freien Hand
unterstützt.

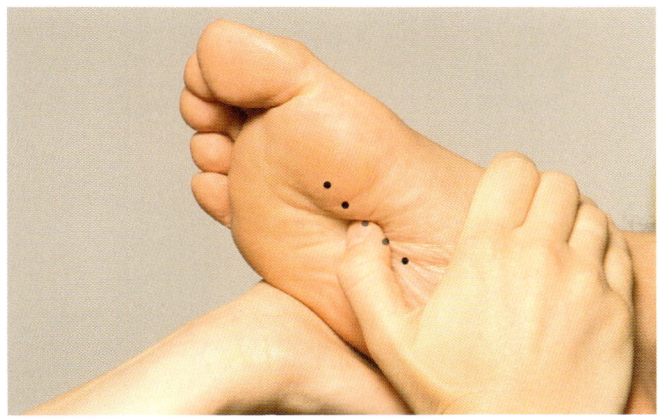

Rechts Mitte: Die
Muskelschicht auf
der Fußsohle ist
deutlich dicker,
sodass Sie hier
etwas stärkeren
Druck mit der
Daumenkuppe
ausüben können.

Rechts unten: Die
Sonnengeflechts-
zone massieren
Sie mit konstan-
tem Druck.

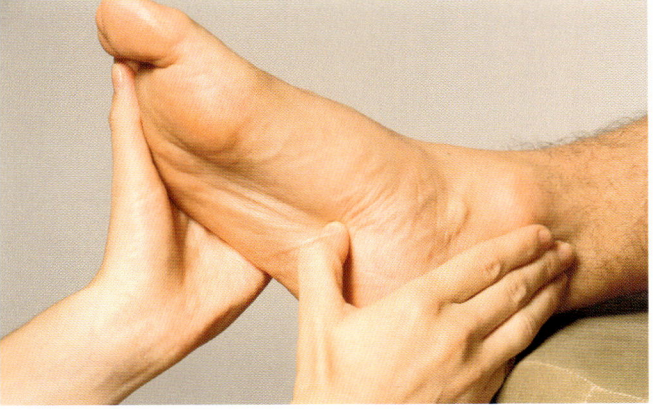

Links: Die Zonen
für die Thorax-
organe sind etwas
größer als die
entsprechenden
Zonen auf dem
Fußrücken.

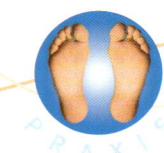

Die endokrinen Drüsen

Viele Lebensvorgänge werden durch Botenstoffe, die so genannten Hormone gesteuert. Diese Hormone werden von bestimmten Drüsen in das Blut abgegeben. Endokrin bedeutet in diesem Sinne »mit innerer Sekretion verbunden«. Beleuchtet werden hier Funktion und Lage der drei wichtigen Drüsen Schilddrüse, Bauchspeicheldrüse und Nebenniere.

Die Schilddrüse befindet sich am Hals, unterhalb des Kehlkopfs und beidseits der Luftröhre. Sie besteht aus zwei miteinander verbundenen Anteilen, die als Läppchen bezeichnet werden.

Die wichtigsten Botenstoffe der Schilddrüse sind das Thyroxin und das Trijodthyronin, deren Funktion es unter anderem ist, den Stoffwechsel anzuregen.

Ein weiteres Hormon, Calcitonin, reguliert den Calciumspiegel im Blut und fördert die Knochenbildung.

Die Bauchspeicheldrüse, auch als das Pankreas bezeichnet, liegt im Oberbauch quer vor der Wirbelsäule. Die Bauchspeicheldrüse produziert täglich etwa 1,5 Liter Flüssigkeit mit Verdauungsenzymen, die dazu dienen, die aufgenommene Nahrung in ihre einzelnen Bestandteile aufzulösen. Weiterhin besitzt die Bauchspeicheldrüse Zellen (Langerhans-Inseln), die Botenstoffe produzieren, um den Blutzuckerspiegel zu regulieren.

Der bekannteste dieser Botenstoffe ist das Insulin, es senkt den Blutzuckerspiegel. Eine verminderte Produktion oder gänzliches Fehlen von Insulin führt zur Blutzuckerkrankheit, dem Diabetes mellitus.

Die Nebennieren sind kleine kappenförmige Organe, die

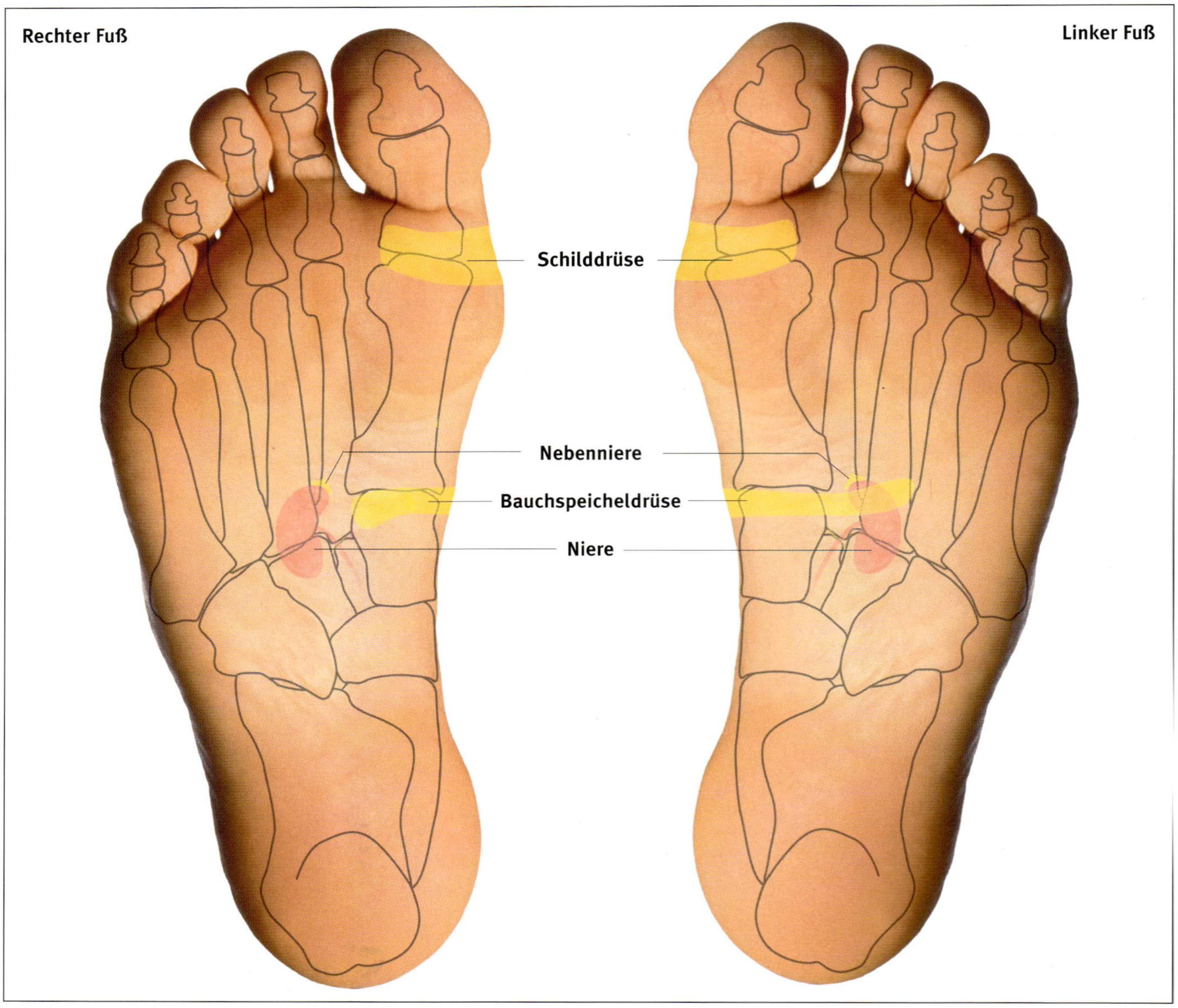

Rechter Fuß

Linker Fuß

Schilddrüse

Nebenniere

Bauchspeicheldrüse

Niere

Zu den endokrinen Drüsen gehören die Bauchspeicheldrüse, die Schilddrüse und die Nebennieren.

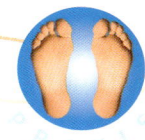

jeweils auf dem oberen Pol der Nieren sitzen. Sie bestehen aus einer Rinden- und einer Markzone. In der Nebennieren- rinde werden Hormone produziert, die den Wasserhaushalt, den Blutzuckerspie- gel und die Produktion der Geschlechts- hormone steuern. Diese so genannten Kortikosteroide wirken auch entzün- dungshemmend. Im Bereich des Nieren- marks werden die wichtigen Hormone Adrenalin und Noradrenalin gebildet. Adrenalin ist auch bekannt als Stresshor- mon. Es wird in Stress-, Angst- und Schrecksituationen vermehrt ausgeschüt- tet und versetzt den Körper in die Lage, in solchen Situationen schnell und ange- messen zu reagieren.

Die Massage der Zonen

Die Massage der Reflexzonen für die endokrinen Organe Schilddrüse, Neben- nieren und Bauchspeicheldrüse erfolgt an der Fußsohle.

Die Massage der Zone für die Schilddrüse

Die Schilddrüsenzone liegt auf der Fuß- sohle im Bereich des Großzehengrund- gelenks. Massieren Sie das Gebiet mit der Daumenkuppe von oben nach unten und anschließend von links nach rechts.

Die Massage der Zone für die Bauchspeicheldrüse

Die Zone der Bauchspeicheldrüse erstreckt sich quer im Bereich der Basen der Mittelfußknochen eins (rechter Fuß) und eins bis drei (linker Fuß). Massieren Sie diese Zonen in Querrichtung Punkt für Punkt.

Die Massage der Zone für die Nebennieren

Diese kleine Zone liegt an der Basis des zweiten und dritten Mittelfußknochens. Massieren Sie sie mit der Daumenkuppe. Passen Sie die Druckstärke der indivi- duellen Empfindlichkeit Ihres Partners oder Ihrer Partnerin an.

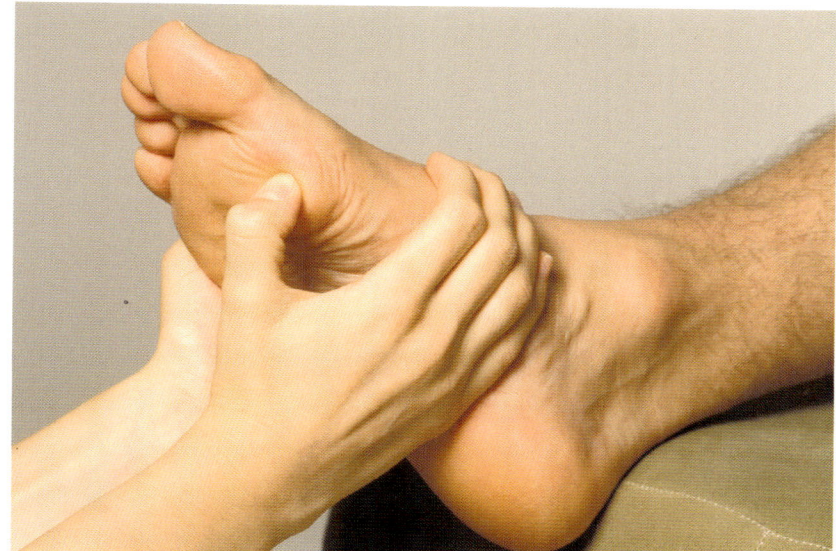

Sie erreichen die Schilddrüsenzone gut, indem Sie den Fuß etwas nach außen legen und ihn mit der freien Hand abstützen.

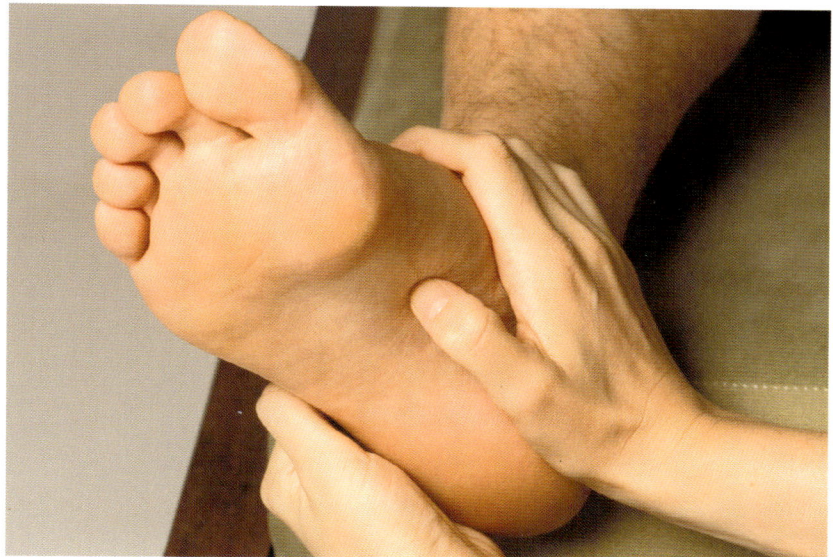

Die Zone für die Bauchspeichel- drüse massieren Sie in ihrem Querverlauf Punkt für Punkt.

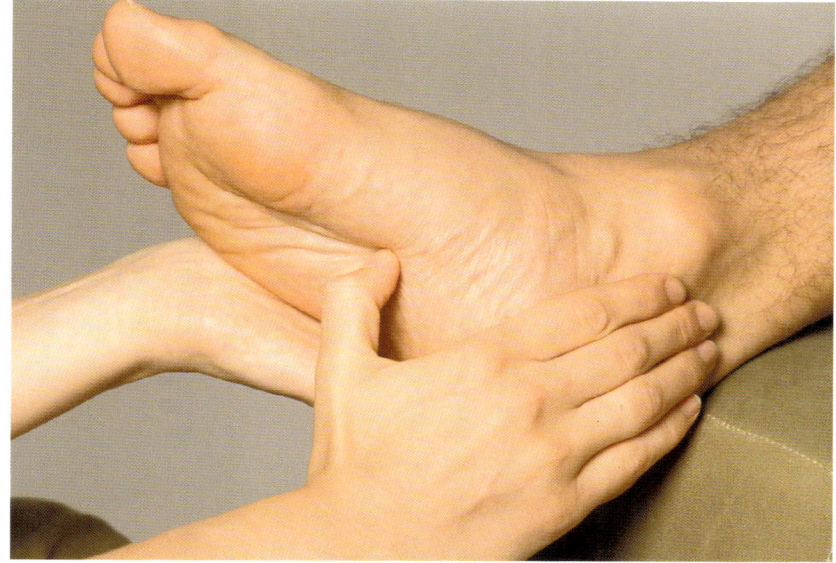

Bei Schmerzen im Bereich der Nebennierenzone wenden Sie den konstanten Druck an. Führen Sie abschließend einige Aus- streichungen durch.

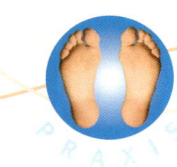

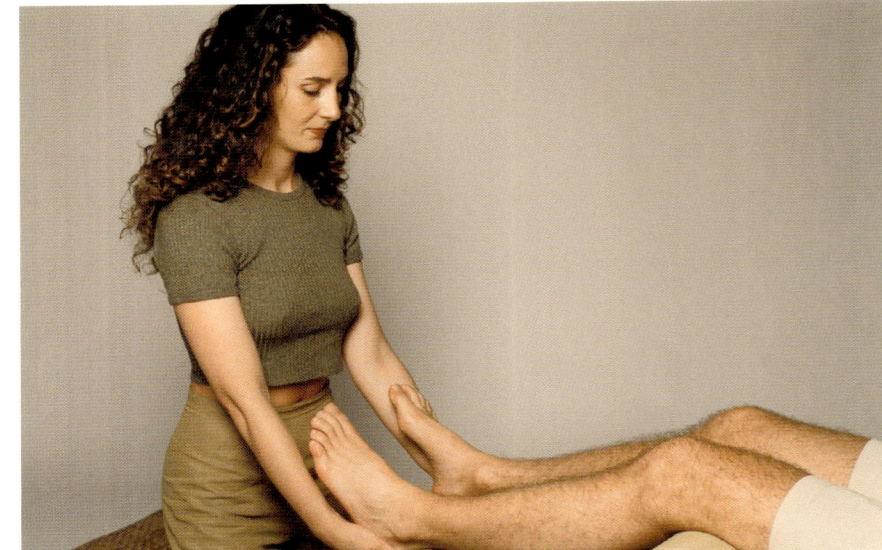

Mit dem Fersengriff harmonisieren und vertiefen Sie den Atemrhythmus Ihres Partners oder Ihrer Partnerin.

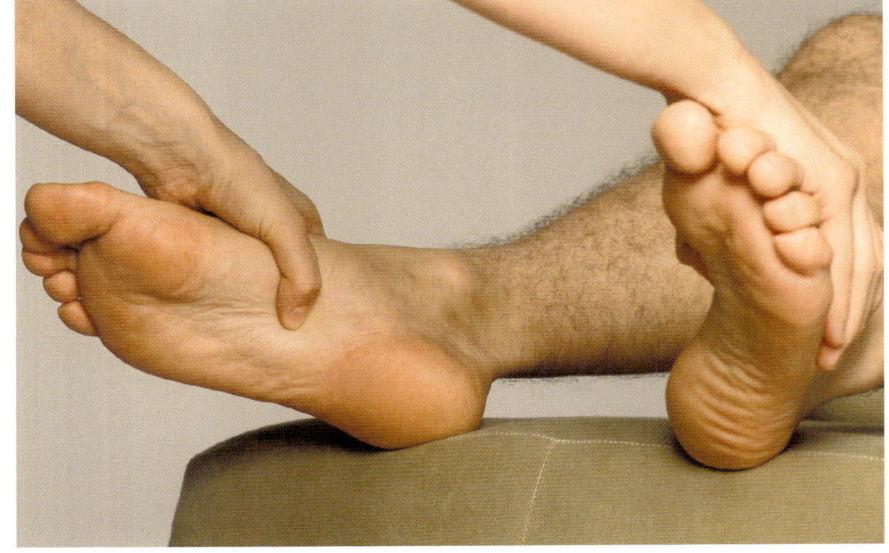

Die Anwendung von konstantem Druck auf den Solarplexuszonen beruhigt und entspannt.

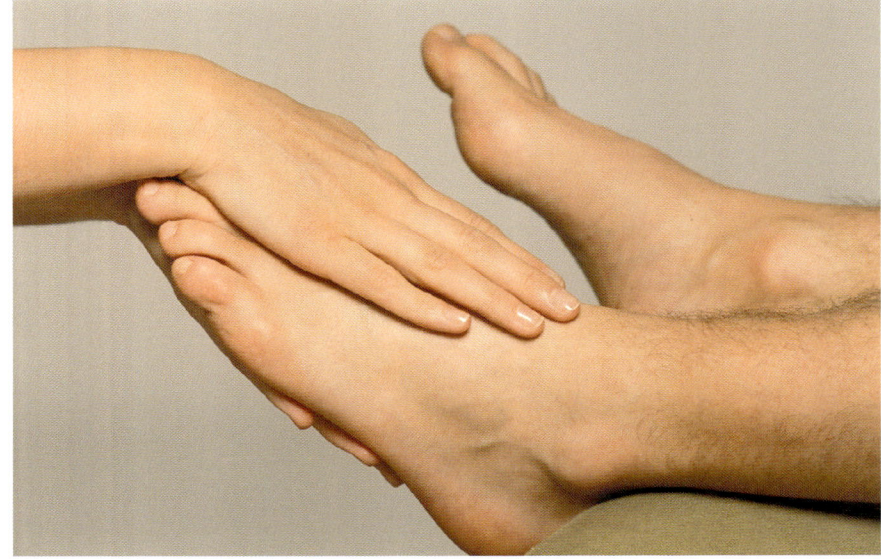

Streichungen sind ein idealer Abschluss für die Fußreflexzonenmassage.

Die Beendigung der Reflexzonenmassage am Fuß

Nachdem Sie beide Füße massiert haben, beenden Sie die Massage durch sanfte Ausstreichungen. Hierzu gibt es verschiedene Möglichkeiten, die Sie einzeln oder in Kombination durchführen können.

Fersengriff an beiden Füßen

Umfassen Sie die Fersen flächig mit den Händen. Üben Sie dann einen leichten Zug an beiden Fersen aus. Erspüren Sie dabei den Atemrhythmus Ihres Partners oder Ihrer Partnerin, und versuchen Sie, sich darin einzufinden: Verstärken Sie den Zug leicht während der Ausatmung, lösen Sie die Spannung während der Einatmung.

Konstanter Druck auf die Zone des Sonnengeflechts

Legen Sie je einen Daumen auf die beiden Zonen für das Sonnengeflecht. Nehmen Sie Druck auf, und halten Sie ihn leicht für zwei bis drei Minuten.

Sandwichstreichungen

Legen Sie die eine Hand in Höhe des Sprunggelenks auf den Fußrücken, die andere im Fersenbereich auf die Fußsohle.
Streichen Sie nun mit beiden Händen langsam und betont zu den Zehenspitzen hin aus.
Wiederholen Sie diese Streichung an jedem Fuß zwei- bis dreimal.

Hände auf den Fußsohlen

Zum Abschluss legen Sie Ihre Handflächen auf die Fußsohlen des Partners oder der Partnerin. Lassen Sie die Hände dort für ein bis zwei Minuten verweilen. Im Idealfall fühlen sich die Füße nach der Massage warm und entspannt an.

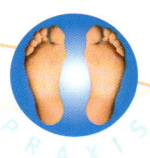

Fußreflexzonenmassage auf einen Blick

Kopieren Sie diese Seite, und hängen Sie sie dort auf, wo Sie Ihre Fußreflexzonenmassage durchführen.

BEGINN DER FUSSREFLEXZONENMASSAGE

Konzentrieren Sie sich auf die Energie Ihrer Hände. Nehmen Sie Kontakt zu Ihrer Partnerin oder Ihrem Partner auf. Wenden Sie dazu den Fußsohlengriff an. Leiten Sie die Massage mit ruhigen und sanften Streichungen ein. Halten Sie die Fersen.

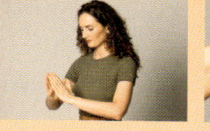 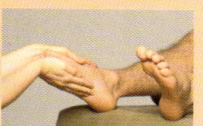

MASSAGE DER KOPFZONEN

Die Kopfzonen liegen im Bereich der Zehen. Massieren Sie mit dem Pinzettengriff alle Zehen von der Basis ausgehend Punkt für Punkt. Beginnen Sie auf den Zehenvorderseiten, und massieren Sie anschließend die Rückseiten der Zehen.

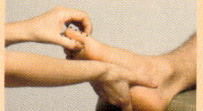 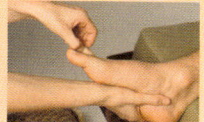

MASSAGE DER NACKEN-, SCHULTERGÜRTEL-, BRUSTKORBZONEN

Massieren Sie die Schultergürtel- und die Brustkorbzonen mit dem Daumengang auf der Fußsohle, die Oberarmzonen auf dem Fußrücken mit dem Raupengang. Rütteln Sie abschließend den Vorfuß, um den Schultergürtel zu entspannen.

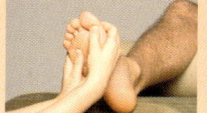 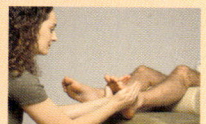

MASSAGE DER WIRBELSÄULENZONE

Diese Zone befindet sich beidseits am inneren Fußrand. Massieren Sie sie in Längsrichtung mit konstantem Druck. Beachten Sie, dass die Zone der Halswirbelsäule in der Regel sensibler ist. Führen Sie zum Schluss sanfte Streichungen durch.

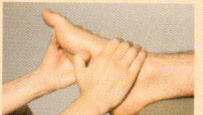 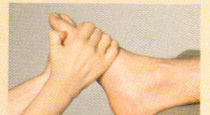

MASSAGE DER ZONEN FÜR DIE VERDAUUNGSORGANE

Beachten Sie, dass einige Zonen über beide Füße verlaufen. Massieren Sie die Zonen auf dem Fußrücken mit dem Zeigefinger, diejenigen auf der Sohle hingegen mit der Daumenkuppe. Arbeiten Sie sich von den Zehen zur Ferse vor.

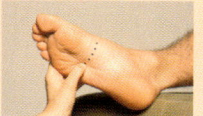 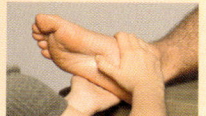

MASSAGE DER ZONEN FÜR DAS LYMPHSYSTEM

Massieren Sie die Zonen für Milz, Thymus und Achsellymphknoten mit dem Zeigefinger, die Zonen der Kopf- und Halslymphgebiete mit dem Pinzettengriff. Beenden Sie die Massage der Zonen des Lymphsystems mit sanften Ausstreichungen.

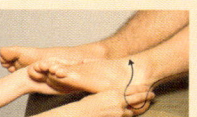 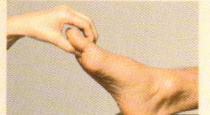

MASSAGE DER ZONEN FÜR DIE HARNWEGE UND BECKENORGANE

Beginnen Sie mit der Massage der Nierenzone. Arbeiten Sie sich über die Harnleiterzone in Richtung Ferse zu den Zonen der Geschlechtsorgane vor. Beachten Sie die unterschiedliche Lage der Zonen der weiblichen und männlichen Organe.

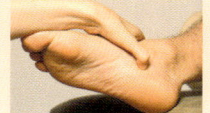 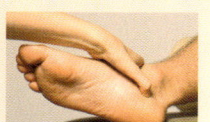

MASSAGE DER ZONE FÜR SOLARPLEXUS UND BRUSTKORBORGANE

Massieren Sie auf dem Fußrücken die Zonen für Herz und Atemwege mit dem Zeigefinger, die Zonen auf der Fußsohle mit der Daumenkuppe. Die Zone des Solarplexus bearbeiten Sie mit konstantem Druck.

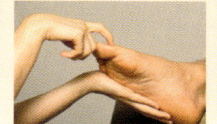 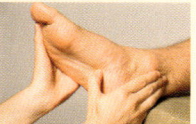

MASSAGE DER ZONEN FÜR DIE ENDOKRINEN DRÜSEN

Die Zonen für Schilddrüse und Bauchspeicheldrüse massieren Sie mit der Daumenkuppe, die Zone der Nebennieren mit konstantem Druck auf der Fußsohle. Beachten Sie die größere Ausdehnung der Bauchspeicheldrüsenzone auf dem linken Fuß.

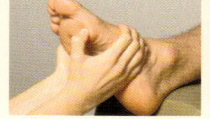 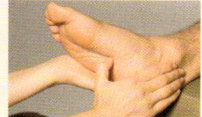

ABSCHLUSS DER FUSSREFLEXZONENMASSAGE

Mit dem Fersengriff harmonisieren und vertiefen Sie den Atemrhythmus des Partners oder der Partnerin. Der ideale Abschluss der Massage sind Sandwichstreichungen. Lassen Sie danach Ihre Hände ein bis zwei Minuten auf den Fußsohlen ruhen.

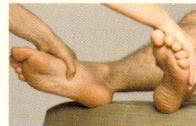 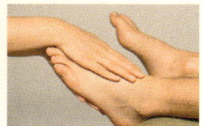

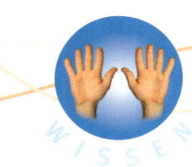

Die Handreflexzonenmassage

Ebenso wie sich der menschliche Körper auf den Fuß projizieren lässt, spiegelt sich das Abbild des Körpers auch auf den Händen wider. Die Zuordnung zu den einzelnen Zonen erfolgt analog der Körperzonen auf den Fuß, allerdings ergeben sich einige anatomische Besonderheiten. So sind die Finger, die die Kopfzonen repräsentieren, wesentlich länger als die Zehen. Auf der Handfläche befinden sich die Zonen für die inneren Organe, Drüsen sowie Knochen und Muskeln. Die Handfläche ist wesentlich kürzer als der Fuß. Diesen Umständen sollten Sie bei der Lokalisation und der Massage der Reflexzonen an der Hand Rechnung tragen.

Wissen

Was unterscheidet die Handreflexzonen von den Fußreflexzonen? Die Handreflexzonen sind insbesondere der Selbstbehandlung einfacher zugänglich. Eine Handreflexzonenmassage können Sie zu jeder Zeit und an jedem Ort durchführen. Andererseits ist die Handmassage weniger effektiv und nachhaltig. Dies liegt daran, dass die Hand als differenziertes Greiforgan wesentlich mehr Berührungsimpulse erhält, wodurch die einzelnen Zonen unempfindlicher werden. Trotzdem bietet die Massage der Hände eine gute Alternative zur Fußmassage.

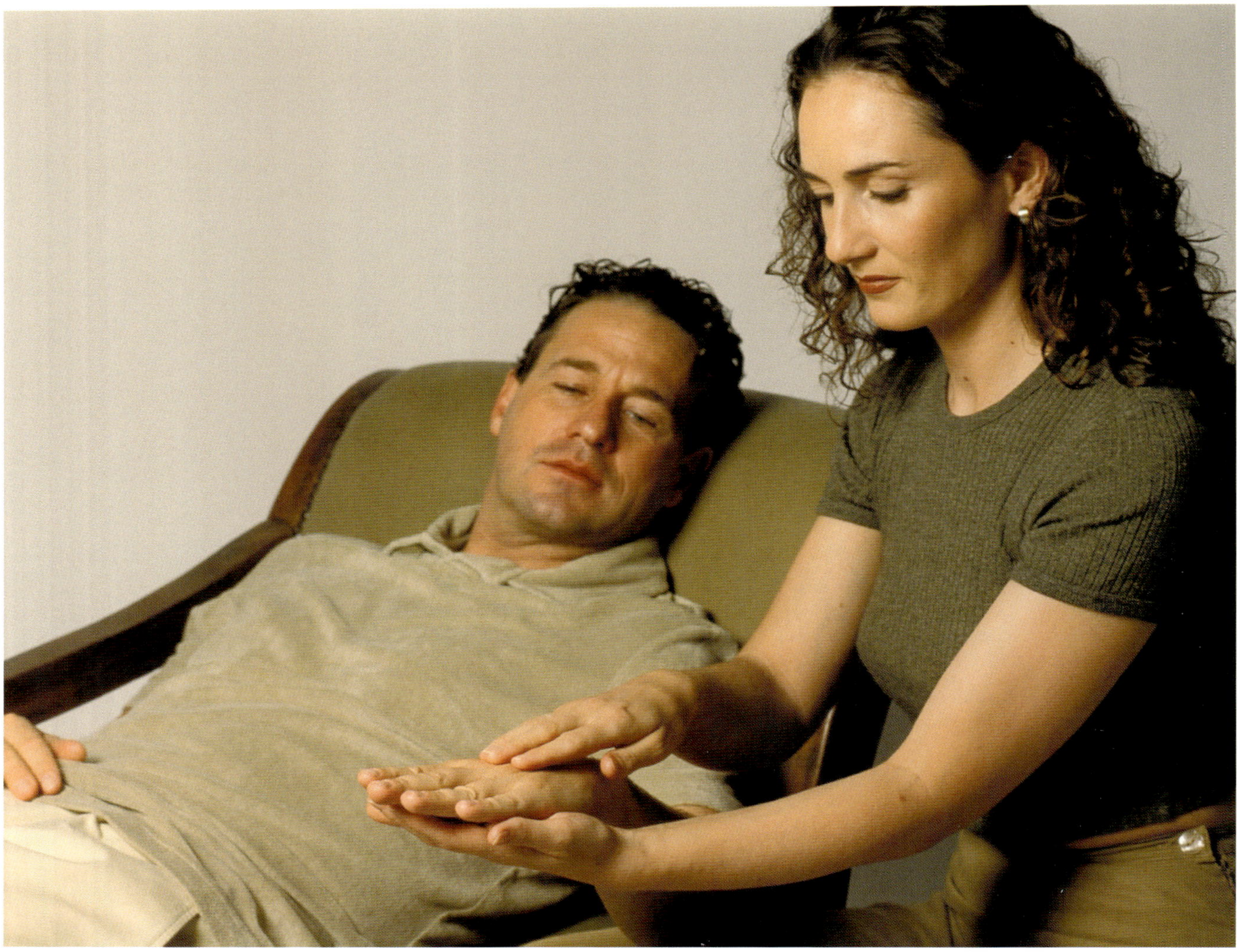

Eine Handreflexzonenmassage entspannt und beruhigt.

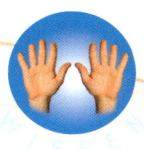

Die Reflexzonen der Hände

Das Zonenmodell von Dr. med. Fitzgerald, wonach sich der menschliche Körper in zehn Zonen aufteilen lässt, wurde im Rahmen der Fußreflexzonenmassage auf Seite 7 dargestellt. Dieses Modell lässt sich auch auf die Hand übertragen.

Die Längszonen

Die Längszonen verlaufen entsprechend den Fingerstrahlen. Demnach gehört der Daumen zur ersten und der kleine Finger zur fünften Längszone.

Die Querzonen

Die Organe und Strukturen in der Körpermitte werden in der ersten Zone repräsentiert, dies sind Wirbelsäule, Herz, Speiseröhre, Mund und Nasen-Rachenraum. Neben den Längszonen lassen sich auch die Querzonen an der Hand ableiten. Die Finger und der Daumen entsprechen dem Kopfbereich, die Mittelhandknochen entsprechen weitgehend der Brust- und Oberbauchregion, der anschließende Teil bis einschließlich der Handwurzel lässt sich dem Bauchraum und der unteren Körperregion zuordnen. Anmerkung: Die Zoneneinteilung in Längs- und Querzonen erfolgt analog der Zoneneinteilung am Fuß. Insofern wird im Folgenden die Beschreibung der verschiedenen Organe den einzelnen Querzonen zugeordnet.

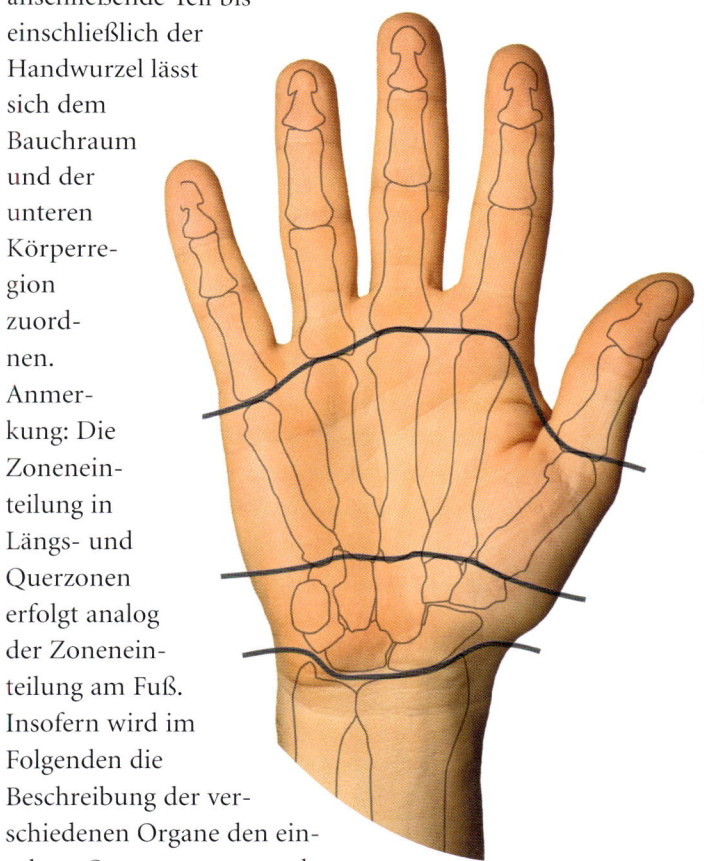

Die Erste Querzone

Die erste Querzone verläuft entlang der Linie der Grundgelenke. Sie umfasst somit den Daumen und die Finger. Auf der rückwärtigen Seite der Finger und des Daumens spiegelt sich die Vorderseite des Kopfbereichs. Hier sind die Zonen für Stirn, Augen, Nasen-Rachenraum, Mundhöhle und Kiefergelenk zu finden. Die Rückseite von Daumen und Fingern bilden den hinteren Teil für den Kopf. Zusätzlich findet sich auf der Daumenbeere die Zone für die Hypophyse oder Hirnanhangdrüse, die als übergeordnetes Steuerungsorgan im menschlichen Körper anzusehen ist.

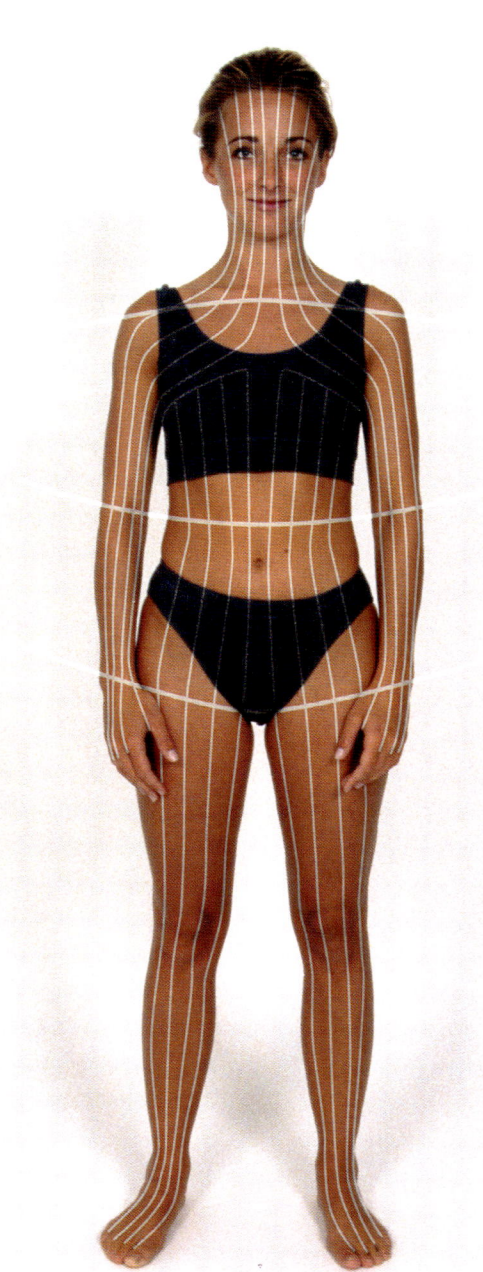

Links: Die Grenzen der Querzonen verlaufen durch die Grundgelenke sowie über und unter den Handwurzelknochen.

Rechts: Die Längszonen verlaufen vom Kopf zum Fuß bzw. von den Schultern zu den Händen.

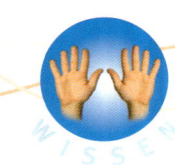

Die zweite Querzone

In der zweiten Querzonenregion, die von den Finger-grundgelenken bis zur Basis der Mittelhandgelenke reicht, werden die Organe des Brustkorbs wie Lunge und Herz sowie die Hauptschlagader repräsentiert. Auch die Zonen für die Oberbauchorgane wie Magen, Milz, Leber und Gallenblase sind hier zu finden.

Die dritte Querzone

In der dritten Querzone, die über dem Bereich der Hand-wurzelknochen liegt, finden sich die Reflexzonen für den Unterbauch und die untere Körperhälfte. Hier lokalisie-ren Sie Darm, Geschlechtsorgane wie Gebärmutter, Eilei-ter und Prostata, sowie Nieren und Blase. Auch die Zonen der Lenden- und Kreuzbeinregion befinden sich im Bereich der dritten Querzone.

Die Hand als Werkzeug

Möchten Sie sich mit der Handreflexzonenmassage ver-traut machen, so lohnt sich vorher ein Blick auf den Auf-bau der Hände. Unsere Hände sind besondere »Werk-zeuge«. Im Gegensatz zu den relativ unbeweglichen Zehen zeichnen sich die Finger und insbesondere der Daumen durch ein hohes Maß an Beweglichkeit aus. Die Daumen können kreisende Bewegungen durchführen und Kontakt mit jedem einzelnen Finger aufnehmen. Aus dieser differenzierten Beweglichkeit heraus ergibt sich der

Einsatz der Hände für die unterschiedlichsten Tätigkei-ten. Das Spektrum der Arbeiten, die Hände verrichten können, ist immens. Es reicht von der filigranen Geschicklichkeit eines Chirurgen oder eines Goldschmie-des bis hin zu Tätigkeiten, die weniger Geschick, dafür aber umso mehr Kraft benötigen.

Darüber hinaus sind die Hände differenzierte Sinnesor-gane. Menschen, die von Geburt an blind sind, begreifen große Teile der Welt durch ihre Hände. Die Sensibilität der Fingerspitzen ermöglicht es ihnen, die feinsten Unter-schiede auf Oberflächen wahrzunehmen. Als Beispiel hierfür dient das Lesen mit den Fingerspitzen. Mithilfe eines Systems aus gestanzten Punkten (Braille-Schrift) ermöglichen die Fingerspitzen durch das Abtasten dieser Zeilen die Informationsaufnahme. Der äußere Zustand der Hände sagt vieles über den »dazugehörigen« Men-schen aus. Wohlgeformte Fingernägel und zarte, gepflegte Haut sind ein Zeichen dafür, dass der Träger den Händen Aufmerksamkeit schenkt und Wert auf seine äußere Erscheinung legt. Schwielige, muskulöse Hände weisen dagegen auf eine körperliche Tätigkeit hin. Der Zustand der Nägel und des Nagelbetts verrät manchmal einiges über die Gemütsstimmung des Menschen. Nervöse oder unter innerlicher Anspannung stehende Menschen neigen mitunter dazu, die Nägel oder die Nagelhaut zu verletzen. Dies äußert sich in Kurznägeln, die von der Fingerkup-penhaut überragt werden. Auch das Nagelbett kann in solchen Fällen rissig oder gar entzündet sein.

Links: Die zweite Querzone umfasst den Bereich der Mittelhand-knochen.

Rechts: Die dritte Querzone ist deutlich kleiner als die korrespon-dierende Zone am Fuß. Hier befinden sich die Zonen für die Kreuzbein- und Lendenregion sowie die Organe des Unterbauchs.

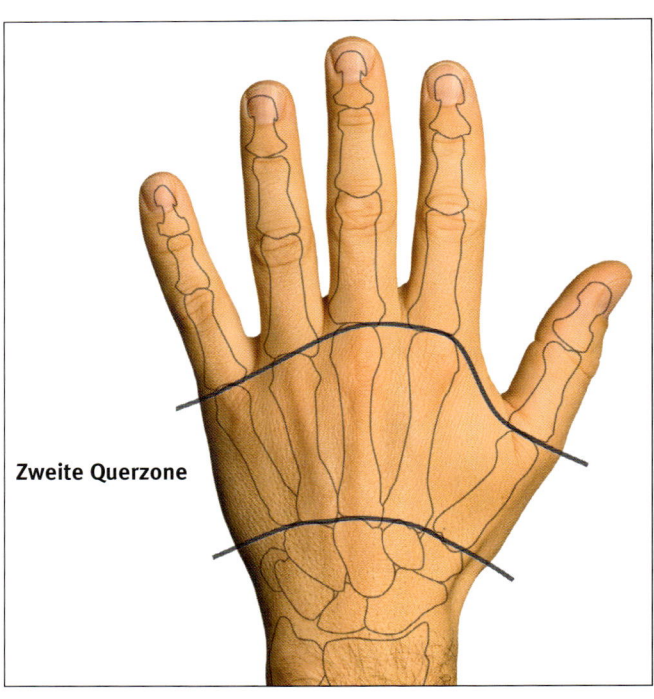

Zweite Querzone

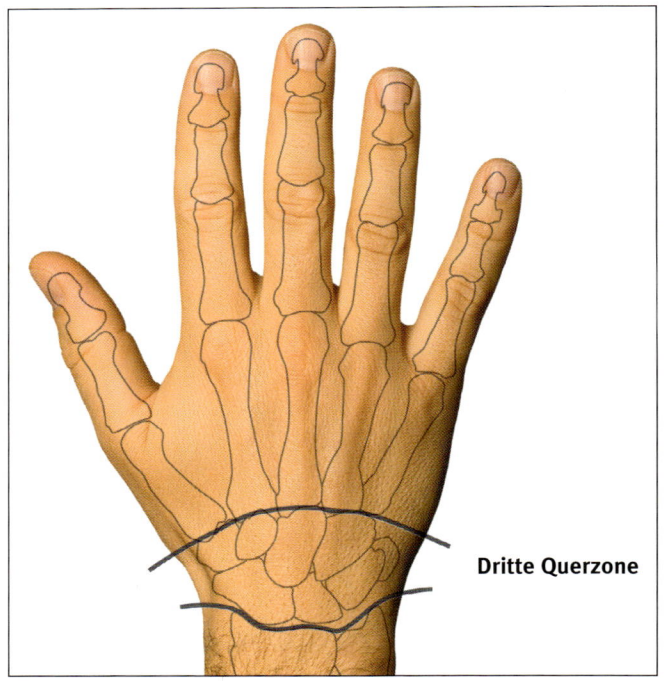

Dritte Querzone

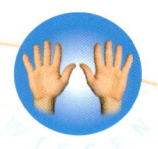

Der Aufbau der Hand

Die Funktionen der Hand werden durch den besonderen Aufbau ihrer Knochen ermöglicht. Jede Hand besteht insgesamt aus 27 Knochen, die teilweise wie ein Puzzle zusammengesetzt sind. Die Basis für die freie Beweglichkeit bildet die Handwurzel. Durch straffe Sehnen werden zwei Reihen von Knochen miteinander verbunden. Armwärts befinden sich Kahnbein, Mondbein und Dreieckbein zusammen mit dem außen liegenden Erbsenbein.

Die darüber liegende Reihe wird von vier Knochen gebildet, die an die Mittelhandknochen angrenzen. An der Seite des Daumens liegt das große Trapezbein, daneben das kleine Trapezbein, in der Mitte das zentrale Kopfbein und außen das Hakenbein. Die fünf Mittelhandknochen reichen bis zu den Fingergliedern. Die Finger besitzen jeweils drei Knochen (Fingergrund-, Fingermittel- und Fingerendglied) mit Ausnahme des Daumens, hier bilden zwei Knochen das Grund- und Endglied.

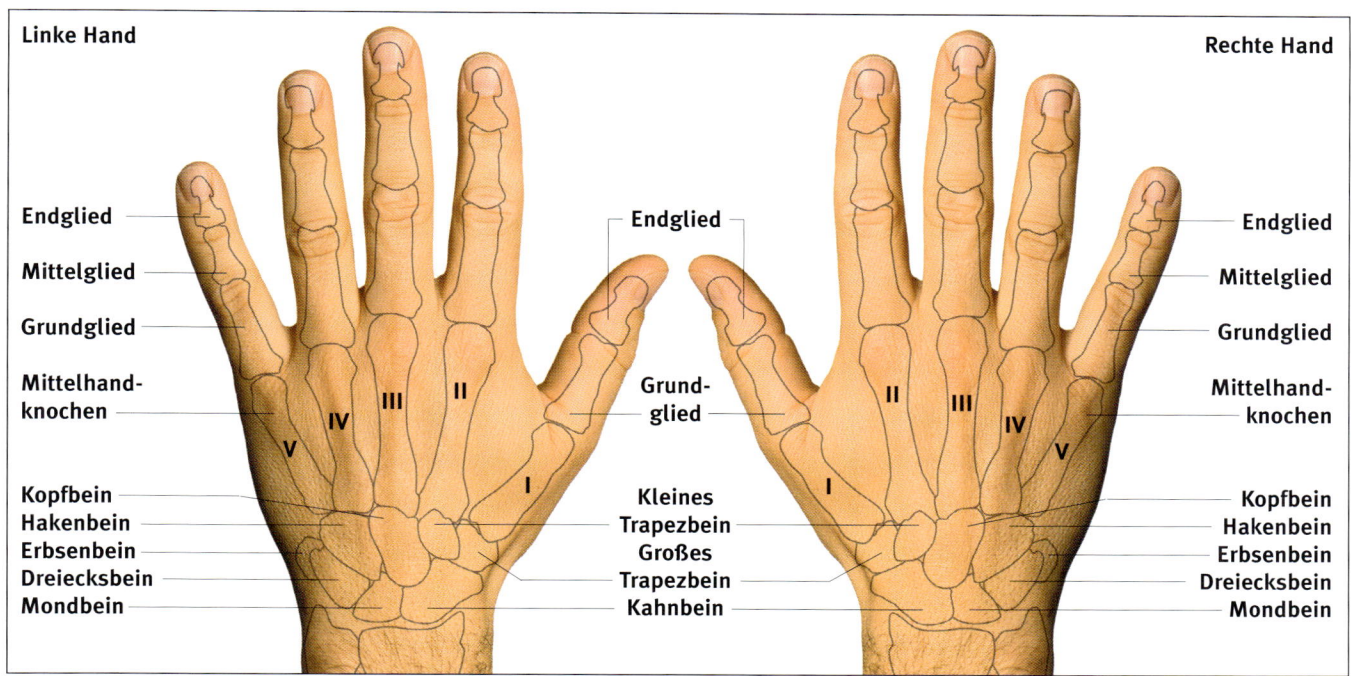

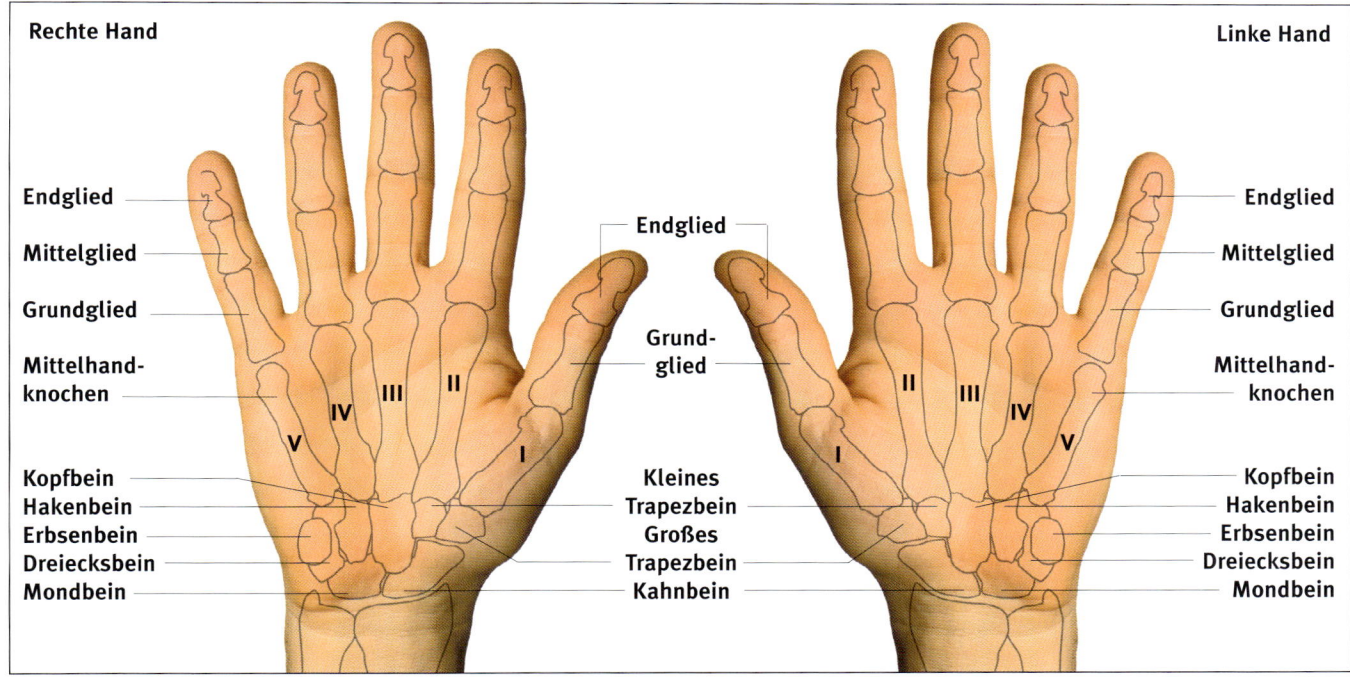

Oben und unten: Die knöcherne Hand besteht aus 27 Elementen.

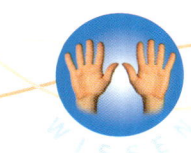

Wissenswertes zur Durchführung der Handreflexzonenmassage

Wie bereits erwähnt, spiegelt sich der menschliche Körper in den Reflexzonen auf der Hand wider. Über diese Reflexzonen der Hand lassen sich wiederum die Organe beeinflussen. Die Reflexzonenmassage der Hände kann analog zu der der Fußreflexzonen durchgeführt werden. Eine gründliche Massage der Hand mit den hier gezeigten Griffen wirkt harmonisierend und entspannend zugleich. Die Vorteile der Handmassage liegen darin, dass sie jeder-

zeit und an jedem Ort durchgeführt werden kann. Darüber hinaus eignet sich die Hand besser zur Selbstmassage als der Fuß. Sie können die einzelnen Zonen leichter erreichen und unter den verschiedensten Bedingungen eine entsprechende Massage durchführen. Wenn Sie die Hände eines Partners oder einer Partnerin gezielt massieren möchten, empfiehlt es sich auch hier wieder, einige Dinge zu beachten. Nach Möglichkeit führen Sie die Massage in einer ruhigen und angenehmen Umgebung durch. Je entspannter Ihr Partner oder Ihre Partnerin bei der Massage ist, desto mehr profitiert er oder sie davon.

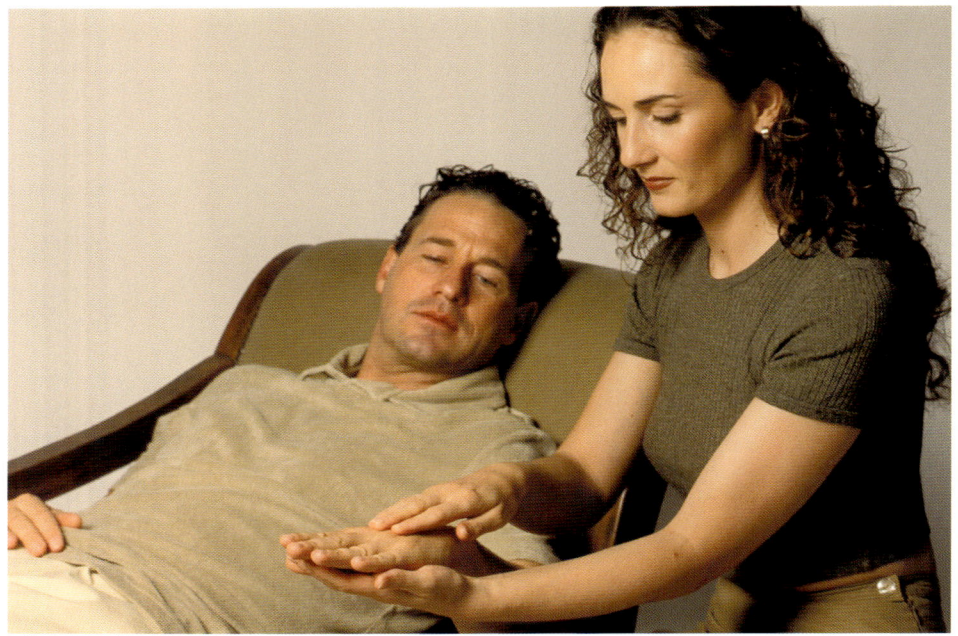

Achten Sie beim Massieren darauf, dass Ihr Oberkörper gerade bleibt und die Schultern locker herabhängen.

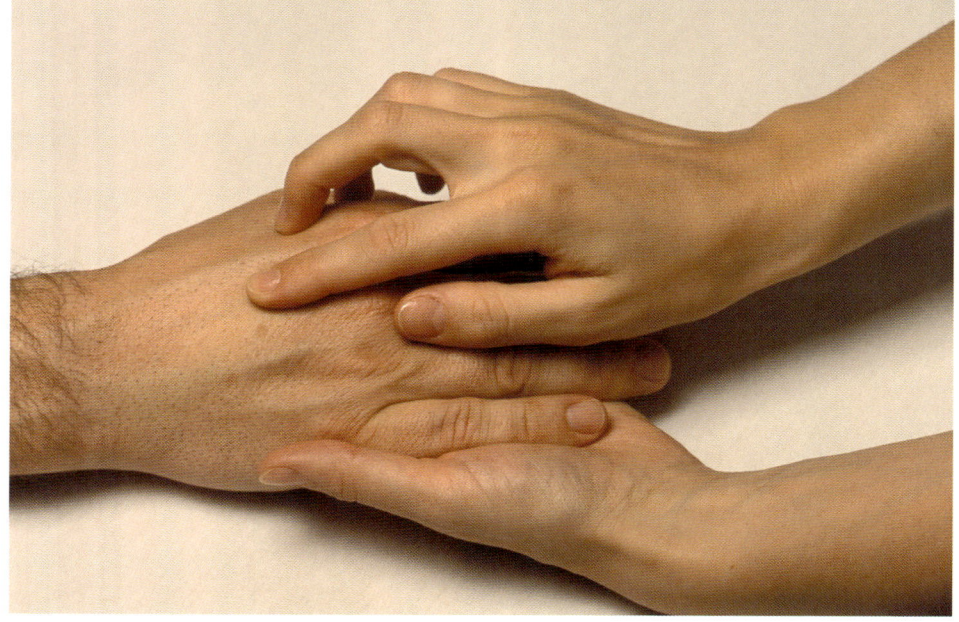

Die Reflexzonenmassage der Hand wirkt harmonisierend und entspannend.

Die Körperhaltung beim Massieren

Die Massage der Handreflexzonen an einem Partner oder einer Partnerin kann sowohl im Sitzen als auch im Liegen durchgeführt werden. Die liegende Position hat den Vorteil, dass sie die Entspannung fördert. Sollte keine geeignete Liegemöglichkeit zur Verfügung stehen, können Sie die Massage natürlich auch im Sitzen durchführen. Bitte achten Sie sowohl bei der Massage im Sitzen als auch im Liegen auf Ihre eigene Körperhaltung. Ideal ist es, wenn Ihre Schultern locker herabhängen und Sie bequem und mit aufgerichtetem Oberkörper sitzen. Eine verkrampfte Haltung Ihrerseits mit vorgebeugtem Oberkörper und hochgezogenen Schultern führt rasch zur Ermüdung und nimmt Ihnen die Freude an der Massage.

Die Vorbereitung der Hände

Die Massage der einzelnen Zonen führen Sie mit Daumen- und Zeigefingerkuppe durch. Achten Sie daher bitte

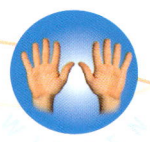

darauf, dass die Fingernägel die Fingerkuppen nicht überragen, da dies sonst unangenehme Empfindungen oder Verletzungen bei der Massage hervorrufen könnte. Die Modalitäten für die Massage entsprechen denen der Fußmassage. Auf Seite 32 ff. können Sie ausführlich nachlesen, was bei der Durchführung zu beachten ist.

Die Energie der Hände

Führen Sie vor der Massage die »Energieübung« durch. Schließen Sie die Augen, und halten Sie Ihre Hände so vor den Körper, dass sie zueinander zeigen. Konzentrieren Sie sich auf die beiden Handflächen.

Erspüren Sie den Wärmefluss zwischen Ihren Händen. Vergrößern Sie den Abstand zwischen den Händen, jedoch nur so weit, dass Sie den Wärme- oder Energiefluss zwischen den Händen noch spüren.

> **TIPP**
>
> **LOCKERN UND AUFWÄRMEN**
>
> Führen Sie die Massage mit warmen Händen durch.
> Lockern Sie Ihre Hände, indem Sie sie ausschütteln, leicht durchkneten oder dehnen. Zur Kräftigung der Hände kneten Sie einen kleinen mit Mehl gefüllten Luftballon für etwa zwei Minuten. (Die Anleitung zur Herstellung eines solchen Ballons finden Sie auf Seite 26). Eine einfache Dehnübung ist das Zusammenlegen der Hände vor der Brust und das Herabführen der nach oben zeigenden Hände, bis Sie eine Spannung in den Finger- und Unterarmmuskeln verspüren. Halten Sie dort die Spannung für etwa sieben Sekunden, und lösen Sie sie.
> Wiederholen Sie diese Übung zwei- bis dreimal.

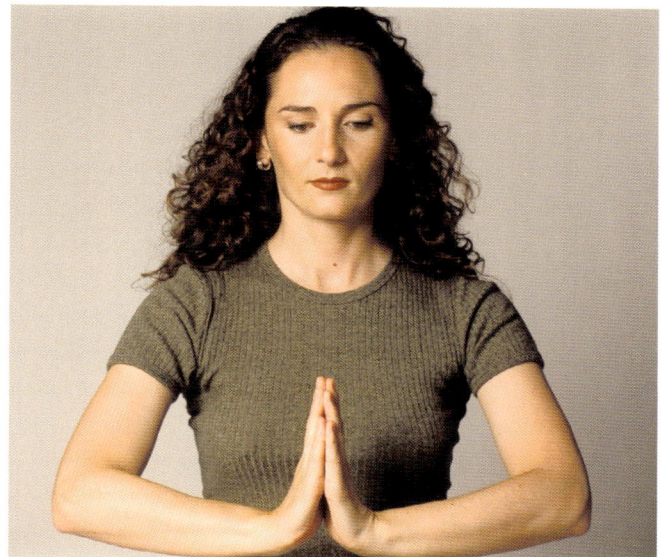

Führen Sie die zusammengelegten Hände vor dem Körper nach unten. Achten Sie darauf, dass der Kontakt zwischen den Handwurzeln nicht verloren geht.

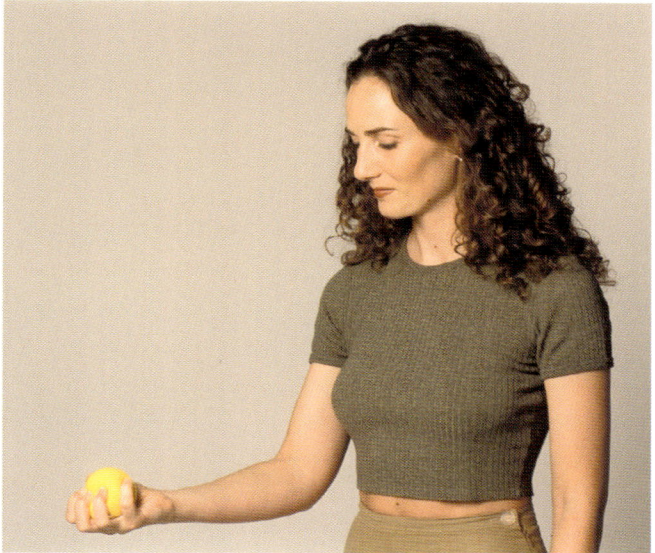

Kneten Sie mit den Händen jeweils für etwa zwei Minuten einen mit Mehl gefüllten Luftballon. Dies kräftigt und wärmt die Hände.

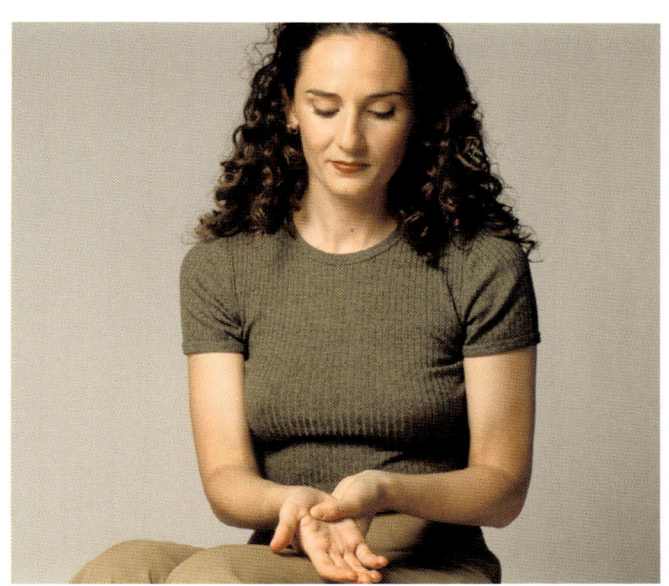

Links: Die Selbstmassage der eigenen Hände führen Sie am besten in sitzender Position durch.

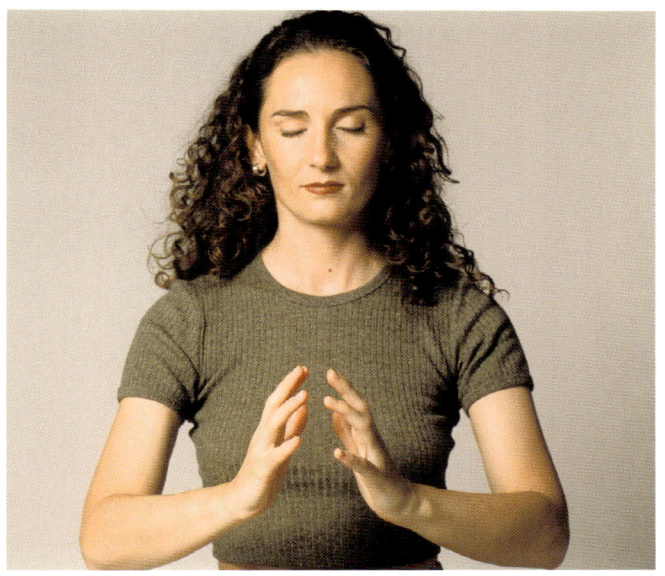

Rechts: Diese Wahrnehmungsübung erhöht die Sensibilität Ihrer Hände.

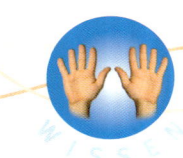

! TIPP

Häufig möchte der Partner oder die Partnerin auch wissen, welche Zonen des Körpers oder welches Organ der schmerzenden Zone zugeordnet werden kann. Beantworten Sie bitte solche Fragen mit großer Umsicht. Aus einer schmerzhaften Zone an der Hand lässt sich noch keine Erkrankung im betreffenden Organ ableiten. Die Stellung einer Diagnose gehört in die Hand eines Arztes oder einer Ärztin. Darüber hinaus verschwinden in der Regel schmerzhafte Zonen im Verlauf einer Massage.

Was schmerzende Zonen bedeuten

Wenn Sie die Hand Ihres Partners oder Ihrer Partnerin mit den nachfolgend gezeigten Griffen massieren, kann es vorkommen, dass Sie auf schmerzhafte oder extrem sensible Zonen stoßen. Hierbei handelt es sich häufig um energetische Beeinträchtigungen.

Massieren Sie bitte an solchen Stellen besonders behutsam, respektieren Sie unbedingt die individuelle Schmerzgrenze Ihres Partners oder Ihrer Partnerin.

Der Umgang mit schmerzhaften Zonen

Schmerzhafte Zonen können Sie durch konstanten Druck meist lindern. Legen Sie Ihre Daumenkuppe auf das schmerzhafte Gebiet, und üben Sie einen gleichbleibenden Druck für ein bis zwei Minuten aus. Die Stärke des Drucks richtet sich nach der individuellen Empfindlichkeit des Partners oder der Partnerin. In der Regel kommt es zu einer Auflösung der schmerzenden Zone. Wenn sich die Schmerzempfindlichkeit nicht verringert, wiederholen Sie diesen Griff später oder am Ende der Massage.

Reaktionen auf die Massage

Wie auch bei der Fußreflexzonenmassage (→ Seite 30) können während oder nach der Massage bei Ihrem Partner oder Ihrer Partnerin typische Reaktionen auftreten.

Neben empfindlichen Zonen an der Hand können dies auch allgemeine, den gesamten Körper umfassende Reaktionen sein. Diese äußern sich in einer Abgespanntheit oder dem Gefühl tiefer Müdigkeit während oder nach der Massage. Solche Reaktionen sind erwünscht, denn sie zeigen eine angemessene Reaktion des Körpers. Müdigkeit signalisiert die Umschaltung von einer angespannten in eine gelöste, entspannte Stimmungslage.

Während der Massage können bei Ihrem Partner oder Ihrer Partnerin auch so genannte vegetative Reaktionen auftreten. Diese äußern sich in einer Abkühlung der Hände bis hin zu einem Kälteempfinden des gesamten Körpers. Darüber hinaus können die Hände kaltschweißig werden. Abhilfe schaffen Sie,

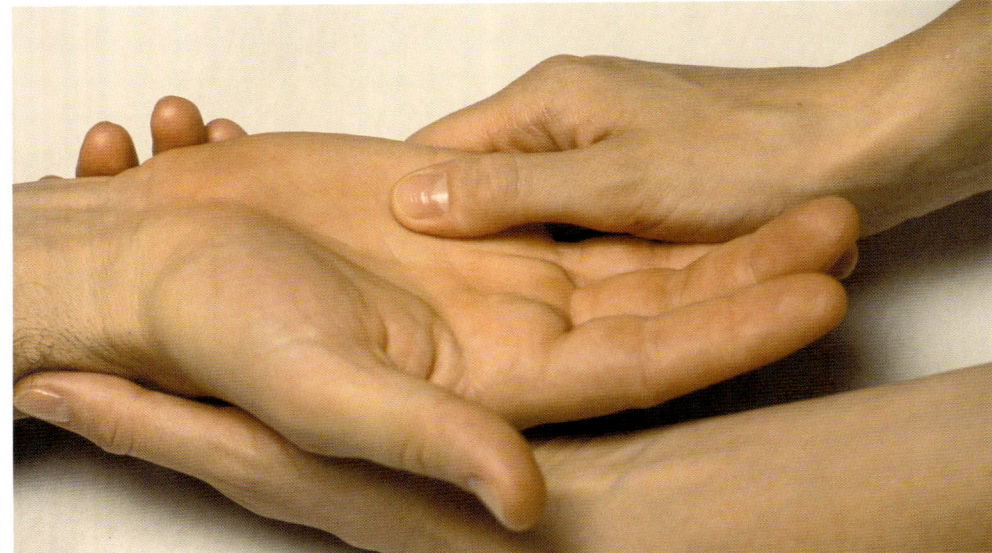

Konstanter Druck über ein bis zwei Minuten löst schmerzhafte Spannungen. Legen Sie dazu die Daumenbeere auf ...

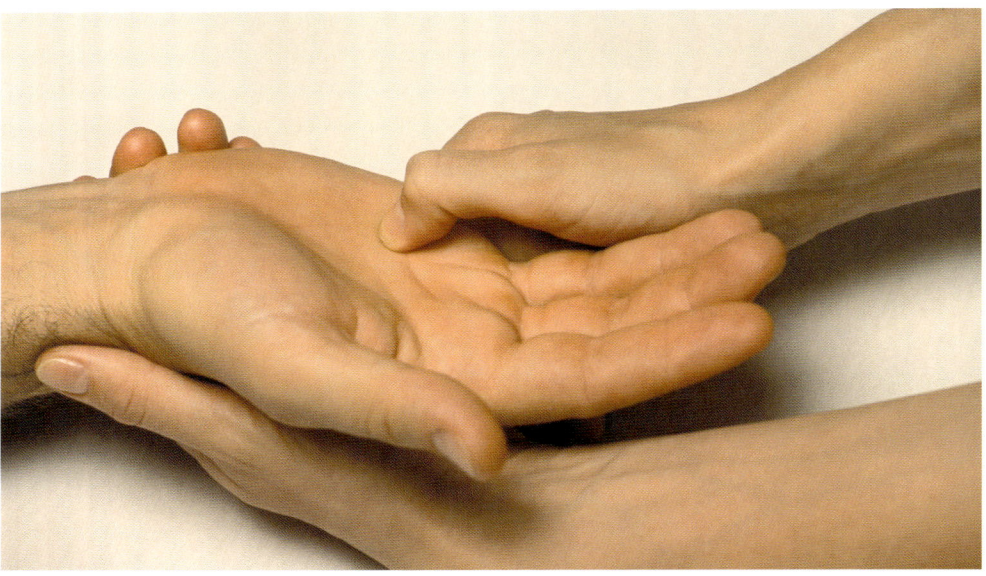

... und rollen Sie anschließend auf die Daumenkuppe.

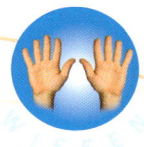

indem Sie die Hand des Partners oder der Partnerin zwischen Ihre beiden Hände legen und sowohl von der Handfläche als auch vom Handrücken einen leichten Druck ausüben. Ihre Hände umschließen gewissermaßen die Hand des Partners oder der Partnerin.

Mit folgenden einfachen Handgriffen stehen Ihnen weitere Möglichkeiten zur Verfügung, um Unruhezustände vor, während oder nach der Massage zu beeinflussen.

Nehmen Sie erneut die Hand des Partners oder der Partnerin zwischen Ihre beiden Hände, und streichen Sie nun langsam mit beiden Händen und sanftem Druck in Richtung der Fingerspitzen über die Handfläche und den Handrücken aus.

Wiederholen Sie diese Streichungen drei- bis fünfmal.

Informieren Sie Ihren Partner bzw. Ihre Partnerin auch darüber, dass bestehende Beschwerden sich gelegentlich zwischen den einzelnen Massagen verschlimmern können. Diese Reaktionen sind jedoch ein positiver Effekt, deuten sie doch darauf hin, dass der Körper des Massageempfangenden bzw. der -empgangenden auf eine Reflexzonenmassage anspricht. Diese so genannte Erstverschlimmerung ist nur vorübergehend.

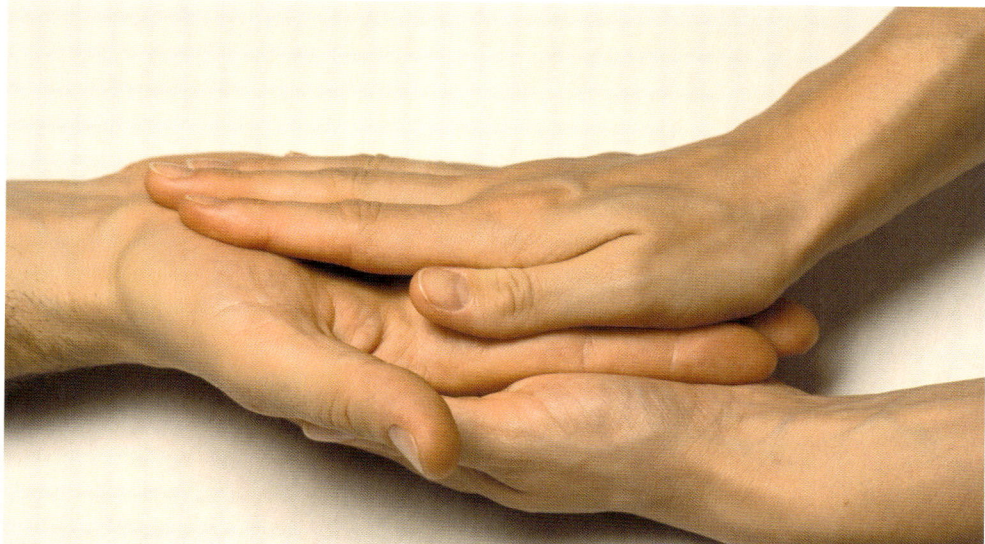

Das Umschließen der Hände verbunden mit einem leichten Druck ist ein gutes Gegenmittel bei vegetativen Reaktionen.

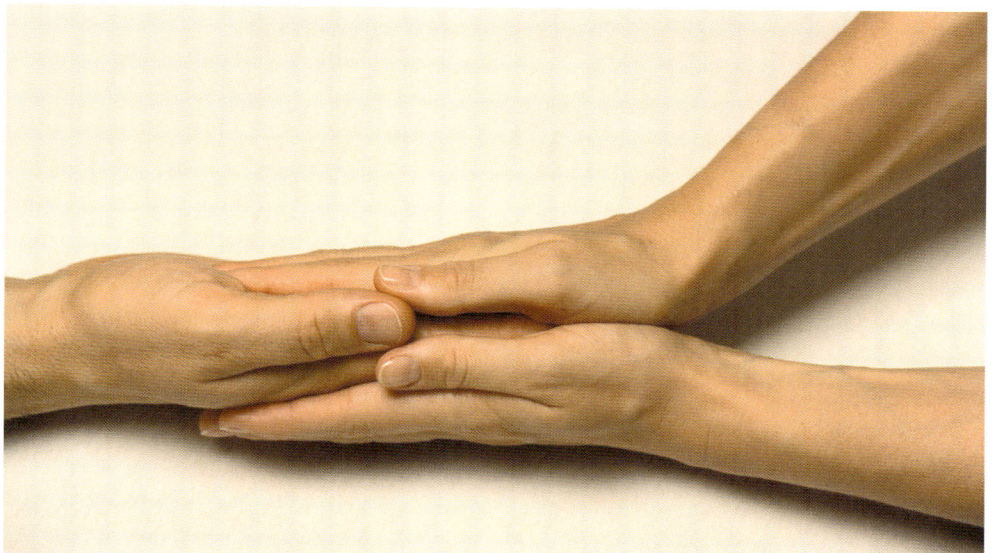

Nehmen Sie die Hand Ihres Partners oder Ihrer Partnerin zwischen Ihre Hände ...

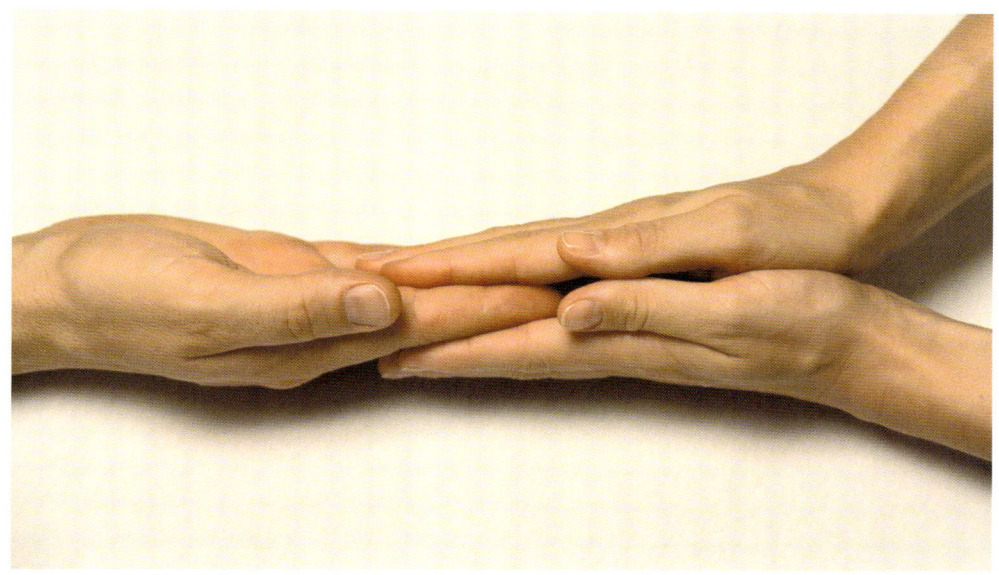

... und streichen Sie langsam und mit sanftem Druck in Richtung der Fingerspitzen über die Hände.

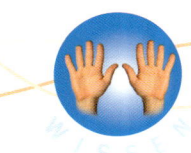

Hilfsmittel

Für die Durchführung einer entspannenden Handreflexzonenmassage benötigen Sie keinerlei Hilfsmittel. Weder Massagestäbchen noch andere Utensilien können die Sensibilität und die Geschicklichkeit Ihrer eigenen »Instrumente« in vergleichbarer Weise nachahmen. Auch Gleitmittel, Öle und Cremes sind eher hinderlich, da Ihre Finger dann von den zu massierenden Arealen leichter abrutschen können. Gegen die Anwendung von pflegenden Cremes und Ölen nach der Massage ist allerdings nichts einzuwenden.

Dauer und Häufigkeit der Massage

Für eine komplette Massage beider Hände benötigen Sie etwa 30 bis 45 Minuten. Wenn Ihre Massage dem Stressabbau und der Entspannung dienen soll, sind tägliche Sitzungen sinnvoll.
Eine Stabilisierung und langfristige positive Wirkung für das Wohlbefinden erreichen Sie mit zwei bis drei Massagen pro Woche.
Steht ein Behandlungsziel wie bei therapeutischen Massagen im Vordergrund, so führen Sie die Massagen ebenfalls alle zwei bis drei Tage durch.

Einsatzgebiete der Handmassage

Die Einsatzmöglichkeiten der Handreflexzonenmassage entsprechen weitgehend denen der Fußreflexzonenmassage. Diese wurden ausführlich bereits auf Seite 20 ff. beschrieben. Eine regelmäßige Massage ist eine gute Vorbeugung gegen Beschwerden aller Art und harmonisiert den Energiefluss in Ihrem Körper.
Bitte beachten Sie, dass die Reflexzonenmassage bei so genannten funktionellen Störungen angewendet wird und kein alleiniges Heilmittel für Erkrankungen sein kann. Sehen Sie die Handreflexzonenmassage als unterstützende Maßnahme bei folgenden Zuständen an: Schlafstörungen, Nervosität, Stress- und Angstzustände; Kopf- und Nervenschmerzen; Verdauungsbeschwerden; Hormonelle Störungen, Menstruations- und Schwangerschaftsbeschwerden; Erkrankungen der Atemwege; Gelenkschmerzen; Hauterkrankungen; Allergien; Beschwerden des Urogenitalsystems; Begleittherapie bei schweren Erkrankungen.
Die Handreflexzonenmassage lässt sich ideal auch mit anderen naturheilkundlichen Verfahren kombinieren. Die unterschiedlich eingesetzten Reflextherapien wie Fußreflexzonentherapie, Akupressur oder Akupunktur ergänzen oder verstärken sich sogar in ihrer Wirkung.

Perfekte Hände

Die Hände sind in der Regel die am meisten benutzten Werkzeuge unseres Körpers. Starke mechanische Beanspruchungen führen zu unschönen Schwielen und rauen, verhornten Handflächen. Stress, Nervosität und Unsicherheit tragen zu dem nicht seltenen Erscheinungsbild stumpfer, abgekauter Nägel und entzündeter, rissiger Nagelbetten bei. Gönnen Sie Ihren Händen im Zusammenhang mit der Handreflexzonenmassage die entsprechende Aufmerksamkeit.
Wenn Ihre Fingernägel lackiert sind, entfernen Sie

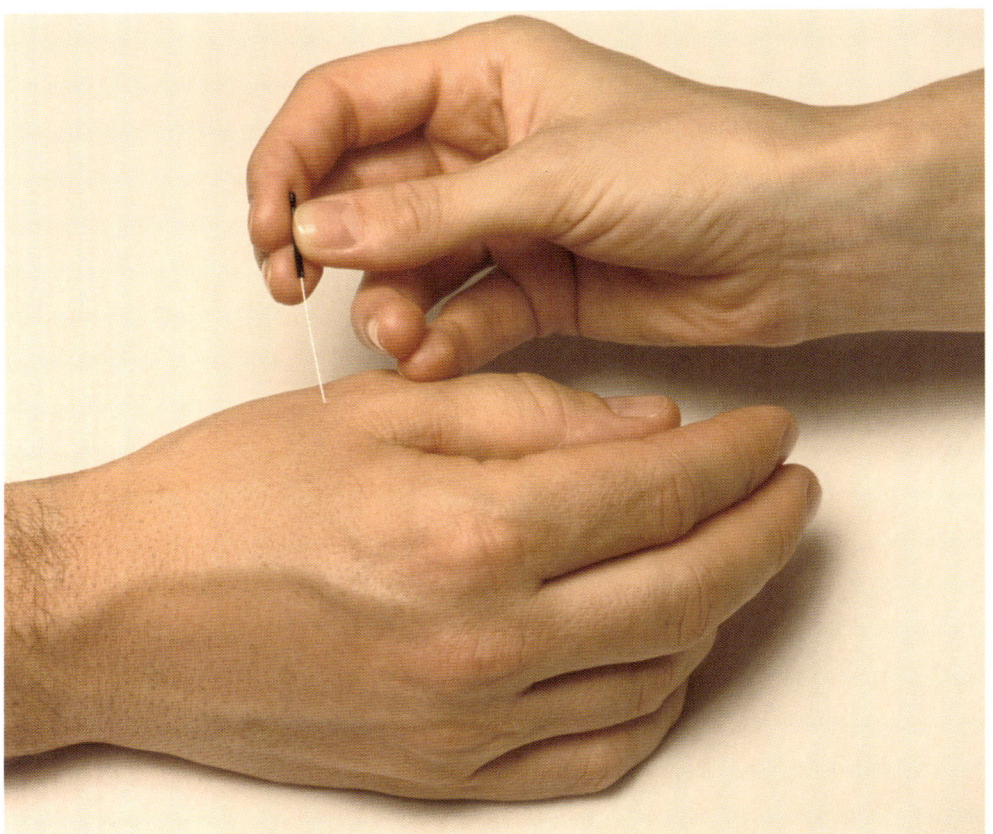

Die Akupunktur kann die Wirkung einer Reflexzonenmassage verstärken.

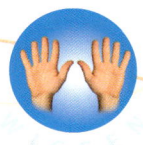

den Nagellack mit einem entsprechenden Entferner, der zusätzlich pflegende Substanzen enthält.

Zur Einstimmung ein Handbad

Baden Sie Ihre Hände in einem entsprechend großen Gefäß mit warmem Wasser. Sie können dem Wasser pflegende Substanzen beifügen. Beenden Sie das Bad nach 10 bis 15 Minuten, und trocknen Sie die Hände gut ab.
Verhornte Stellen sind nun aufgeweicht und können mit einem Bimsstein vorsichtig abgerieben werden. Bimssteine erhalten Sie in jedem Drogeriefachhandel. Feuchten Sie den Stein vor der Verwendung an, und spülen Sie nach der Hornhautentfernung die Hände gut ab.

Die Nagelpflege

Widmen Sie sich nun der Nagelpflege. Nach dem Handbad ist die Nagelhaut aufgeweicht und geschmeidig, Sie können sie mit einem entsprechenden Stäbchen vorsichtig zurückschieben. Wenn Sie überschüssige Nagelhaut mit der Nagelschere entfernen, achten Sie unbedingt darauf, dass Sie das Nagelbett nicht verletzen. Schneiden Sie nach Möglichkeit die Nägel relativ gerade ab, und runden Sie die Ecken mit einer Feile. Beachten Sie, dass Ihre Fingernägel für die Reflexzonenmassage nicht zu lang sein sollten.

Die Hände eincremen und massieren

Gönnen Sie sich nach der Nagelpflege eine Massage. Beginnen Sie nach Belieben mit der rechten oder der linken Hand. Kneten Sie zunächst mit kreisförmigen Bewegungen des Daumens die Muskeln der Handfläche, des Daumenballens und der Handkante. Streichen Sie nun die Hand von der Wurzel bis über die Finger in mehreren fingerwärts gerichteten Bahnen aus. Beginnen Sie an der Handkante und enden Sie mit den Ausstreichungen am Daumen. Massieren Sie auf diese Art und Weise auch die andere Hand. Abschließend cremen Sie Ihre Hände mit einer Creme oder Lotion Ihrer Wahl ein.

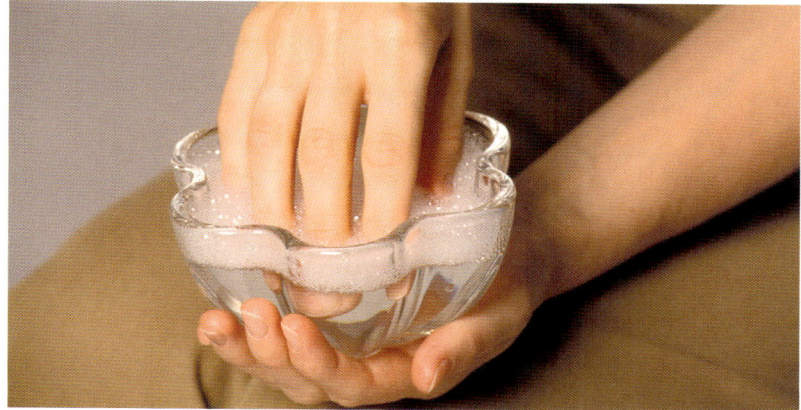

Ein Handbad entspannt und weicht verhornte Stellen auf.

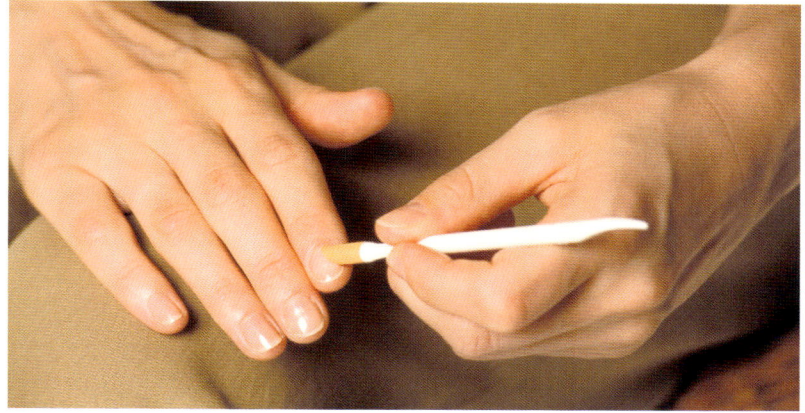

Schieben Sie die Nagelhaut mit einem speziell dafür vorgesehenen Stäbchen vorsichtig zurück.

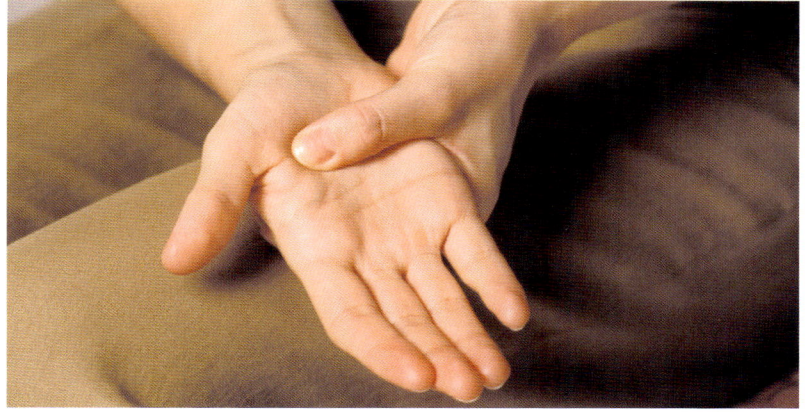

Massieren Sie die Handfläche mit kreisenden Bewegungen.

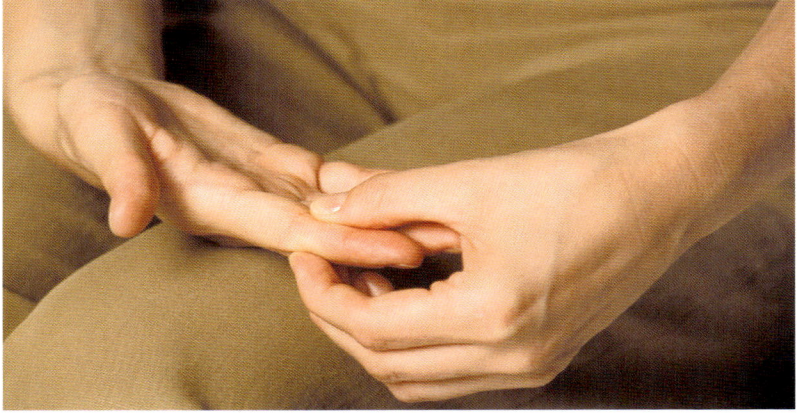

Streichen Sie anschließend jeden Finger von der Fingerwurzel bis zur Fingerspitze einzeln aus.

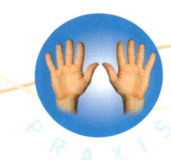

Die Praxis der Handreflexzonenmassage

Eine Handreflexzonenmassage entspannt und beruhigt den Massageempfangenden.

Im Wesentlichen unterscheiden sich die Techniken nicht allzu sehr von denen der Fußreflexzonenmassage, die auf den Seiten 36 ff. ausführlich dargestellt wurden. Die folgende Zusammenfassung gibt Ihnen eine kurze Übersicht über die verschiedenen Techniken einer Handreflexzonenmassage.

!

WANN SOLLTEN SIE NICHT MASSIEREN?

Massieren Sie bitte nicht bei folgenden Situationen:
- Offene Wunden im Handbereich
- Akute Verletzungen im Handbereich
- Zustand nach Ruhigstellung durch Gips oder Operationen
- Bei akuten, schmerzhaften oder operationsbedürftigen Erkrankungen, hier kann die Massage Symptome verschleiern und die Einleitung einer nötigen Therapie verzögern
- Fragen Sie im Zweifelsfall einen Arzt oder eine Ärztin, ob Sie eine Handreflexzonenmassage durchführen dürfen.

Allgemeine Tipps

Die Handreflexzonenmassage kann im Sitzen oder im Liegen verabreicht werden. Die liegende Position ermöglicht jedoch eine bessere Entspannung.

Ein angenehm temperierter, gut durchlüfteter Raum ist die optimale Umgebung.

Die Hände des Massageempfängers oder der Massageempfängerin sollten warm sein. Bitten Sie Ihren Partner oder Ihre Partnerin, Schmuck, insbesondere Ringe vor der Massage abzulegen.

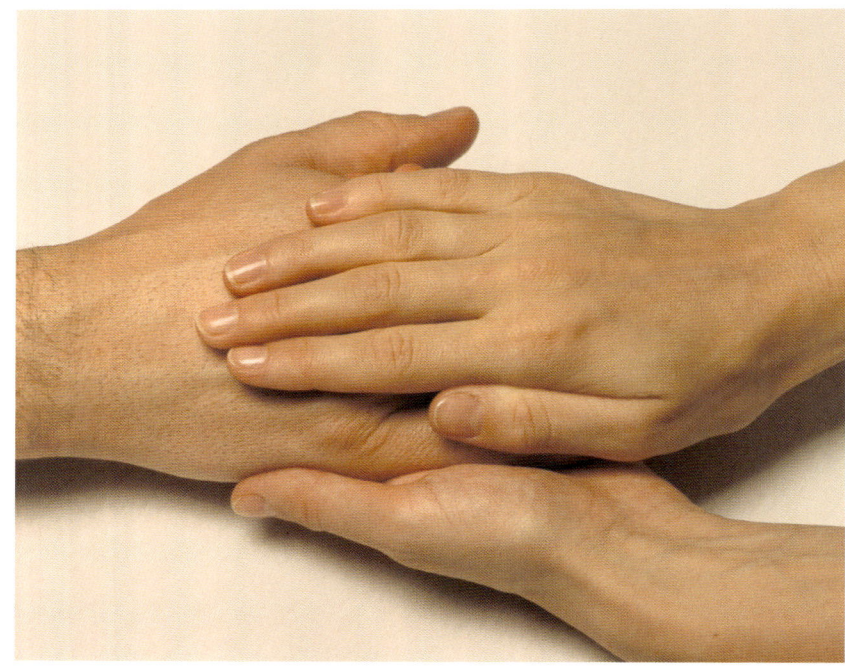

Streichungen mit beiden Händen sind eine ideale Einleitung für die Handmassage.

Darüber hinaus sollte Ihr Partner oder Ihre Partnerin warme Hände haben. An kalten Händen reagieren die Reflexzonen kaum oder gar nicht.

Beginnen Sie die Handmassage mit Ausstreichungen der gesamten Hand, bevor Sie auf einzelne Zonen eingehen. Fragen Sie Ihren Partner oder Ihre Partnerin, wie er oder sie die Massage empfindet. Am Blick Ihres Partners oder Ihrer Partnerin können Sie auch den Grad der Entspannung ablesen. Wenn Sie auf empfindliche Organzonen stoßen, stellen Sie bitte keine Vermutungen oder Diagnosen über Erkrankungen an.

Planen Sie für die ausführliche Massage beider Hände etwa 40 bis 50 Minuten ein.

Wenn sich bei Ihrem Partner oder Ihrer Partnerin nach der Massage ein Ruhe- oder Schlafbedürfnis einstellt, sollte er oder sie diesem nachgeben können.

Die Massagetechniken

Die an der Hand angewendeten Griffe gleichen denen der Fußreflexzonenmassage. Auch bei der Handmassage werden Streichungen zur Einstimmung, zwischendurch als Abschluss einzelner Massageabschnitte und zum Ausklang verwendet. Weiterhin gibt es Griffe zur Massage einzelner Zonen, hierbei wird punktförmiger Druck mit der Daumen- oder Zeigefingerkuppe ausgeübt. Die Auswahl der Griffe hängt davon ab, was Sie mit der Massage bezwecken möchten. Für eine einfache harmonisierende Handmassage werden Sie hauptsächlich Streichungen einsetzen. Möchten Sie gezielt Zonen massieren, bedienen Sie sich punktueller Drucktechniken. Im Folgenden werden die einzelnen Griffe dargestellt.

Das praktische Vorgehen bei der Handmassage

Führen Sie zur Einleitung einige Ausstreichungen durch. Massieren Sie anschließend systematisch alle Zonen. Merken Sie sich empfindliche Zonen und bearbeiten Sie diese bei einem zweiten Durchgang noch einmal ausführlich. Bleibt die Empfindlichkeit dieser Zonen auch nach dem zweiten Massagedurchgang bestehen, massieren Sie die Hände

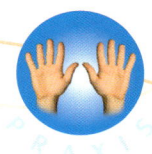

nach zwei bis drei Tagen erneut. Bedenken Sie, dass Ihre Massage angenehm und wohltuend sein soll, und passen Sie die von Ihnen angewendete Druckstärke immer der Empfindlichkeit des Partners oder der Partnerin an. Auf dem Handrücken liegen Knochen und Sehnen gut tastbar direkt unter der Haut. Massieren Sie hier nur mit sehr leichtem Druck, achten Sie in jedem Fall auf die individuelle Verträglichkeit für Ihren Partner oder Ihre Partnerin.

Wie bei der Fußreflexzonenmassage gibt es auch bei der Handreflexzonenmassage unterschiedliche Griffe, die Sie in drei verschiedene Kategorien einteilen können: Ausstreichungen, ausgleichende Griffe und punktuelle Griffe zur Druckausübung. Zur Einleitung und Einstimmung sowie zum Abschluss der Massage wenden Sie am besten Ausstreichungen an. Arbeiten Sie mit ausgleichenden Griffen, wenn sich bei Ihrem Partner oder Ihrer Partnerin vegetative Reaktionen wie Unruhe, Abkühlung der Hände oder sogar Schweißbildung einstellen. Die einzelnen Zonen der Hand massieren Sie mit einem punktuellen Druck, den Sie mit der Daumen- oder Fingerkuppe ausüben.

Das Halten der Hände

Das Halten der Hände dient der Kontaktaufnahme und der Entspannung. Ihrem Partner oder Ihrer Partnerin ermöglicht es die innerliche Einstimmung auf die folgende Massage. Nehmen Sie die Hand Ihres Partners oder Ihrer Partnerin zwischen Ihre warmen Hände. Verweilen Sie so einen Moment, und richten Sie Ihre Aufmerksamkeit auf Ihre Hände. Stellen Sie sich vor, wie die Energie zwischen Ihren Händen und den Händen Ihres Partners oder Ihrer Partnerin ruhig strömt. Erspüren Sie, wie die Anspannung bei Ihrem Partner oder Ihrer Partnerin langsam nachlässt und er oder sie sich innerlich darauf einstellt, eine Massage von Ihnen zu empfangen.

Das Ausstreichen der Hände

Umfassen Sie wieder mit beiden Händen eine Hand des Partners oder der Partnerin. Eine Handfläche liegt auf der Handfläche des Partners oder der Partnerin, die andere Handfläche ruht auf dem Handrücken.
Üben Sie nun einen leichten Druck aus und gleiten Sie von der Handwurzel über die Hand bis zu den Fingerspitzen.
Wiederholen Sie diese Streichung vier- bis fünfmal an beiden Händen.

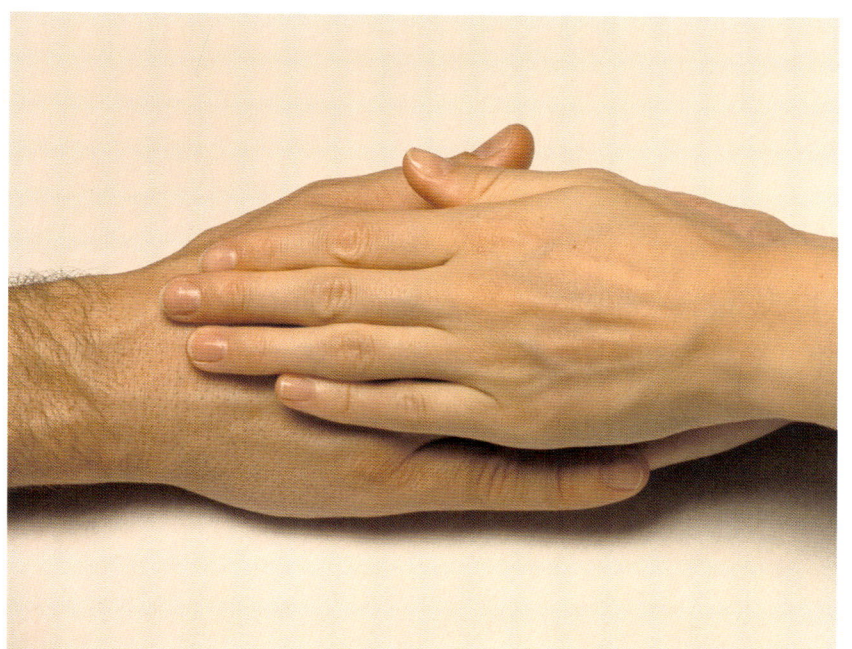

Umfassen Sie die Hand Ihres Partners oder Ihrer Partnerin mit Ihren Händen. Üben Sie einen leichten Druck aus, ...

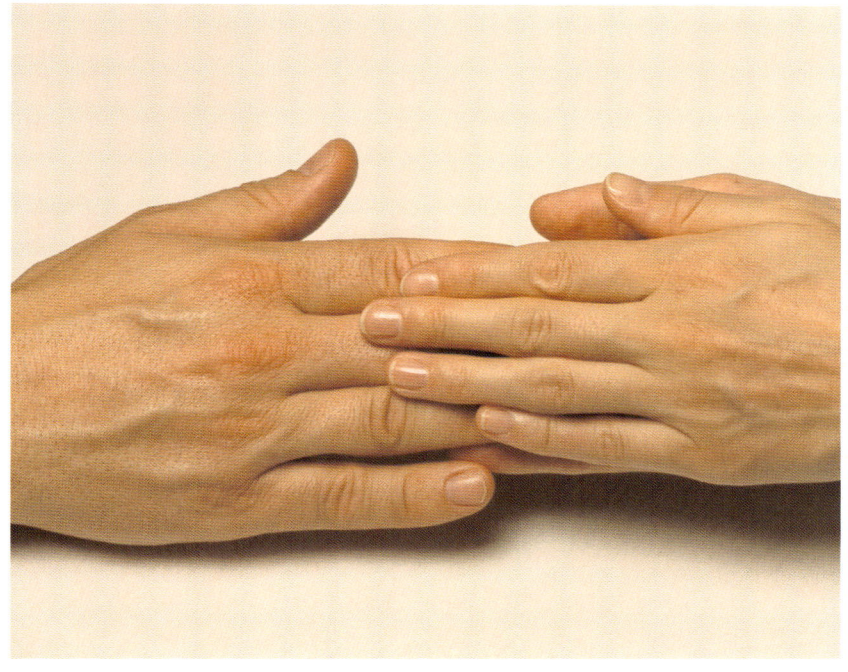

... und streichen Sie mit sanftem Druck über Hand und Fingerspitzen.

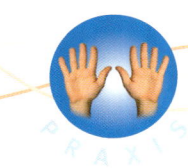

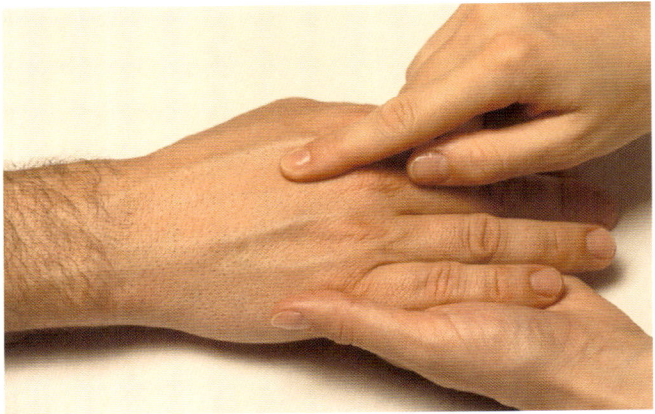

Tasten Sie den Zwischenraum zwischen zwei Mittelhand-knochen nahe der Handwurzel, und gleiten Sie mit dem Zeigefinger in Richtung Fingerspitzen.

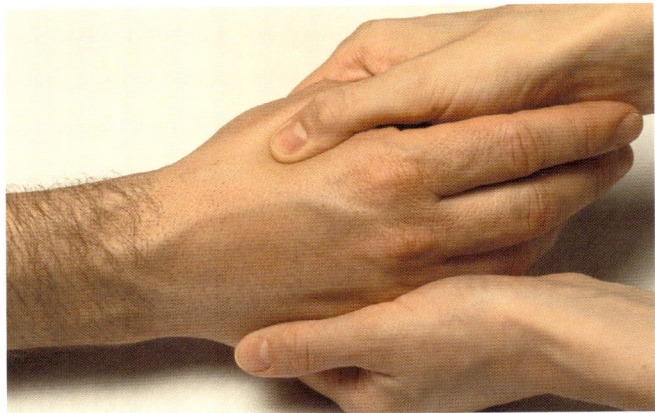

Der erste Zwischenraum ist aufgrund der Beweglichkeit des Daumens sehr viel größer und gut tastbar. Streichen Sie diesen Zwischenraum mit Ihrem Daumen aus.

Ausstreichung der Finger: Mit wohl dosiertem Druck streichen Sie jeden Finger einzeln mehrmals aus.

Links: Mit diesem Handgriff können Sie den Daumen besser umfassen und ausstreichen.

Rechts: Diese Ausstreichung kann auch an den übrigen Fingern durchgeführt werden.

Die Ausstreichung zwischen den Mittelhandknochen

Mit den Fingerkuppen oder dem Daumen können Sie gut die Zwischenräume der Mittelhandknochen auf dem Handrücken ausstreichen. Die röhrenförmigen Mittelhandknochen lassen sich auf dem Handrücken sehr gut tasten. Suchen Sie den Zwischenraum nahe der Handwurzel auf, üben Sie einen leichten Druck aus und gleiten Sie mit der Zeigefingerkuppe in Richtung der Finger. Wiederholen Sie dies zwei- bis dreimal, und gehen Sie dann zum nächsten Zwischenraum über.

Die Ausstreichung der Finger

Das Ausstreichen der Finger ist ebenfalls eine sehr angenehme Technik. Ergreifen Sie den Finger am Grundgelenk, üben Sie einen leichten Druck aus, und gleiten Sie den Finger entlang in Richtung Fingerkuppe. Wiederholen Sie diese Streichung zwei- bis dreimal an jedem Finger.
Streichen Sie die Rückseite des Daumens der Partnerin oder des Partners mit der Kuppe Ihres Daumens aus. Umfassen Sie die Handflächenseite des Daumens dabei mit Ihrem Zeigefinger. Dies ist eine andere Möglichkeit der Ausstreichung.

Die Dehnung der Handflächen und der Finger

Durch die natürliche Beugehaltung der Finger sind die Hand- und Fingerbeugemuskeln in ständiger Anspannung. Die Dehnung dieser Muskeln ist wohltuend und eine gute Einleitung für die Handmassage.
Ergreifen Sie mit beiden Händen die Hand des Partners oder der Partnerin, legen Sie Ihre Daumen nebeneinan-

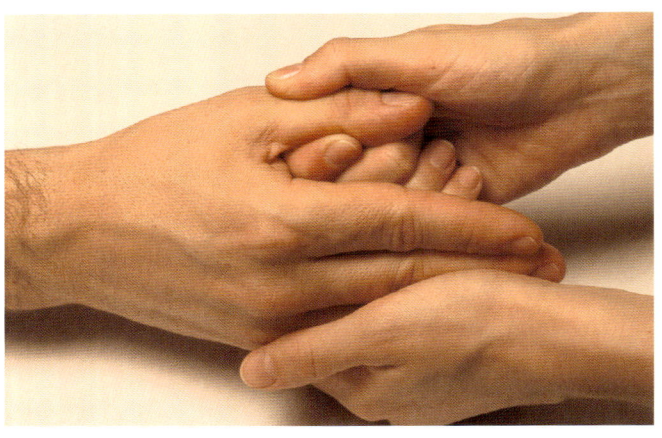

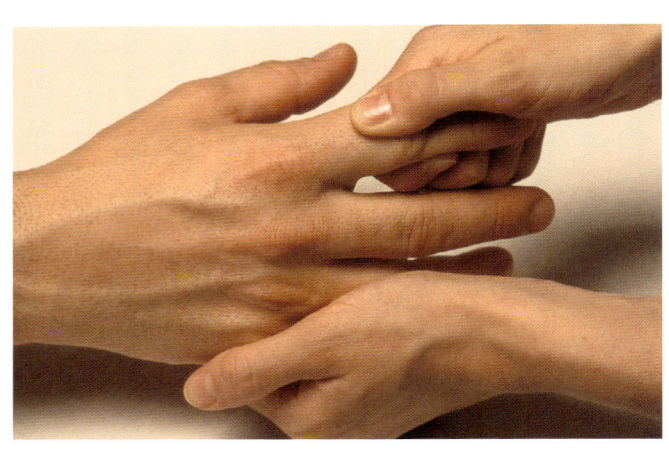

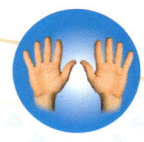

der auf die Handfläche und die Fingerkuppen auf die Fingerrückseite. Strecken Sie nun die Finger, und dehnen Sie das Handgewölbe vorsichtig nach außen. Diese Dehnung darf weder schmerzhaft noch unangenehm sein.

Halten Sie die Spannung für die Dauer einiger Atemzyklen bei Ihrem Partner oder Ihrer Partnerin.

Die Drucktechniken

Die Massage der einzelnen Zonen führen Sie mit den so genannten Drucktechniken durch. Hierbei üben Sie mit Daumen- oder Zeigefingerkuppe punktuellen Druck aus. Dieser sollte gleichmäßig und verharrend sein und Punkt für Punkt in der Zone voranschreiten.

Der Daumengang

Der Daumengang ist gewissermaßen die Grundtechnik. Sie wenden ihn bevorzugt auf der Handfläche an. Hier sind die Knochen durch die dickere Muskelschicht gut geschützt. Die Druckausübung erfolgt mit der Daumenkuppe, indem Sie den Daumen von der Daumenbeere abrollen und dabei die Daumenkuppe aufrecht stellen. Gleichzeitig ertasten Sie mit dem Daumen verstärkte Gewebespannungen. Nach der Druckausübung lösen Sie die Spannung und versetzen den Daumen Millimeter für Millimeter weiter. Mit abwechselndem Drücken und Lösen arbeiten Sie sich Punkt für Punkt durch die Zonen.

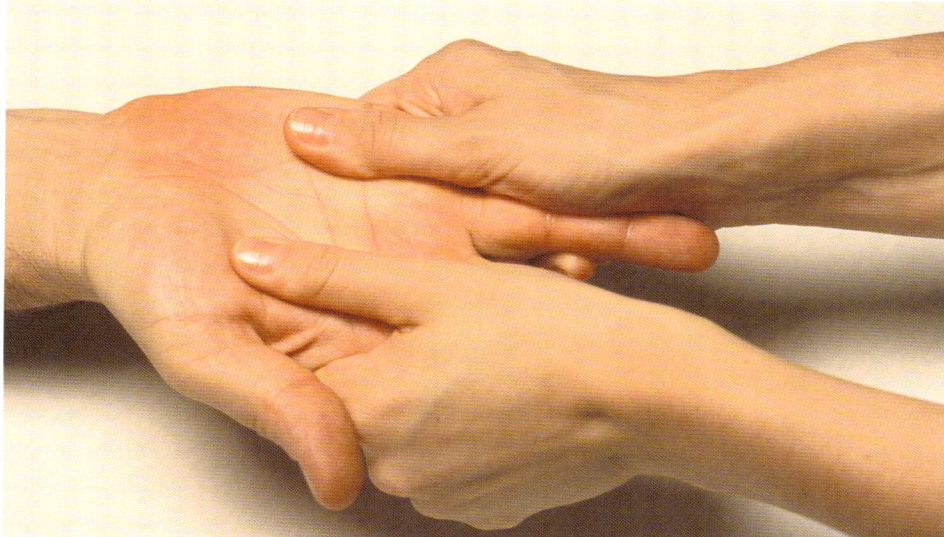

Die sanfte Dehnung der Fingerbeugemuskeln ist eine wohltuende Einleitung für die Handreflexzonenmassage.

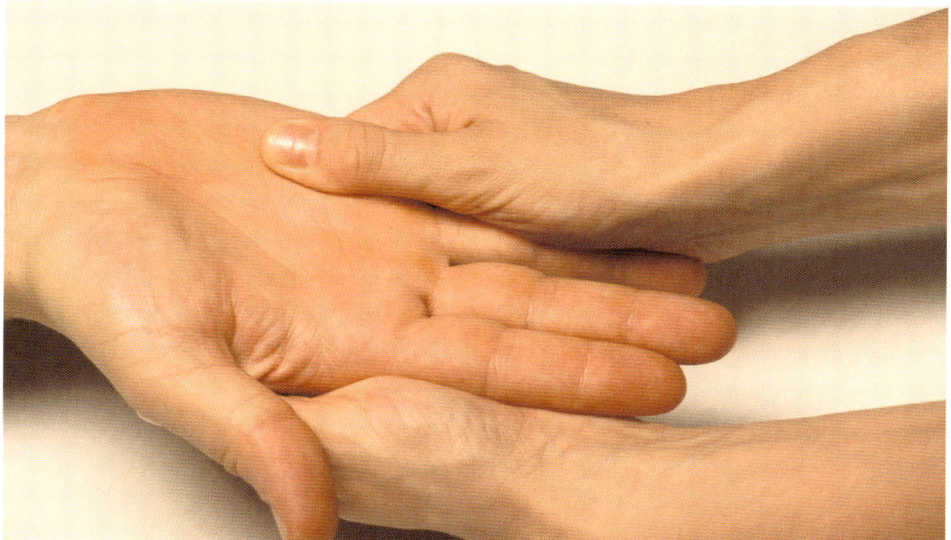

Bei der ersten Phase des Daumengangs legen Sie die Daumenkuppe ohne Druck auf das zu massierende Areal auf.

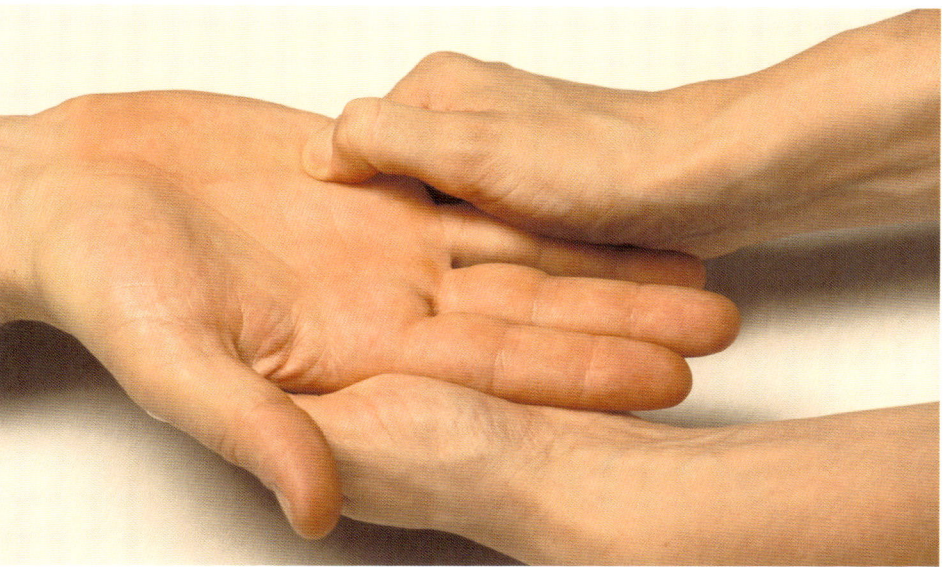

In der zweiten Phase rollen Sie über die Fingerbeere auf die Daumenkuppe und üben nun Druck auf das darunter liegende Gewebe aus.

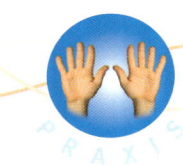

Die Technik des konstanten Drucks – der »Antischmerz-Griff«

Stoßen Sie bei der Massage auf sehr empfindliche, schmerzhafte Zonen, so versuchen Sie, mit Hilfe des konstanten Druck- oder Antischmerz-Griffs tief sitzende Verspannungen zu lösen.

Üben Sie mit der Daumenkuppe über der schmerzenden Zone einen gleichmäßigen und konstanten Druck aus. Der Druck darf nur so stark sein, wie es Ihr Partner oder Ihre Partnerin toleriert. Halten Sie den Druck für ein bis zwei Minuten.

Häufig lösen sich mit dieser Technik die schmerzenden Zonen einfach auf. Sollte sich die Schmerzempfindlichkeit jedoch nicht verringern, wiederholen Sie die Massage in einem späteren Durchgang. Passen Sie den Druck jedoch immer an die Schmerzgrenze Ihres Partners oder Ihrer Partnerin an.

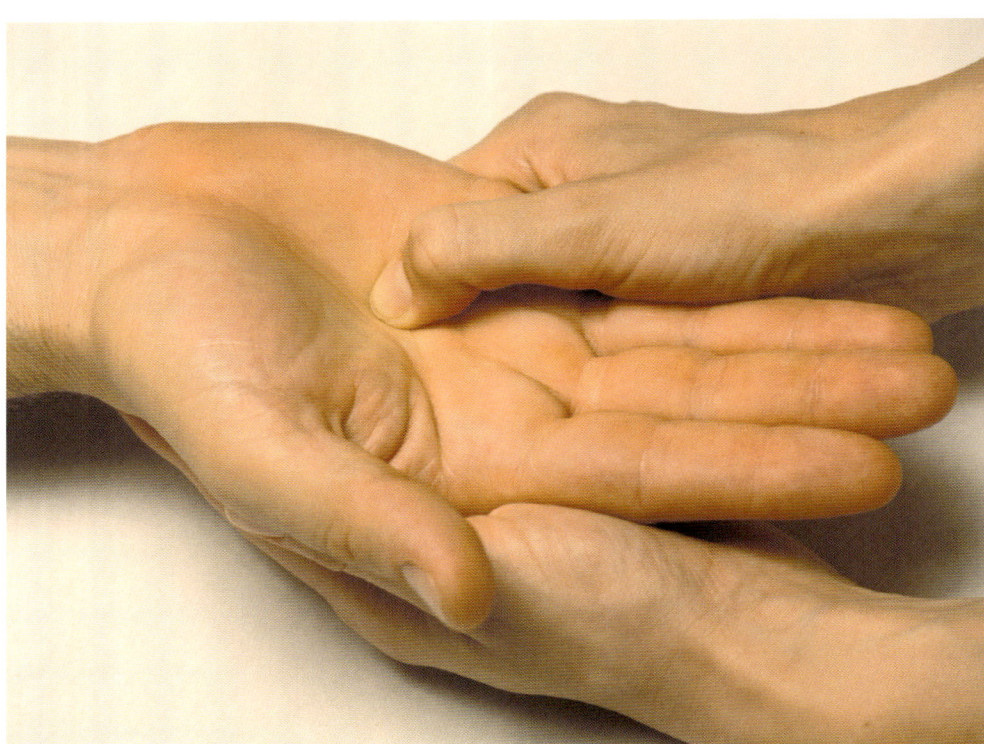

Schmerzende Zonen können Sie sehr häufig mit dem Antischmerz-Griff beseitigen.

Der Raupengang mit Zeigefinger

Die Druckausübung mit dem Zeigefinger führen Sie an Zonen durch, die keinen starken Druck vertragen. Mit dem Zeigefinger massieren Sie beispielsweise die Zwischenräume zwischen den Mittelhandknochen auf dem Handrücken. Legen Sie die Fingerbeere ohne Druck auf die zu massierende Zone und rollen Sie über die Fingerbeere auf die Fingerkuppe.

Üben Sie nun so viel Druck aus, wie Ihr Partner oder Ihre Partnerin toleriert. Halten Sie den Druck für einige Sekunden und lösen Sie dann langsam die Spannung.

Verschieben Sie nun den Zeigefinger im Raum zwischen den Mittelhandknochen, und üben Sie erneut Druck mit der Fingerkuppe aus.

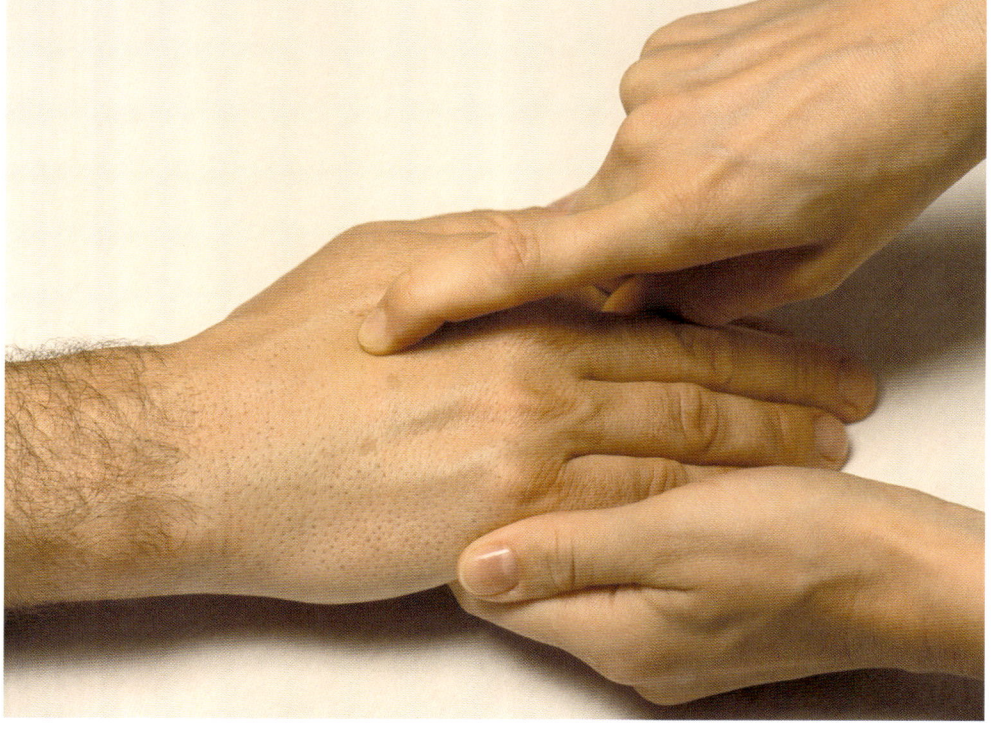

Mit der Zeigefingerkuppe massieren Sie Millimeter für Millimeter die Zonen zwischen den Mittelhandknochen.

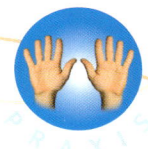

Der Pinzettengriff

Mit dem Pinzettengriff üben Sie über Zeigefinger und Daumenkuppe Druck auf einzelne Zonen aus. Ergreifen Sie die Haut zwischen den Fingern (»Schwimmhäute«) mit Daumen- und Fingerbeere, und üben Sie einen leichten, gut verträglichen Zug aus. Mit dem Pinzettengriff können Sie auch die einzelnen Finger Punkt für Punkt massieren.

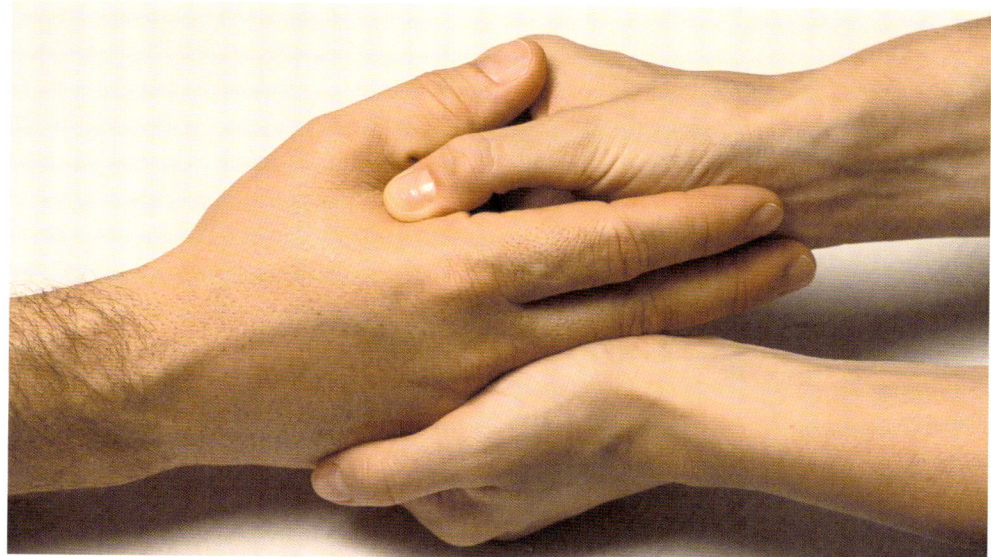

Im Pinzettengriff nehmen Sie die Haut zwischen Ihren Daumen und die Fingerbeere.

Alle Griffe auf einen Blick

STREICHUNGEN UND DEHNUNGEN

HALTEN DER HÄNDE

Schließen Sie Ihre Augen, und atmen Sie tief ein und aus. Richten Sie Ihre Aufmerksamkeit auf Ihre Hände, und stellen Sie sich vor, dass sich Energie in ihnen sammelt.

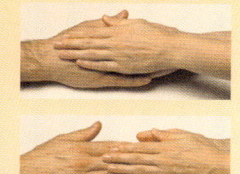

AUSSTREICHUNG DER HÄNDE

Legen Sie Ihre Hände auf die Hand Ihres Partners oder Ihrer Partnerin. Gleiten Sie langsam und harmonisch von der Handwurzel zu den Fingerspitzen und über diese hinaus.

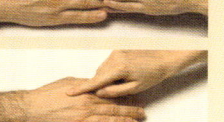

AUSSTREICHUNG ZWISCHEN DEN MITTELHANDKNOCHEN

Tasten Sie die Zwischenräume der Finger, und streichen Sie mit je einem Finger in jedem Zwischenraum mit gleichmäßigem Druck über den Handrücken.

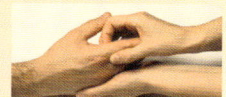

AUSSTREICHUNGEN DER FINGER

Ergreifen Sie den einzelnen Finger an seinem Grundgelenk. Streichen Sie ihn langsam in Richtung der Fingerspitze aus und über diese hinaus. Wiederholen Sie die Streichung an den verbleibenden Fingern.

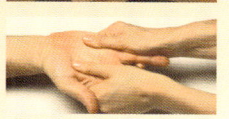

DEHNUNG DER HANDFLÄCHE UND DER FINGER

Legen Sie Ihre Daumenkuppen in gleicher Höhe auf die Handfläche Ihrer Partnerin oder Ihres Partners, und üben Sie einen gleichmäßigen Zug nach außen hin aus.

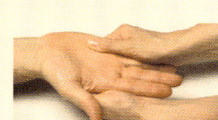

DRUCKTECHNIKEN

DAUMENGANG

Üben Sie den Druck Punkt für Punkt auf dem Handrücken aus. Stellen Sie sich vor, dass die Punkte wie auf einer Perlenkette aufgereiht unmittelbar nebeneinander liegen.

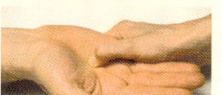

KONSTANTER DRUCK

Der Druck wird an der schmerzenden Stelle konstant gehalten. Setzen Sie die Daumenbeere senkrecht über dem schmerzenden Punkt auf, und üben Sie gleichbleibenden Druck aus.

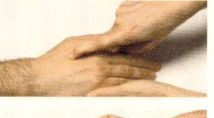

RAUPENGANG MIT DEM ZEIGEFINGER

Legen Sie die Zeigefingerbeere flach auf die Haut der Hand. Krümmen Sie Ihre Finger im Mittelgelenk und üben Sie Druck aus. Lösen Sie den Druck und rollen Sie mit der Fingerkuppe weiter voran.

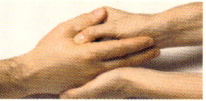

PINZETTENGRIFF

Fassen Sie die »Schwimmhäute« mit Daumen und Fingerbeere. Ziehen Sie die Haut in Richtung der Fingerspitzen. Mit diesem Griff können Sie die Finger auch Punkt für Punkt massieren.

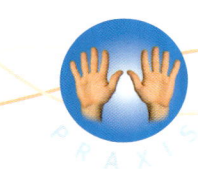

Die Lokalisation und Massage der einzelnen Zonen

Im Folgenden erfahren Sie, wo die einzelnen Zonen auf der Hand repräsentiert sind und wie Sie diese massieren. Eine Orientierung und Zuordnung der Zonen gelingt Ihnen, wenn Sie sich noch einmal das Zonenmodell von Fitzgerald mit der Einteilung in zehn Längszonen vor Augen führen. Die Längszonen der Körpermitte werden auf den Daumenstrahlen projiziert, die Zonen zwei, drei, vier und fünf liegen auf Zeige-, Mittel-, Ring- und kleinem Finger. Zu den Organen der Körpermitte gehören der Kopf, das Gehirn, die Mundhöhle, der Nasen-Rachenraum, Herz, Wirbelsäule usw. So können Sie mit Hilfe des Zonenmodells die Organe des Körpers relativ klar und anschaulich den einzelnen Fingern zuordnen.

Die Kopf- und Halszonen

Die Kopf- und Halsregion wird auf Daumen und Fingern repräsentiert. Dabei entspricht die Körpervorderseite dem Handrücken und die Körperrückseite der Handfläche. Das Gebiet der Zähne und des Kiefers erstreckt sich auf Vorder- und Rückseite der Hand und reicht von den Mittelgelenken über die Finger bis zum Daumen.

Die Lokalisation der Zonen auf dem Handrücken

Die Zone der Stirnregion ist auf der Daumenkuppe lokalisiert. Darunter befindet sich um das Daumengrundgelenk herum die Zone für den Nasen-Rachenraum. Die Daumennagelregion stellt die Zone für das Gesicht dar. Auf den Mittelgelenken der Zeige- und Mittelfinger finden Sie die Region für die Augen. Die Zonen für das Ohr liegen auf der Rückseite des vierten und fünften Fingers.

Die Zonen für Stirn, Nasen-Rachenraum, Auge, Ohr, Kiefer und Zähne befinden sich auf dem Handrücken.

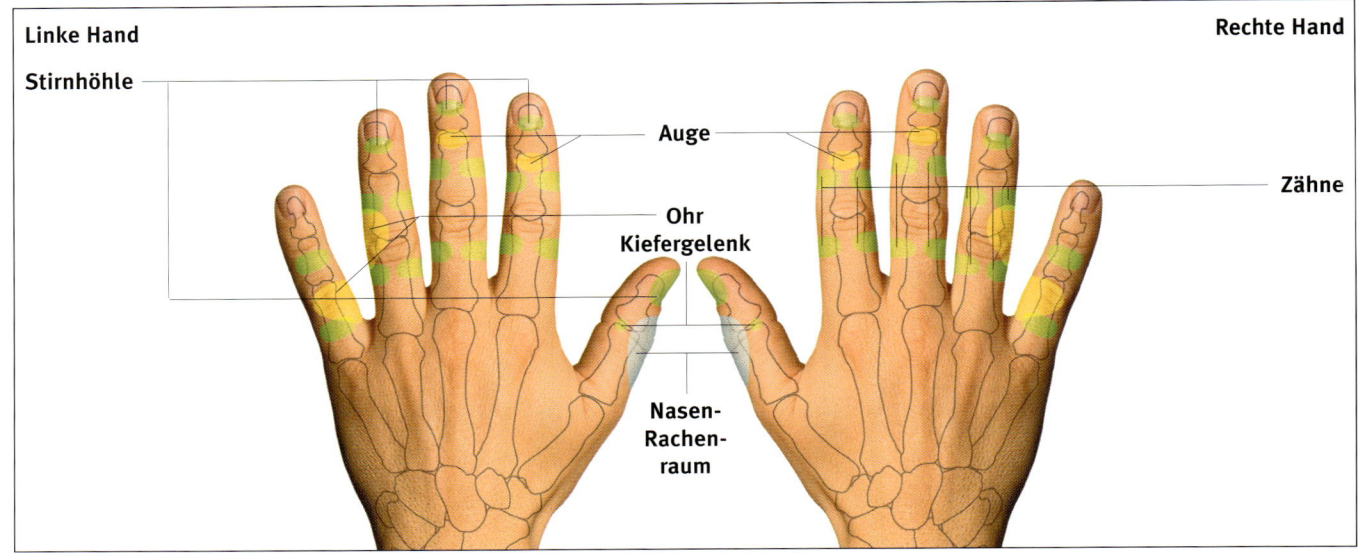

Auf der Handfläche finden Sie die Zonen für das Schädeldach, das Gehirn und erneut die Zonen für das Auge, das Ohr, den Kiefer und die Zähne.

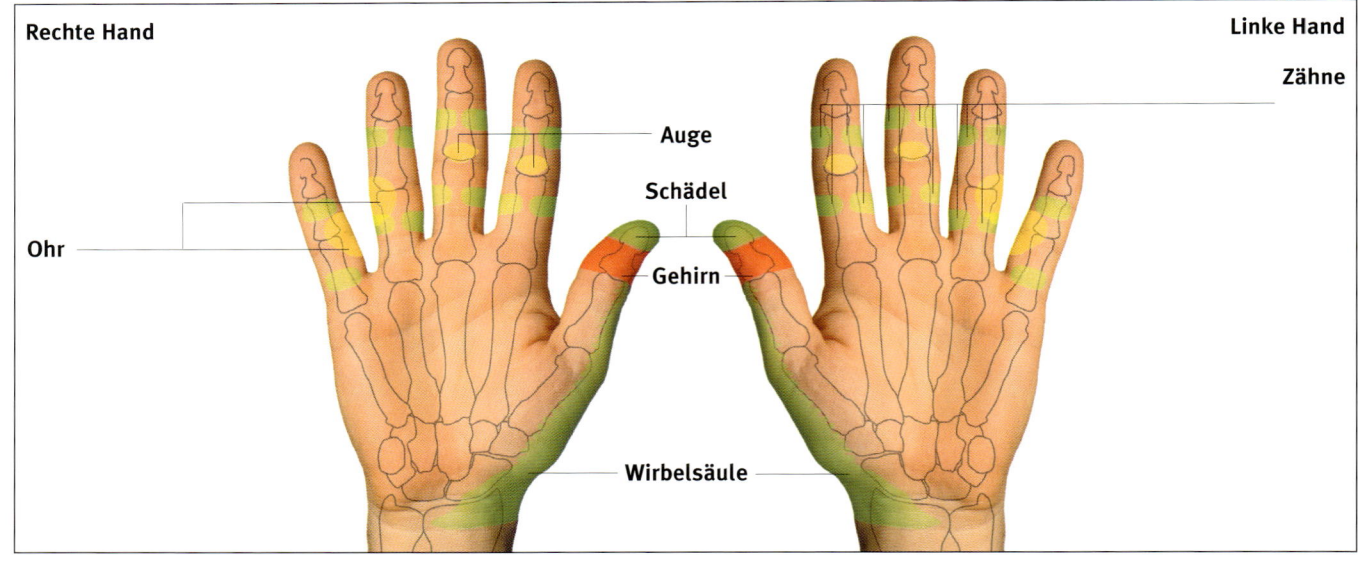

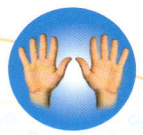

Die Lokalisation der Zonen auf der Handfläche

Die rückwärtige Daumenkuppe entspricht der Zone für das Schädeldach. Die Daumenbeere stellt die Zone für das Gehirn dar. Auf der Rückseite des Daumengrundgelenks befindet sich die Zone für die Nackenmuskulatur. Die Augenzone liegt auf Zeige- und Mittelfinger, die Ohrzone auf Ring- und kleinem Finger.

Die Massage der Zonen

Führen Sie zur Einleitung einige Ausstreichungen durch. Nehmen Sie die Hand zwischen Ihre Hände, und führen Sie mit leichtem Druck Ihre Hände von der Handwurzel bis zu den Fingerspitzen (→ Sandwichstreichungen, Seite 38).

Die Massage der Kiefer- und Zahnzone

Die Zone der Kiefer- und Zahnregion umfasst sowohl die Fingervorder- als auch -rückseite von den Grundgelenken an. Diese Zone massieren Sie mit dem Pinzettengriff. Beginnen Sie am Daumengrundgelenk.
Greifen Sie die Vorder- und die Rückseite des Daumens mit Daumen und Zeigefinger wie mit einer Pinzette, und üben Sie einen leichten Druck aus.
Lösen Sie den Druck, und verschieben Sie Ihre Finger in Richtung Fingerspitzen. Üben Sie nun wieder Druck aus.

Die Massage der Zonen von Stirn, Nacken und Gehirn

Massieren Sie diese Zonen mit dem Daumengang Punkt für Punkt. Beginnen Sie an der Daumenkuppe, im Bereich der Stirn, massieren Sie Punkt für Punkt auf dem Daumen entlang bis zum Grundgelenk.
Bearbeiten Sie mit dem Daumengang auch die übrigen Finger.

Die Massage der Augen- und Ohrenzonen

Die Augenregion befindet sich auf der Handflächenseite des zweiten und dritten Fingers.
Die Ohrzone liegt auf der gleichen Seite des vierten und fünften Fingers. Massieren Sie diese Bereiche ebenfalls mit dem Daumengang. Üben Sie nur einen der individuellen Empfindlichkeit Ihres Partners oder Partnerin angepassten, sanften Druck aus.
Die Rückseite der Finger massieren Sie am besten mit der Zeigefingerkuppe. Nachdem Sie alle Zonen massiert haben, führen Sie einige Ausstreichungen durch, die zur Massage der nächsten Zone überleiten.

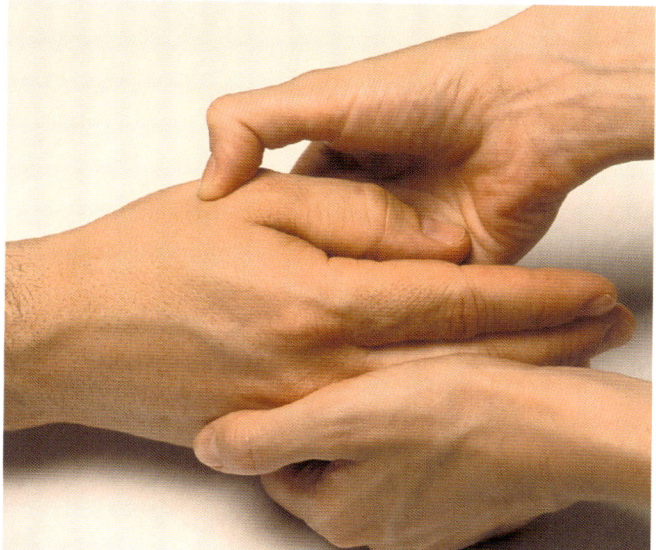

Mit dem Pinzettengriff massieren Sie die Finger von den Grundgelenken bis zu den Fingerspitzen Punkt für Punkt.

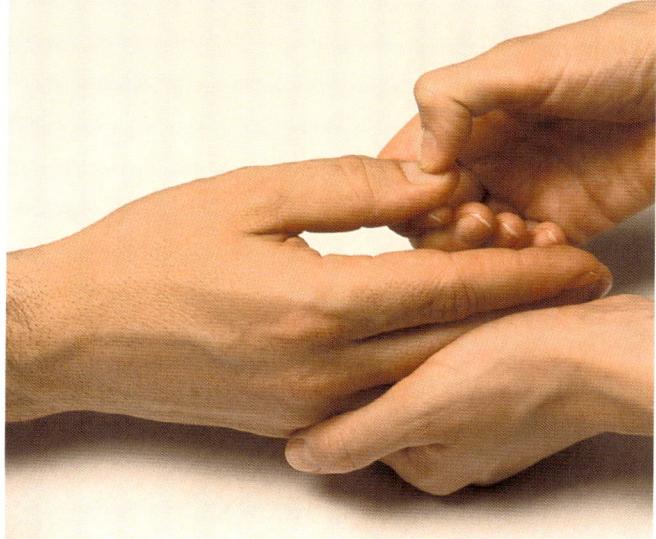

Mit dem Daumengang massieren Sie den Kopfbereich, die Zone für das Gehirn sowie das Nackengebiet.

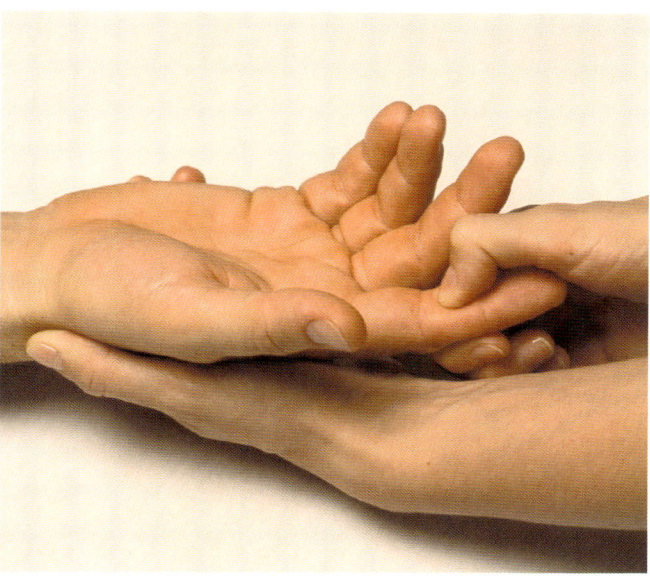

Die Augen- und Ohrenzone sollte nur mit sanftem Druck massiert werden.

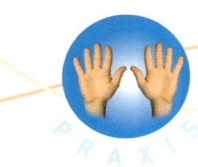

Die Zonen für Nacken, Schultergürtel und Brustkorb

Die Zonen für Nacken, Schultergürtel und Brustkorb befinden sich im Bereich der Mittelhandknochen. Dies ist ein relativ lang gezogener Bereich, der die vorderen zwei Drittel des Handrückens und der Handfläche ausmacht.

Die Lokalisation der Zonen auf der Handfläche

Am Endgelenk finden Sie die Nackenzone. Die Schultergürtelzone ist ein quer verlaufendes Areal, das sich über die vier Grundgelenke erstreckt und bis zum Mittelhand-

knochen des kleinen Fingers verläuft. Auf dem fünften Mittelhandknochen projizieren sich das Schultergelenk in Höhe des Grundgelenks, der Oberarm im weiteren Verlauf des Mittelhandknochens und das Ellenbogengelenk im Bereich der Handwurzel.

Die Lokalisation der Zonen auf dem Handrücken

Über dem Mittelhandknochen ist die Brustkorbzone repräsentiert. Die Zone für das Brustbein befindet sich über dem Mittelhandknochen des Daumens, quer über die Grundgelenke verläuft die Schlüsselbeinzone.

Die Zonen für die Schultermuskulatur, das Schulterblatt, den Oberarm, das Schultergelenk, den Nacken und den Brustkorb sind auf der Handfläche zu finden.

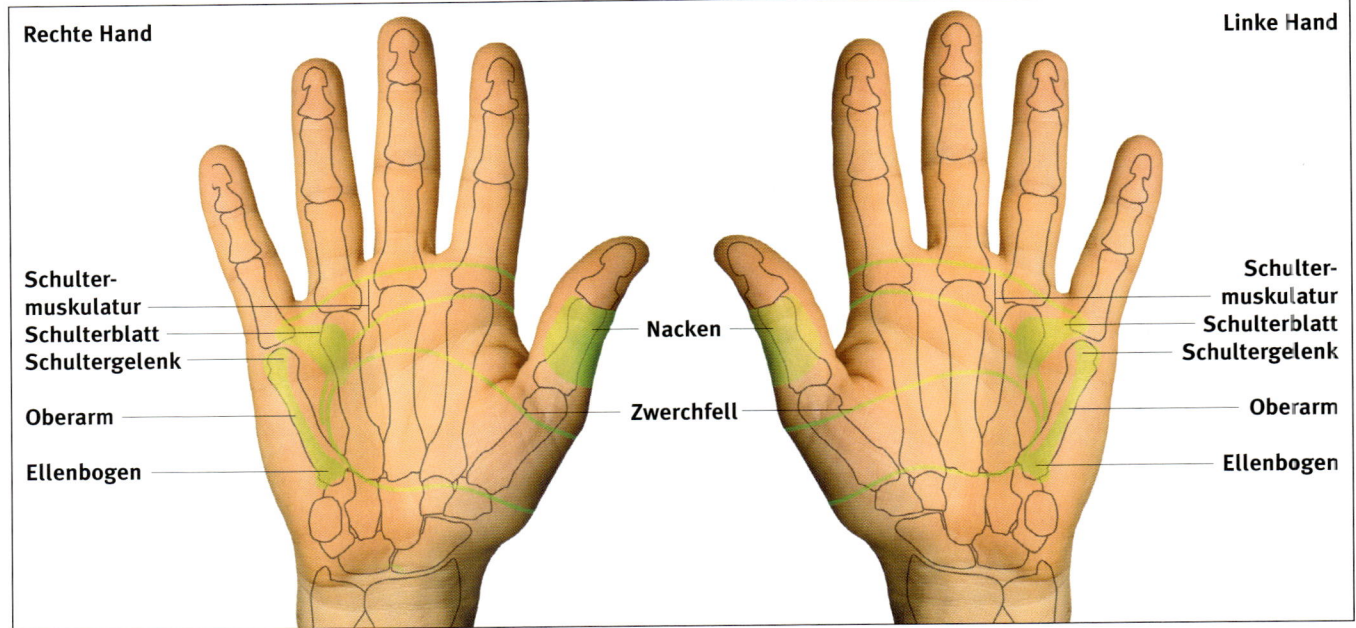

Auf dem Handrücken sind die Zonen für das Brustbein, die Rippen, das Schlüsselbein und den Oberarm lokalisiert.

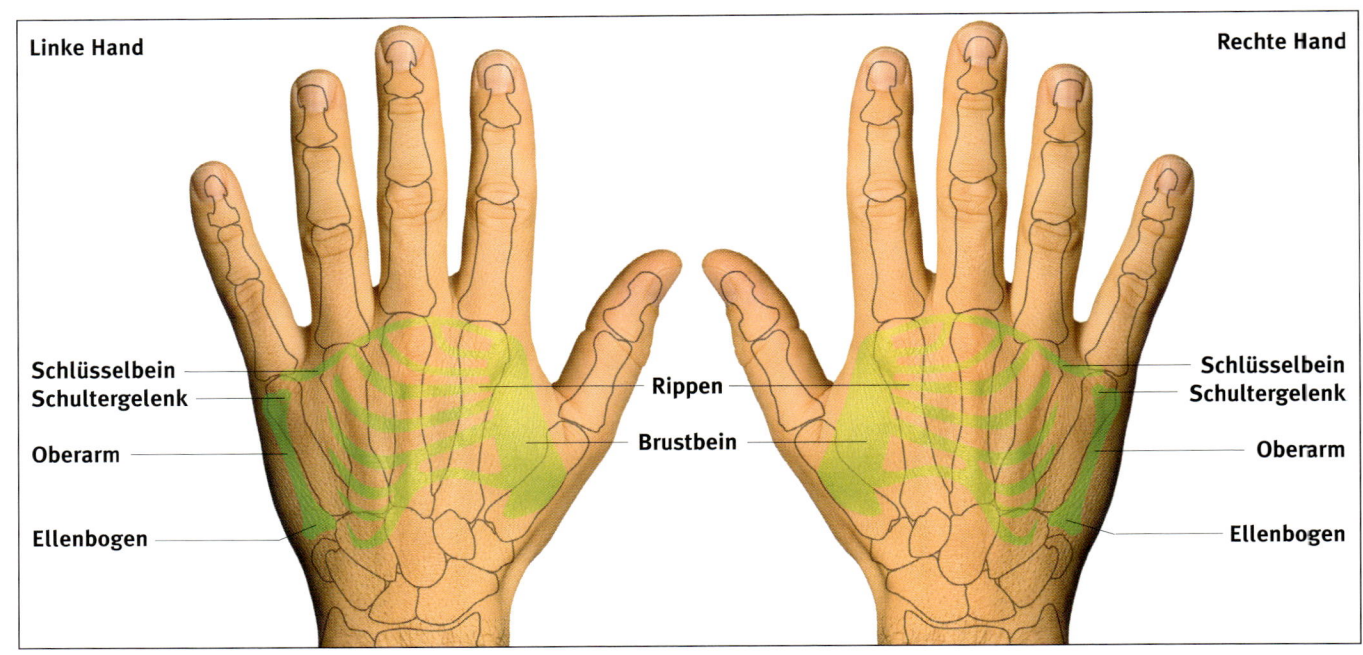

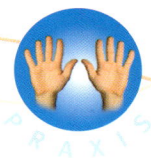

Die Massage der Zonen

Die Handfläche massieren Sie am besten Punkt für Punkt mit der Daumenkuppe. Auf dem Handrücken werden die Knochen nur von einer sehr dünnen Hautschicht bedeckt. Massieren Sie die gut tastbaren Zonen zwischen den Knochen von den Grundgelenken aus in Richtung Handwurzel mit der Zeigefingerkuppe.

Die Lockerung der Schultergürtelzone

Zum Einstieg in die Massage der Zonen lockern Sie die Schultergürtelzone, indem Sie die Mittelhandknochen gegeneinander verschieben. Umgreifen Sie die Hand Ihres Partners oder Ihrer Partnerin. Nehmen Sie die vier Mittelhandknochen in die Hand, und bewegen Sie den Mittelhandknochen des Daumens vorsichtig auf und ab. Fixieren Sie anschließend die Mittelhandknochen drei bis fünf und bewegen Sie den Mittelhandknochen des Zeigefingers vorsichtig auf und ab. Fahren Sie in dieser Weise fort, bis Sie alle Mittelhandknochen gegeneinander verschoben haben.

Die Massage der Zonen für Nacken und Schultergürtel

Die Zone für den Nackenbereich und den Schultergürtel massieren Sie Punkt für Punkt mit der Daumenkuppe. Massieren Sie im Verlauf der Mittelhandknochen Bahn für Bahn vom ersten bis zum fünften Mittelhandknochen. So erfassen Sie alle Bezirke. Im Bereich der Grundgelenke befindet sich die Zone für die muskulären Anteile des Schultergürtels. Massieren Sie diese Zonen von links nach rechts und von rechts nach links in mehreren Bahnen. Abschließend widmen Sie sich der Nackenzone, die sich zwischen Daumenendglied und dem Mittelhandknochen des Daumens erstreckt.

Die Massage der Oberarmzone

Die Zone für den Oberarm befindet sich etwas seitlich über den Mittelhandknochen des kleinen Fingers. Diese Zone massieren Sie am besten mit der Zeigefingerkuppe, indem Sie vom Grundgelenk ausgehend bis zu den Handwurzelknochen Punkt für Punkt Druck ausüben. Mit der Zeigefingerkuppe bearbeiten Sie anschließend auch die Zone für den Brustkorb, die sich in den Zwischenräumen auf dem Handrücken befindet. Bearbeiten Sie die Zonen von den Grundgelenken bis zur Handwurzel.
Beenden Sie die Massage der Zonen mit einigen Ausstreichungen.

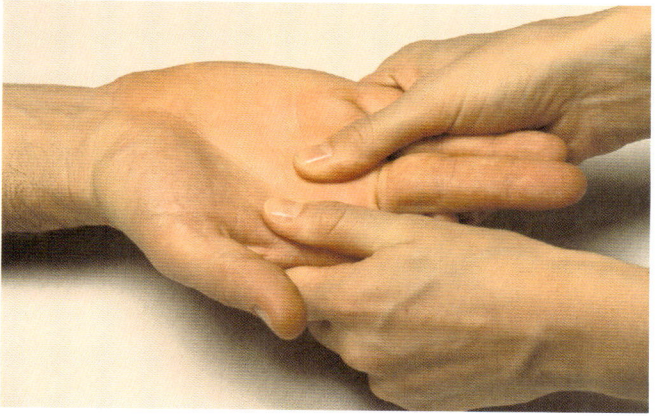

Das Verschieben der Mittelhandknochen bewirkt eine gute Auflockerung der Schultergürtelzone.

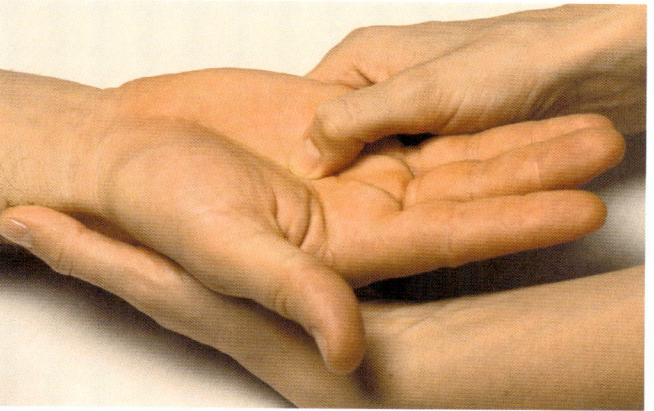

Massieren Sie die Zonen, die sich in der Handfläche befinden, mit längs und quer verlaufenden Arbeitsgängen.

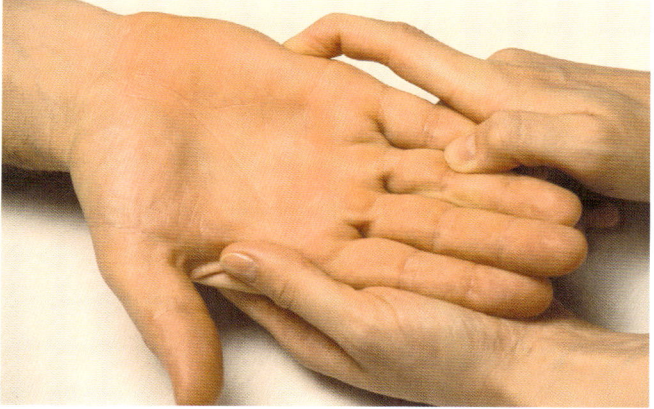

Die Oberarmzone befindet sich etwas seitlich im Bereich der Handkante. Hier massieren Sie am besten mit der Fingerkuppe.

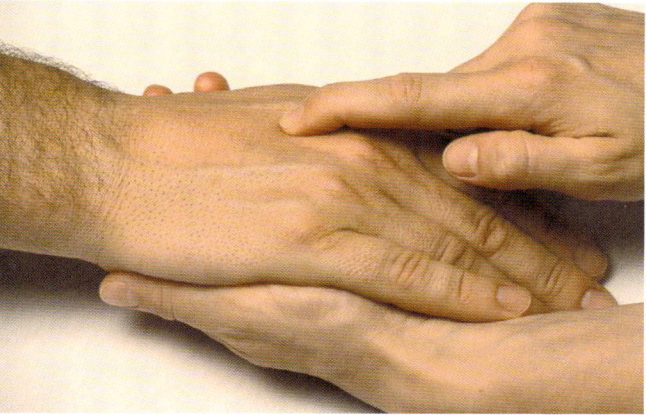

Auf dem Handrücken massieren Sie die Brustkorbzone mit der Zeigefingerkuppe. Massieren Sie bitte nicht direkt auf dem Knochen.

99

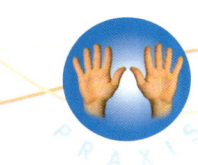

Die Zonen für Wirbelsäule, Becken und Oberschenkel

Die Wirbelsäule verläuft genau in der Mittellinie des Körpers. Sie besteht aus mehreren Abschnitten: Hals-, Brust- und Lendenwirbelsäule sowie Kreuz- und Steißbein. Mit dem Kreuzbein wird die Wirbelsäule im Beckenring verankert. Nach der Theorie des Zonenmodells von Fitzgerald (→ Seite 7) befindet sich die Zone der Wirbelsäule in der ersten Längszone, bei der Hand ist dies der Daumen.

Die Lokalisation der Zonen auf der Handfläche
Die Zone für die Abschnitte der Wirbelsäule zieht sich entlang der Daumenseite. Die Zone der Halswirbelsäule mit ihren sieben Wirbeln befindet sich im Bereich des zweiten Daumenknochens. Die Zone der Brustwirbelsäule liegt seitlich im Bereich des ersten Mittelhandknochens. Die Lendenwirbelsäulenzone liegt im Bereich der Handwurzelknochen. Kreuzbein- und Beckenregion ziehen sich schließlich quer über das Handgelenk.

Die Lokalisation der Zonen auf dem Handrücken
Oberhalb des Daumens finden Sie die Zone für die Kreuzbein- und Beckenregion. Die Beckenzone zieht sich über das gesamte Handgelenk. Die Zone für Oberschenkelknochen und Hüftgelenk beginnt an der Grenze der Handwurzel zur Elle.

Die Zonen für Halswirbelsäule, Brustwirbelsäule, Kreuzbein und Becken finden Sie auf den Handflächen.

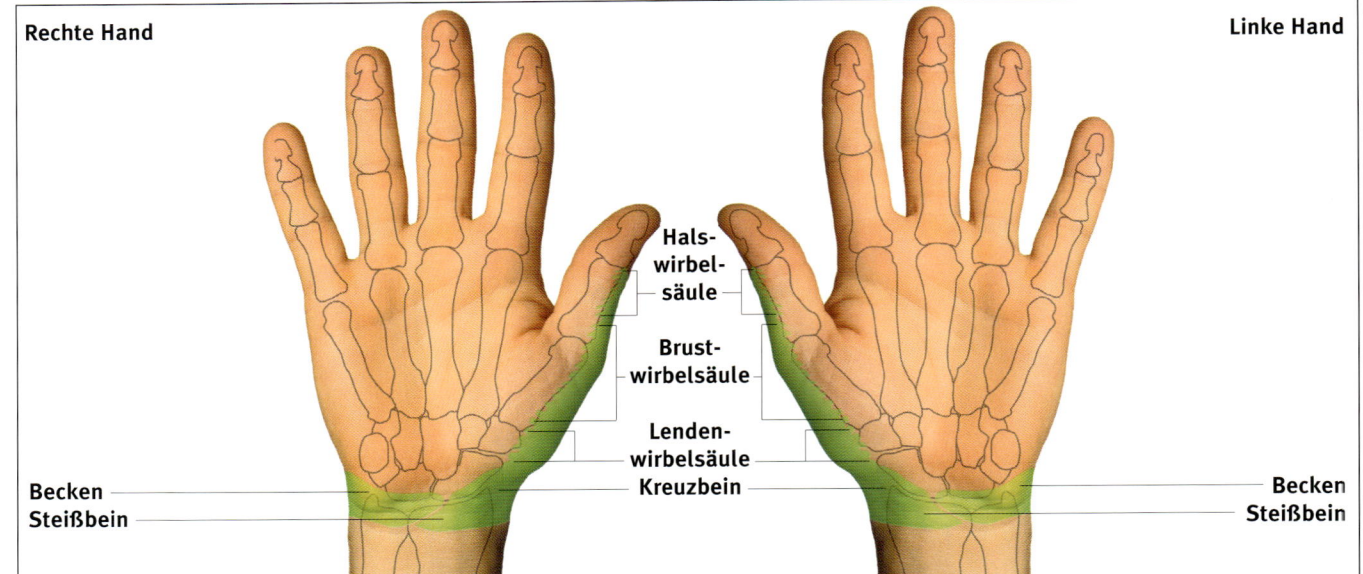

Rechte Hand
Linke Hand
Halswirbelsäule
Brustwirbelsäule
Lendenwirbelsäule
Kreuzbein
Becken
Steißbein
Becken
Steißbein

Auch auf dem Handrücken liegen die Zonen für Kreuzbein und Becken. Hinzu kommt die Zone für den Oberschenkelknochen.

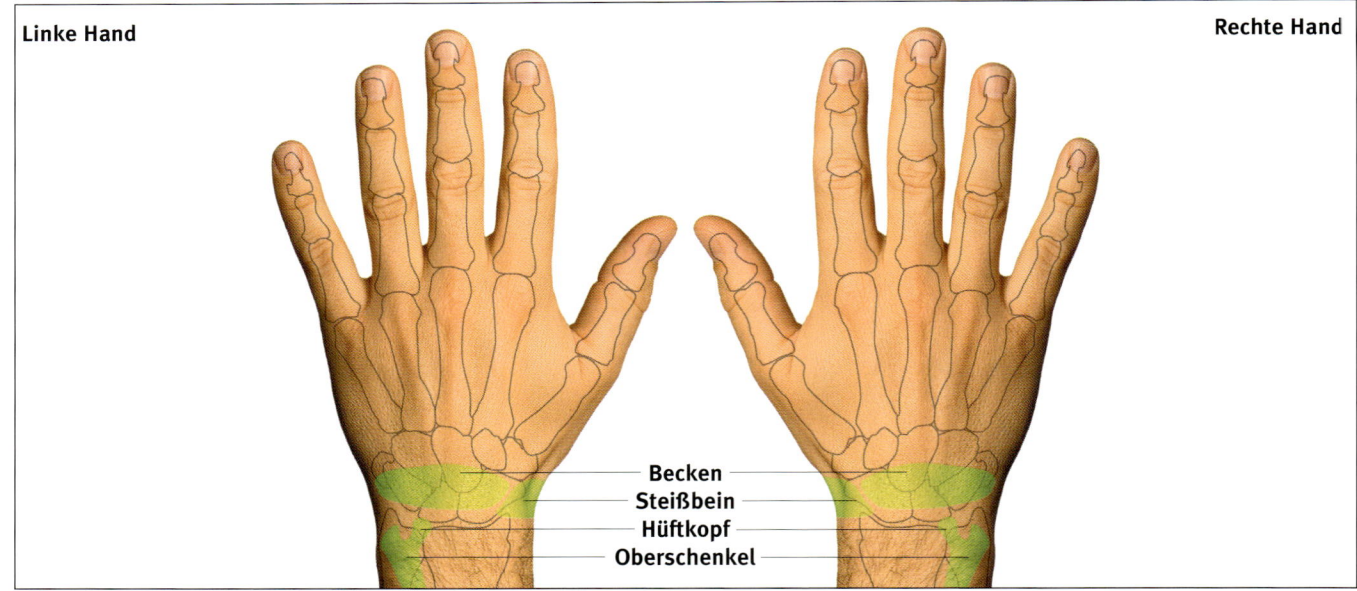

Linke Hand
Rechte Hand
Becken
Steißbein
Hüftkopf
Oberschenkel

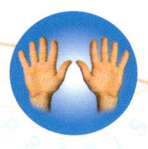

Die Massage der Zonen

Massieren Sie die Zonen der Wirbelsäule und des Kreuzbeins an der Außenseite des Daumens. Die Handflächen des Partners oder der Partnerin zeigen dabei nach oben. Zur Einleitung streichen Sie die Hand einige Male aus.

Die Massage der Zonen für die Hals- und die Brustwirbelsäule

Beginnen Sie die Massage direkt unterhalb des Daumenendgelenks in der Zone der Halswirbelsäule. Arbeiten Sie Punkt für Punkt in Richtung Handwurzel. Da die Knochen in diesem Bereich sehr oberflächlich liegen, wenden Sie bitte nur einen sehr sanften Druck an.

Die Massage der Zonen für die Lendenwirbelsäule

Die Lendenwirbelsäulenzone beginnt unterhalb des Mittelhandknochens des Daumens im Bereich der Handwurzel. Diese Zone ist in der Regel sehr druckempfindlich, da hier Sehnen der Daumen- und Fingermuskeln sowie größere Gefäße verlaufen. Massieren Sie auch in dieser Region sehr sanft mit der Zeigefingerkuppe Punkt für Punkt. Von der Lendenwirbelsäulenzone ausgehend massieren Sie nun quer über das Handgelenk, damit erfassen Sie die Zone für das Kreuzbein und das Becken auf der Handfläche.

Die Massage der Zonen für die Hüfte und den Oberschenkel

Auch diese Zonen behandeln Sie durch eine Massage auf der Handfläche.
Beginnen Sie oberhalb der Handwurzel im Bereich der Kreuzbeinzone, massieren Sie quer über das Handgelenk, bis Sie das untere Ende der Elle tasten. In diesem Bereich liegt die Zone für das Hüftgelenk.
Folgen Sie dem Längsverlauf des Knochens, und massieren Sie die Zone für den Oberschenkelknochen.
Auch in diesem Bereich werden die Knochen und Sehnen nur von einer dünnen Hautschicht bedeckt und sind dementsprechend empfindlich. Arbeiten Sie daher mit sehr sanftem Druck, und passen Sie die Druckstärke der Empfindlichkeit Ihres Partners oder Ihrer Partnerin an.

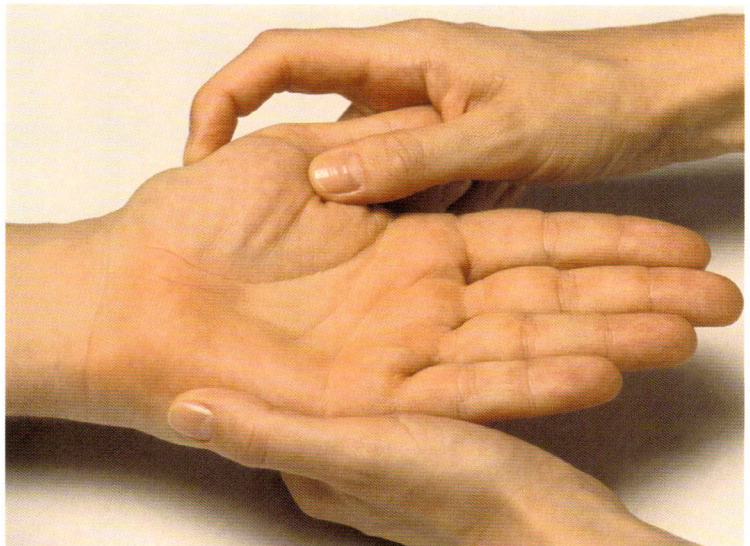

Mit der Zeigefingerkuppe massieren Sie die Zonen der Hals- und Brustwirbelsäule.

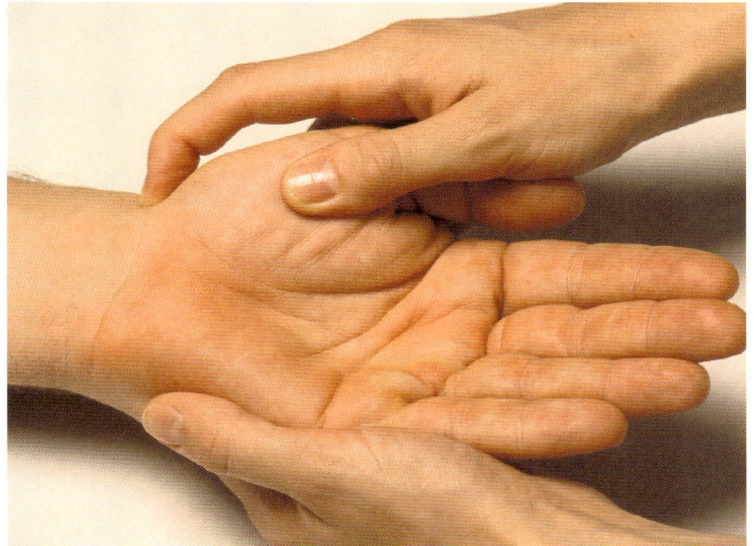

Die Zone der Lendenwirbelsäule geht über in die Zone für das Kreuzbein, die sich quer über das Handgelenk erstreckt.

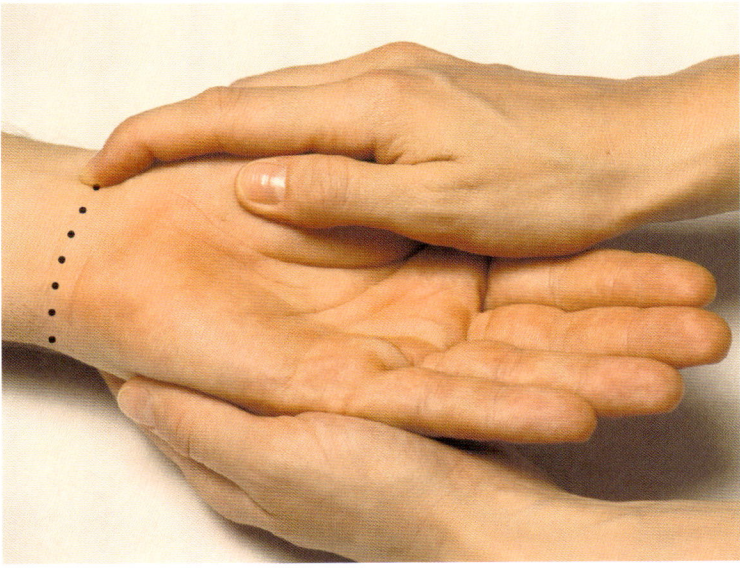

Arbeiten Sie entlang der Handwurzel in Querrichtung, und erfassen Sie damit die Zone für die Hüfte und den Oberschenkel.

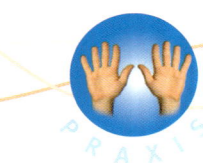

Die Zonen für den Verdauungstrakt

Die Zonen des Verdauungstrakts befinden sich am Übergang der Mittelhandknochen in die Handwurzel sowie im Handwurzelbereich. Da letzterer relativ klein ist, fließen die Zonen besonders im Bereich der Handfläche ineinander über und lassen sich kaum voneinander abgrenzen.

Die Lokalisation der Zonen auf der Handfläche
Im Bereich der rechten Handfläche beginnt die Zone des aufsteigenden Dickdarms, sie zieht sich quer über beide Hände und im linken Handbereich in der Verlängerung des fünften Fingerstrahls nach oben.

Quer im Bereich der ersten drei Mittelstrahlen beider Hände verläuft die Zone der Leber und auf der linken Handfläche die Zone des Magens. Darunter verlaufen in der nächsten Etage die Zonen des Dünndarms und der Bauchspeicheldrüse.

Die Lokalisation der Zonen auf dem Handrücken
Auf dem Handrücken befindet sich in Höhe des ersten Daumengelenks die Mundhöhlenzone. Sie läuft nach unten aus in die Zone der Speiseröhre. Auf der rechten Hand, am Übergang vom dritten mittleren Knochen zur Handwurzel, finden Sie die Zone für die Gallenblase.

Die Zonen für Speiseröhre, quer verlaufenden, aufsteigenden und absteigenden Dickdarm, sowie für Leber und Magen sind auf der Handfläche zu finden.

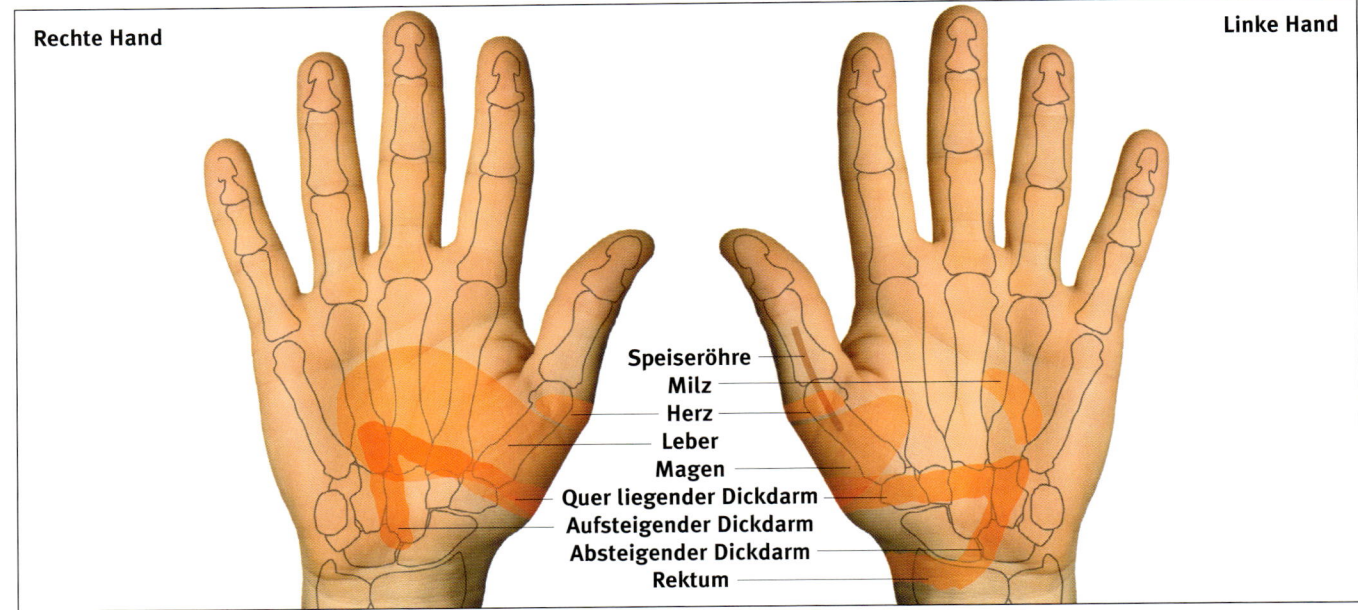

Rechte Hand · Linke Hand

- Speiseröhre
- Milz
- Herz
- Leber
- Magen
- Quer liegender Dickdarm
- Aufsteigender Dickdarm
- Absteigender Dickdarm
- Rektum

Auf dem Handrücken liegen die Zonen für den Mund, die Speiseröhre und die Gallenblase.

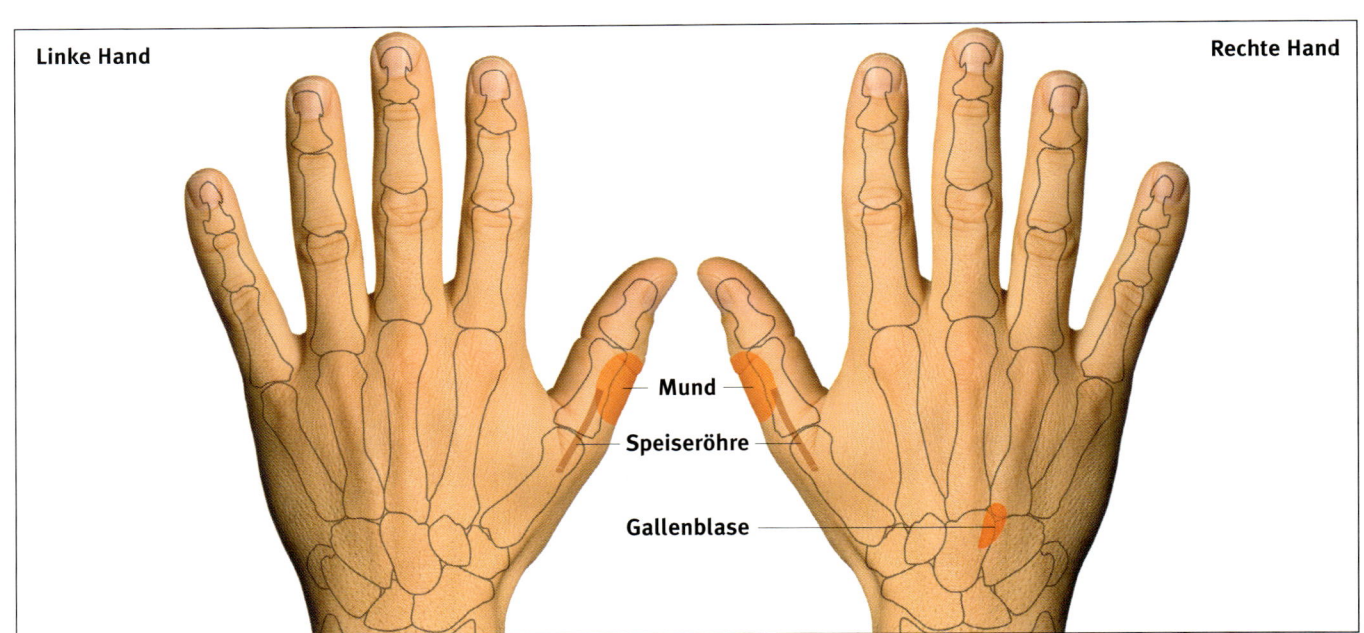

Linke Hand · Rechte Hand

- Mund
- Speiseröhre
- Gallenblase

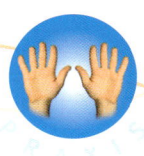

Die Massage der Zonen

Bedingt durch die Überlagerung vieler Zonen lassen sich die Punkte für die Oberbauchorgane nur zusammenfassend massieren.

Eine Ausnahme bildet die Zone der Speiseröhre, die entlang des Daumens verläuft und in die Zone der oberen Bauchorgane einmündet.

Die Massage der Zone für die Speiseröhre

Die Zone der Speiseröhre massieren Sie am Daumen Punkt für Punkt mit der Zeigefingerkuppe auf der linken Hand.

Die Zonen der Oberbauchorgane massieren Sie mit dem Daumen in mehreren Arbeitsgängen.

Beginnen Sie jeweils an der Daumenseite, und arbeiten Sie in mehreren Längsrichtungen über die Handwurzelregion nach außen.

Anschließend massieren Sie die Zone in mehreren Horizontallinien von oben nach unten.

Die Massage der Zonen für Mundhöhle und Gallenblase

Auf dem Handrücken massieren Sie die Zonen von Mundhöhle und Gallenblase mit der Zeigefingerkuppe. Die Zonen liegen hier genau auf den Knochen, sie sollten daher nur mit sehr leichtem Druck massiert werden.

Die Zone für die Gallenblase finden Sie, indem Sie mit der Zeigefingerkuppe den Zwischenraum zwischen drittem und viertem Mittelhandknochen ertasten, ihn bis zur Handwurzel verfolgen und dort die Zone massieren.

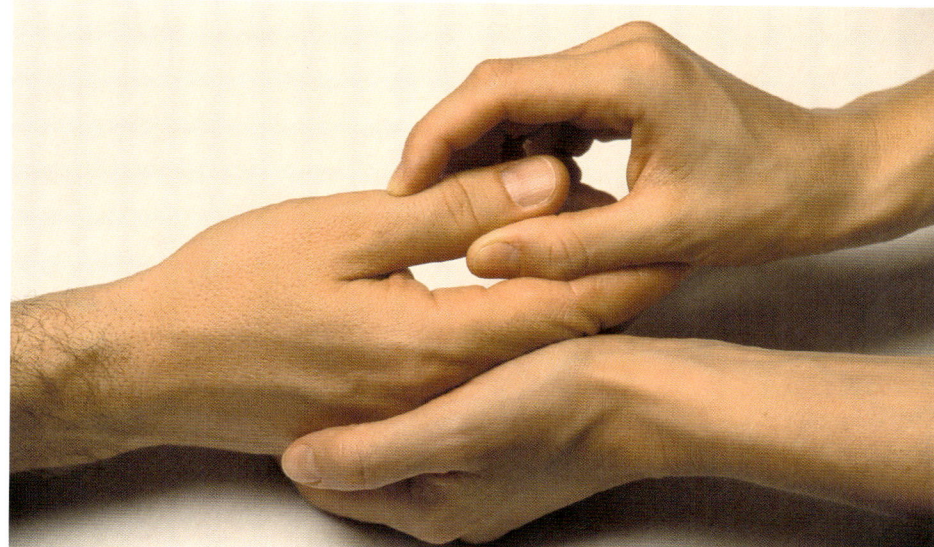

Die Zone für die Speiseröhre mündet in die Zone für die Oberbauchorgane.

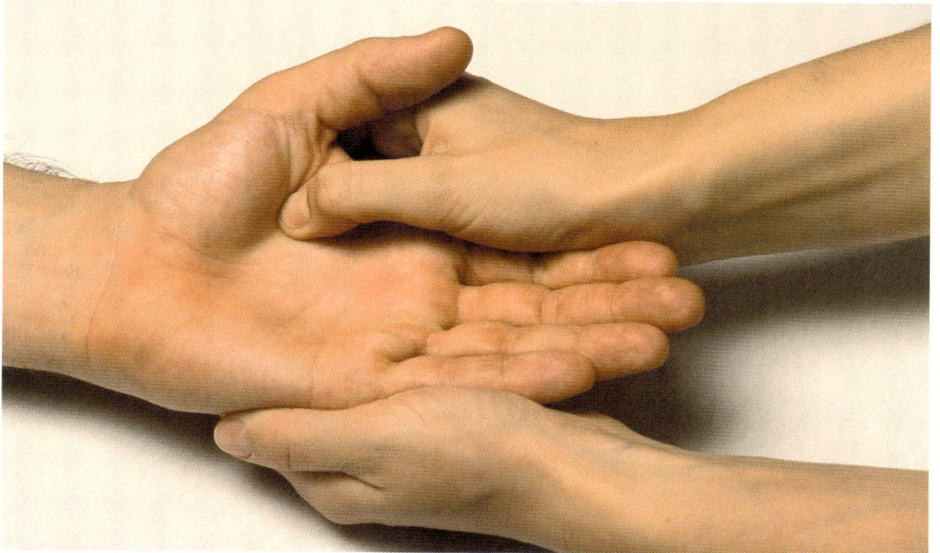

Die Zone der Oberbauchorgane massieren Sie in mehreren längs und quer verlaufenden Linien mit der Daumenkuppe.

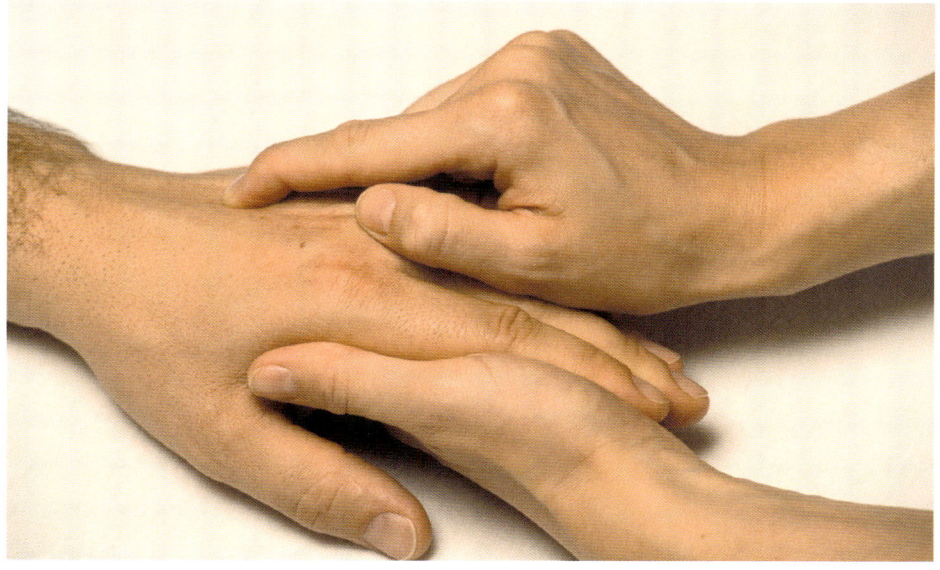

Die Gallenblasenzone befindet sich am Ende des Zwischenraums zwischen dem dritten und vierten Mittelhandknochen.

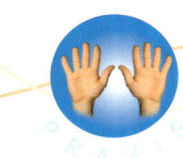

Die Zonen für das Lymphsystem

Hier handelt es sich um verschiedene Zonen, die über die gesamte Hand verteilt sind. Die Zone für das Lymphabflussgebiet der unteren Körperhälfte beginnt oberhalb der Handwurzel, die Zone der Kopflymphregion ist an den Fingerzwischenräumen (»Schwimmhäute«) lokalisiert.

Die Lokalisation der Zonen auf der Handfläche
Zu beiden Seiten oberhalb der Handwurzeln befinden sich längs verlaufende, streifenförmige Zonen, die das Lymphabflussgebiet der unteren Körperhälfte darstellen.

Die Zone für die Lymphregion der Achselhöhle liegt unterhalb der Grundgelenke des vierten und fünften Fingers im Zwischenraum der Mittelhandknochen. Die Zone für das Lymphgebiet der Kopf- und Halsregion findet sich an den Zwischenräumen der einzelnen Finger. Im unteren Drittel des vierten Mittelhandknochens liegt die Zone für die Milz.

Die Lokalisation der Zonen auf dem Handrücken
Im Handgelenk, oberhalb der Handwurzel, liegt die Zone für das Lymphabflussgebiet des Oberschenkels, diese

Die Zonen der verschiedenen Lymphgebiete sind auf der Handfläche ...

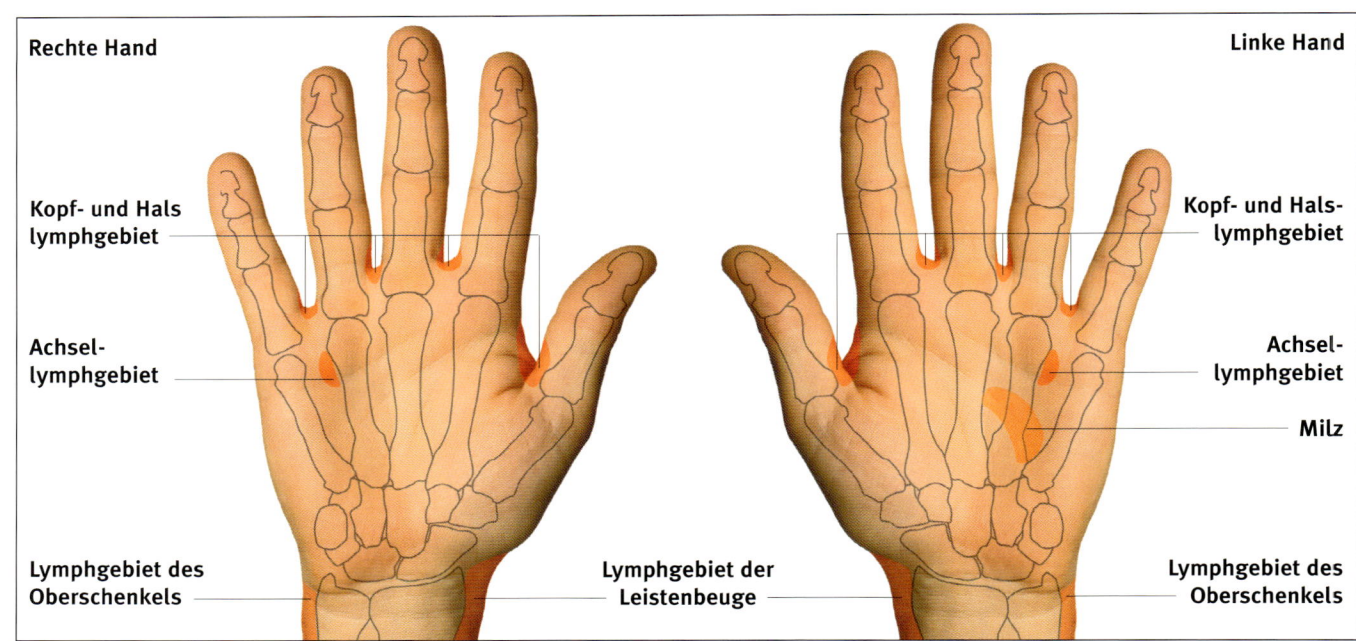

... und auf dem Handrücken zu finden. Die Milz wird nur auf der linken Hand repräsentiert.

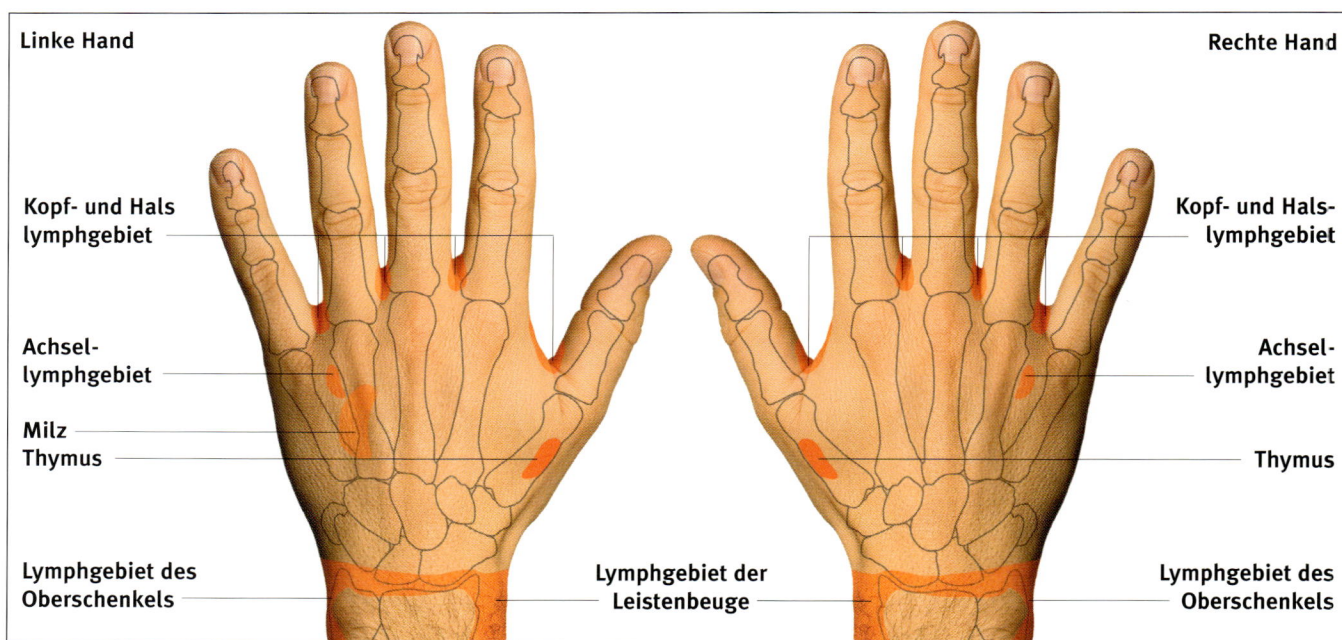

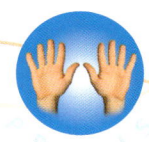

mündet in einem Band, das oberhalb der Handwurzel quer über die Hand führt. Die Zonen für das Abflussgebiet der Achsel und für die Milz liegen genau gegenüber den Zonen auf der Handfläche.
Auf der Vorderseite des Daumens, in Höhe des Grundgelenks ist die Zone für den so genannten lymphatischen Rachenring. Der lymphatische Rachenring umfasst Gaumen- und Rachenmandeln und dient der frühzeitigen Abwehr von Erregern, die über den Mund oder den Atemtrakt in den Körper eintreten. In der Mitte des ersten Mittelhandknochens finden Sie die Zone für die Thymusdrüse.

Die Massage der Zonen des Lymphsystems

Massieren Sie die Zonen für die Lymphregion in dieser Reihenfolge:
Lymphzonen der unteren Körperhälfte, Lymphzone der Leistenregion, Lymphzone von Kopf und Hals und schließlich die einzelnen Immunorgane.

Massage der Zone für die Beinlymphzonen

Nehmen Sie die Hand Ihres Partners oder Ihrer Partnerin mit nach oben zeigendem Handrücken in Ihre Hand.
Umfassen Sie nun mit der anderen Hand die Kleinfingerseite oberhalb des Handgelenks mit Daumen und Zeigefinger, üben Sie sanften Druck aus, und streichen Sie die Hand in Richtung Fingerspitzen drei- bis viermal aus.
Wechseln Sie nun die Handfassung: Die eine Hand stützt die Hand Ihres Partners oder Ihrer Partnerin, die andere Hand umfasst die zu massierende Hand an deren Daumenseite oberhalb der Handwurzel und gleitet mit sanftem Druck in Richtung Fingerspitzen.
Wiederholen Sie dies drei- bis viermal.

Drehen Sie nun die Hand Ihres Partners oder Ihrer Partnerin so, dass die Handfläche oben zu liegen kommt. Umgreifen Sie dann mit Ihrer massierenden Hand den Unterarm eine Handbreit oberhalb des Handgelenks. Üben Sie mit Daumen und Zeigefinger sanften Druck auf die Außenseiten des Unterarms und der Hand aus und gleiten Sie bis zu den Fingerspitzen.
Wiederholen Sie dies drei- bis viermal. Mit diesen Ausstreichungen haben Sie die Zone für die Lymphregion der unteren Körperhälfte massiert.

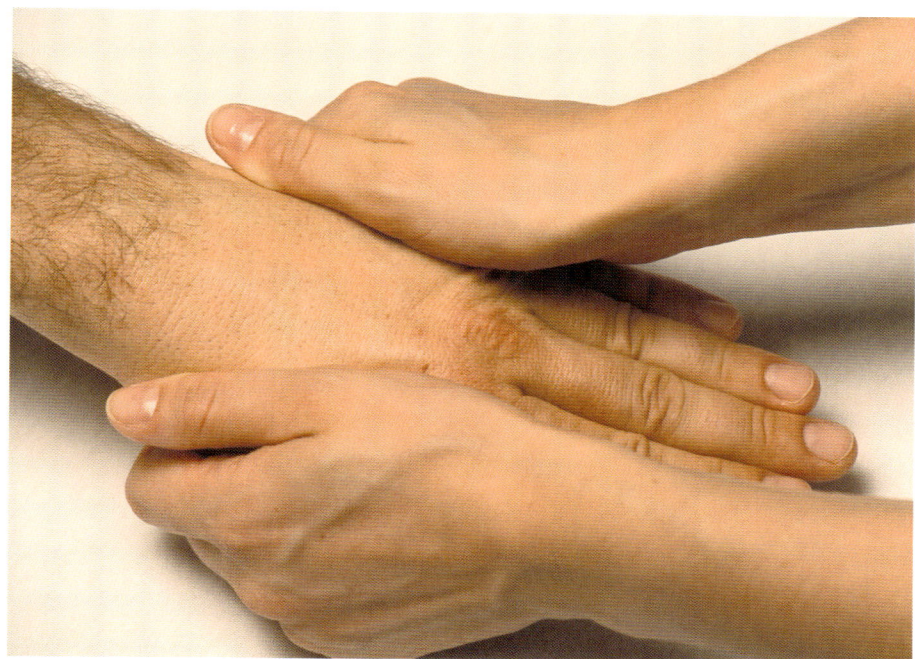

Mit Daumen und Zeigefinger streichen Sie vom Handgelenk zu den Fingerspitzen hin die Kleinfingerseite der Hand aus.

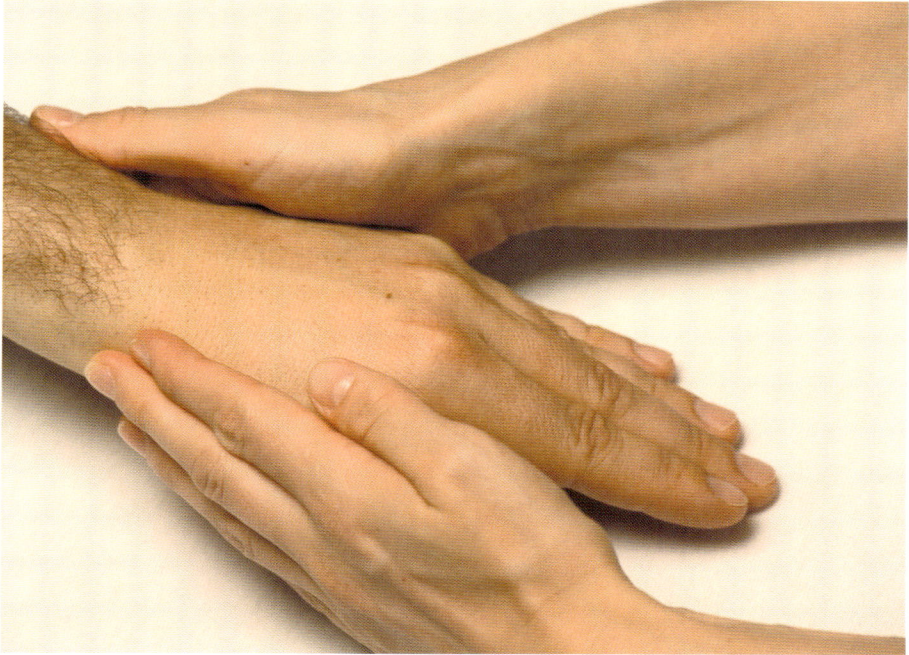

Auf der Daumenseite massieren Sie die Zone für die Lymphregion des mittleren Oberschenkelbereichs und der Beckenregion.

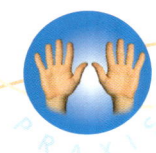

Auf der Handfläche sind nur noch folgende Reflexzonen zu massieren: Die Zonen der Lymphregion der Achselhöhle, der Milz und der Lymphregionen für das Kopf- und Halsgebiet.

Die Massage der Zonen für die Achsellymphknoten und die Milz auf der Handfläche

Nehmen Sie die mit der Handfläche nach oben liegende Hand Ihres Partners oder Ihrer Partnerin in Ihre freie Hand. Tasten Sie den Mittelhandknochen des kleinen Fingers. Setzen Sie Ihre Daumenkuppe in den Zwischenraum zwischen den fünften und vierten Mittelhandknochen, und massieren Sie in mehreren Bahnen Punkt für Punkt von der Handwurzel bis zum Grundgelenk. Wiederholen Sie dies drei- bis viermal. Mit diesem Arbeitsgang erfassen Sie die Zonen für die Milz und für

die Lymphknoten der Achselhöhle auf der Handfläche. Auf dem Handrücken finden Sie diese Zonen ebenfalls.

Die Massage der Zonen für das Kopf- und Halslymphgebiet

Diese Zonen liegen auf der Haut zwischen den Fingern. Sie massieren diese Region am besten mit Daumen- und Zeigefingerbeere. Beginnen Sie am Zwischenraum zwischen Daumen und Zeigefinger, setzen Sie Ihre Finger etwas oberhalb zwischen den beiden Mittelhandknochen an, und gleiten Sie mit Daumen und Zeigefinger in Richtung der Finger, bis die Zwischenhaut zwischen den beiden Fingerkuppen liegt. Üben Sie nun einen sanften Zug aus, halten Sie die Spannung für vier bis fünf Sekunden, und wiederholen Sie dies dreimal. Danach massieren Sie nacheinander die einzelnen Zwischenräume.

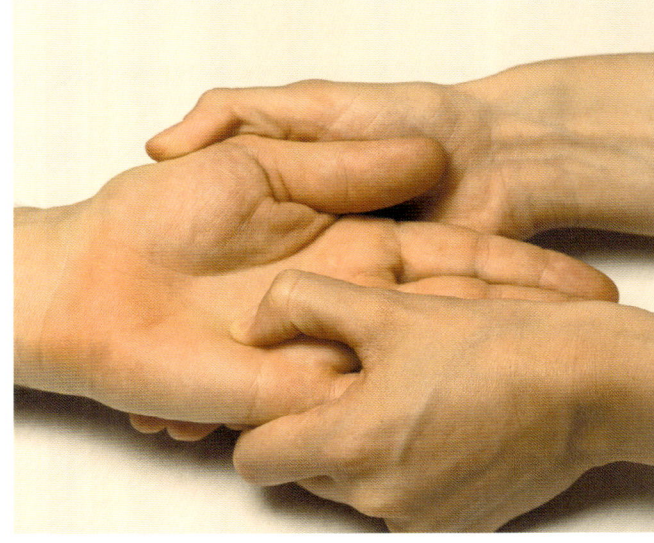

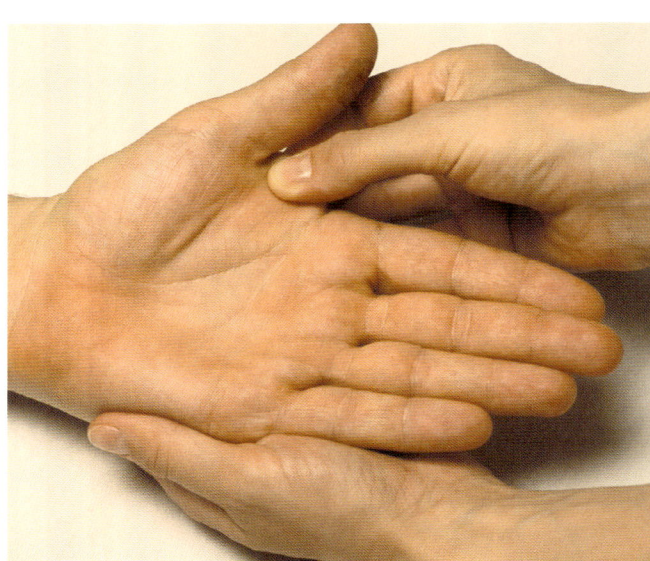

Links oben: Massieren Sie zunächst mit der Daumenkuppe die Zone der Milz und des Achsellymphgebiets.

Links unten: Mit Daumen- und Zeigefingerkuppe bearbeiten Sie die Zonen für das Kopf- und Halslymphgebiet.

Rechts: Die Zonen für die Lymphgebiete der Achselhöhle, der Kopf- und Halsregion und für die Milz massieren Sie auf der Handfläche.

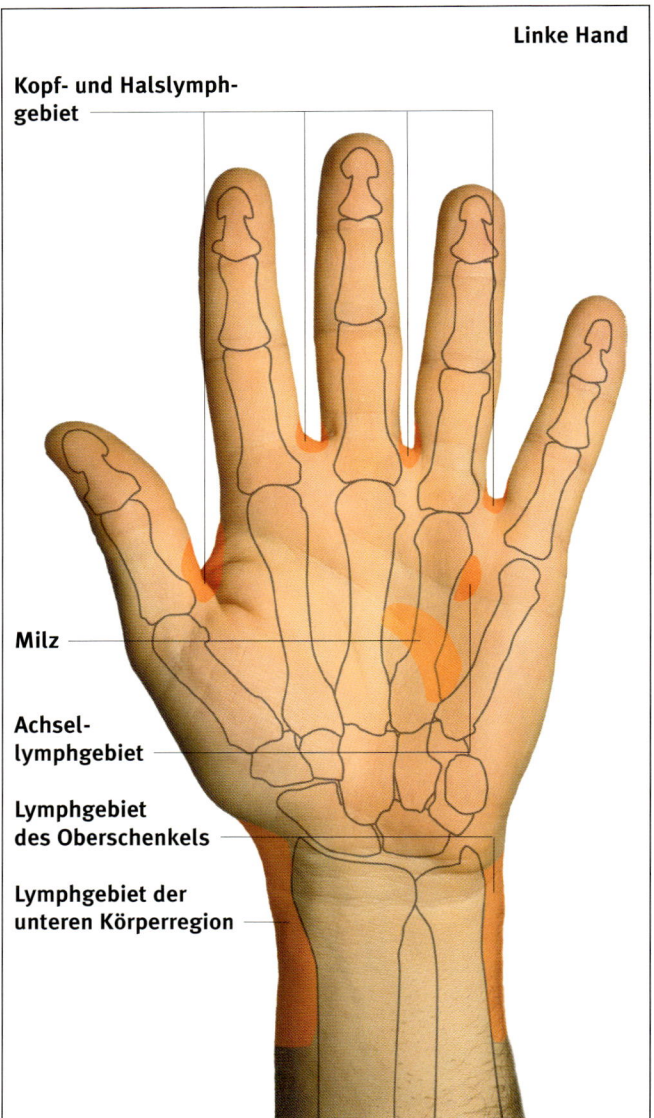

Linke Hand

Kopf- und Halslymphgebiet

Milz

Achsellymphgebiet

Lymphgebiet des Oberschenkels

Lymphgebiet der unteren Körperregion

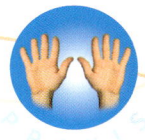

Auf dem Handrücken verbleiben nun noch folgende Zonen:
Die Zonen für das Lymphabflussgebiet der Arme und die Zonen für den lymphatischen Rachenring, Thymus und Milz.

Die Massage der Zonen für das Achsellymphgebiet und die Milz auf dem Handrücken
Nehmen Sie die Hand Ihres Partners oder Ihrer Partnerin mit dem nach oben zeigenden Handrücken in Ihre freie Hand. Tasten Sie den Zwischenraum zwischen dem Mittelhandknochen des kleinen Fingers und des Ringfingers. Setzen Sie Ihre Zeigefingerkuppe handwurzelnah in den Zwischenraum, und massieren Sie Punkt für Punkt in Richtung der Fingerspitzen. Wiederholen Sie dies drei- bis viermal. Mit diesem Arbeitsgang massieren Sie gleich-

zeitig die Zonen für die Milz und für das Abflussgebiet der Lymphbahnen des Arms. Die Zonen für das Achsellymphgebiet und die Milz sind auch auf der Handfläche lokalisiert (→ Seite 106).

Die Massage der Zonen für den lymphatischen Rachenring und die Thymusdrüse
Drehen Sie die Hand Ihres Partners oder Ihrer Partnerin nun so, dass die Daumenseite nach oben zeigt. Massieren Sie mit der Zeigefingerkuppe den mittleren Knochen des Daumens in mehreren Bahnen von oben nach unten. Üben Sie hier nur wenig Druck aus, da der direkt unter der Haut liegende Knochen sehr empfindlich ist. Massieren Sie anschließend das obere Drittel des ersten Mittelhandknochens mit der Zeigefingerkuppe. So erfassen Sie die Zone für den Thymus.

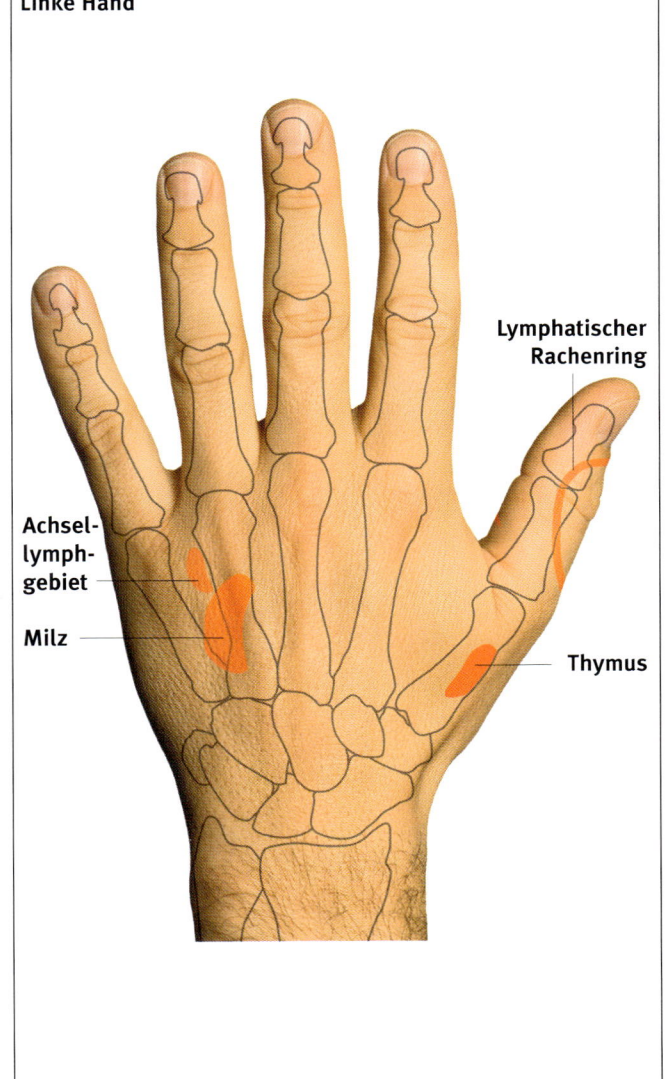

Linke Hand

Lymphatischer Rachenring

Achsellymphgebiet

Milz

Thymus

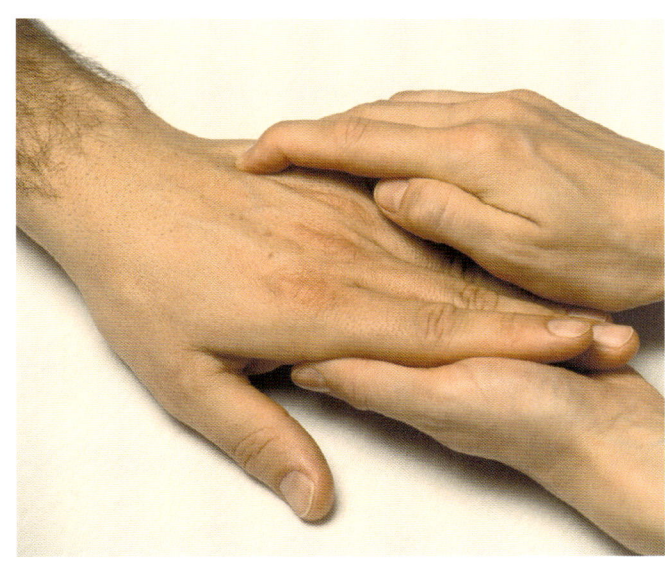

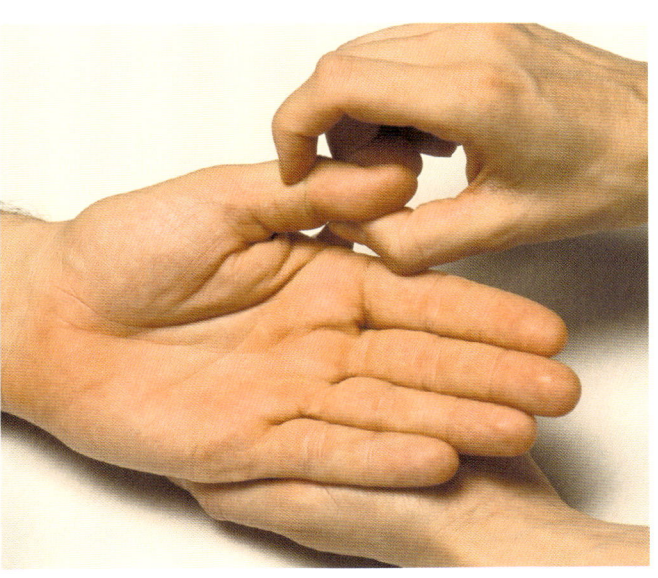

Links: Auf dem Handrücken befinden sich die Zonen für lymphatischen Rachenring, Thymusdrüse, Milz und Achsellymphgebiet.

Rechts oben: Massieren Sie den Zwischenraum der Mittelhandknochen des vierten und fünften Fingers.

Rechts unten: Die Zone für den lymphatischen Rachenring und die Thymusdrüse liegen auf der Außenseite des Daumens.

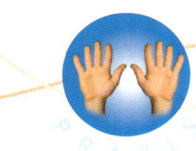

Die Zonen für die Beckenorgane und die Harnwege

Da Blase und Genitalien auf der Mittelachse des Körpers liegen, finden Sie diese Areale jeweils in der ersten Längszone, also der Zone, die jeweils die Daumen mit einschließt.

Die Lokalisation der Zonen auf der Handfläche

Die Zone der Niere liegt auf der Handfläche, nahe der Handwurzel zwischen dem zweiten und dritten Mittelhandknochen. Von hier ausgehend verläuft schräg und als dünnes Band die Harnleiterzone über die Handwurzel zur Daumenseite, knapp oberhalb des Daumengelenks. Hier befindet sich auch die Blasenzone.

Die Lokalisation der Zonen auf dem Handrücken

Da die Nieren tief im Körperinneren liegen, haben sie und die Harnleiter keine Projektionsfläche auf dem Handrücken. Lediglich die Zone für den Genitalbereich finden Sie seitlich am Unterrand des Speichenknochens. Speichenknochen und Ellenknochen bilden gemeinsam die Gelenkfläche für die Handwurzel.

Auf der Handfläche finden Sie die Zonen für die Niere, den Harnleiter und die Blase.

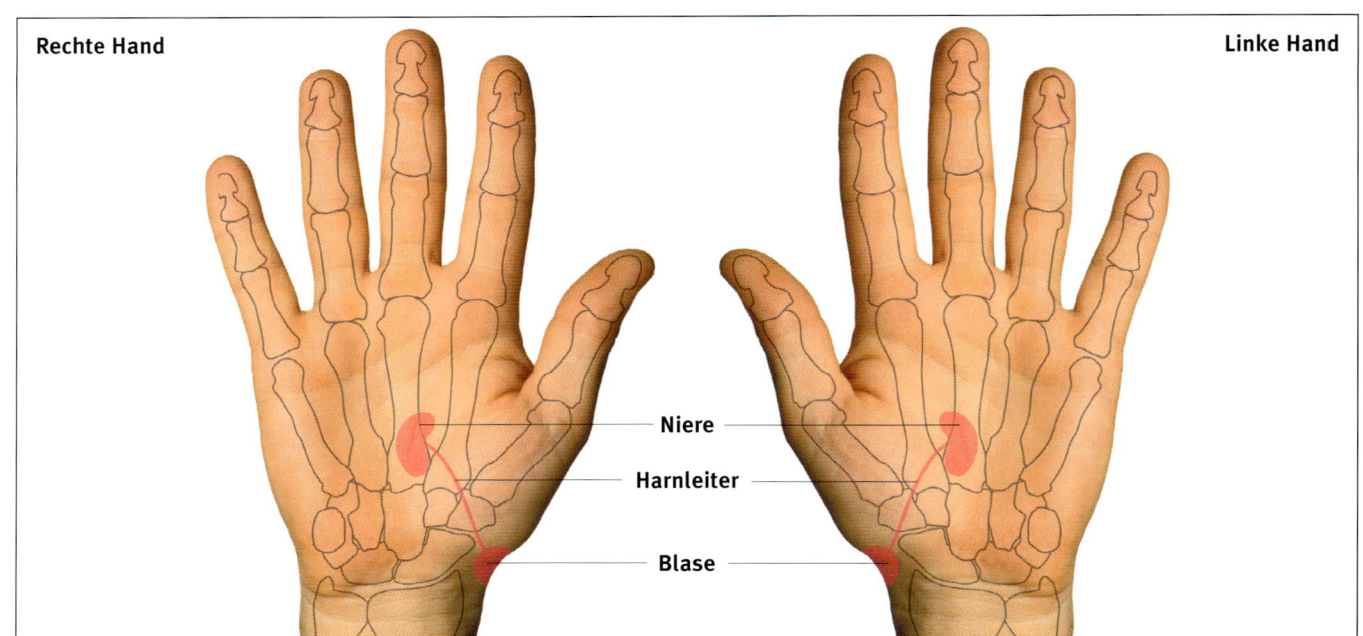

Rechte Hand — Linke Hand

Niere

Harnleiter

Blase

Die Genitalzonen sind auf dem Handrücken lokalisiert.

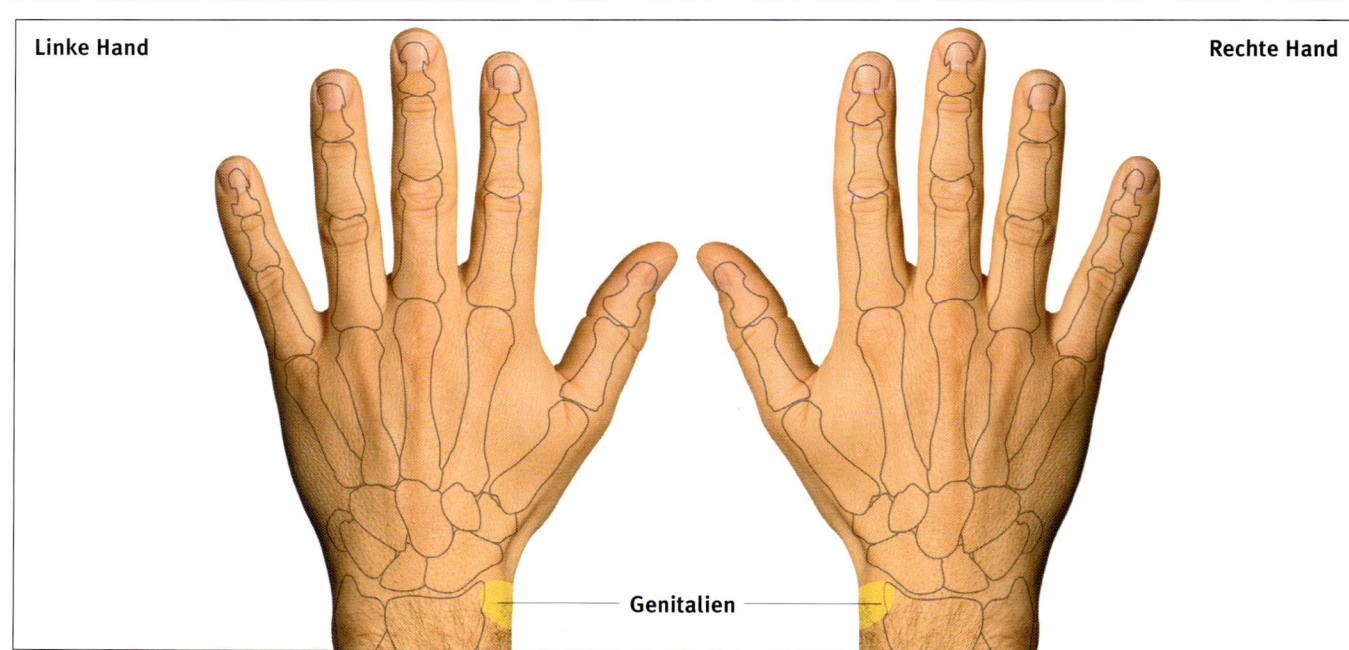

Linke Hand — Rechte Hand

Genitalien

108

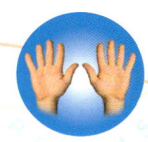

Die Massage der Zonen

Die Nierenzone massieren Sie auf der Handfläche. Drehen Sie die Hand Ihres Partners oder Ihrer Partnerin so, dass die Handfläche nach oben zeigt. Auf der Handfläche massieren Sie die Zonen von Niere, Harnleiter und Blase. Die Zonen der Genitalien massieren Sie auf dem Handrücken.

Die Massage der Nierenzone

Lokalisieren Sie die Nierenzone, indem Sie den Zwischenraum der Mittelhandknochen des Zeigefingers und des Mittelfingers tasten. Verfolgen Sie diesen Zwischenraum bis zur Handwurzel. Ihr Daumen kommt dann genau auf der Nierenzone zu liegen.
Häufig ist diese Zone auch etwas druckempfindlich. Massieren Sie nun diesen kleinen Bereich Punkt für Punkt mit der Daumenkuppe parallel zu den beiden Mittelhandknochen.

Die Massage der Zonen für den Harnleiter und die Blase

Von der Nierenzone ausgehend massieren Sie nun Punkt für Punkt über die Handwurzel und das Daumengelenk hinweg bis zur Außenseite der Hand. Die Bewegungsrichtung erfolgt von der Niere zur Blase, dem natürlichen Harnfluss folgend.

Die Massage der Genitalzone

Drehen Sie nun die Hand Ihres Partners oder Ihrer Partnerin so, dass die Handfläche nach unten zeigt. Stützen Sie die Hand mit Ihrer freien Hand, und massieren Sie mit der Zeigefingerkuppe die Zone etwas seitlich und unterhalb des Speichenknochens. Führen Sie die Massage bitte vorsichtig durch, da die Knochen hier nur von einer dünnen Hautschicht bedeckt und entsprechend empfindlich sind.

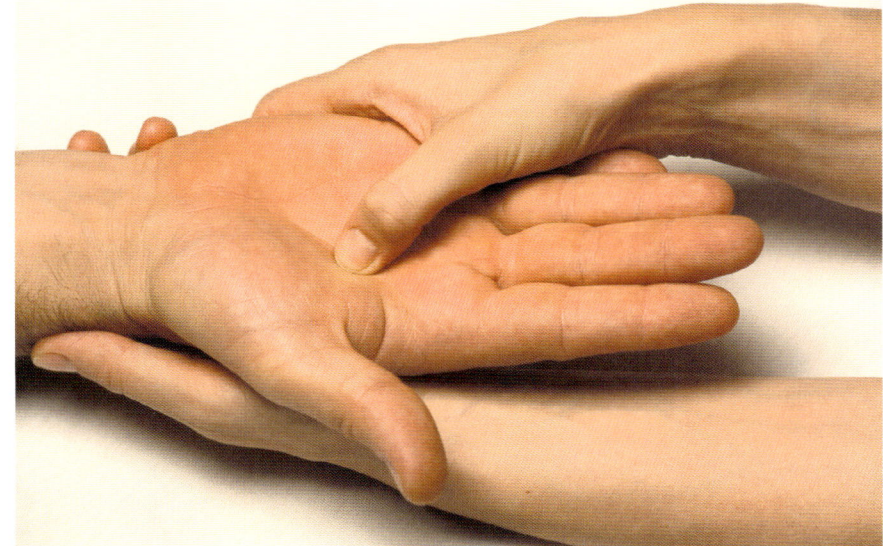

Die Nierenzone ertasten Sie dort, wo die Mittelhandknochen von Zeigefinger und Mittelfinger V-förmig zusammenlaufen.

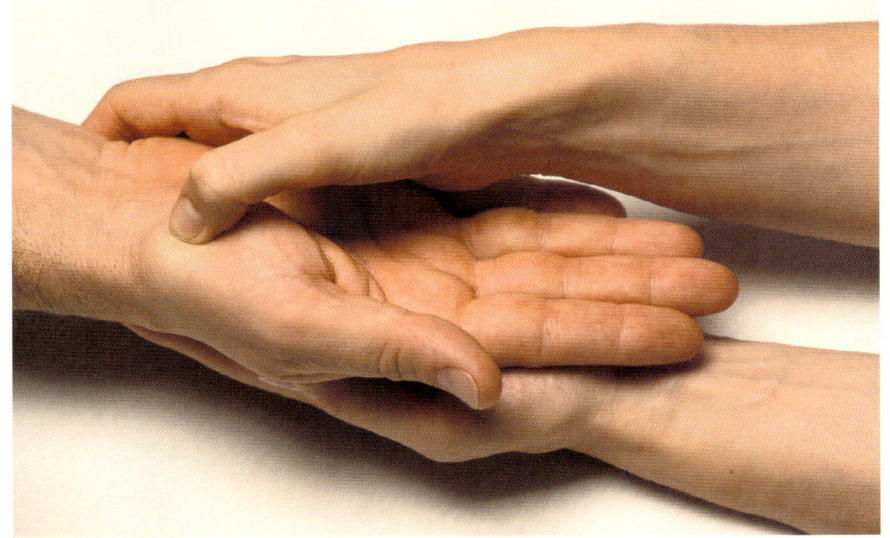

Die dünne, fast strichförmige Harnleiterzone mündet in die außen gelegene Blasenzone.

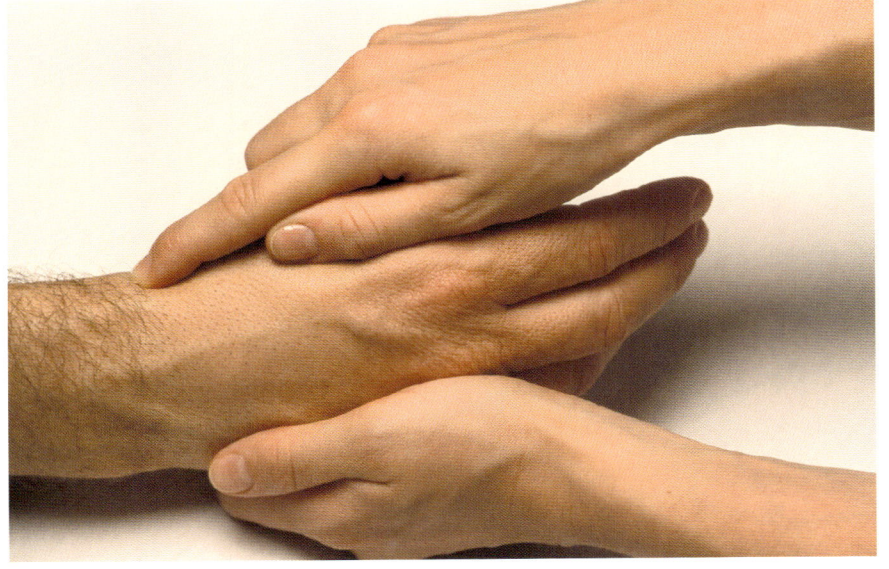

Massieren Sie die kleine Genitalzone im Bereich des Speichenbeins (Radius- und Handwurzel) vorsichtig.

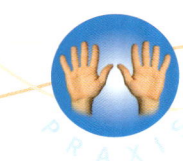

Die Zonen für die Organe des Brustkorbs und für den Solarplexus

Der Bereich des Brustkorbs mit seinen Organen Lunge und Herz sowie den großen Gefäßen umfasst nahezu die gesamte Mittelhand. Die Zone für den vorderen Anteil des Brustkorbs finden Sie auf dem Handrücken, die Zonen für die Brustorgane und die großen Gefäße des hinteren Brustkorbs liegen in der Handfläche.

Die Lokalisation der Zonen auf der Handfläche

Die Zone für die Lunge verläuft im Bereich der ersten vier Mittelhandknochen. Die Verbindung der Mittelhandknochen mit der Handwurzel ergibt einen bandförmigen, quer verlaufenden Streifen und repräsentiert die Zone des wichtigsten Atemmuskels, des Zwerchfells.

Im seitlichen Bereich des ersten Mittelhandknochens breitet sich die Herzzone aus; sie ist auf der linken Seite etwas ausgedehnter und entspricht der natürlichen Form und Lage des Herzens. An der Basis des ersten Mittelhandknochens befindet sich die Zone für den Solarplexus (→ Seite 72).

Die Lokalisation der Zonen auf dem Handrücken

Die Zone des knöchernen vorderen Abschnitts des Brustkorbs ist auf dem Handrücken lokalisiert. Sie finden diese Zone über den Mittelhandknochen zwei bis vier (→ Seite 83). Eine kleine schmale Zone um das Grundgelenk des Daumens repräsentiert den Nasen-Rachenraum. Die dünne feine Zone der Luftröhre verbindet die beiden Areale miteinander.

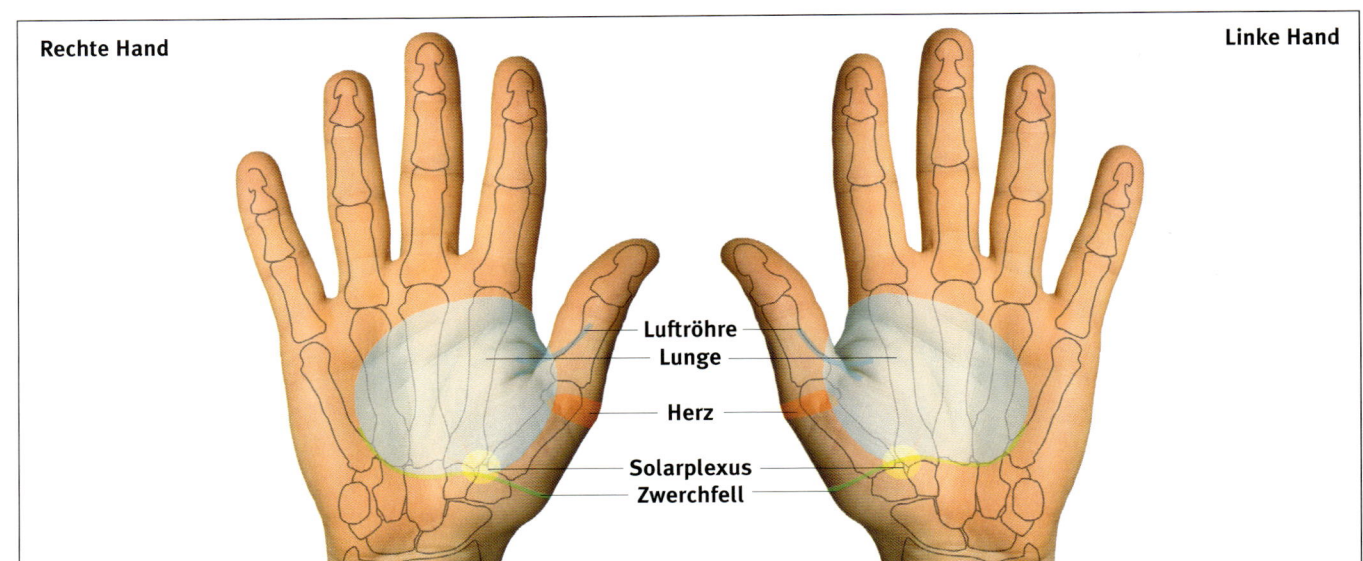

Rechte Hand — Linke Hand

Luftröhre
Lunge
Herz
Solarplexus
Zwerchfell

Die Zonen für Luftröhre, Lunge, Herz, Zwerchfell und Solarplexus finden Sie auf der Handfläche.

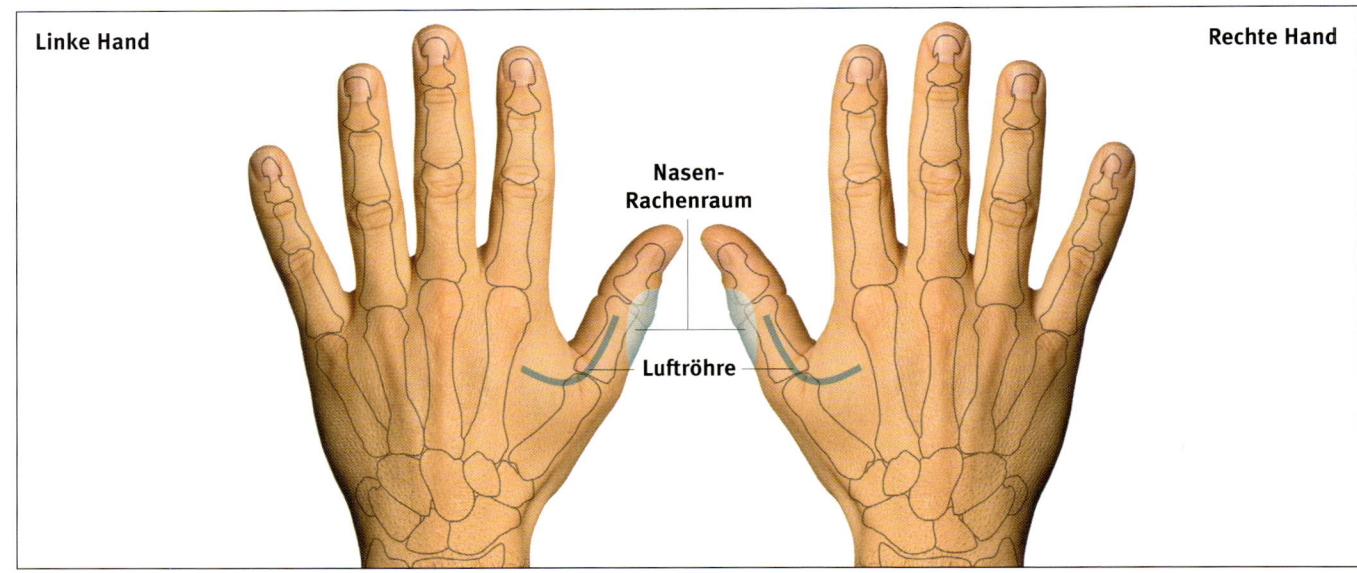

Linke Hand — Rechte Hand

Nasen-Rachenraum

Luftröhre

Auf dem Handrücken liegen die Zonen für den Nasen-Rachenraum und die Luftröhre.

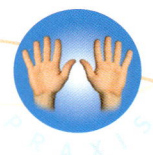

Die Massage der Zonen auf der Handfläche

Massieren Sie zunächst die Zonen auf der Handfläche.

Die Massage der Zonen für Herz und Lunge

Massieren Sie die Zwischenräume der Mittelhandknochen mit der Daumenkuppe. Beginnen Sie wieder an der Daumenseite, und arbeiten Sie von den Grundgelenken Punkt für Punkt in Richtung Handwurzel. Führen Sie diese Arbeitsgänge auch an den anderen Zwischenräumen durch. Abschließend massieren Sie die quer verlaufende Zone für das Zwerchfell an der Basis der Mittelhandknochen. Hier arbeiten Sie quer von links nach rechts und umgekehrt.

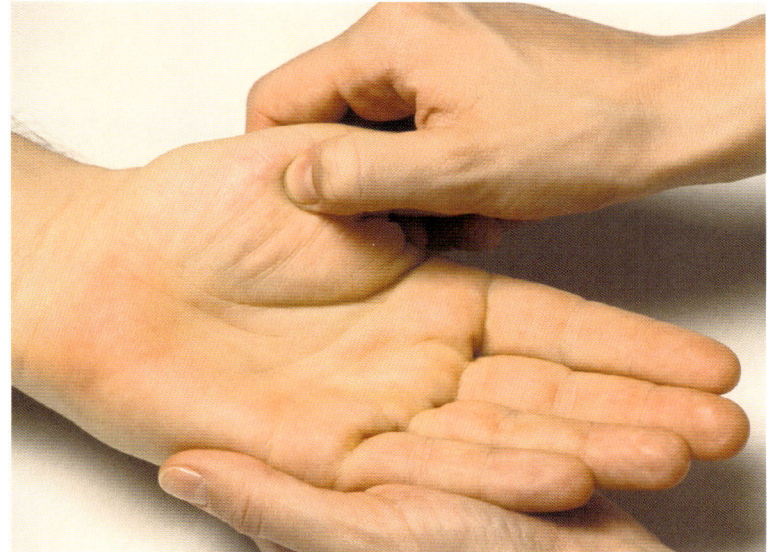

Die Zone für Herz und Lunge bearbeiten Sie mit der Daumenkuppe in längs verlaufenden Bahnen auf die Handwurzel zu.

Die Massage der Zone für den Solarplexus

Die Zone finden Sie, indem Sie mit Zeigefinger und Daumen die Basis des ersten Mittelhandknochens ertasten. Sie liegt etwas innen und unterhalb des Ansatzes des Mittelhandknochens. Wenden Sie konstanten Druck an. Üben Sie einen leichten, der Empfindlichkeit des Partners oder der Partnerin angepassten, gleichförmigen Druck aus. Halten Sie diesen Druck für ein bis zwei Minuten.

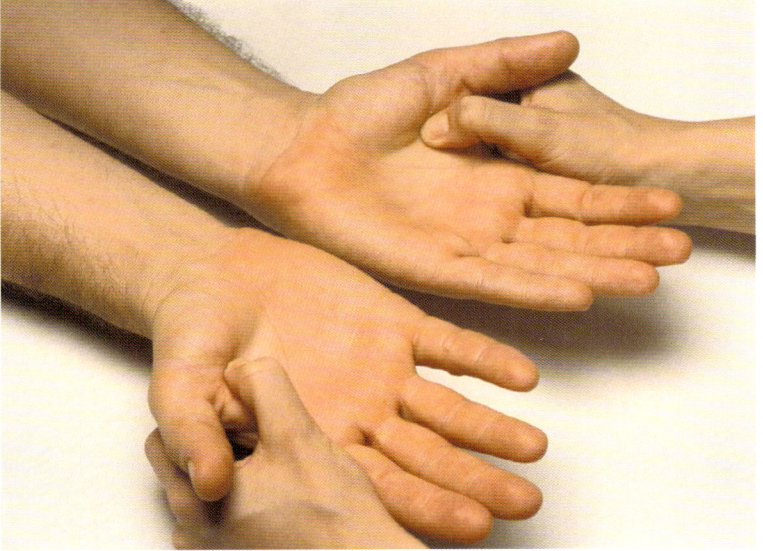

Den konstanten Druck können Sie mit beiden Händen gleichzeitig ausüben.

Die Massage der Zonen auf dem Handrücken

Massieren Sie nun auf dem Handrücken.

Die Massage der Zone des Nasen-Rachenraums

Beginnen Sie im Bereich des Daumengrundgelenks, und bearbeiten Sie mit dem Zeigefinger das kleine Gebiet um das Grundgelenk. Massieren Sie entlang der Daumeninnenseite, bis Sie den ersten Zwischenraum der Mittelhandknochen erreichen. Arbeiten Sie hier in Längsrichtung auf die Handwurzel zu. Drehen Sie den Handrücken nach oben, und massieren Sie die Zwischenräume von den Grundgelenken bis zur Handwurzel.

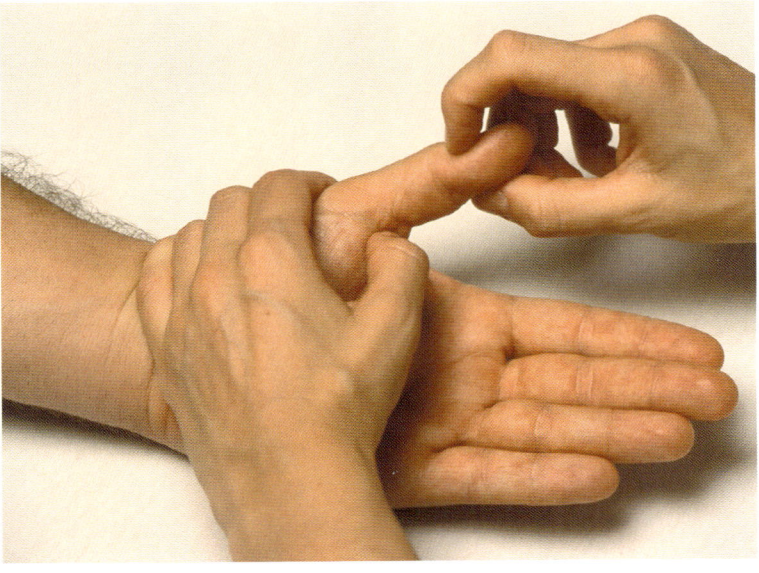

Mit der Zeigefingerkuppe massieren Sie die Zone für den Nasen-Rachenraum.

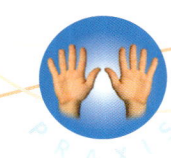

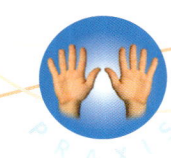

Die Zonen für die endokrinen Drüsen

Die Zonen für die endokrinen Drüsen wie Schilddrüse, Nebenniere und Bauchspeicheldrüse liegen vereinzelt über die Vorder- und Rückseite der Hand verstreut.

Die Lokalisation der Zonen auf der Handfläche

Die Zone für die Schilddrüse befindet sich im Bereich des Daumengrundgelenks. Die sehr kleine Zone für die Nebenniere finden Sie, indem Sie den Zwischenraum zwischen zweitem und drittem Mittelhandknochen ertasten und dem weiteren Verlauf bis zur Handwurzel folgen.

Die Nebennierenzone liegt etwas oberhalb des von den beiden Knochen gebildeten »V«'s.

Im Bereich der Daumengrundgelenke und der Handwurzel finden Sie die Zone für die Bauchspeicheldrüse. Sie verläuft quer und ist auf der linken Hand etwas breiter. Dies entspricht der Größe und der Lage der Bauchspeicheldrüse im menschlichen Körper.

Die Lokalisation der Zonen auf dem Handrücken

Auf dem Handrücken befindet sich lediglich die Zone für die Schilddrüse. Sie verläuft zungenförmig um das Daumengrundgelenk herum.

Auf der Handfläche liegen die Zonen für Schilddrüse, Nebenniere und Bauchspeicheldrüse.

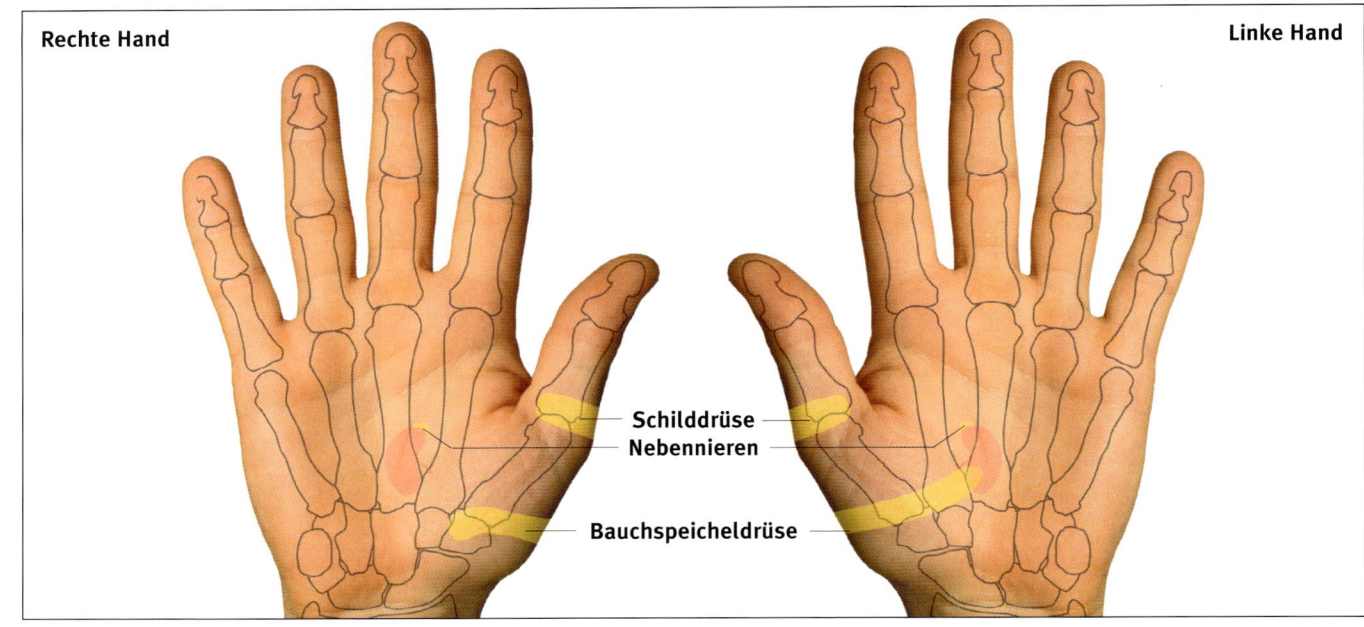

Rechte Hand

Linke Hand

Schilddrüse
Nebennieren

Bauchspeicheldrüse

Die Zone der Schilddrüse finden Sie auch auf dem Handrücken.

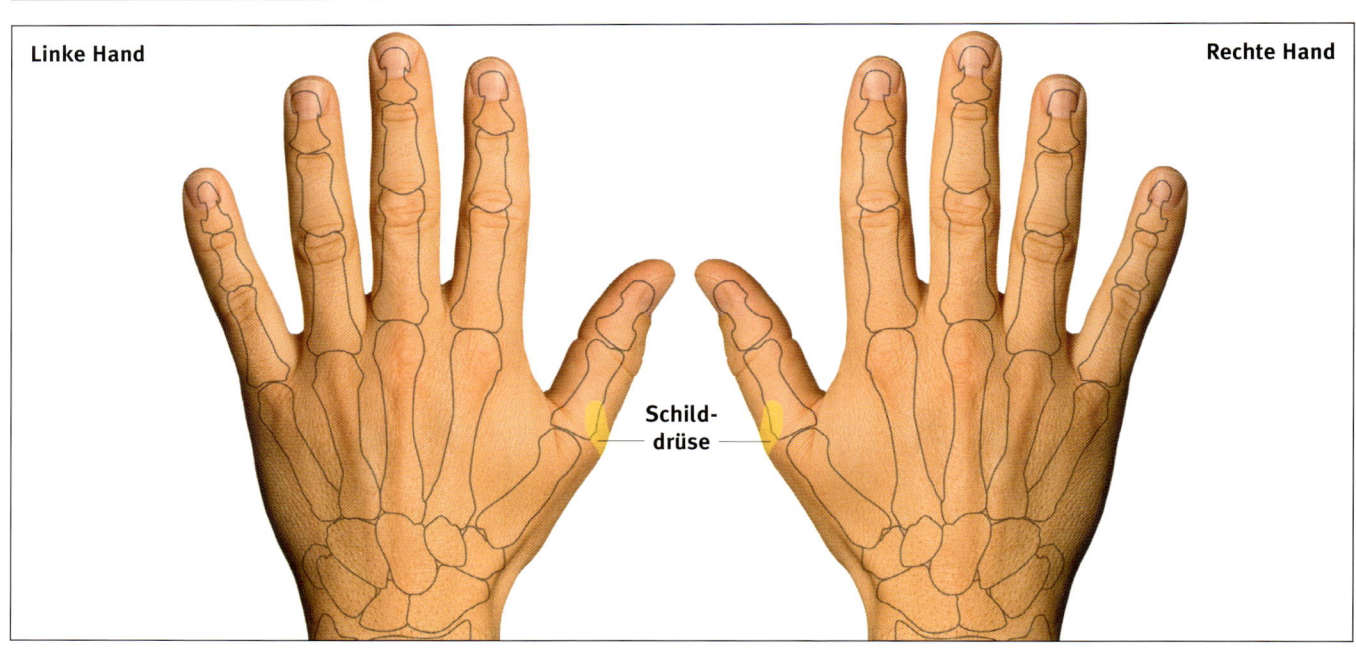

Linke Hand

Rechte Hand

Schilddrüse

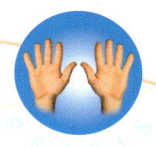

Die Massage der Zonen

Massieren Sie zunächst die Schilddrüsenzone auf dem Handrücken. Drehen Sie die Hand Ihres Partners oder Ihrer Partnerin so, dass der Handrücken oben liegt.

Die Massage der Zone für die Schilddrüse

Setzen Sie die Zeigefingerkuppe oberhalb des Gelenkspalts des Daumengrundgelenks auf, und massieren Sie diese Zone Punkt für Punkt in längs und quer verlaufenden Arbeitsgängen. Anschließend drehen Sie die Hand um, sodass die Handfläche nach oben zeigt; massieren Sie nun die Zone auf der vorderen Fläche des Daumengrundgelenks.

Die Massage der Zone für die Nebenniere

Tasten Sie mit Daumen und Zeigefinger die zweiten und dritten Mittelhandknochen. Verfolgen Sie deren Zwischenraum in Richtung Handwurzel.
Die Zone für die Nebenniere liegt genau im »V« oder Winkel, der von diesen beiden Knochen gebildet wird. Massieren Sie diese kleine Zone mit der Daumenkuppe.

Die Massage der Zone für die Bauchspeicheldrüse

Tasten Sie den Mittelhandknochen des Daumens, und verfolgen Sie ihn in Richtung der Handwurzel. Oberhalb seines Endes, etwa in Höhe der Handgelenkbeugefalte, befindet sich die quer verlaufende Zone der Bauchspeicheldrüse. Massieren Sie diese Zone mit der Daumenkuppe in mehreren Arbeitslinien von links nach rechts und umgekehrt.

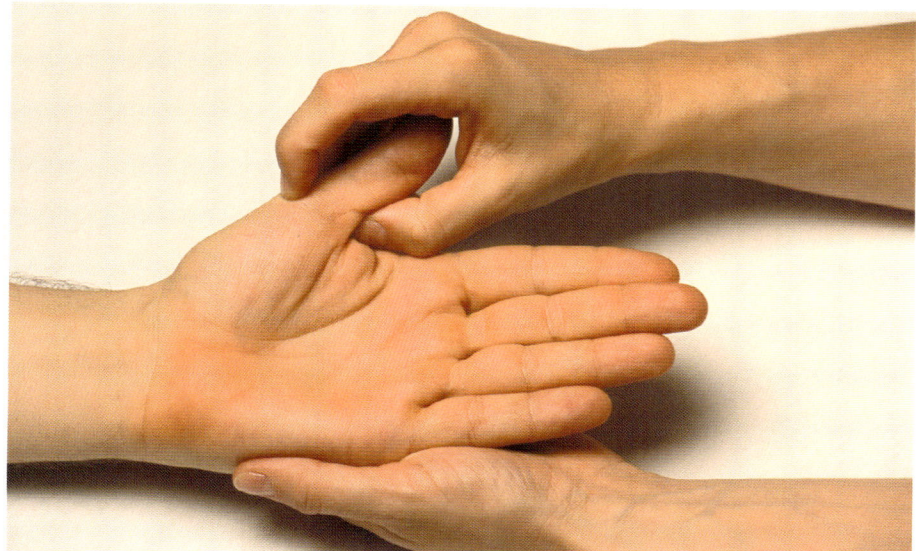

Massieren Sie die Schilddrüsenzone in quer und längs verlaufenden Arbeitslinien auf der Daumenvorderseite und -rückseite.

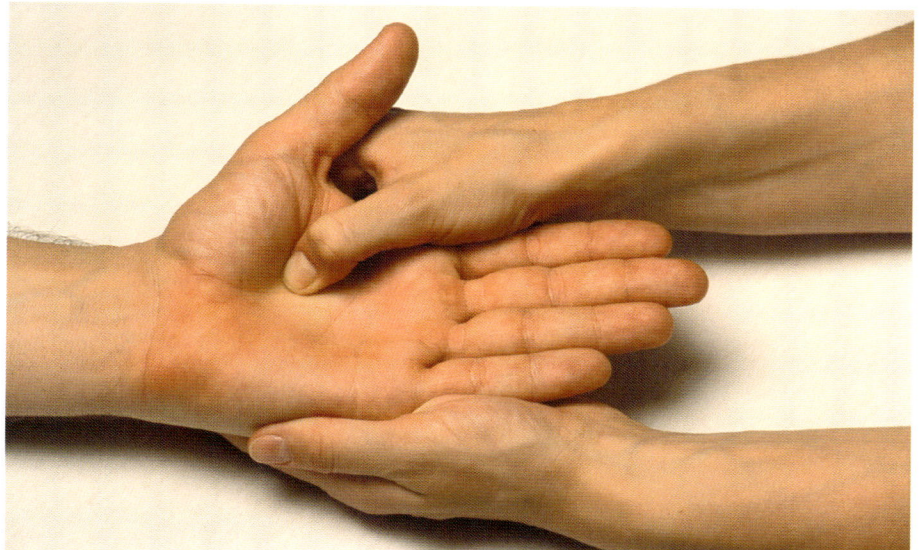

Die Nebennierenzone wird mit der Daumenkuppe auf der Handfläche massiert.

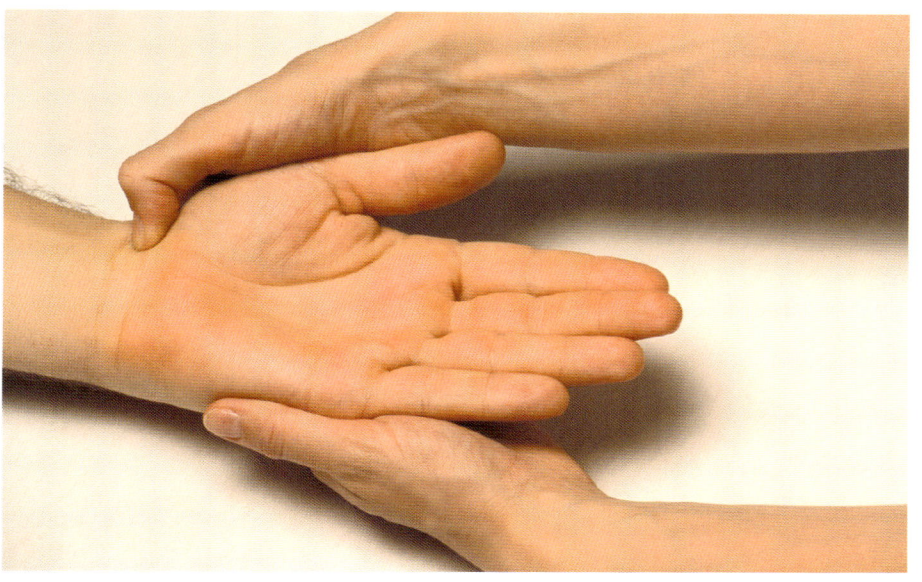

Die Zone der Bauchspeicheldrüse massieren Sie mit der Daumenkuppe.

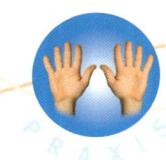

Der Abschluss der Handmassage

Nachdem Sie systematisch die dargestellten Zonen massiert haben, führen Sie einige Abschlussstreichungen durch. Beziehen Sie bei diesen Streichungen den Unterarm mit ein. Streichen Sie zuerst die Streck- und danach die Beugeseiten von Unterarm und Hand aus.

Das Ausstreichen Hand über Hand

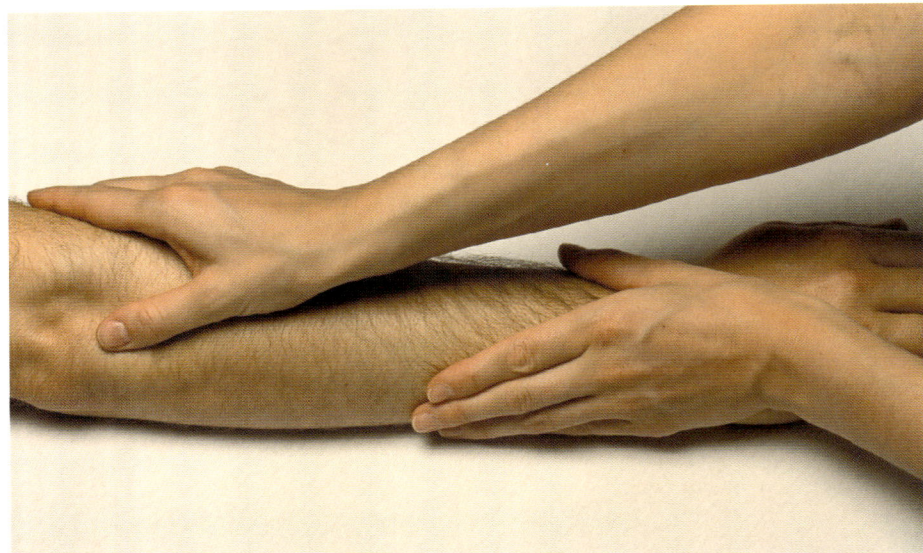

Legen Sie zunächst die rechte Hand flächig auf den Unterarm.

Hand und Unterarm liegen gestreckt mit der Handfläche nach unten auf der Unterlage. Legen Sie Ihre rechte Hand auf den Unterarm und gleiten Sie mit sanftem, zunehmendem Druck in Richtung Fingerspitzen. Während sich die rechte Hand nach unten bewegt, legen Sie die linke Hand über die rechte Hand. Die linke Hand folgt nun der rechten. Wenn die rechte Hand an den Fingerspitzen angelangt ist, legen Sie diese wieder über die linke Hand. So entsteht eine kreisförmige, sich rhythmisch wiederholende und entspannende Bewegung.
Führen Sie diese Streichung auch auf der Beugeseite des Arms und der Handfläche in gleicher Weise durch.

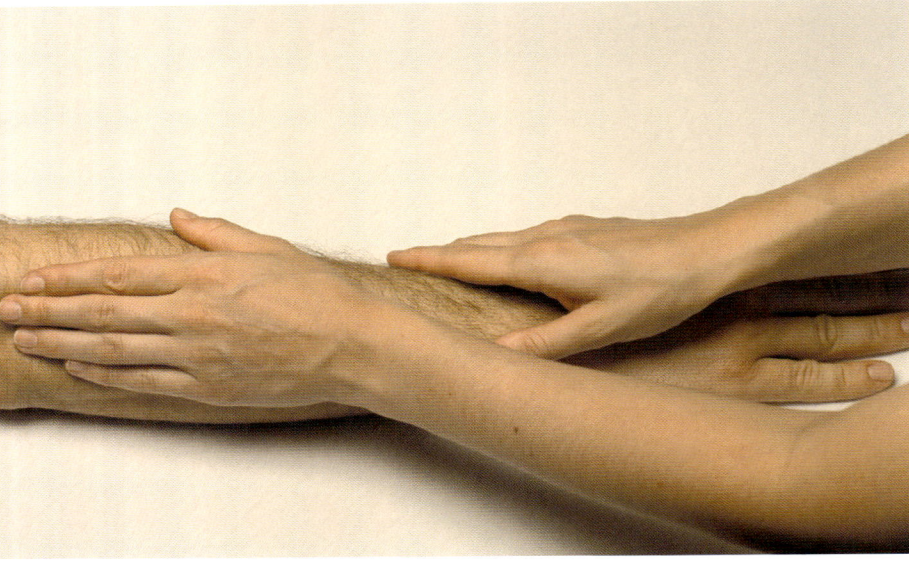

Während die rechte Hand abwärts gleitet, legen Sie die linke über die rechte Hand, sodass die linke Hand der rechten Hand folgt, und wiederholen Sie diesen Zyklus.

Die Sandwichstreichungen

Nehmen Sie die Hand Ihres Partners oder Ihrer Partnerin zwischen Ihre Hände. Üben Sie mit beiden Händen leichten Druck aus, und ziehen Sie sie unter Beibehaltung des Drucks über die Handwurzel, die Mittelhand und die Fingerspitzen.
Wiederholen Sie diese Ausstreichung drei- bis viermal.

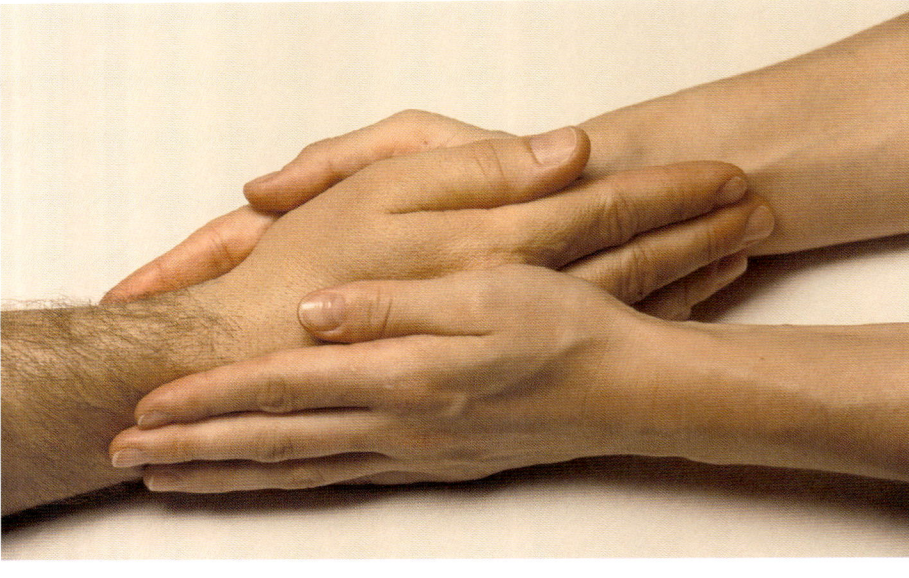

Umfassen Sie mit beiden Händen die Hand des Partners oder der Partnerin, üben Sie einen leichten Druck aus, und gleiten Sie mit Ihren Händen bis zu den Fingerspitzen.

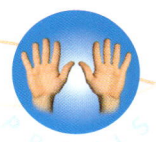

Handreflexzonenmassage auf einen Blick

Kopieren Sie diese Seite, und hängen Sie sie dort auf, wo Sie Ihre Handreflexzonenmassage durchführen.

BEGINN DER HANDREFLEXZONENMASSAGE

Nehmen Sie die Hände Ihres Partners oder Ihrer Partnerin zwischen Ihre warmen Hände. Verweilen Sie so einen Moment. Führen Sie zur Einleitung einige Streichungen durch. Besonders geeignet sind hier die Sandwichstreichungen.

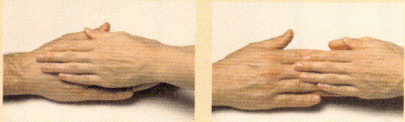

MASSAGE DER ZONEN VON KOPF UND HALS

Auf dem Handrücken massieren Sie die Zonen für die Stirn und den Nasen-Rachenraum mit dem Daumengang, die Augen- und Ohrenzonen hingegen mit der Zeigefingerkuppe. Die Kiefer- und Zahnzonen massieren Sie mit dem Pinzettengriff.

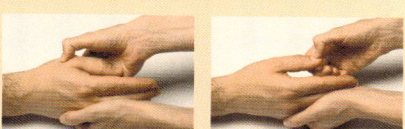

MASSAGE DER NACKEN-, SCHULTERGÜRTEL-, BRUSTKORBZONE

Lockern Sie die Zonen durch Verschieben der Mittelhandknochen. Nacken- und Schultergürtelzonen massieren Sie mit der Daumenkuppe auf der Handfläche, die Zone für den Brustkorb hingegen auf dem Handrücken mit der Zeigefingerkuppe.

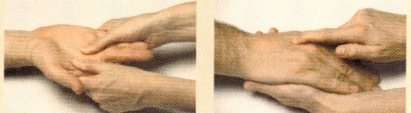

MASSAGE DER ZONEN FÜR WIRBELSÄULE, BECKEN UND OBERSCHENKEL

Beginnen Sie mit der Massage der Hals- und Brustwirbelsäulenzonen, und arbeiten Sie Punkt für Punkt in Richtung Handwurzel. Auf dem Handrücken bearbeiten Sie mit dem Zeigefinger die Zonen Kreuzbein, Becken und Oberschenkel.

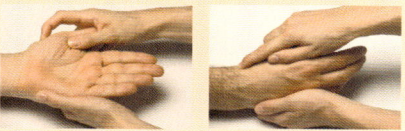

MASSAGE DER ZONEN DES VERDAUUNGSTRAKTS

Die Speiseröhrenzone und die Gallenblasenzone massieren Sie Punkt für Punkt mit der Zeigefingerkuppe. Die Zonen der Oberbauchorgane bearbeiten Sie in längs und quer verlaufenden Arbeitsgängen mit der Daumenkuppe.

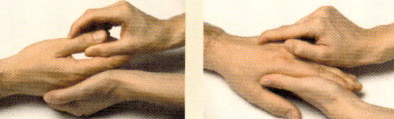

MASSAGE DER ZONEN FÜR LYMPH- UND IMMUNSYSTEM

Die Lymphzonen der unteren Körperregion streichen Sie zu den Fingerspitzen aus. Die Kopflymphzonen massieren Sie in den »Schwimmhäuten«, die Zonen für Milz und Achsellymphregion zwischen dem vierten und fünften Mittelhandknochen.

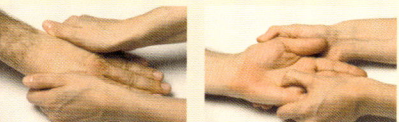

MASSAGE DER ZONEN FÜR DIE HARNWEGE UND BECKENORGANE

Die sehr kleine Nierenzone wird mit der Daumenkuppe massiert. Von hier ausgehend bearbeiten Sie die Harnleiterzone bis hin zur Blasenzone auf der Außenseite der Hand. Beachten Sie die Druckempfindlichkeit in den Zonen der Genitalorgane.

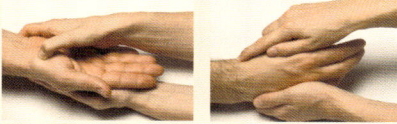

MASSAGE DER ZONE FÜR SOLARPLEXUS UND BRUSTKORBORGANE

Bearbeiten Sie die Herz- und Lungenzonen mit der Daumenkuppe in Richtung der Handwurzel. Massieren Sie die Solarplexuszone mit konstantem Druck. Die Zone des Nasen-Rachenraums massieren sie entlang des ersten Mittelhandknochens.

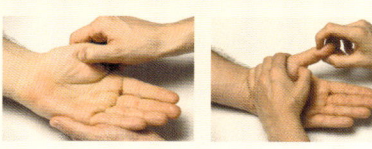

MASSAGE DER ZONEN FÜR DIE ENDOKRINEN DRÜSEN

Die Zonen der Nebennieren und der Bauchspeicheldrüse massieren Sie mit der Daumenkuppe auf der Handfläche. Beachten Sie, dass Sie die Zone der Schilddrüse auf der Handfläche und dem Handrücken quer und längs massieren können.

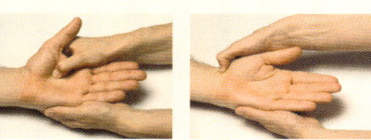

ABSCHLUSS DER HANDREFLEXZONENMASSAGE

Führen Sie einige kreisförmige, rhythmisch sich wiederholende Ausstreichungen auf der Beugeseite und der Streckseite der Arme sowie auf der Handfläche und dem Handrücken durch. Mit Sandwichstreichungen schließen Sie die Massage ab.

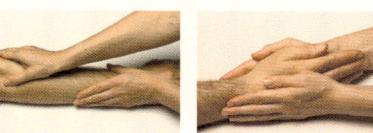

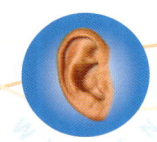

Die Ohrreflexzonenmassage

Eine Projektion des menschlichen Körpers ist ebenso wie auf dem Fuß und auf der Hand auch auf dem Ohr möglich. Die systematische Erforschung und Beschreibung dieser Repräsentationszonen führt zu einer Landkarte der Reflexzonen auf der Ohrmuschel. Als Variante der Ohrakupunktur eignet sich die Ohrmassage vorzüglich zur Selbst- und zur Partnerbehandlung.

Wissen

Wie eingangs erwähnt, stellt man sich vor, dass sich der Körper auf einem Teil von sich selbst abbildet. Dieses Abbildungsprinzip findet man bereits auf den Arealen unserer Hirnrinde. So konnte durch Messungen festgestellt werden, dass einzelne Körperteile oder -regionen an ganz bestimmten Stellen der Hirnrinde repräsentiert sind. Die Größe der Zonen auf der Hirnrinde ergibt sich aus der unterschiedlichen Anzahl der Rezeptoren. Lippen und Fingerspitzen haben zum Beispiel sehr viele Rezeptoren für Temperatur, Berührung, Druck und Vibrations-

empfinden und nehmen einen wesentlich größeren Bereich auf der Hirnrinde ein als etwa das Bein oder der Ellenbogen. Durch die Zuordnung der einzelnen Körperareale zur Hirnrinde entsteht ein verzerrtes Abbild des Körpers. Die Reflexzonen der Ohrmuschel entsprechen bestimmten Reflexzonen des Körpers. Störungen in bestimmten Bereichen des Körpers können sich demnach als empfindliche Zonen oder Punkte auf der Ohrmuschel darstellen. Über diese Gebiete auf der Ohrmuschel kann dann umgekehrt wieder regulierend auf die korrespondierenden Körperbereiche eingewirkt werden, ähnlich einem Reflex.

Meilensteine der Ohrmassage

Etwa 100 Jahre vor Beginn unserer Zeitrechnung wurde in dem klassischen Lehrbuch der Traditionellen Chinesischen Medizin (TCM), dem »Huang Di Nei Jing«, bereits in einfachen Zügen der Zusammenhang zwischen Ohrmuschel und Körperregionen dargestellt (→ Seite 6).

In den Jahren um 400 v. Chr. prägten die Lehren des griechischen Arztes Hippokrates die Medizin in weiten Teilen der westlichen Welt. Berichte aus dieser Zeit beschreiben die Behandlung von Rückenschmerzen durch das Setzen kleinster Verbrennungen an bestimmten Zonen der Ohrmuschel. 618–907 n. Chr. wurden in China zu Zeiten der Tang-Dynastie 20 Punkte an der Ohrmuschelvorder- und -rückseite beschrieben. Schließlich fand die Ohrakupunktur Verbreitung über den Land- und Seeweg nach Indien und Afrika. 1637 veröffentliche der por-

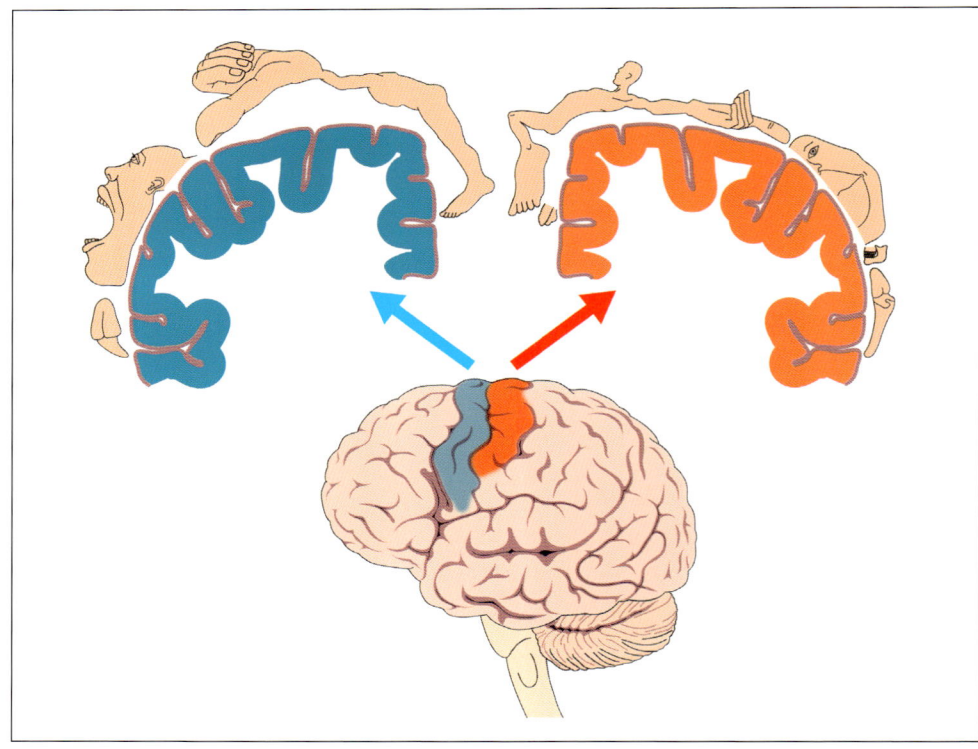

Die motorische Hirnrinde spiegelt ein verzerrtes Bild des Menschen. Lippen und Finger umfassen dabei größere Zonen als z. B. das Bein.

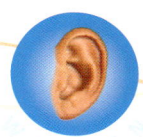

tugiesische Arzt Zaratus Lusitanus eine Fall-
beschreibung über die Behandlung eines
schmerzhaften Rückenleidens durch das
gezielte Setzen einer kleinen Verbrennung
einer Zone auf der Ohrmuschel.

Der französische Arzt Dr. Paul Nogier be-
obachtete in den 50er Jahren des 20. Jahrhunderts kleine Verbrennungszonen an bestimmten Ohr-Arealen bei einigen seiner Patienten,
die sich zuvor mit Rückenschmerzen in die
Behandlung einer Laienbehandlerin begeben
hatten.

Durch systematische Untersuchungen erar-
beitete Nogier eine Reflexkartographie des
Ohrs. Er verglich dabei die Kontur der Ohrmuschel mit einem auf dem Kopf stehenden
Embryo (→ Seite 6). Seine Erkenntnisse
stellte er auf einem Kongress 1956 unter dem
Begriff der Aurikulotherapie vor. In den 70er
und 80er Jahren wurde die Ohrakupunktur
aufgrund ihrer schmerzhemmenden Wirkung
verstärkt in Schmerzpraxen und -kliniken
eingesetzt.

Der Aufbau des Ohrs

Das »Grundgerüst« der Ohrmuschel besteht
aus elastischem Knorpelgewebe, es gibt dem
Ohr seine charakteristische Form. Die äußere
Ohrmuschel wird von der Krempe (Helix)
begrenzt. Diese unterteilt sich in Helixwurzel,
Helixkörper, einen kleinen Höcker (das so
genannte Tuberculum darwinii) und den in
das Ohrläppchen auslaufenden Helixschwanz.
Gegenüber der Helix befindet sich die so
genannte Anthelix, sie unterteilt sich kopfwärts in zwei Schenkel. Beide Schenkel
begrenzen eine dreieckige Grube (Fossa trian-
gularis). Nach unten geht die Anthelix in
einen größeren Höcker (Antitragus) über.
Zwischen der Krempe (Helix) und der Anthelix befindet sich eine ausgezogene, kahnartige
Vertiefung. Gegenüber des Antitragus befindet sich, getrennt durch eine Einkerbung, der
so genannte Tragus. Die Helixwurzel unterteilt die eigentliche Ohrmuschel in einen oberen und einen unteren Teil. Der äußere
Gehörgang liegt vor der unteren Ohrmuschel.

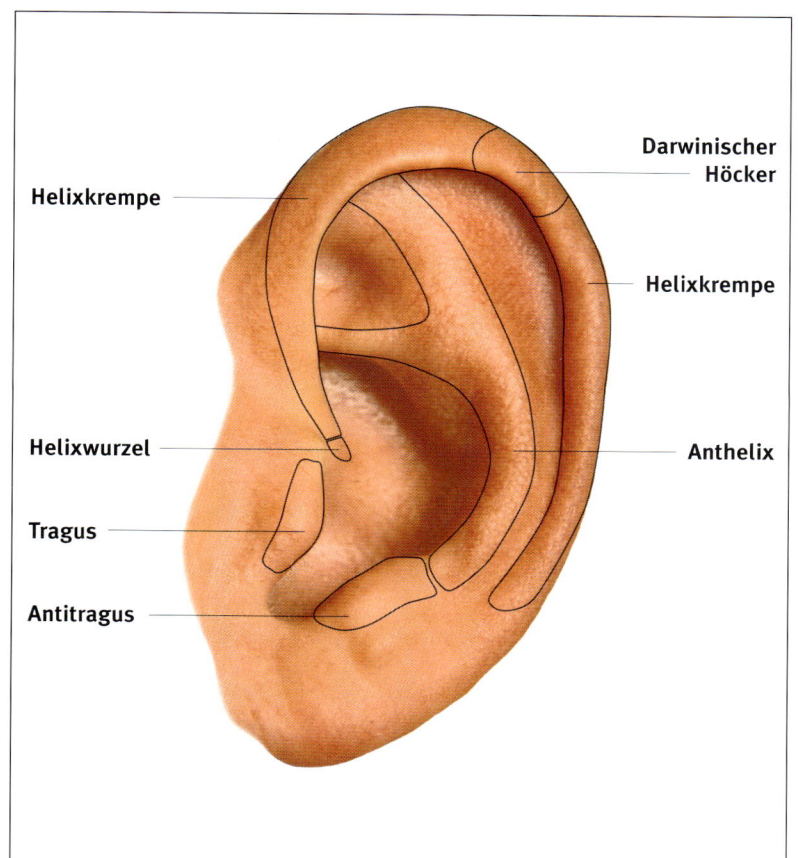

Die höher gelegenen Abschnitte des Ohrs werden als Helix, Anthelix, Tragus und Antitragus bezeichnet.

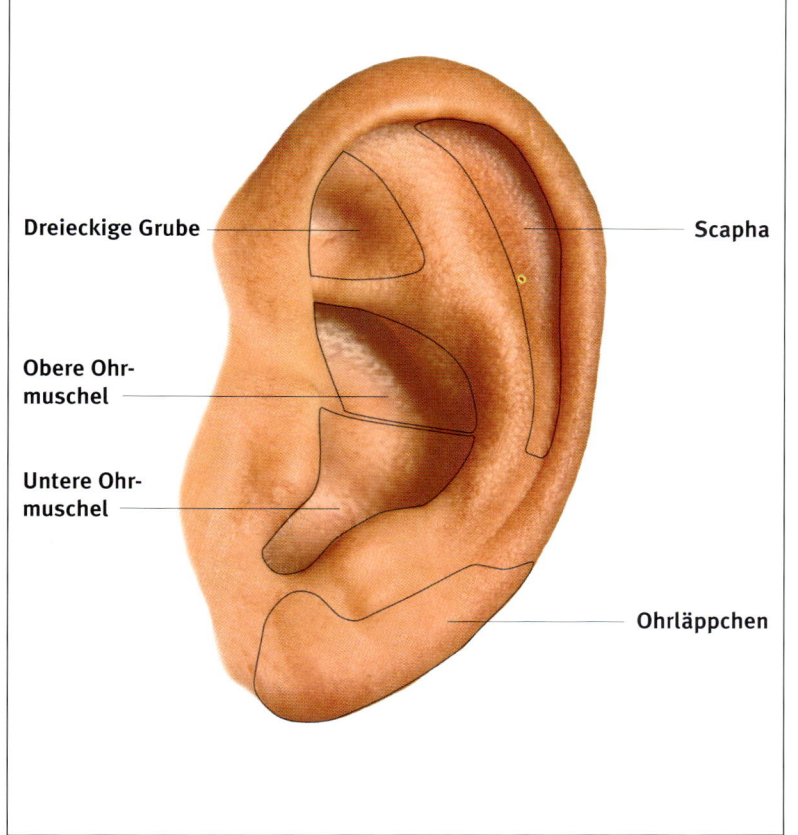

Ohrmuschel und dreieckige Grube bilden die tiefer gelegenen Abschnitte des Ohrs.

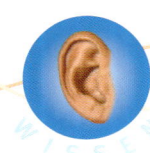

Das Ohr als Abbild des Körpers

Die Zuordnung der Reflexzonen der Ohrmuschel zu den einzelnen Körperregionen geht auf Nogier zurück. Das Bild des auf dem Kopf stehenden Embryos, das Nogier entwickelte, kann Ihnen gleichzeitig als Gedankenstütze für die Zuordnung von Körperarealen zu Ohrregionen dienlich sein. Der Kopf bildet sich im Bereich des Ohrläppchens ab. Die Zone der Wirbelsäule zieht sich entlang der Krempe bis zur gegenüberliegenden Erhebung (Anthelix). Die zusammengekauerten Beine und die Region des Beckens befinden sich in der dreieckigen Grube im oberen Teil des Ohrs. Die Zone für den Arm und die Hand zieht sich entlang der Helixkrempe. Um die Helixwurzel herum gruppieren sich die Zonen für die inneren Organe. Herz- und Lungenzone liegen im Bereich der unteren Ohrmuschel. Magen- und Leberzone gruppieren sich um die Helixwurzel. Die Darmzonen und die Zonen für die Unterbauchorgane Niere, Blase und Harnleiter sind im oberen Teil der Muschel lokalisiert.

Die Zuordnung der Körperzonen zu den einzelnen Abschnitten der Ohrmuschel

Das Embryomodell bietet eine gute Gedächtnisstütze für die grobe Lage der Zonen. Die einzelnen Zonen lassen sich jedoch noch genauer abgrenzen. Die Zone für die knöchernen Bestandteile der Wirbelsäule, die Wirbelkörper, lässt sich als Band auf der Kuppe der Anthelix lokalisieren. Die Bandscheiben, die als »Puffer« zwischen den einzelnen Wirbelkörpern die Stöße und Erschütterungen der Wirbelsäule abfedern, werden in einem zweiten Band direkt neben der Zone der Wirbelkörper repräsentiert. Die Zonen der endokrinen Drüsen (Hypophyse, Schilddrüse, Bauchspeicheldrüse, Nebennierenrinde und andere) bilden das dritte Band. Die vierte streifenförmige Zone in der Innenfläche der Ohrmuschel ist die Repräsentationszone für vegetative Nerven, die entlang der Wirbelsäule ziehen. Die Wirbelsäule besteht aus mehreren Anteilen: Hals-, Brust- und Lendenwirbelsäule sowie Kreuzbein und Steißbein. Diese vier Zonen in ihrer unterschiedlichen Ausprägung gruppieren sich um die

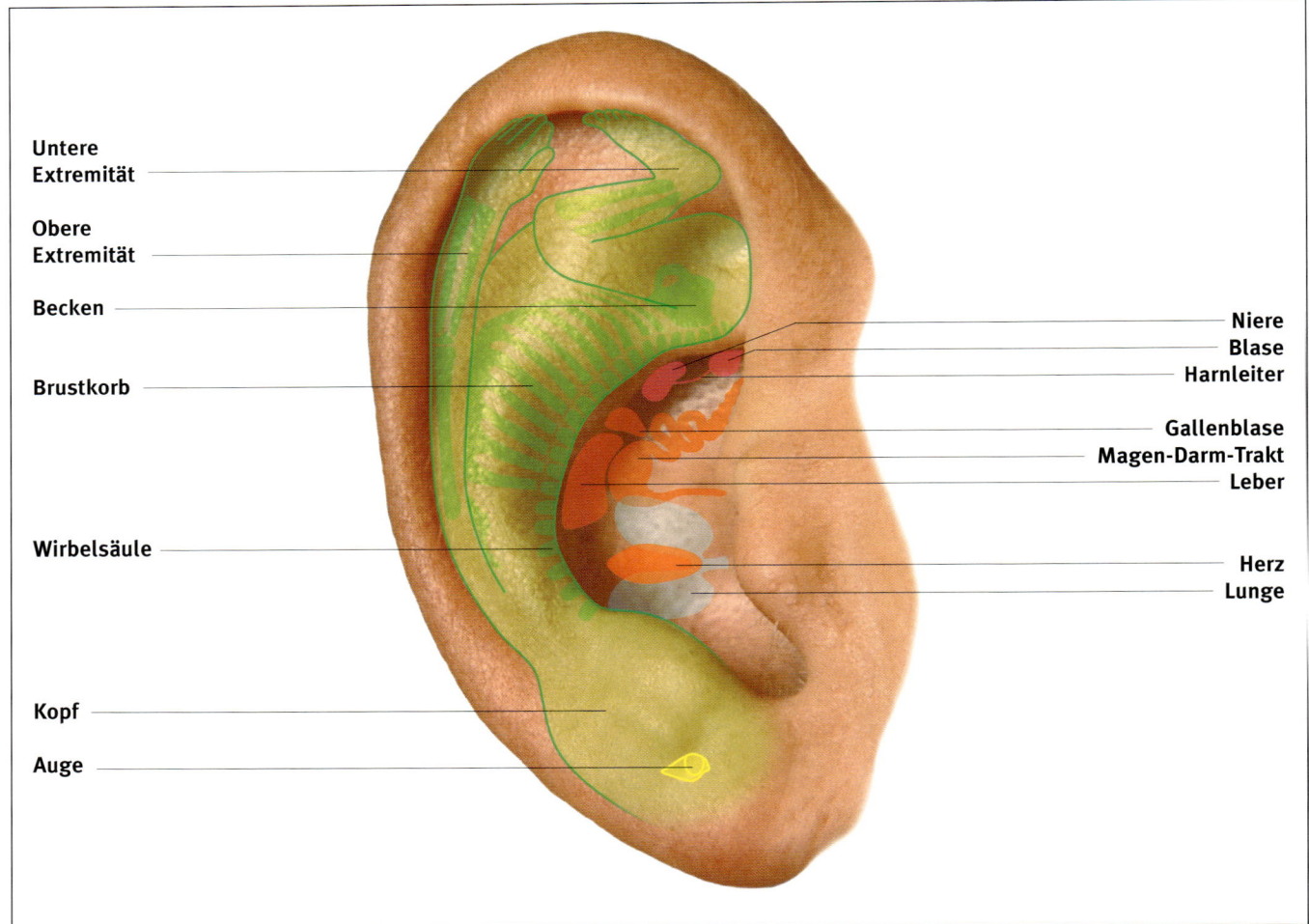

Untere Extremität
Obere Extremität
Becken
Brustkorb
Wirbelsäule
Kopf
Auge

Niere
Blase
Harnleiter
Gallenblase
Magen-Darm-Trakt
Leber
Herz
Lunge

Auf der Grundlage des Embryomodells lassen sich die Körperzonen auf die Ohrmuschel übertragen.

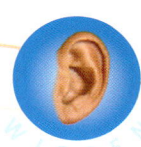

Krümmung der Anthelix herum. Die Zone für die Hals-wirbelsäule befindet sich im unteren Teil, die Krümmung entspricht der Zone für die Brust- und Lendenwirbel-säule; Kreuz- und Steißbeinregion finden Sie im oberen Bereich der Anthelix. Die Wirbelsäule bildet die Aufhän-gung für ein System von Muskeln und Bändern, das letz-tendlich den aufrechten Stand ermöglicht. Die Zone die-ser Bänder und Muskeln stellt sich als breites Band dar, welches den oberen Teil der Helixgruppe einnimmt. Die Zone für den oberen Körperbereich finden Sie im Bereich der kahnartigen Vertiefung zwischen der Helixkrempe und der gegenüber liegenden Erhebung. Die Zone des unteren Körperbereichs lokalisiert man im Bereich der dreieckigen Grube und des begrenzenden Schenkels. Die Region für die Sinnesorgane und den Kopf umfasst das Ohrläppchen. Die Zone des Magen-Darm-Trakts schlingt sich um die Wurzel der Helixkrempe. Im oberen Teil der Ohrmuschel lokalisieren Sie die Zonen für die Niere und die ableitenden Harnwege. Die Zone für die Organe Leber und Bauchspeicheldrüse liegt gegenüber der Helix-wurzel. Im unteren Bereich der Ohrmuschel sind die Zonen der Organe des Brustkorbs, z. B. Herz und Lunge, zu finden.

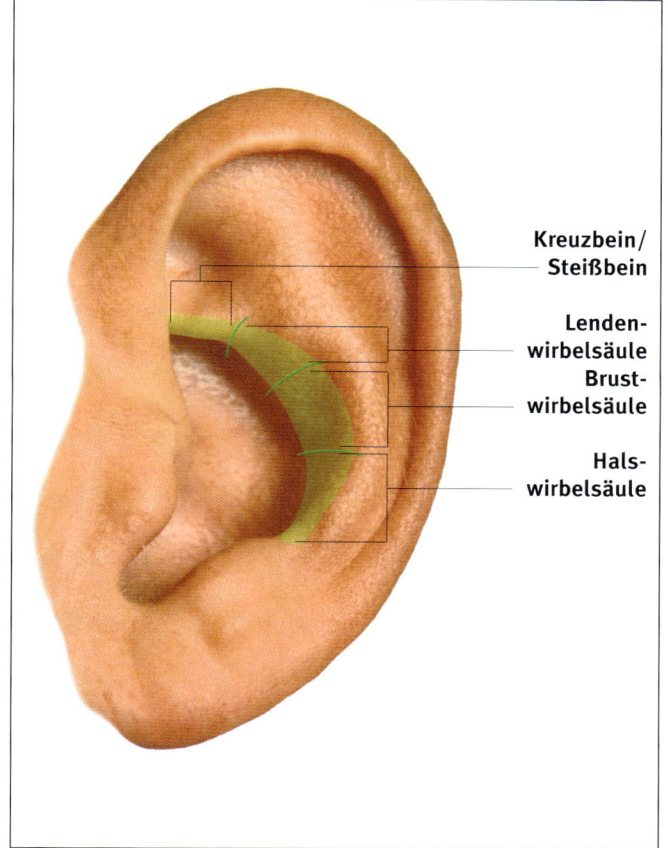

Kreuzbein/
Steißbein

Lenden-
wirbelsäule
Brust-
wirbelsäule

Hals-
wirbelsäule

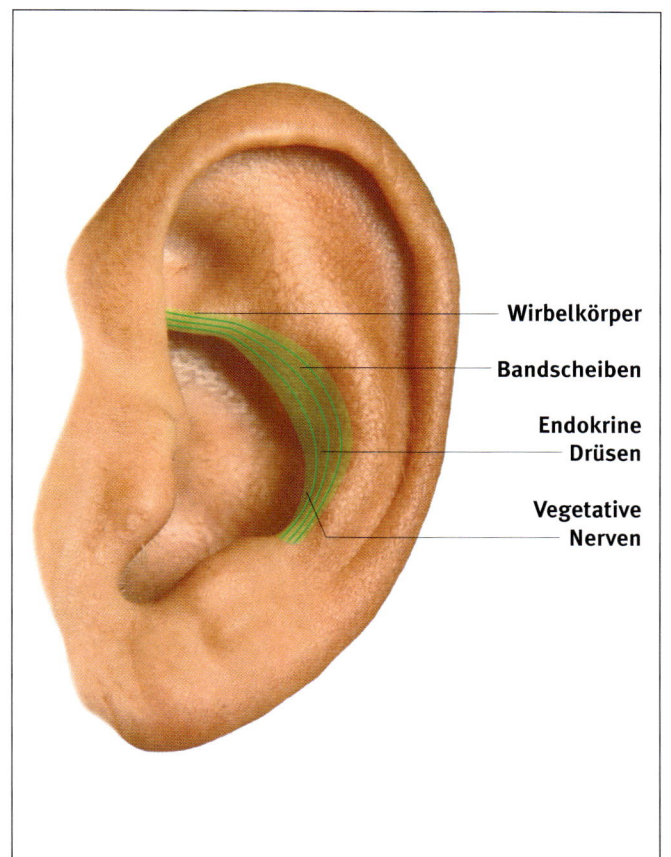

Wirbelkörper

Bandscheiben

Endokrine
Drüsen

Vegetative
Nerven

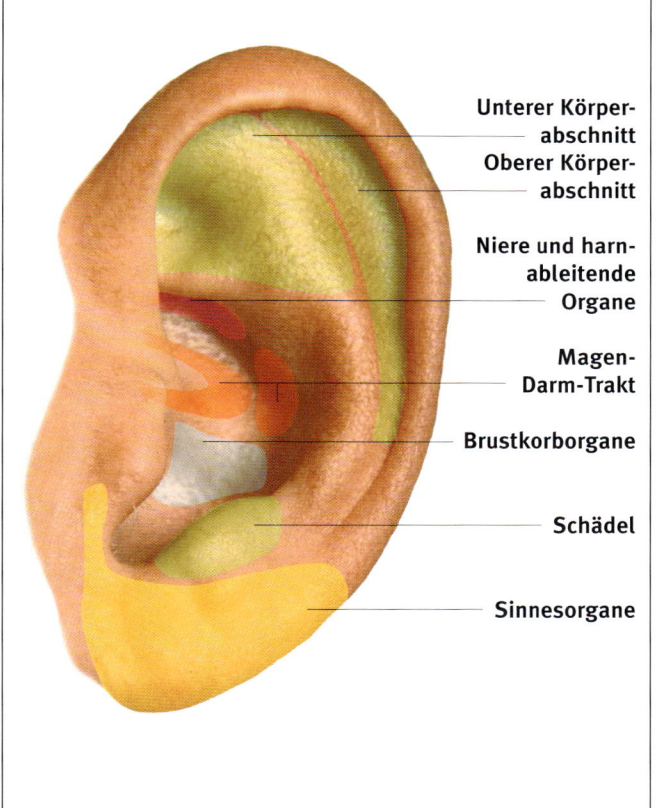

Unterer Körper-
abschnitt
Oberer Körper-
abschnitt

Niere und harn-
ableitende
Organe

Magen-
Darm-Trakt

Brustkorborgane

Schädel

Sinnesorgane

Das erste Band auf der Anthelix repräsentiert die Zonen der Wirbelsäule.

Links: Zweites, drittes und viertes Band enthalten die Zonen der Bandscheiben, der endokrinen Drüsen und der vegetativen Nerven.

Rechts: In der Ohrmuschel werden die Zonen der inneren Organe abgebildet.

119

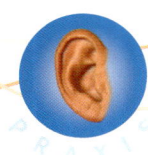

Die Praxis der Ohrreflexzonenmassage

Die Ohrreflexzonenmassage ist eine sehr effektive und gleichzeitig einfach durchzuführende Massageform. Sie eignet sich sowohl zur Eigenbehandlung als auch zur Partnermassage.

Wissenswertes zur Durchführung

Mit Hilfe der im Folgenden dargestellten Grundlagen und Tipps erhalten sie die notwendigen Informationen, die Ihnen einen guten Einstieg in die praktische Durchführung einer Ohrreflexzonenmassage ermöglichen.

Die Möglichkeiten und Grenzen der Ohrreflexzonenmassage

Die Ohrreflexzonenmassage können Sie bei einer Vielzahl von Störungen allein oder in Kombination mit anderen Therapieverfahren anwenden. Besonders gut lassen sich beispielsweise Schmerzen unterschiedlichster Herkunft wie Rückenschmerzen, Zahnschmerzen und Kopfschmerzen beeinflussen. Generell können eigentlich alle so genannten funktionellen Erkrankungen mit der Reflexzonenmassage behandelt werden. Unter funktionellen Erkrankungen versteht man Erkrankungen, bei denen keine ursächlichen organischen Schädigungen nachgewiesen werden können. Des Weiteren können Sie Reflexzonenmassagen als zusätzliche Maßnahme zu anderen therapeutischen Verfahren bedenkenlos anwenden. Beachten Sie aber bitte, dass akute Schmerzzustände oder Beschwerdebilder durch einen Arzt oder eine Ärztin im Vorfeld abgeklärt werden müssen. Sollten Sie unsicher sein, ob Sie eine Reflexzonenmassage anwenden dürfen, besprechen Sie dies ebenfalls mit Ihrem behandelnden Arzt oder Ihrer behandelnden Ärztin. Führen Sie bitte keine Massage am Ohr durch, wenn sich im Bereich des Ohrs Haut-

> **! WENN DIE OHRREFLEXZONEN-MASSAGE NICHT WIRKT**
>
> Es gibt Situationen, in denen eine Ohrreflexzonenmassage trotz vorliegender geeigneter Voraussetzungen nicht wirkt.
> Mögliche Gründe hierfür können sein:
> • Allgemeine körperliche Schwächezustände, z. B. durch Fasten
> • Einnahme von bestimmten Medikamenten, die bei der Behandlung von Unruhezuständen, Schlafstörungen und Depressionen verwendet werden
> • Einnahme von Drogen und Alkohol sowie nach operativen Eingriffen an der Ohrmuschel.

verletzungen oder Entzündungen befinden. Auch bei schweren Allgemeinerkrankungen mit Fieber oder bei Erkrankungen, die eine Operation erforderlich machen, dürfen Sie aus medizinischen Gründen keine Reflexzonenmassage durchführen.

Die Dauer und Häufigkeit der Massage

Dauer und Häufigkeit der Ohrmassage richten sich nach der Verfassung des Partners oder der Partnerin und Ihren Zielen. Bei akuten Schmerzen können Sie häufiger massieren, beispielsweise täglich oder alle zwei Tage. Eine allgemeine, harmonisierende Massage kann jederzeit durchgeführt werden. Für eine solche benötigen Sie etwa 10 bis 15 Minuten für beide Seiten.
In der Regel massieren Sie immer beide Ohren, auch bei akuten Schmerzen, die sich nur auf eine Körperseite konzentrieren. Beginnen Sie in einem solchen Fall mit der Massage der gleichseitigen Ohrmuschel.

Die Vorbereitung und praktische Durchführung der Massage

Das weitere Vorgehen ist davon abhängig, ob Sie eine mehr oder weniger unspezifische entspannende Massage durchführen möchten oder ob Ihnen eine Massage zur Linderung bestehender Beschwerden wichtig ist. Weiterhin ist zu unterscheiden, ob Sie sich selbst oder einen Partner bzw. eine Partnerin behandeln. Führen Sie die Massage bei sich selbst durch, so können Sie beide Ohren gleichzeitig massieren, in sitzender oder liegender Position. Massieren Sie einen Partner oder eine Partnerin, so führen Sie dies nach Möglichkeit im Liegen durch. Die liegende Position unterstützt die Entspannung des Massierten. Vorteilhaft dabei ist für Sie, dass Sie die Hände auf der Unterlage auflegen können, was eine rückenschonende Arbeitsweise erlaubt. Gleichzeitig hat Ihr Partner oder Ihre Partnerin die Möglichkeit, einem eventuell eintretenden Ruhebedürfnis nach der Massage nachzugeben.

Die Ohrmassage Schritt für Schritt

Wenn Sie Ihren Partner oder Ihre Partnerin massieren, helfen Ihnen die folgenden Schritte bei der Strukturierung Ihrer Vorgehensweise.

Erster Schritt
Bitten Sie Ihren Partner oder Ihre Partnerin, vorhandenen Ohrschmuck abzulegen.

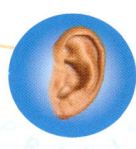

Zweiter Schritt

Betrachten Sie die einzelnen Zonen des Ohrs aufmerksam. Kleine punktförmige Rötungen oder Schuppungen, Schwellungen, Erhabenheiten, Gefäßzeichnungen und Narben können möglicherweise Hinweise auf Störungen in korrespondierenden Körperzonen oder Organen geben. Treffen Sie aber keine vorschnelle Diagnose, und achten Sie darauf, Ihren Partner oder Ihre Partnerin nicht mit voreiligen Bemerkungen zu beunruhigen.

Dritter Schritt

Tasten Sie die Ohrmuschel systematisch nach empfindlichen Zonen ab. Benutzen Sie dazu Daumen- oder Zeigefingerkuppen. Achten Sie bitte darauf, dass Ihre Fingernägel die Fingerkuppen nicht überragen, da Sie sonst Verletzungen an der Ohrmuschel hervorrufen können.

Vierter Schritt

Führen Sie die Massage mit den im Folgenden dargestellten Griffen (Streichen, Schütteln, Kreisen, Punkte drücken) durch.
Je nachdem, zu welchem Zweck die Massage durchgeführt werden soll, können Sie eine harmonisierende und entspannende Massage oder eine punktuell auf akute Beschwerden bezogene Massage durchführen.

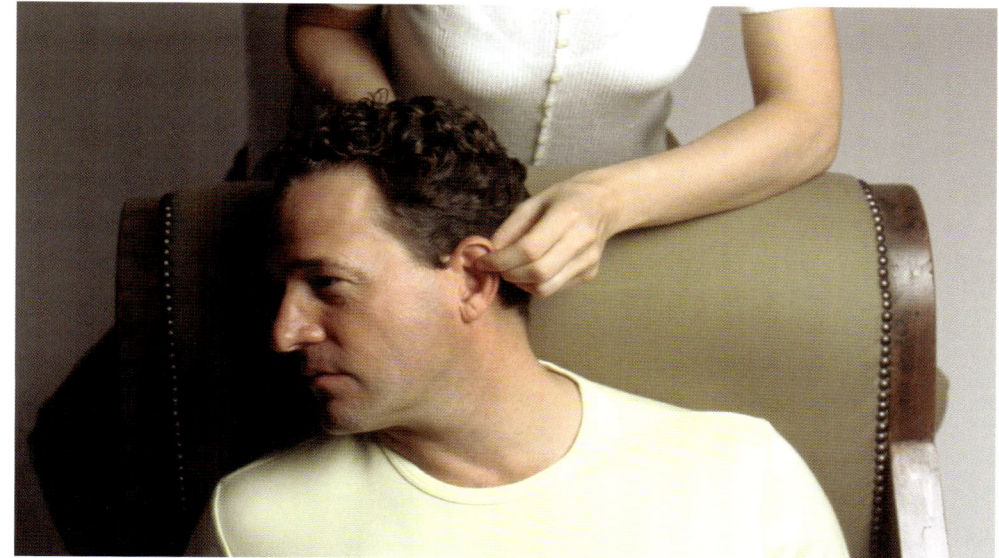

Bei der Partnermassage massieren Sie ein Ohr nach dem anderen.

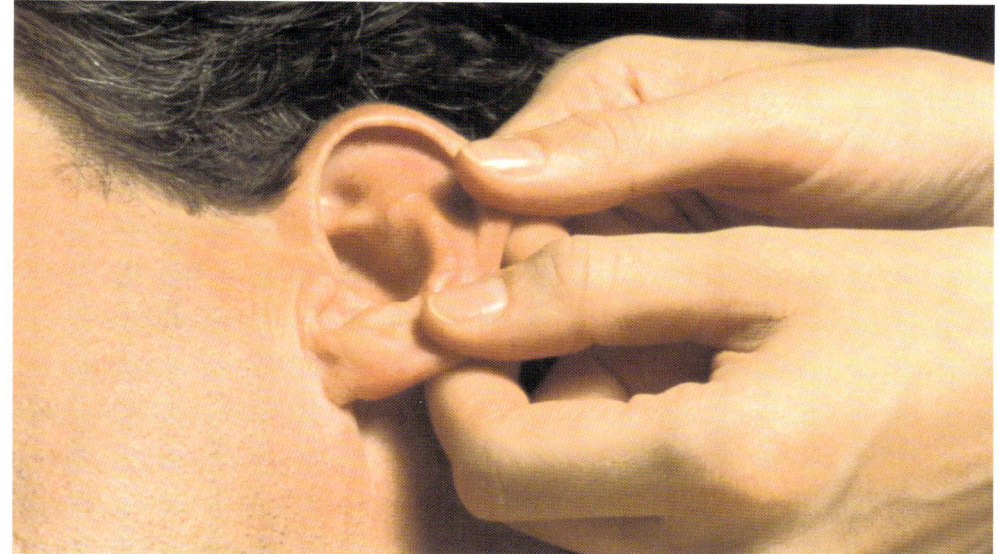

Achten Sie auf Narben oder Hautveränderungen wie beispielsweise Rötungen.

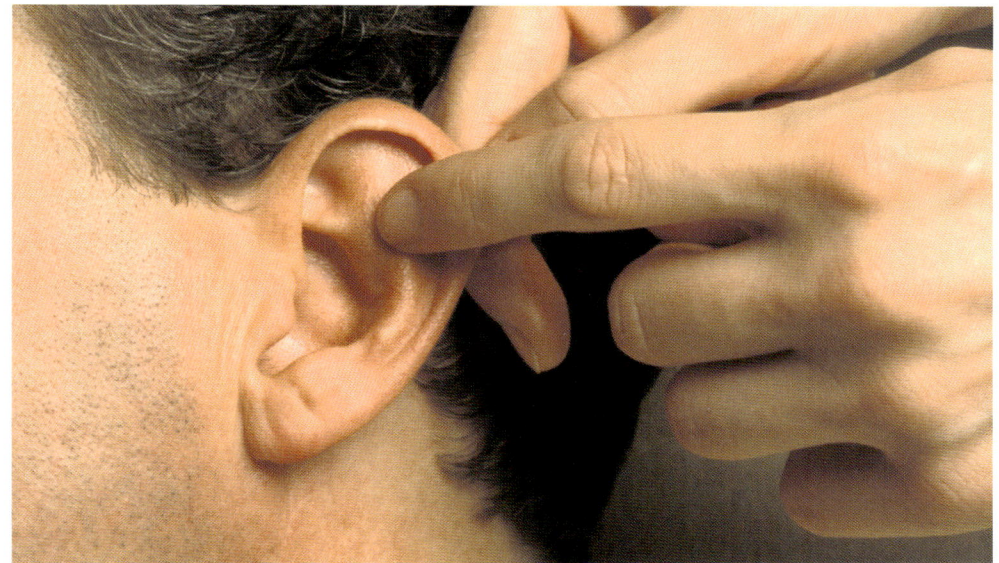

Tasten Sie vorsichtig die Ohrmuschel nach druckschmerzhaften Zonen ab.

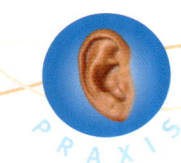

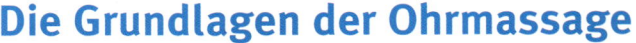

Die Grundlagen der Ohrmassage

Die im Folgenden dargestellten Techniken können Sie bei sich selbst, aber auch bei Ihrem Partner oder Ihrer Partnerin anwenden. Sie bilden eine Art Grundprogramm für eine differenzierte Behandlung, eignen sich aber auch als reine entspannende und harmonisierende Massage.

Die Massagetechniken

Die Ohrmassage können Sie mit drei einfachen Grundgriffen leicht und erfolgreich durchführen. Mit diesen Griffen streichen, kreisen und drücken Sie die einzelnen Punkte. Führen Sie bitte die Massage nur mit warmen Händen durch, wärmen Sie gegebenenfalls Ihre Hände vorher an.

Während oder nach der Massage stellt sich in der Regel ein Gefühl der Wärme im massierten Ohr ein. Dieses Wärmegefühl ist erwünscht und zeigt eine positive Wirkung der Massage an. Das Wärmegefühl oder die Rötung des Ohrs kann noch einige Minuten nach der Massage anhalten.

Die Haut ist an vielen Stellen des Ohrs sehr dünn und reagiert entsprechend empfindlich. Bitte achten Sie bei der Ohrreflexzonenmassage darauf, den Druck nur langsam zu erhöhen.

Behalten Sie immer das Gesicht Ihres Partners oder Ihrer Partnerin im Auge. Nur auf diese Weise wird es Ihnen möglich, auch kleinste Mimikänderungen zu registrieren, die ein Gefühl von Unwohlsein oder Schmerz zum Ausdruck bringen können.

Die Streichungen erfolgen in mehreren Arbeitslinien, beginnend an der Helixkrempe und endend an der Innenwand der inneren Ohrmuschel.

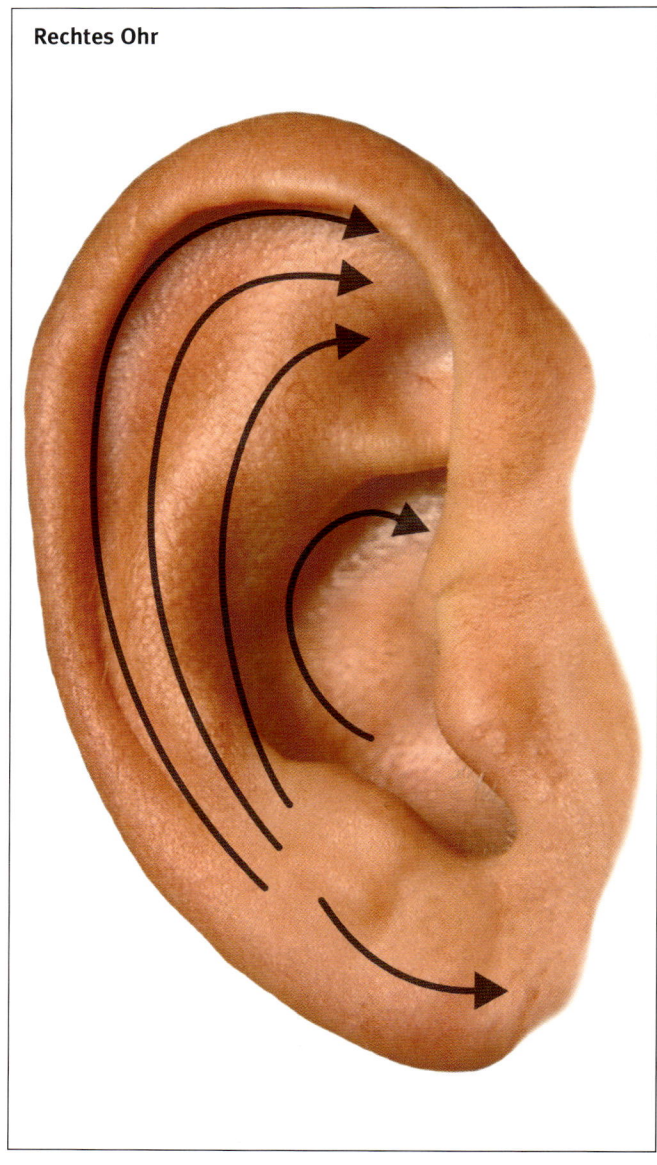

Rechtes Ohr

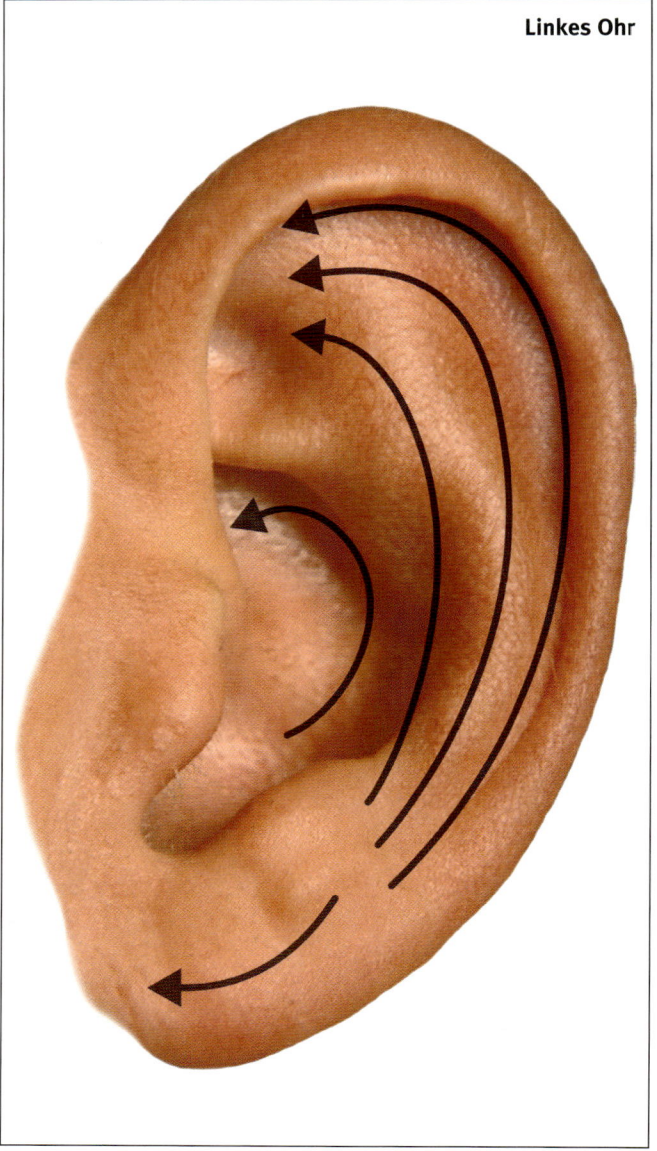

Linkes Ohr

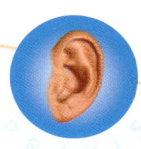

Das Streichen

Streichen Sie das Ohr im oberen Anteil mit der Daumenbeere aus. Beginnen Sie an der Innenseite der Helixkrempe, und folgen Sie dem Verlauf der Helixkrempe bis zur Ohrspitze. Beginnen Sie dann wieder an der Innenseite der Helixkrempe, und streichen Sie etwas weiter innen parallel zur ersten Bahn bis zur Ohrspitze. Schließlich streichen Sie mit der Daumenkuppe entlang des oberen Bereichs der inneren Ohrmuschel. Anmerkung: Diese Form des Streichens ist zur Selbstmassage geeignet. Streichen Sie anschließend das Ohrläppchen mit dem Daumen aus. Der Zeigefinger der gleichen Hand bildet das Gegenlager zum streichenden Daumen. Massieren Sie zum Schluss das Ohrläppchen mit dem Daumen.

Das Schütteln

Umfassen Sie das Ohr außen im Bereich der Helixkrempe mit Daumenkuppe und gebeugtem Zeigefinger. Führen Sie nun leichte, schüttelnde Bewegungen durch. Diese Bewegungen lockern und entspannen die Muskeln, die in die Ohrmuschel einstrahlen. Auch auf die benachbarten Kopfmuskeln können die schüttelnden Bewegungen einen lockernden und entspannenden Einfluss haben.

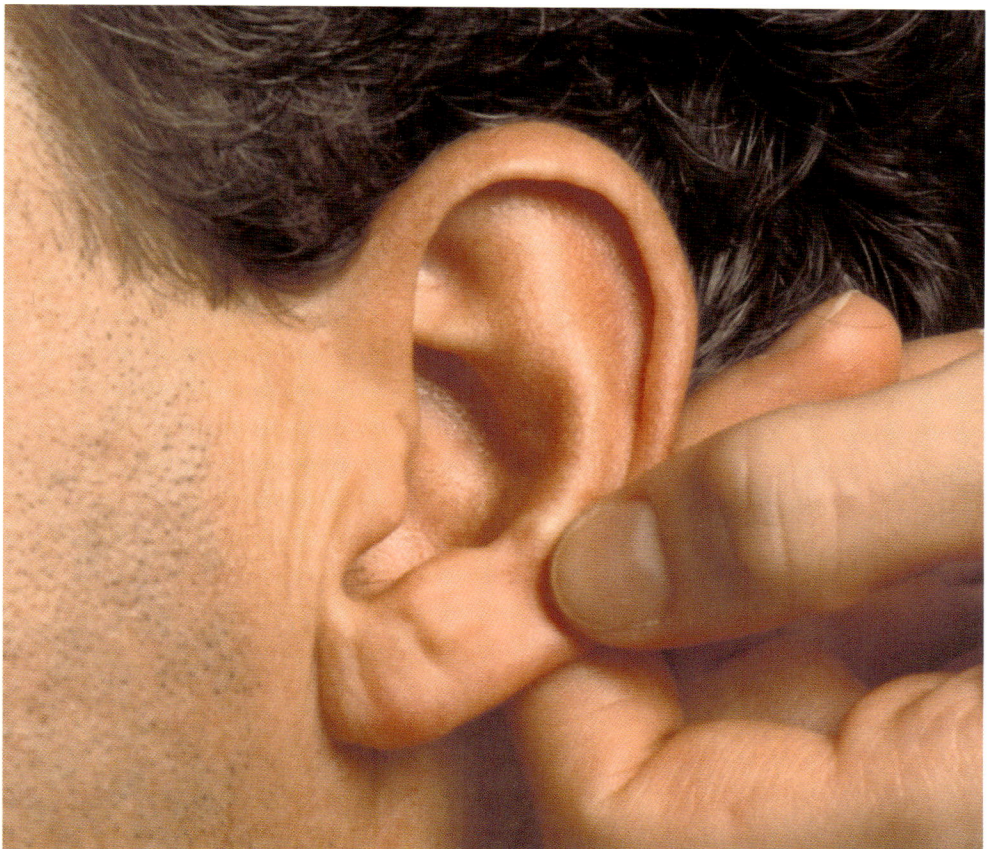

Streichen Sie das Ohr in mehreren Bahnen von innen nach außen und von oben nach unten aus.

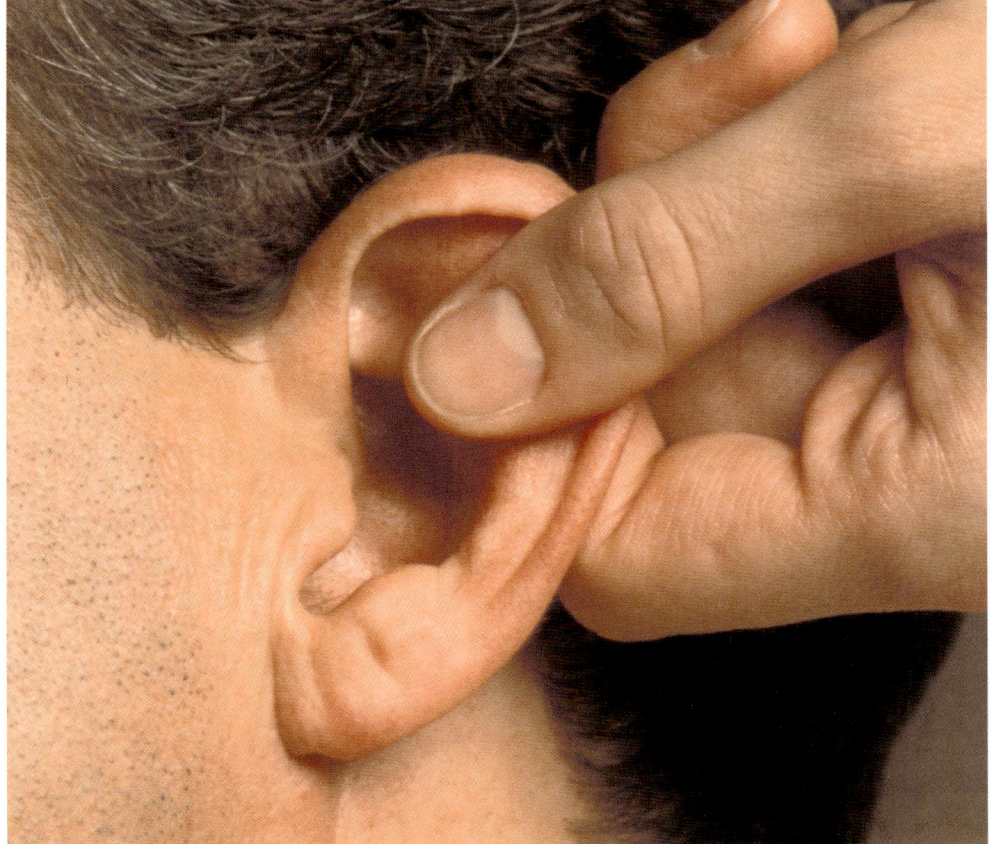

Sanftes Schütteln des Ohrs entspannt die in das Ohr einstrahlende und benachbarte Muskulatur.

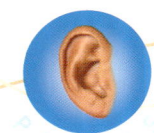

Das Kreisen

Mit kleinen kreisenden Bewegungen verschieben Sie die Haut auf der Ohrmuschel. Führen Sie die Bewegungen im Bereich der Vertiefung zwischen Helixkrempe und Anthelix durch. Beginnen Sie im Bereich des Ohrläppchens, und massieren Sie auf diese Weise entlang der Helixkrempe bis zur Ohrspitze. Den Bereich der Ohrmuschel massieren Sie nun mit dem Zeigefinger. Setzen Sie die Zeigefingerkuppen im Bereich der unteren Ohrmuschel auf, und führen Sie wieder kleine kreisende Bewegungen um die Helixwurzel herum durch.

Das Punktdrücken

Massieren Sie nun das gesamte Ohr punktförmig. Führen Sie dabei wieder mehrere längs der Helix verlaufende Arbeitsgänge durch. Das Punktdrücken erfolgt mit der Zeigefingerkuppe. Setzen Sie die Zeigefingerkuppe auf und üben Sie einen gleichbleibenden kräftigen Druck aus. Der Druck muss aber noch angenehm sein. Die Technik des Punktdrückens eignet sich insbesondere zur Behandlung empfindlicher Zonen. Die Dauer der Druckausübung beträgt zwei bis vier Sekunden. Beginnen Sie oberhalb des Ohrläppchens an der Rinne

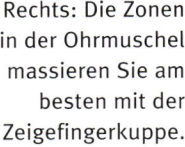

Links: In kreisenden Bewegungen erfassen Sie das gesamte Ohr.

Rechts: Die Zonen in der Ohrmuschel massieren Sie am besten mit der Zeigefingerkuppe.

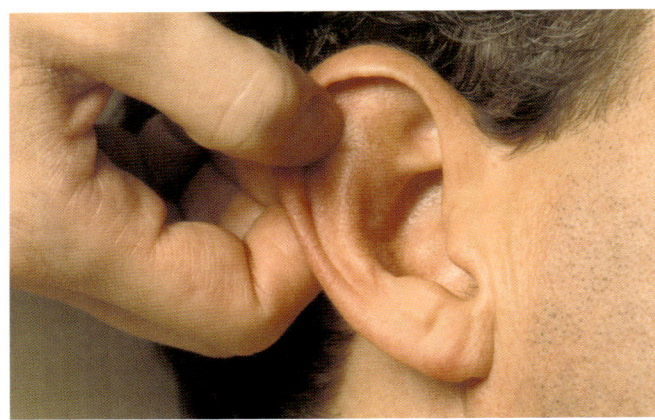

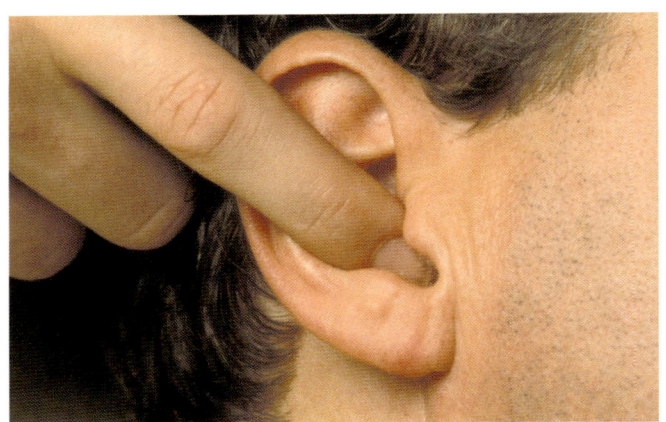

Links und rechts: Führen Sie kleine kreisende Bewegungen entlang der Helixkrempe bis zur Ohrspitze durch.

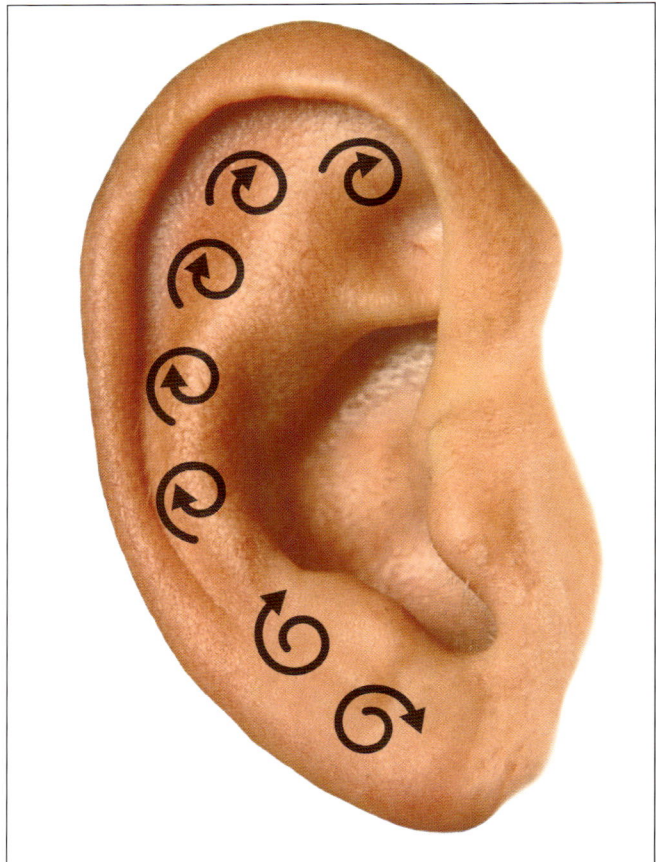

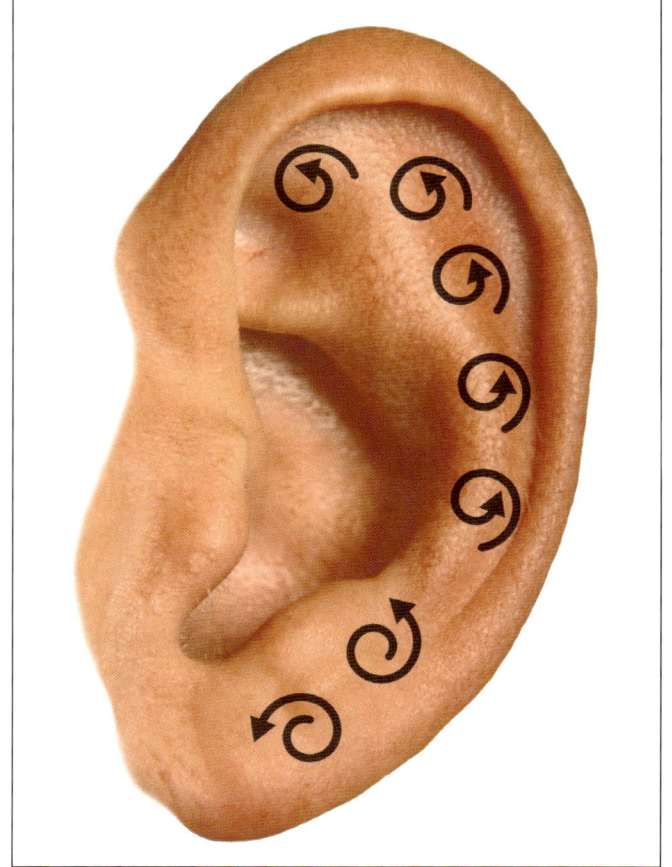

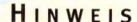

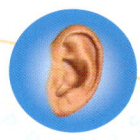

zwischen Helixkrempe und Anthelix, massieren Sie nun Punkt für Punkt entlang der Rinne bis zur Ohrwurzel. Die nächste Behandlungslinie beginnt oberhalb des Ohrläppchens auf der Kuppe der Anthelix und führt im weiteren Verlauf der Anthelix bis zum Oberrand des Ohrs. Die dritte Behandlungslinie beginnt im unteren Teil der Ohrmuschel und verläuft entlang der Ohrmuschelwand wieder bis zum Oberrand des Ohrs. Setzen Sie verschiedene Druckpunkte im Bereich der dreieckigen Grube. Anschließend massieren Sie Punkt für Punkt um die Helixwurzel herum.

Nehmen Sie nun das Ohrläppchen zwischen Daumen und Zeigefinger, und üben Sie in mehreren quer verlaufenden Linien Punkt für Punkt Druck aus.

Führen Sie abschließend einige Ausstreichungen in Längsrichtung des Ohrs durch. Eine Rötung oder ein intensives Wärmegefühl der massierten Ohren nach der Massage ist normal und zeigt eine angemessene Reaktion des Körpers auf die Massage.

! HINWEIS

Bei vielen Menschen ist ein Punkt in der dreieckigen Grube im oberen Ohranteil druckempfindlich. Dieser Punkt hat ein umfassendes Wirkungsspektrum, er wirkt schmerzlindernd, entzündungshemmend und beruhigend.

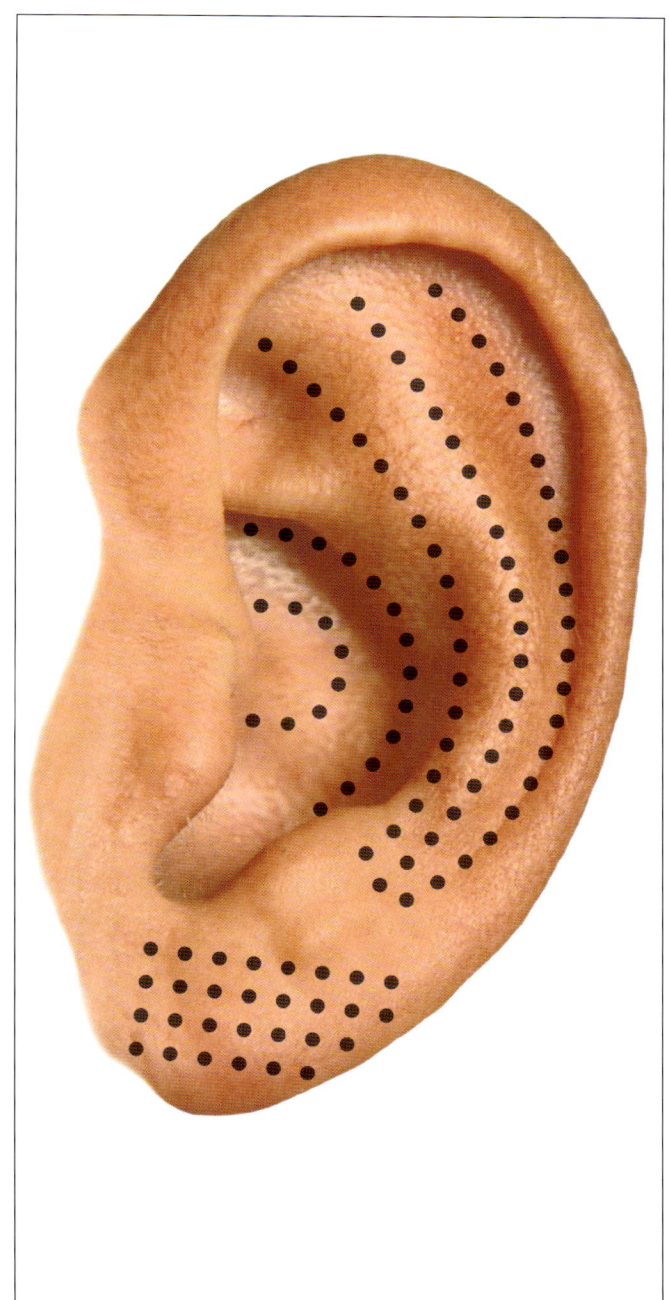

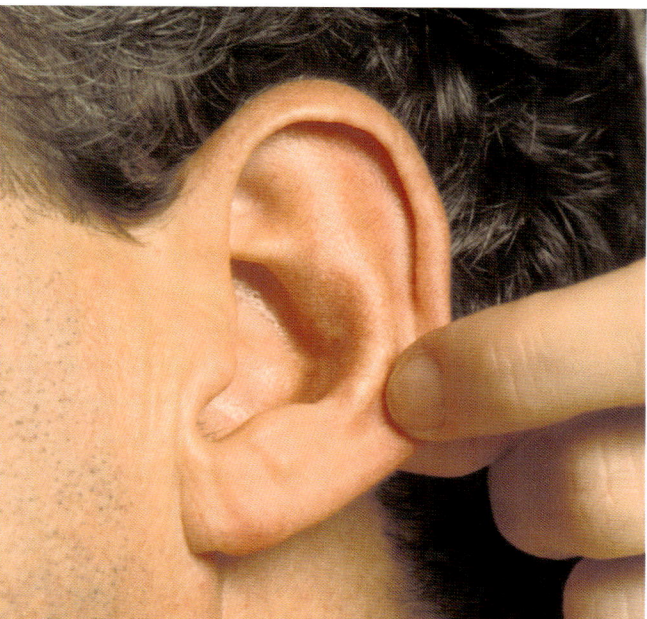

Links: Die Technik des Punktdrückens erfolgt in mehreren Arbeitslinien.

Rechts oben: Üben Sie mit dem Zeigefinger Druck entlang der Helixkrempe aus.

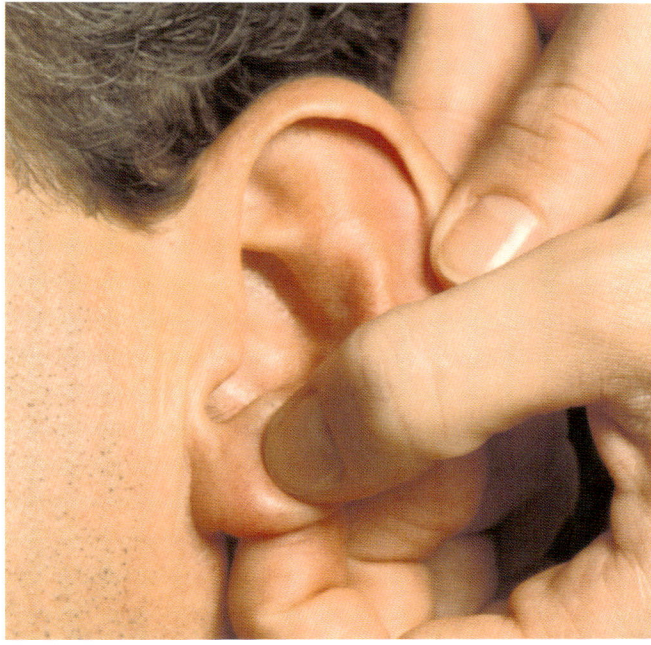

Rechts unten: Nach Krempe und Ohrmuschel wird das Ohrläppchen in quer verlaufenden Linien gedrückt.

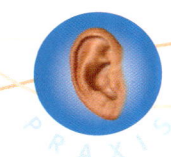

Die Zonen im Einzelnen

Im Folgenden lernen Sie die Zonen und Punkte der einzelnen Abschnitte auf dem Ohr kennen.

Hinweis: In der Regel handelt es sich bei den Reflexzonen des Ohrs um sehr kleine Areale, die im Folgenden Punkte genannt werden. Bedenken Sie daher, dass Sie bei der Massage meist mehrere Punkte unter Ihrer Fingerkuppe erreichen und massieren.

Die Punkte in der Kopfzone

Der Kopfbereich projiziert sich auf das Ohrläppchen. Somit liegen dort wichtige Punkte, die bei Befindlichkeitsstörungen und Schmerzzuständen massiert werden.

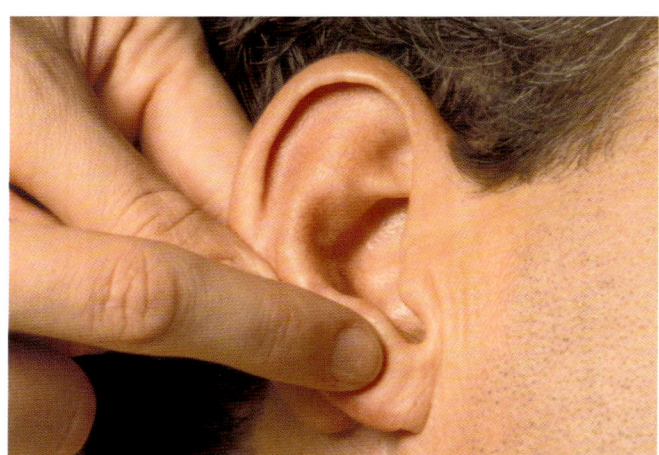

Mit der Zeigefingerkuppe üben Sie Punkt für Punkt Druck aus.

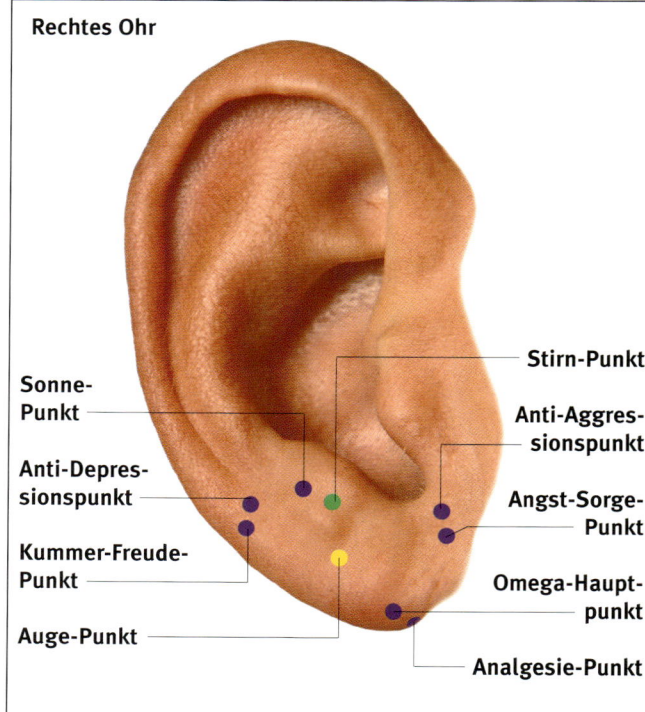

Rechtes Ohr

Sonne-Punkt · Anti-Depressionspunkt · Kummer-Freude-Punkt · Auge-Punkt · Stirn-Punkt · Anti-Aggressionspunkt · Angst-Sorge-Punkt · Omega-Hauptpunkt · Analgesie-Punkt

Die Punkte in der Kopfzone werden in der Regel bei Schmerzen und Störungen der psychischen Befindlichkeit massiert.

Der Anti-Aggressionspunkt

Dies ist ein Punkt, der auf die psychische Befindlichkeit einwirkt. Er beruhigt und mindert aggressive Zustände, wie sie im Rahmen chronischer Erkrankungen auftreten können.

Weiterhin wird er bei Suchterkrankungen als begleitende Behandlungsmaßnahme eingesetzt.

Der Angst-Sorge-Punkt

Dieser Punkt kommt bei realen oder irrealen Angstzuständen zum Tragen.

Der Anti-Depressionspunkt

Bei psychischen Befindlichkeitsstörungen wie Niedergeschlagenheit oder Melancholie kann der Anti-Depressions-Punkt massiert werden.

Der Kummer-Freude-Punkt

Die Massage dieses Punktes ist angezeigt bei Kummer, verminderter Lebensfreude und Antriebslosigkeit.

Der Analgesie-Punkt (= Schmerzlindernder Punkt)

Der Analgesie-Punkt wirkt, wie schon sein Name sagt, schmerzlindernd und kann bei starken Schmerzen massiert werden.

Der Stirn-Punkt

Der Stirn-Punkt wird bei Kopfschmerzen im vorderen Stirnbereich, bei Erkrankungen der Stirnhöhlen, Nervenschmerzen im Gesichtsbereich sowie bei Schwindelzuständen und Schlafstörungen massiert.

Der Auge-Punkt

Der Auge-Punkt befindet sich genau in der Mitte des Ohrläppchens. Seine Massage erfolgt bei Erkrankungen der Augen, Migräne und Kopfschmerzen.

Der Omega-Hauptpunkt

Dieser Punkt wirkt regulierend auf das psychische Wohlbefinden, beispielsweise führt er zu einem Ausgleich psychischer Spannungen in Folge von lang anhaltenden Krankheitszuständen.

Hinweise zur Massage

Die Ohrläppchenmassage führen Sie mit der Daumen- oder Zeigefingerkuppe in Längs- und in Querrichtung durch. Setzen Sie die Druckpunkte eng nebeneinander, um alle empfindlichen Punkte zu behandeln.

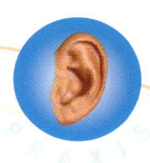

Die Lokalisation der Zonen für den Schultergürtel, den Nacken- und Brustbereich

Direkt an die Zone des Kopfbereichs schließt sich die Zone für die Wirbelsäule an.

Ihr erster Abschnitt zeigt den Bereich der Halswirbelsäule, anschließend folgt die Brustwirbelsäule. Diese Zone zieht sich auf der Kuppe der der Helixkrempe gegenüberliegenden Erhöhung (Anthelix) entlang.

Parallel dazu verlaufen in der Ohrmuschel schmale Streifen, die die zugeordneten Strukturen der Wirbelsäule darstellen.

Zu den Zonen der Wirbelkörper gehört die Zone der Bandscheiben und die Zone der die Wirbelsäule begleitenden vegetativen Nerven.

Die Zonen für die Muskeln und Bänder der Wirbelsäule befinden sich in der Nähe der Zonen für den Schultergürtel sowie den Nacken- und Brustbereich und können daher gemeinsam massiert werden.

Die Lokalisation des Schultergelenk-Punktes

Der Punkt für das Schultergelenk befindet sich in der Vertiefung zwischen der Helixkrempe und der gegenüber liegenden Erhöhung (Anthelix).

Die Zonen für die Muskeln und Bänder der Wirbelsäule verlaufen ebenfalls in einer breiten Zone zwischen der Helixkrempe und der Anthelix.

Die Lokalisation der Zone für den Nacken- und Brustbereich

Diese Zone erstreckt sich zwischen der Helixkrempe und der Innenfläche der Ohrmuschel in einem breiten Bereich gegenüber der Helixwurzel.

Hinweise zur Massage

Die Massage dieser Zonen erfolgt in eng nebeneinander liegenden Linien, die dem Verlauf der Helixkrempe folgen. Setzen Sie dabei die einzelnen Punkte dicht nebeneinander, um alle Zonen zu erfassen.

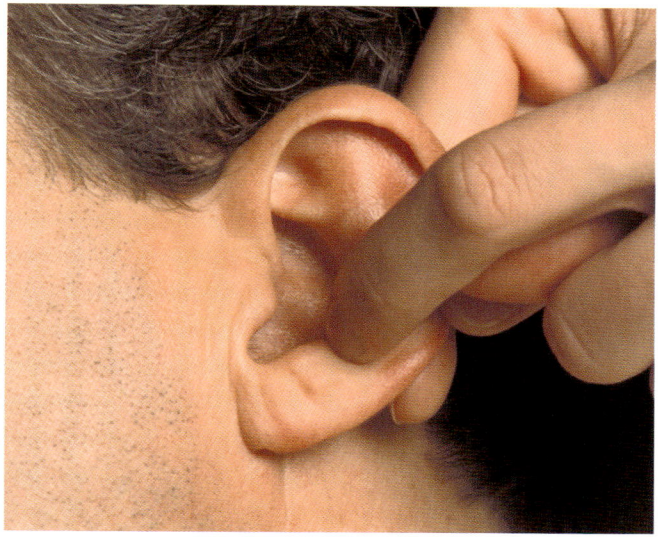

Massieren Sie die Zonen für Nacken, Schulter und Brustwirbelsäule in eng nebeneinander liegenden Linien.

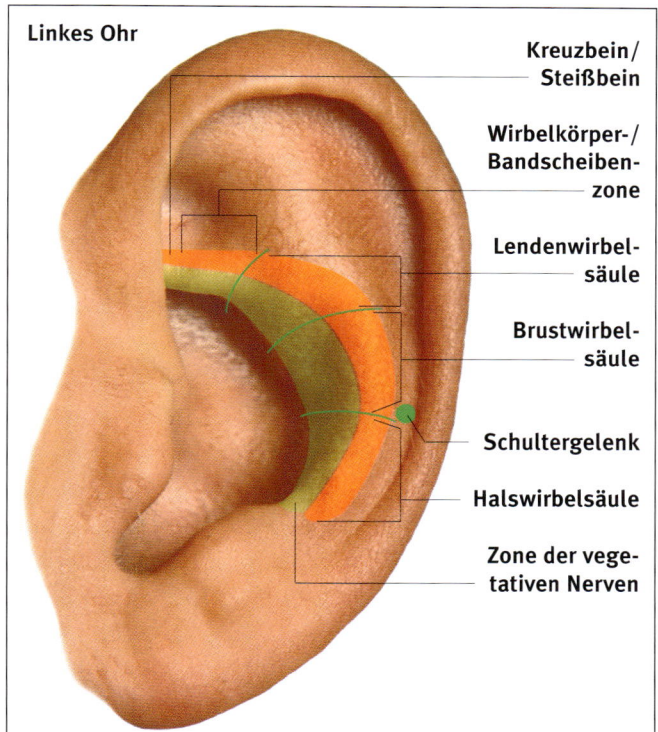

Linkes Ohr

- Kreuzbein/ Steißbein
- Wirbelkörper-/ Bandscheiben- zone
- Lendenwirbel- säule
- Brustwirbel- säule
- Schultergelenk
- Halswirbelsäule
- Zone der vegetativen Nerven

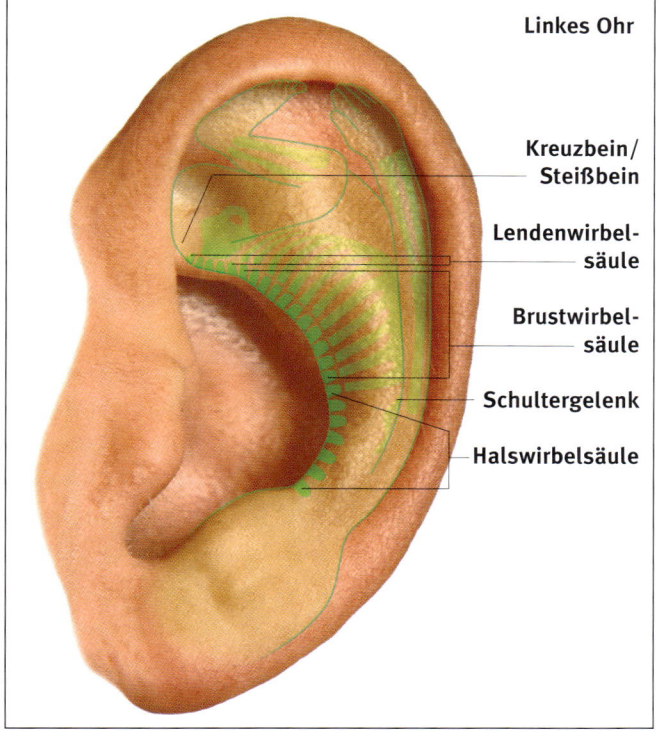

Linkes Ohr

- Kreuzbein/ Steißbein
- Lendenwirbel- säule
- Brustwirbel- säule
- Schultergelenk
- Halswirbelsäule

Links und rechts: Führen Sie sich immer wieder das Embryomodell vor Augen. Es erleichtert das Aufsuchen der Zonen auf dem Ohr.

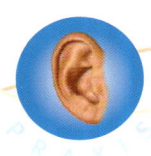

DIE OHRREFLEXZONENMASSAGE

Die Wirbelsäule

Die Krümmung der Wirbelsäule im menschlichen Körper spiegelt sich in der markanten Form des Verlaufs der Anthelix wider. Den Verlauf der Wirbelsäule vergegenwärtigen Sie sich am besten nochmals anhand des Embryomodells.

Die Lokalisation der Reflexzonen

Wenn Sie in diesem Bild die Wirbelsäule verfolgen, so erkennen Sie die unterschiedlichen Abschnitte. Im ersten Abschnitt befinden sich die Zonen für die sieben Halswirbel. Dann folgt der Bereich für die Brustwirbelsäule, die mit ihren zwölf Elementen den längsten Anteil der gesamten Wirbelsäulenzone einnimmt. Im Horizontalverlauf sind die Zonen sowohl für die Lendenwirbelsäule als auch für Kreuz- und Steißbein zu finden. Die Breite der Wirbelsäulenzone erstreckt sich von dem Zwischenraum zwischen der Helixkrempe und der Anthelix bis in die Wand der Ohrmuschel.

Die Lokalisation der Zone für die Halswirbelsäule

Diese Zone liegt auf der Kuppe gegenüber dem Beginn der Helixkrempe, bandförmig darüber befindet sich die Zone für die zugehörigen Muskeln und Bänder, darunter auf der Innenseite der Ohrmuschel die Zone für die entsprechenden Bandscheiben.

Die Lokalisation der Zone für die Brustwirbelsäule

Die Zone für die Brustwirbelsäule schließt sich der Halswirbelsäulenzone direkt an; sie verläuft im aufsteigenden und oberen Teil der Kante gegenüber der Helixkrempe.

Die Lokalisation der Zone für die Lendenwirbelsäule

Die Zone der Lendenwirbelsäule folgt der Verlängerung der Brustwirbelsäulenzone im oberen und horizontal verlaufenden Abschnitt. Die Zone geht direkt über in das Gebiet für das Kreuzbein.

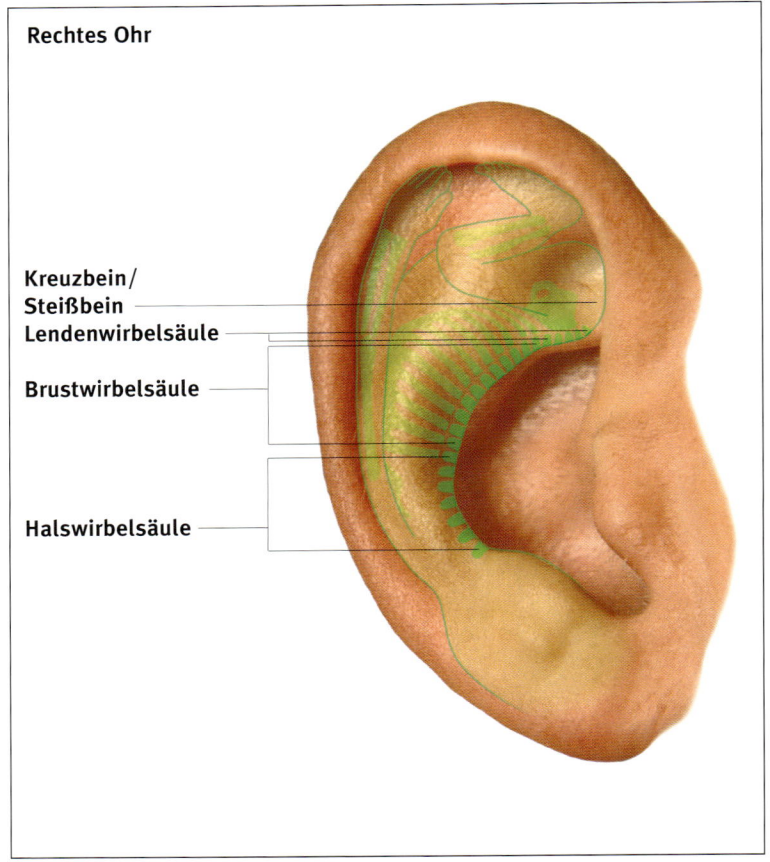

Rechtes Ohr

Kreuzbein/
Steißbein
Lendenwirbelsäule
Brustwirbelsäule

Halswirbelsäule

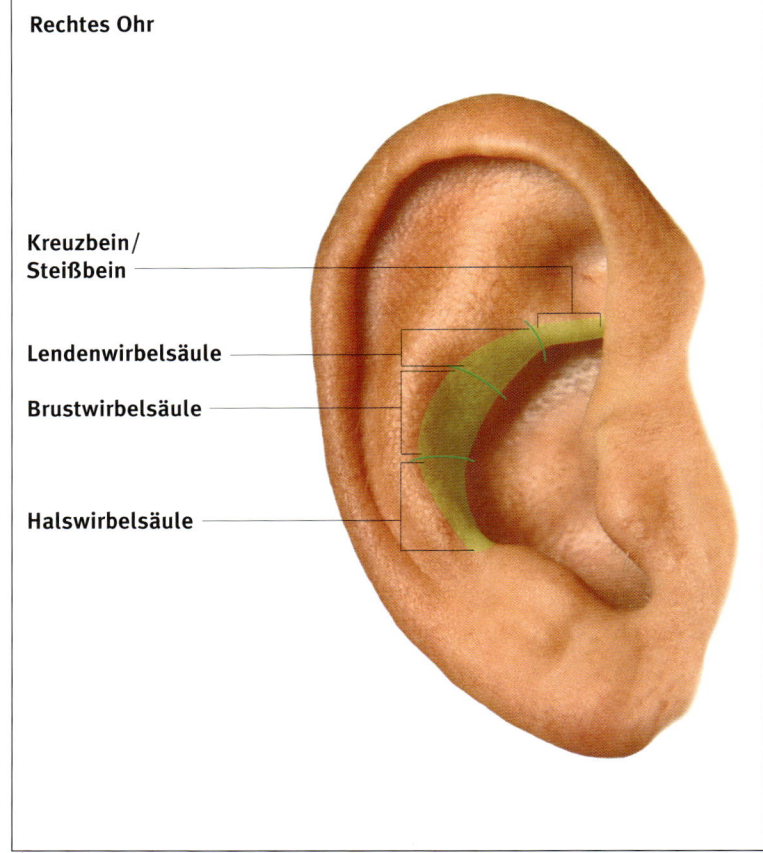

Rechtes Ohr

Kreuzbein/
Steißbein

Lendenwirbelsäule

Brustwirbelsäule

Halswirbelsäule

Oben und unten:
Vergleichen Sie
die Lage der
Zonen mit dem
Embryomodell.

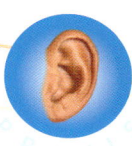

Die Massage der Wirbelsäulenzonen

Die Wirbelsäulenzonen in ihrer Gesamtheit stellen ein breites Band dar. Häufig sind verschiedene Punkte dieser Zone druckschmerzhaft, was sich aber in der Regel während der Massage bessert oder sogar völlig legt.

Die Massage der Zone der Halswirbelsäule

Die Zone der Halswirbelsäule beginnt unmittelbar nach der Vorwölbung im Bereich des Ohrläppchens. Führen Sie die Massage in eng beieinander liegenden Arbeitsgängen von der Helixkrempe zur Helixkante aus. Setzen Sie die Punkte dicht nebeneinander. Massieren Sie anschließend mit der Zeigefingerkuppe die Zone in der Ohrmuschel.

Die Massage der Zone der Brustwirbelsäule

Stützen Sie mit der freien Hand das Ohrläppchen, und massieren Sie Punkt für Punkt von der Helixkrempe strahlenförmig zur Helixkante. Massieren Sie dann in quer und längs verlaufender Richtung die Brustwirbelsäulenzone in der Ohrmuschelwand.

Die Massage der Lendenwirbelsäulenzone

Die Lendenwirbelsäulenzone und die Kreuzbein-/Steißbeinregion massieren Sie mit längs verlaufenden, eng beieinander liegenden Arbeitslinien. Bearbeiten Sie mit der Daumenkuppe zunächst die Zone oberhalb der Helixkante. Anschließend behandeln Sie die Ohrmuschelwand mit der Zeigefingerkuppe. Folgen Sie dem Verlauf der Anthelix bis unter die Helixkrempe.

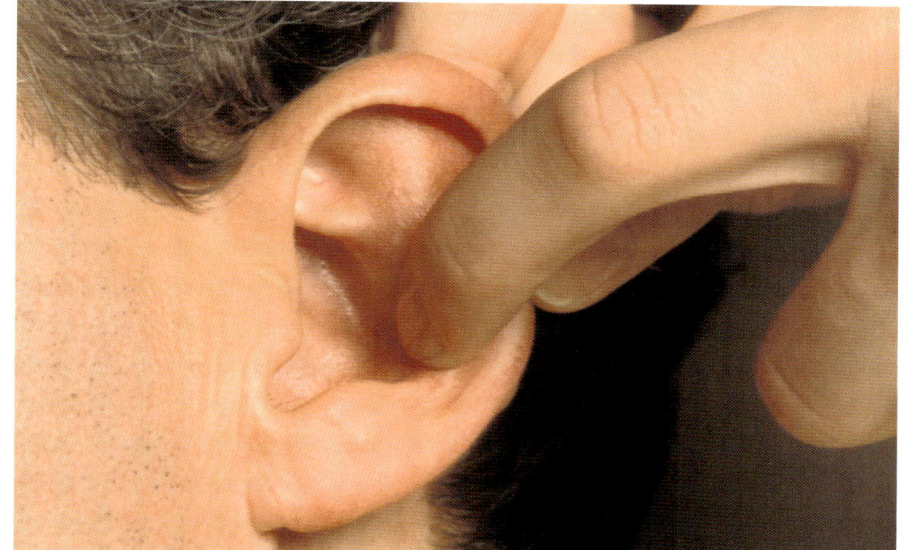

Die Zone der Halswirbelsäule massieren Sie im Bereich der Ohrmuschelwand quer und längs in dicht nebeneinanderliegenden Arbeitsgängen.

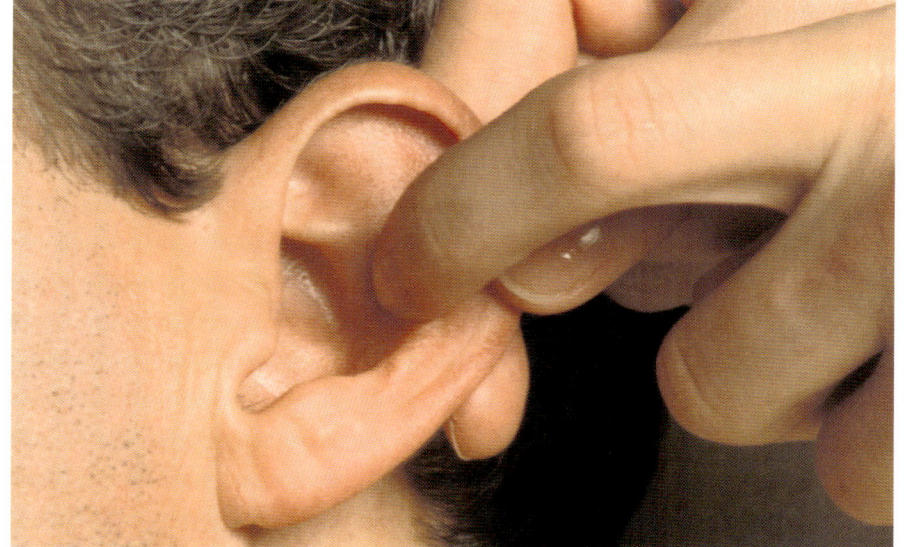

Die Zone für die Brustwirbelsäule massieren Sie von der Helixkrempe zur Anthelix.

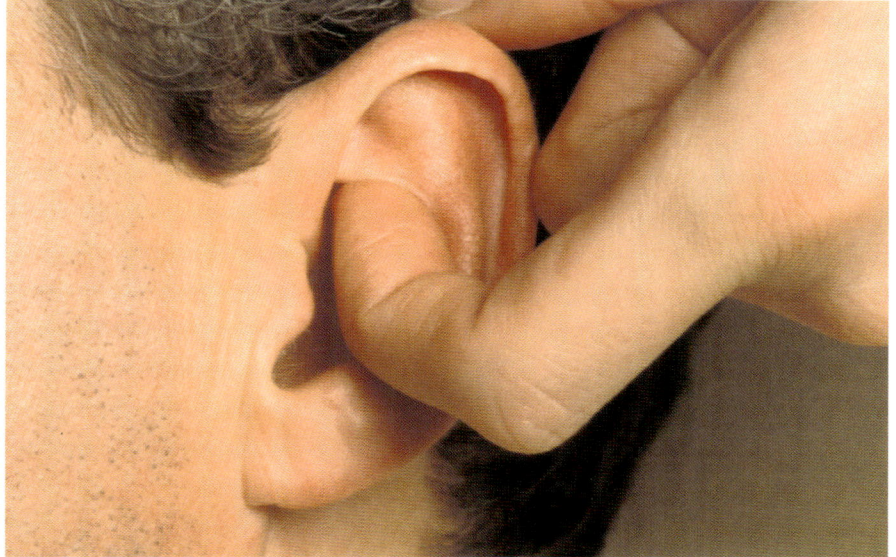

Die Zonen der Lendenwirbelsäule erreichen Sie am besten mit der Zeigefingerkuppe.

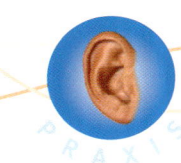

Die Organe des Brustkorbs und die Lokalisation ihrer Punkte und Zonen

Der Brustkorb beherbergt die Organe Lunge und Herz. Daneben verlaufen in diesem Bereich die großen Gefäße der Hauptschlagader sowie Luft- und Speiseröhre. Zum einen gibt es für die Organe größere Zonen, die teilweise oder ganz schmerzhaft sein können, wenn Störungen im korrespondierenden Organ vorliegen. Zum anderen gibt es noch einmal eng umschriebene kleine Punkte für die Organe. Diese gemeinsamen Zonen und Punkte werden für die Lunge beschrieben. Das Lungenareal hat eine größere Ausdehnung als der kleinere Lunge-Punkt. Für die Praxis bedeutet dies, dass Sie das gesamte Gebiet massieren. Damit erfassen Sie gleichzeitig den Einzelpunkt mit.

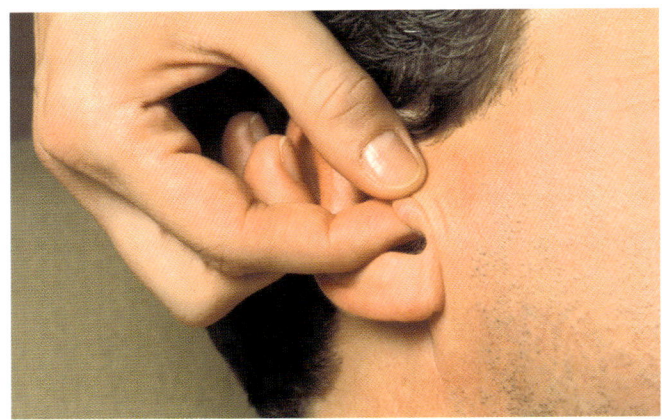

Der Innere-Nase-Punkt liegt versteckt am Hinterrand der Vorwölbung vor dem Gehörgang.

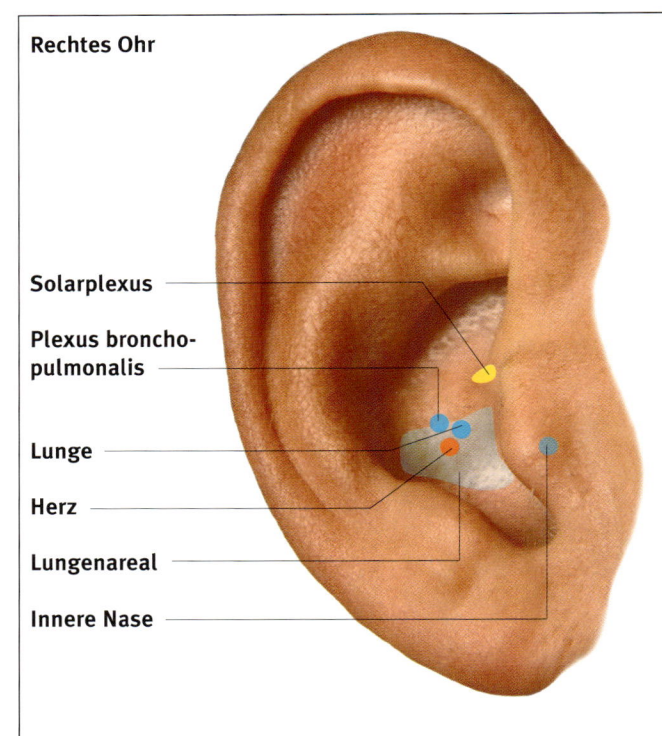

Im unteren Bereich der inneren Ohrmuschel finden Sie die Punkte und Zonen des Brustkorbs.

Das Lungenareal

Ein großes, fast den gesamten unteren Teil einnehmendes Gebiet stellt das Lungenareal dar. Bei Erkrankungen der Atmungsorgane zeigt diese Zone eine erhöhte Empfindlichkeit gegenüber dem übrigen Gewebe.

Der Lunge-Punkt

Der Lunge-Punkt befindet sich mitten im Lungenareal. Auch dieser Punkt ist bei Lungenerkrankungen empfindlich. Darüber hinaus kann er auch bei der Behandlung der Nikotinsucht massiert werden.

Der Plexus bronchopulmonalis

Dieser Punkt kommt zur Anwendung, wenn Erkrankungen der Atemwege mit Verkrampfungen einhergehen, wie es z. B. bei asthmatischen Lungenbeschwerden der Fall ist.

Der Herz-Punkt

Der Herz-Punkt liegt genau an der tiefsten Wölbung der inneren Ohrmuschel. Massieren Sie den Herz-Punkt bei Nervosität, Schlafstörungen, Herzrasen und allen anderen Herzbeschwerden, die durch innere Unruhe hervorgerufen werden.

Der Solarplexus-Punkt

Dieser Punkt befindet sich genau auf dem Helixfuß. Auch diesen Punkt können Sie hervorragend bei nervösen Beschwerden wie Prüfungsangst einsetzen.
Er eignet sich weiterhin zur Linderung von Oberbauchbeschwerden.

Der Innere-Nase-Punkt

Der Innere-Nase-Punkt liegt etwas versteckt. Sie finden ihn auf der Innenseite der Ausbuchtung vor dem Ohrläppchen. Er entfaltet seine Wirkung bei Entzündungen der Nasenschleimhaut sowie bei Entzündungen der Stirnhöhlen.

Hinweise zur Massage

Die Zonen und Punkte für die Organe des Brustkorbs massieren Sie Punkt für Punkt mit der Zeigefingerspitze. Bearbeiten Sie den unteren Teil der Ohrmuschel mit mehreren horizontal verlaufenden Arbeitsgängen.
Den Innere-Nase-Punkt massieren Sie am besten mit dem Pinzettengriff. Greifen Sie mit Daumen und Zeigefinger die kleine Vorwölbung vor dem Gehörgang. Pressen Sie nun den Innere-Nase-Punkt vorsichtig zwischen Daumen- und Zeigefingerkuppe.

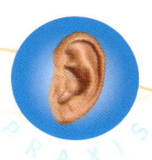

Die Lokalisation der Zonen und Punkte für die Verdauungsorgane

Diese Zonen und Punkte für die Verdauungsorgane gruppieren sich um die Helixwurzel.

Die Magenzone

Die Zone für den Magen umschließt hufeisenförmig die Helixwurzel. Sie können diesen Bereich bei Übelkeit, Magenschmerzen und Essstörungen massieren.

Das Leber-Gallenblasen-Areal

Dieses Areal liegt gegenüber der Magenzone und reagiert bei Erkrankungen der Leber und der Gallenblase.

Der Leber-Punkt

Der Leber-Punkt wird zur Behandlung von Oberbauchbeschwerden allgemein eingesetzt. Interessanterweise dient dieser Punkt auch der Behandlung von Augenerkrankungen und unterstützt die Therapie von Suchterkrankungen.

Die Dünndarmzone

Die etwas lang gezogene Dünndarmzone folgt auf die Magenzone und liegt oberhalb der Helixwurzel. Massieren Sie diese Zone bei Erkrankungen im Dünndarm und im Oberbauchbereich.

Der Magen-Cardia-Punkt

Der Magen-Cardia-Punkt wird bei Reizmagen, nervösen Oberbauchbeschwerden und Völlegefühl massiert.

Das Milzareal

Das Milzareal massieren Sie bei Verdauungsstörungen und funktionellen Störungen im Oberbauch.

Hinweise zur Massage

Massieren Sie die Zone der Verdauungsorgane mit dem Zeigefinger Punkt für Punkt halbkreisförmig um die Helixwurzel herum. Vergrößern Sie den Halbkreis in mehreren Arbeitsgängen, bis Sie auch die Gebiete für das Leber-Gallenblasen- und Milzareal einbezogen haben.

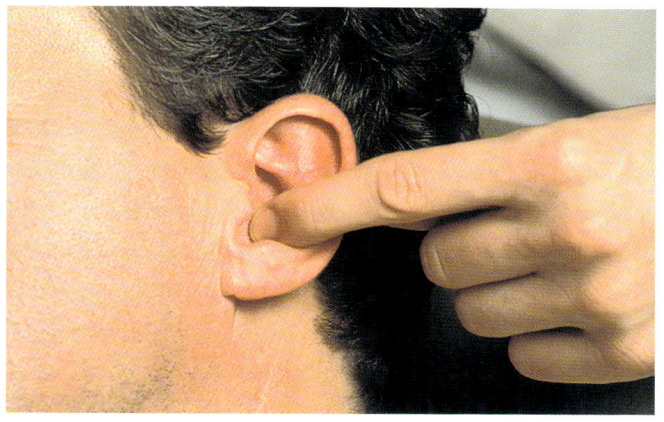

Massieren Sie mit dem Zeigefinger die Zonen der Verdauungsorgane im Bereich der oberen Ohrmuschel.

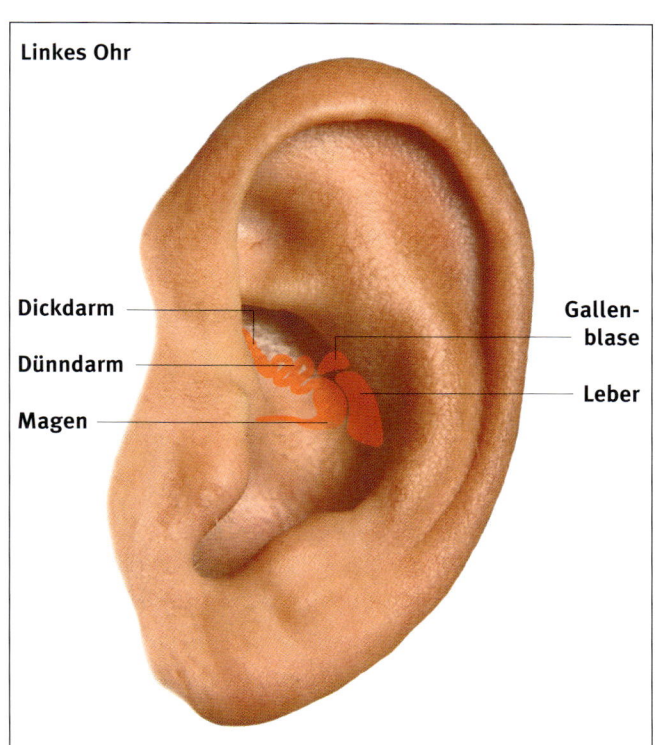

Linkes Ohr

Dickdarm

Dünndarm

Magen

Gallenblase

Leber

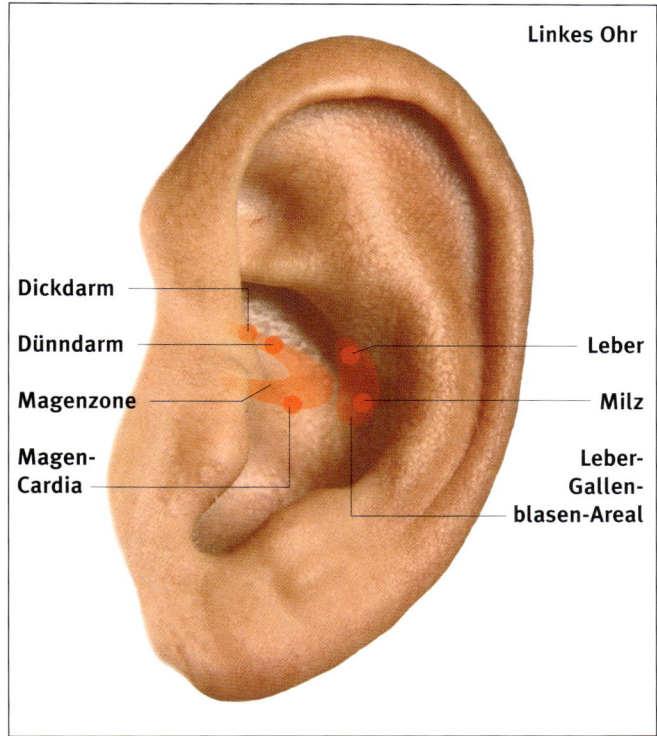

Linkes Ohr

Dickdarm

Dünndarm

Magenzone

Magen-Cardia

Leber

Milz

Leber-Gallenblasen-Areal

Links und rechts: Die Reflexzonen bzw. -punkte liegen im Bereich der Helixwurzel.

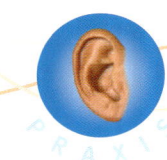

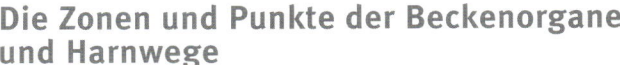

Die Zonen und Punkte der Beckenorgane und Harnwege

Die Punkte und Zonen für Beckenorgane und Harnwege finden Sie im oberen Teil der tiefen Ohrmuschel.
Eine Ausnahme bilden die Punkte für die Gebärmutter (Uterus) und Eierstock (Ovar). Sie liegen direkt auf der Helixkrempe und auf dem Ohrläppchen.
Das Nieren-Blasen-Areal bildet eine langgezogene Zone im Gegensatz zum Niere-Punkt, der eine kleine Ausdehnung hat und direkt im Nieren-Blasen-Areal liegt.

Das Nieren-Blasen-Areal

Das Nieren-Blasen-Areal ist eine größere, längs-ovale Zone im oberen Anteil der Ohrmuschel. Sie liegt direkt unterhalb der Begrenzung der dreieckigen Grube.

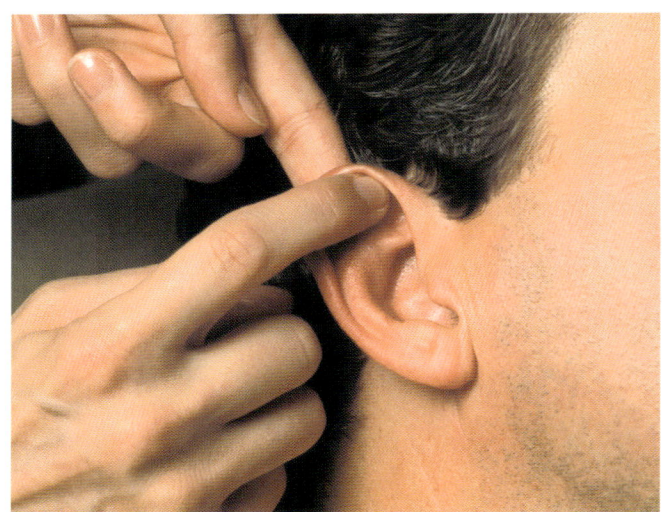

Den Uterus-Punkt massieren Sie am Oberrand der dreieckigen Grube.

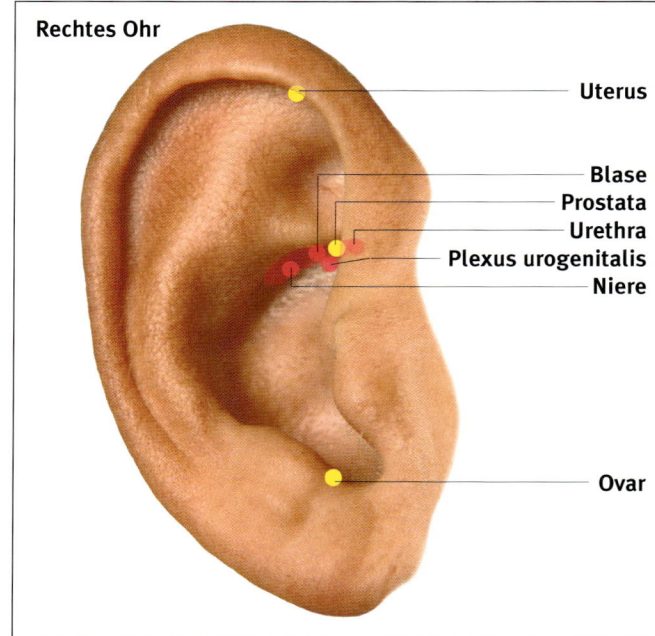

Rechtes Ohr

Uterus
Blase
Prostata
Urethra
Plexus urogenitalis
Niere
Ovar

Die Lage der Zonen für die Beckenorgane weicht von dem bisherigen Schema ab: Die einzelnen Zonen liegen teilweise weit voneinander entfernt.

Der Niere-Punkt

Dieser Punkt befindet sich im Nieren-Blasen-Areal. Bei Schmerzen, Schwäche oder Erkrankungen der Niere ist er häufig empfindlich.

Der Urethra-Punkt

Urethra ist die lateinische Bezeichnung für die Harnröhre. Bei Schmerzen, Brennen oder Entzündungen im Bereich der Harnröhre macht sich dieser unter der Helixkrempe gelegene Punkt bemerkbar.

Der Prostata-Punkt

Prostata ist die Bezeichnung für die Vorsteherdrüse beim Mann. Der Punkt befindet sich in unmittelbarer Nachbarschaft des Urethra-Punktes. Er ist empfindlich bei Entzündungen der Vorsteherdrüse und unspezifischen Unterleibsbeschwerden.

Der Plexus urogenitalis

Dieser Punkt entspricht dem Nervengeflecht, das die Geschlechtsorgane umgibt. Er wird bevorzugt bei krampfartigen Schmerzen im Unterleib angewendet.

Der Uterus-Punkt

Uterus ist die lateinische Bezeichnung für Gebärmutter. Dieser Punkt liegt etwas abseits der bisher vorgestellten Punkte. Sie finden ihn am Oberrand der dreieckigen Grube, unter der Helixkrempe versteckt. Er entfaltet seine Wirkung bei gynäkologischen Erkrankungen.

Der Ovar-Punkt

Der Ovar- oder Eierstock-Punkt liegt ebenfalls außerhalb des Zonenbereichs der Beckenorgane und Harnwege. Er befindet sich am Rande der Einkerbung oberhalb des Ohrläppchens und wird bei einer Vielzahl hormonell bedingter Erkrankungen sowie bei Unfruchtbarkeit massiert.

Hinweise zur Massage

Massieren Sie mit der Zeigefingerkuppe in mehreren Arbeitsgängen. Beginnen Sie mit der Zone für die Urethra, anschließend massieren Sie den Uterus-Punkt am Oberrand der Dreiecksgrube unter der Helixkrempe. Den Ovar-Punkt massieren Sie mit der Daumenkuppe im Pinzettengriff.
Beginnen Sie am Unterrand der Einkerbung, und massieren Sie Punkt für Punkt an der Einkerbung entlang nach oben.

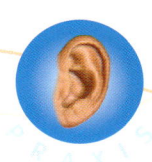

Besondere Punkte

Diese Punkte lassen sich nicht direkt einem Organsystem zuordnen. Sie entfalten eine übergeordnete Wirkung und haben meist sehr vielseitige Anwendungsgebiete.

Der Allergie-Punkt

Der Allergie-Punkt liegt genau an der Ohrspitze. Er wird bevorzugt bei Allergien massiert. Die Massage erfolgt mit dem Pinzettengriff zwischen Daumen und Zeigefinger.

Der Punkt Shen Men

Shen Men bedeutet soviel wie »Tor der Götter«. Er wirkt beruhigend, entzündungshemmend und schmerzlindernd und ist einer der wichtigsten Punkte für die Ohrreflexzonenmassage. Er liegt am oberen Schenkel der dreieckigen Grube. Seine Massage erfolgt mit dem Zeigefinger.

Der Omega-I-Punkt

Der Omega-I-Punkt liegt am oberen Rand der aufsteigenden Helix. Ihn können Sie bei der Behandlung von nervösen Magen-Darm-Beschwerden einsetzen.

Der Omega-II-Punkt

Der Omega-II-Punkt liegt auf der Helixkrempe. Er wirkt psychisch ausgleichend.

Der Vegetativum-I-Punkt

Vegetativum-I liegt unter der Helixkrempe in der Verlängerung des unteren, die dreieckige Grube begrenzenden Schenkels. Er wirkt entspannend und ausgleichend und wird als krampflösender Punkt angesehen.

Der Vegetativum-II-Punkt

Der Punkt Vegetativum-II liegt auf der Innenseite des über dem Ohrläppchen befindlichen, gut tastbaren Wulstes. Dieser Punkt wirkt insbesondere bei Erkrankungen, die auf Ungleichgewichten im nicht bewusst steuerbaren Teil des Nervensystems beruhen (vegetative Erkrankungen). Daneben wirkt er entzündungs- und schmerzhemmend, beruhigend und psychisch ausgleichend.

Der Frustrations-Punkt

Den Frustrations-Punkt finden Sie am Übergang der Helixkrempe zur Gesichtshaut. Seine Massage erfolgt bei außergewöhnlichen psychischen Belastungen, die ein hohes Maß an Willensstärke erfordern, wie beispielsweise der Raucherentwöhnung oder Gewichtsreduktion.

Der Polster-Punkt

Der Polster-Punkt wird bei Schmerzen im Hinterkopfbereich, Schwindel und niedrigem Blutdruck angewendet. Weiterhin wirkt er beruhigend und schmerzlindernd.

Der Jérôme-Punkt

Der Jérôme-Punkt befindet sich am Ausläufer der Helixkrempe. Seine Massage entspannt verhärtete Muskeln, weiterhin wirkt er psychisch und vegetativ ausgleichend.

Der Punkt der Begierde

Dieser Punkt liegt an der Außenseite der Helixkrempe auf der Höhe des Jérôme-Punktes. Er wird bevorzugt bei der Suchtbehandlung, Raucherentwöhnung und Gewichtsreduktion massiert.

Der Nebennieren-Punkt

Der Nebennieren-Punkt befindet sich an der oberen nasenwärts gelegenen Kante des Einschnitts am Ohrläppchen. Er wirkt bei entzündlichen Erkrankungen des Bewegungsapparats, aber auch bei Heuschnupfen, allergischen Hauterkrankungen und chronischer Erschöpfung.

Der Schilddrüsen-Punkt

Der Schilddrüsen-Punkt befindet sich an der tiefsten Stelle der Einkerbung im Ohrläppchenbereich. Er wird bei Funktionsstörungen der Schilddrüse, wie Über- oder Unterfunktion, begleitend zur medizinischen Basistherapie massiert.

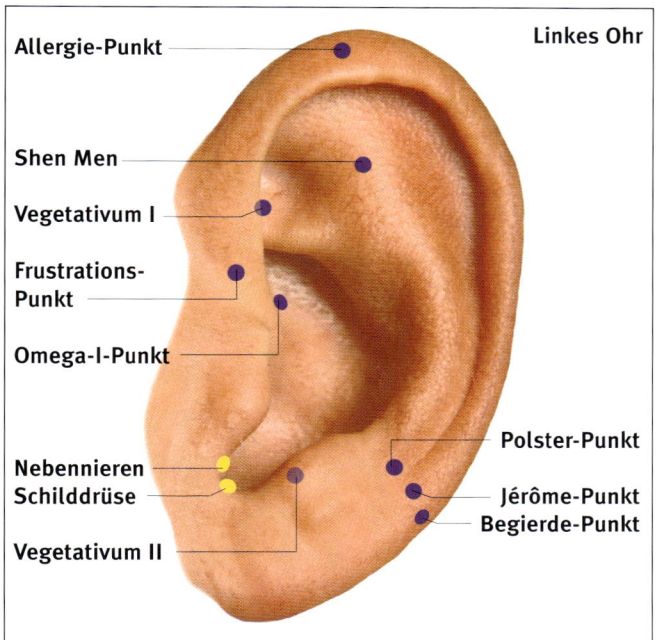

Allergie-Punkt · **Linkes Ohr**

Shen Men

Vegetativum I

Frustrations-Punkt

Omega-I-Punkt

Nebennieren · **Schilddrüse**

Vegetativum II

Polster-Punkt

Jérôme-Punkt · **Begierde-Punkt**

Die besonderen Punkte werden in der Akupunktur häufig aufgesucht. Ihr Einsatz in der Reflexzonenmassage verlangt etwas Erfahrung.

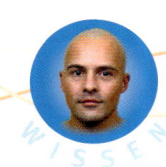

Die Reflexzonenmassage am Kopf

Die Reflexzonenmassage am Kopf stellt eine weitere Möglichkeit dar, bestimmte Körperzonen oder Organe reflektorisch zu beeinflussen. Im Unterschied zur Reflexzonenmassage des Ohrs werden die entsprechenden Reflexzonen im Stirn- und Schläfenbereich behandelt.

Wissen

Die Kopfreflexzonenmassage ist eine Behandlungsmethode, welche aus der Kopf- oder Schädelakupunktur hervorgegangen ist. Bei der Schädelakupunktur handelt es sich um ein außerordentlich wirksames Verfahren, um Schmerzzustände unterschiedlichster Herkunft, funktionelle Störungen (→ Seite 18) und Erkrankungen des Nervensystems zu behandeln. Beinahe ebenso effektiv ist die hier dargestellte Massage: Mit den folgenden beschriebenen Punkten oder Zonen und den entsprechenden Massagetechniken können Sie wirkungsvoll akute Beschwerden behandeln. Die entsprechenden Punkte oder Zonen liegen im Bereich der Stirnhaar- bzw. Schläfenhaargrenze und sind einer Massage sehr gut zugänglich.

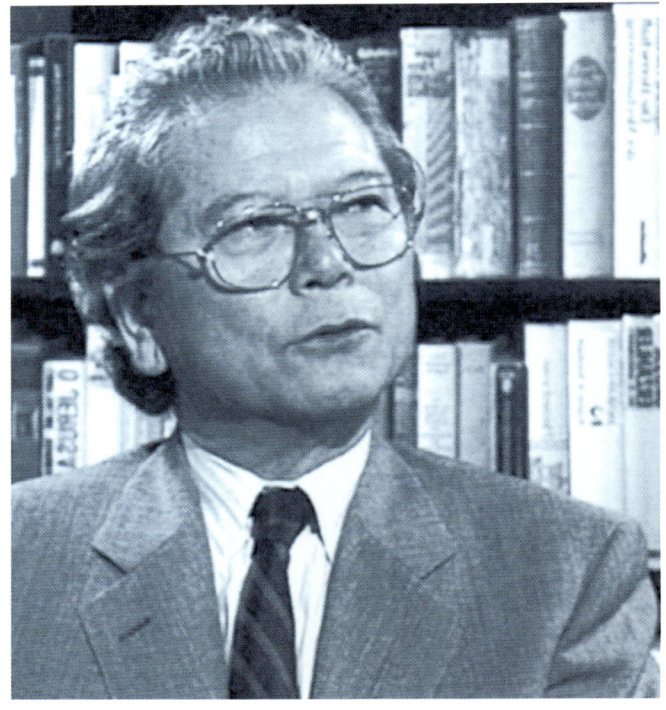

Dr. Toshikatsu Yamamoto gilt als der Begründer der Neuen Schädelakupunktur.

Der historische Hintergrund

Dr. Yamamoto, der Begründer der Neuen Schädelakupunktur, wurde in Japan geboren. Er absolvierte in Japan, den USA und Deutschland eine medizinische Ausbildung in Chirurgie, Gynäkologie und Anästhesie. Nach mehreren Jahren der Spezialisierung kehrte er nach Japan zurück und eröffnete in Nichinan eine eigene Praxis. Diese erweiterte er später zu einer Privatklinik; heute ist daraus ein großes Klinik- und Rehabilitationszentrum entstanden. In den Anfängen seiner praktischen Tätigkeit entdeckte er zufällig einen Punkt am Schädel, der im wahrsten Sinne des Wortes zum Ausgangspunkt seiner Methode wurde. Yamamoto begab sich auf die Suche nach weiteren Punkten, deren Behandlung sich bei vielen seiner Patienten mit entsprechenden Erkrankungen als

> ### DIE NEUE SCHÄDEL-AKUPUNKTUR
>
> Die hier dargestellte Reflexzonenmassage am Kopf basiert auf den Erkenntnissen des japanischen Arztes Toshikatsu Yamamoto. Er entwickelte in den 60er Jahren des 20. Jahrhunderts ein Akupunktursystem, die »Neue Schädelakupunktur nach Yamamoto« (YNSA). Die damit erzielten therapeutischen Erfolge waren so überragend, dass sich seine Methode rasch über den japanischen Sprachraum hinaus verbreitete und in Europa und den Vereinigten Staaten Fuß fasste.

erfolgreich herausstellte. Er systematisierte seine Erfahrungen und stellte fest, dass die von ihm beschriebenen Punkte ein Mikrosystem, eine Abbildung des Körpers auf sich selbst, darstellen. Über dieses Reflexsystem lassen sich besonders gut akute und chronische Störungen am Bewegungsapparat behandeln. Die »Neue Schädelakupunktur nach Yamamoto« ist eine schnell erlernbare, leicht durchführbare, äußerst effektive und nebenwirkungsarme Akupunkturform. Sie lässt sich ideal mit anderen biologischen und schulmedizinischen Behandlungsmethoden kombinieren. Eine Sonderform der Reflexzonenbehandlung ist die Akupressur, d. h. das Drücken einer Auswahl der von Dr. Yamamoto beschriebenen Punkte. Die Massage dieser Zonen lässt sich einfach als Selbst- oder als Partnermassage durchführen.

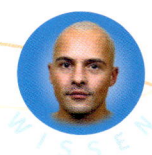

Die Reflexzonen

Im Folgenden lernen Sie die einzelnen Reflexzonen am Kopf kennen. Eine genaue Kenntnis der Lage der Zonen und ihrer Anwendungsmöglichkeiten bilden die Voraussetzung, damit Sie die Massage sachgerecht durchführen können.

Eine Übersicht

Das Grundprinzip der Massage der Punkte am Kopf bildet die Erkenntnis, dass sich hier Zonen lokalisieren lassen, die einem bestimmten Bereich des Bewegungsapparats, der Sinnesorgane und Teilen des Nervensystems entsprechen. Die in der vorderen Kopfregion angeordneten Punkte befinden sich symmetrisch, entsprechend der beiden Körperhälften, im Bereich der Stirn und des vorderen und hinteren Ohrmuschelansatzes. Beachten Sie bitte, dass wir hier nur eine Auswahl aus einer Vielzahl von möglichen Punkten beschreiben können.

Bei Erkrankungen oder Störungen des Bewegungsapparats, der Sinnesorgane oder des Nervensystems werden die entsprechenden Zonen empfindlich. Dies äußert sich in der Regel als Druckschmerz, wodurch die Zonen relativ leicht aufzuspüren sind und gezielt massiert werden können.

Vor allem plötzlich eintretende akute Beschwerden lassen sich mit diesen Punkten schnell lindern. Genau genommen wird eine Verminderung der Beschwerden schon während der Massage bemerkbar.

Aufgrund der einfachen Auffindbarkeit der Punkte und der entsprechenden Druckschmerzhaftigkeit bei bestimmten Störungen eignet sich die Reflexzonenmassage am Kopf hervorragend als Einstieg in die Reflexzonenbehandlung überhaupt.

Die A- und B-Zonen

Yamamoto nummerierte die Zonen entsprechend der Reihenfolge ihrer Entdeckung alphabetisch. Die A-Zone liegt etwa einen halben Zentimeter beidseits der Mittellinie genau auf der Stirnhaargrenze. Sie hat eine Länge von etwa zwei Zentimetern und eine Breite von zwei bis vier Millimetern. Die von dieser Zone repräsentierten Körperregionen sind der Kopf selbst und die Halswirbelsäule. Bei Erkrankungen wie Kopfschmerzen, Migräne, Nackenschmerzen und Schwindel werden diese Zonen empfindlich. Die A-Zone lässt sich von oben nach unten noch einmal in kleinere Bereiche unterteilen, die sich den einzelnen Halswirbeln zuordnen lassen. Demnach befindet sich die Zone für den ersten Halswirbel oben und die Zone für den siebten Halswirbel unten. Die B-Zone liegt genau neben der A-Zone mit gleicher Ausdehnung. Sie repräsentiert die Halswirbelsäule, den Nacken und die Schulter und wird bei Schmerzen und Verletzungen in diesen Bereichen empfindlich.

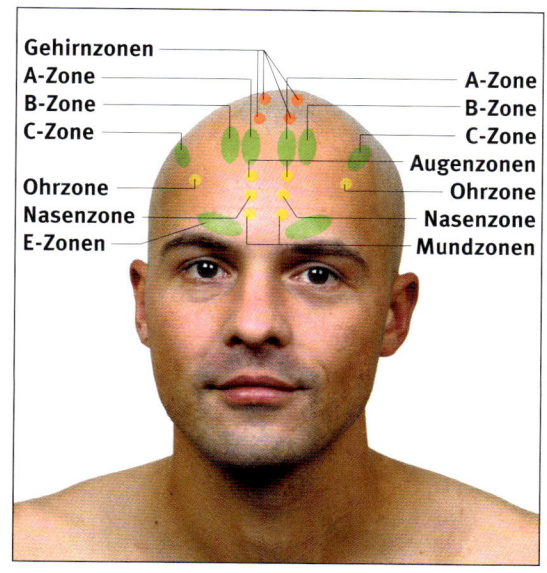

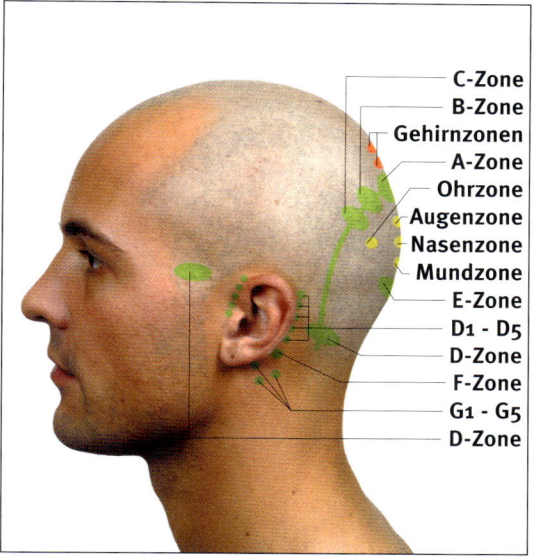

Oben und Mitte: Die Reflexzonen des vorderen Kopfbereichs wiederholen sich noch einmal am Hinterkopf.

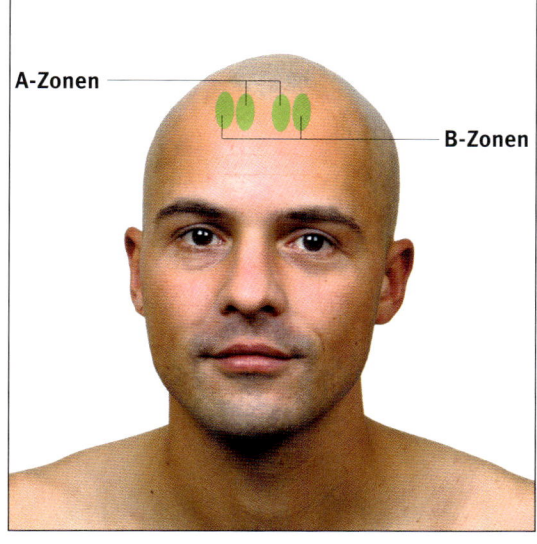

Die A- und B-Zonen liegen symmetrisch beidseits der Mittellinie und repräsentieren den Kopf- und Schulterbereich.

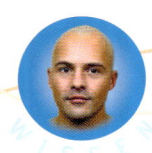

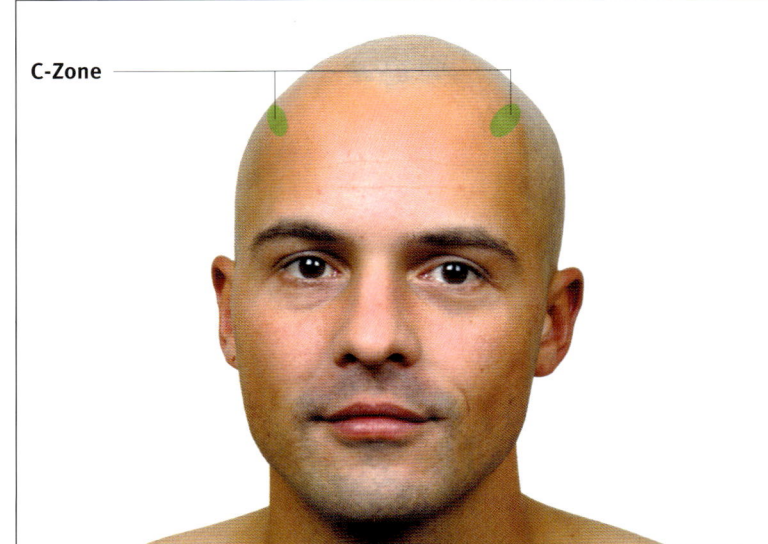

Die C-Zone liegt in der »Geheimrats-ecke« und wird von oben nach unten unterteilt in die Bereiche Schultergelenk, Ellenbogen und Hand.

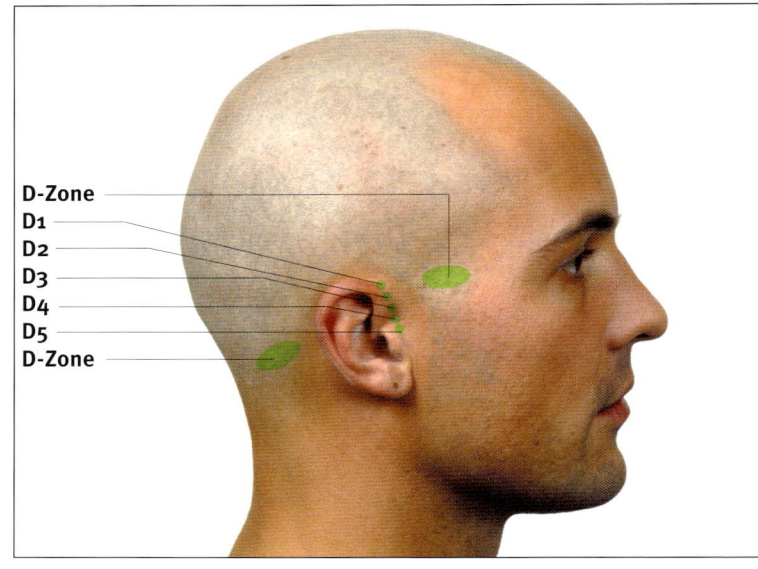

Man unterscheidet eine längliche D-Zone von einer am Ohrmuschelansatz liegenden Punktreihe.

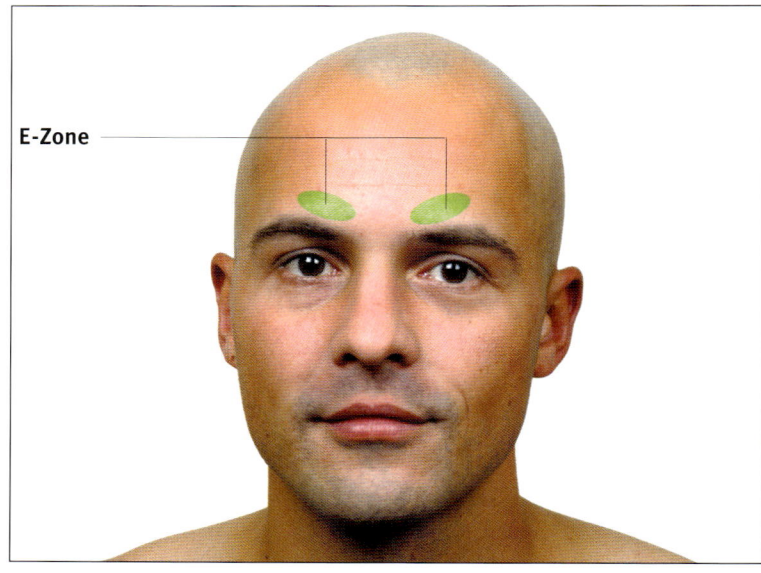

Die E-Zone verläuft schräg oberhalb der Augenbraue und lässt sich in zwölf kleine Zonen unterteilen.

Die C-Zone

Die C-Zone liegt im Bereich der so genannten »Geheimratsecke« auf der Stirnhaargrenze. Sie hat eine Länge von ca. zwei Zentimetern und eine Breite von zwei bis vier Millimetern. Die C-Zone entspricht der Schulter, dem Ober- und Unterarm und der Hand. Sie weist eine erhöhte Druckempfindlichkeit bei Schmerzsyndromen nach Verletzungen oder Operationen, schmerzhafter Schultersteife, rheumatischen Gelenkbeschwerden, Tennisellenbogen und anderen Schmerzzuständen im Bereich von Schulter, Arm und Hand auf. Die C-Zone lässt sich von oben nach unten noch einmal in die einzelnen Gelenkabschnitte unterteilen: Im oberen Bereich der C-Zone liegt das Areal für das Schultergelenk, in der Mitte die Zone für das Ellenbogengelenk, der Handbereich befindet sich im unteren Teil.

Die D-Zone und die D-Punkte

Die D-Zone und die D-Punkte beschreiben zwei verschiedene Bereiche. Die D-Zone ist eine quer liegende, etwa zwei Zentimeter breite und einen halben bis einen Zentimeter hohe Zone. Sie liegt oberhalb des gut tastbaren Jochbeins genau auf der Schläfenhaargrenze.
Dieser Zone werden die Lendenwirbelsäule, das Becken und der untere Körperbereich zugeordnet. Die D-Punkte 1 bis 5 befinden sich vor dem Ohrmuschelansatz. Sie sind dort von oben nach unten aufgereiht wie eine kleine Perlenkette. Jeder Punkt hat einen Durchmesser von drei bis vier Millimetern. Diese Punkte werden der Lendenwirbelsäule mit ihren fünf Abschnitten zugeordnet.
D-Zone und D-Punkte sind bei Schmerzen im Bereich des unteren Rückens sowie bei Schmerzzuständen in Hüfte, Knie und Fuß empfindlich.

Die E-Zone

Die E-Zone verläuft schräg vom mittleren Augenbrauenrand nach oben. Sie hat eine Länge von etwa zwei Zentimetern und eine Breite von etwa zwei bis vier Millimetern. Die E-Zone ist den Körperregionen Brustkorb, Brustwirbelsäule und Bauchraum zugeordnet.

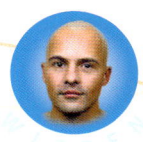

Schmerzen im Brustkorb, beispielsweise aufgrund einer Gürtelrose (Herpes zoster) sowie
Asthma und andere Atemwegserkrankungen
lassen diese Zonen empfindlich werden.
Die E-Zone lässt sich weiter in zwölf Abschnitte
unterteilen, die den einzelnen zwölf Segmenten
der Brustwirbelsäule entsprechen.

Die Zonen der Sinnesorgane (Auge, Nase, Mund, Ohr)

Die Augenzone befindet sich etwa einen halben
Zentimeter neben der Mittellinie unterhalb der
A-Zone (→ Seite 135).
Die Zonen für Nase und Mund liegen senkrecht
unter der Augenzone. Die Ohrzone liegt in Ver-
längerung der C-Zone (→ Seite 136). Diese
Zonen entsprechen den gleichnamigen Sinnes-
organen.
Die Zonen der Sinnesorgane (Auge, Nase,
Mund, Ohr) weisen eine erhöhte Empfindlich-
keit auf bei Erkrankungen von Augen, Nase,
Nasennebenhöhlen, Mundhöhle, Zähnen,
Zahnfleisch und Ohren.

Die F-Zone und die G1- bis G3-Punkte (Kniegelenkspunkte)

Die F-Zone befindet sich auf dem höchsten
Punkt des Warzenfortsatzes. Als solches
bezeichnet man den tastbaren Knochenhöcker,
der hinterkopfwärts neben dem Ohrläppchen
gelegen ist. Die F-Zone entspricht dem Versorgungsbereich eines der Hauptnerven des Beins,
dem Ischiasnerv (Nervus ischiadicus). Dieser
verläuft an der Hinterseite des Oberschenkels
und gabelt sich dabei in mehrere Äste auf. Bei
Schmerzen im Versorgungsbereich des Ischias-
nervs wird die F-Zone empfindlich. Die G-Zone
besteht aus drei Punkten, die sich um den knöchernen Anteil des Warzenfortsatzes herum
gruppieren. Alle drei Punkte beziehen sich auf
die Kniegelenksregion, werden also schmerzhaft
bei Erkrankungen des Kniegelenks.

Die Zonen für das Gehirn

Die Zonen für das Gehirn liegen im Haarbereich in der Verlängerung der A-Zone. Sie
unterteilen sich in viele Zonen, dies ist aber für
die Massage nicht weiter von Bedeutung.

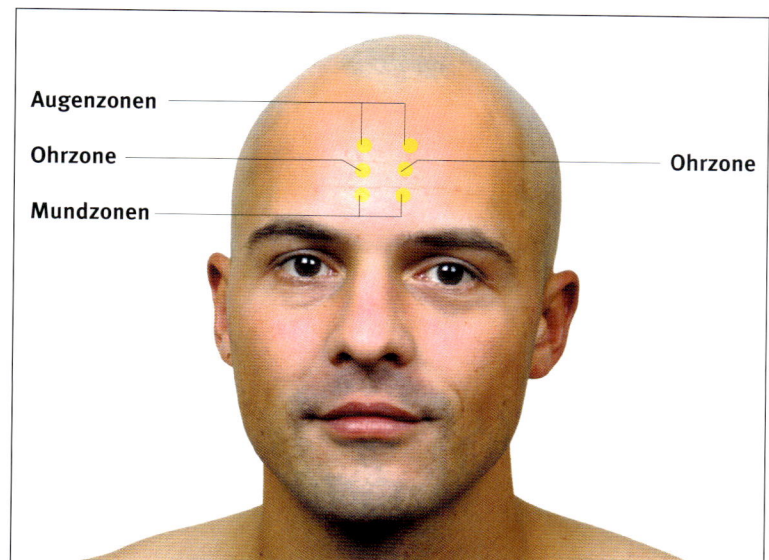

Die Zonen für die
Sinnesorgane
Auge, Nase und
Mund liegen auf
einer Linie
unterhalb der
A-Zone. Die
Ohrzone befindet
sich in der
Verlängerung der
C-Zone.

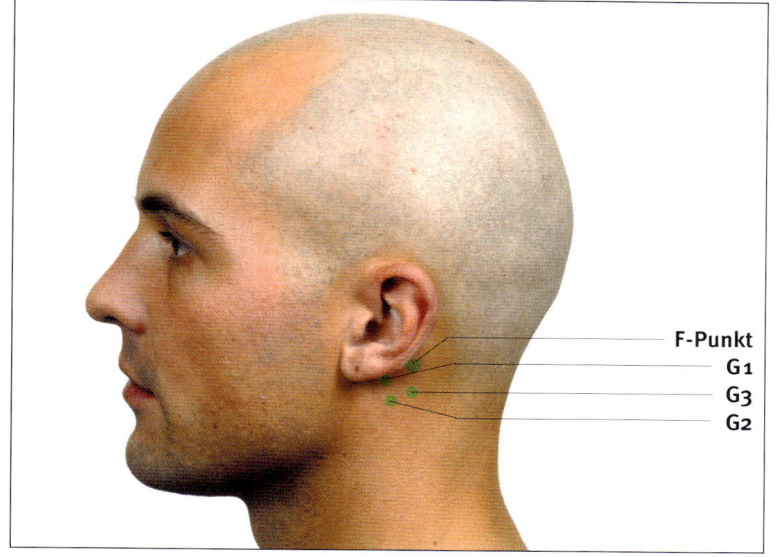

Die F-Zone und
die G-Punkte
liegen auf oder
um den hinter
dem Ohrläppchen
tastbaren
Warzenfortsatz.

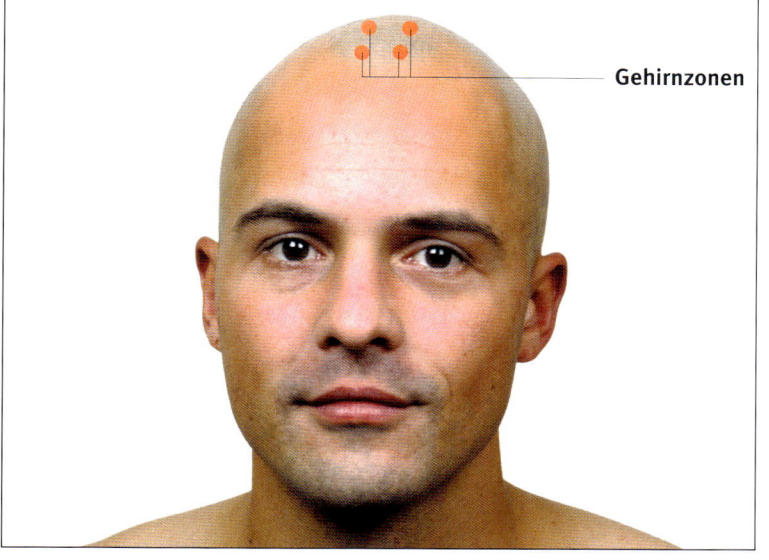

Die Zonen für das
Gehirn liegen
beidseits der
Mittellinie im
Anschluss an die
A-Zone im
Haarbereich.

137

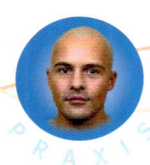

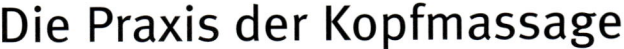

Die Praxis der Kopfmassage

Die Kopfreflexzonenmassage ist leicht durchführbar und lässt sich bei akuten Schmerzzuständen vielfältigster Ursachen einsetzen.

Wissenswertes zur Durchführung

Bevor Sie mit der praktischen Umsetzung der Kopfreflexzonenmassage beginnen, erhalten Sie im Folgenden einige Informationen über das Anwendungsspektrum und die Voraussetzungen, die für eine erfolgreiche Durchführung der Massage notwendig sind.

Nutzen und Grenzen der Kopfmassage

Der Einsatzbereich der Kopfreflexzonenmassage ist außerordentlich vielfältig. Akute oder chronische Schmerzzustände unterschiedlichster Herkunft können Sie schnell und effektiv mit der Kopfreflexzonenmassage lindern. Es gibt jedoch einige Zustände, bei denen Sie die Reflexzonenmassage keinesfalls anwenden dürfen. Dies sind akute Schmerzen, die eine Operation erforderlich machen, lebensbedrohliche Krankheitsbilder, schwere Infektionskrankheiten wie Lungenentzündung oder Tuberkulose und Entzündungen der Haut im Massagegebiet. Seien Sie bitte extrem vorsichtig bei unklaren Schmerzzuständen und bei Erschöpfungs- und Schwächezuständen, z. B. nach Fastenkuren oder körperlichen Anstrengungen. Auch während einer Schwangerschaft sollten Sie aufgrund der erhöhten Kreislauflabilität keine Kopfreflexzonenmassage durchführen. Wenn Sie sich nicht sicher sind, ob der eine oder andere Ausschluss gegeben ist, fragen Sie Ihren Arzt oder Ihre Ärztin.

Mögliche Reaktionen

Als extrem wirksame Massageform kann die Kopfreflexzonenmassage auch unvorhergesehene Reaktionen hervorrufen, die aber leicht beherrschbar sind.

Die »Erstverschlimmerung«

Die vorübergehende Verschlimmerung der Beschwerden nach der Massage ist von kurzer Dauer und deutet darauf hin, dass die Massage richtig eingesetzt und wirkungsvoll war. Klären Sie Ihren Partner bzw. Ihre Partnerin darüber auf.

Kreislaufreaktionen

Bei empfindlichen Personen kann die Massage zu Schwindel, Benommenheit oder auch zu einer Ohnmacht führen. Um dem vorzubeugen, führen Sie bitte die Kopfreflexzonenmassage immer an liegenden Personen durch.

Therapiehindernisse

Bleibt ein gewünschter Behandlungserfolg aus, können die möglichen Gründe in einer falschen Punktauswahl oder in einer nicht korrekt durchgeführten Massagebehandlung liegen. Auch psychische und physische Erschöpfungszustände können einen möglichen Behandlungserfolg negativ beeinflussen.

Die Dauer und Häufigkeit der Massage

Bei Vorliegen von akuten Beschwerden wird die Massage häufiger, am besten zweimal täglich zwei bis zehn Minuten, durchgeführt. Die Reizstärke, d. h. der angewendete Druck, ist dabei intensiv und kräftig. Bei chronischen Beschwerden und Schmerzzuständen reichen ein bis zwei Massagen pro Woche. Die Druckstärke ist hier eher leicht, die Dauer der Massage länger.

Die Vorbereitung und Durchführung

Klären Sie Ihren Partner oder Ihre Partnerin darüber auf, dass die Massage möglicherweise etwas unangenehm oder schmerzhaft sein kann und dass nach der Behandlung Müdigkeit auftreten kann. Günstig wäre eine Nachruhezeit von 30 Minuten. Führen Sie die Massage unbedingt in liegender Position des Partners oder der Partnerin durch.

Zur Planung der Massage

Bei der Kopfmassage gibt es im Gegensatz zu den anderen Formen der Reflextherapie keine allgemein harmonisierende Grundbehandlung. Die Behandlung orientiert sich an den bestehenden Beschwerden. Leidet Ihr Partner oder Ihre Partnerin z. B. an akuten Schmerzen im unteren Rückenbereich, suchen Sie in der D-Zone und den D-Punkten eins bis fünf empfindliche Stellen und behandeln diese so lange, wie die Schmerzempfindlichkeit anhält. In der Regel lösen sich der Druck, die Spannung oder der Schmerz in dieser Zone während oder nach der Massage auf. Gleichzeitig werden sich auch die Beschwerden in der jeweiligen Körperregion bessern.

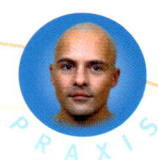

Die Massage der Zonen

Bei der Kopfreflexzonemassage werden nur Zonen massiert, die durch Druck oder Schmerzhaftigkeit in Erscheinung treten. Dies setzt das Vorliegen von konkreten Beschwerden voraus.

Die Grundtechniken

Bei der Massage der Kopfreflexzonen kommen im Wesentlichen drei Grundtechniken zur Anwendung: Tasten, Reiben/Kreisen und Drücken.

Das Tasten

Die genaue Lokalisation der schmerzhaften oder empfindlichen Zone ist von ausschlaggebender Bedeutung für den Erfolg Ihrer Massage. Tasten Sie die Zonen von oben nach unten ab. Dabei bemerken Sie unter der Haut in den muskulären oder knöchernen Strukturen kleine derbe Knötchen. Ihr Partner oder Ihre Partnerin wird einen deutlichen Druckschmerz angeben, sobald Sie eine dieser Strukturen ertastet haben. Das Tasten selbst erfolgt mit der Daumenkuppe oder mit dem Zeigefinger in kreisenden oder streichenden Bewegungen.

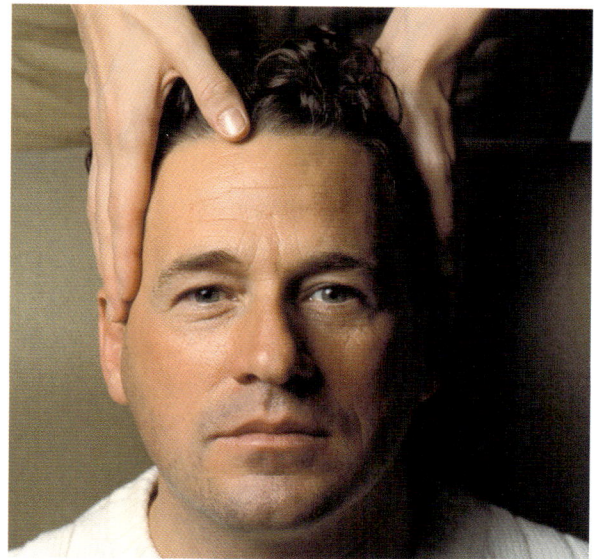

Ertasten Sie die empfindlichen Zonen.

Das Reiben/Kreisen

Sobald Sie einen empfindlichen Punkt lokalisiert haben, können Sie diesen folgendermaßen massieren: Setzen Sie die Daumenkuppe auf das Punctum maximum, also auf jenen Bereich, der am meisten schmerzhaft ist.
Üben Sie nun Druck aus, und führen Sie kleine kreisende Bewegungen durch. Diese Bewegungen beschränken sich nur auf die schmerzende Zone. Die Daumenkuppe darf bei der kreisenden Bewegung nicht über die Haut gleiten, da sonst die Haut zu stark gereizt wird. Dem Reiben liegt das Vorstellungsbild zugrunde, dass Sie mit Ihrer Daumenkuppe Zuckerkörner verreiben oder zermahlen.

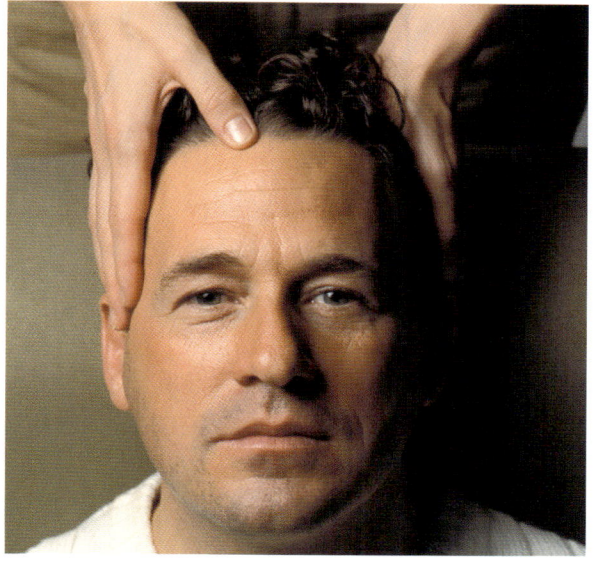

Bei der kreisenden Bewegung werden Daumenkuppe und Haut gemeinsam über dem Schmerzpunkt verschoben.

Das Drücken

Das oben beschriebene Reiben oder Kreisen über einem Schmerzpunkt ist eine sehr intensive und mitunter unangenehme Manipulation. Sollte Ihr Partner oder Ihre Partnerin dies nicht tolerieren, besteht die Möglichkeit, schmerzende Punkte auch mit punktuellem Druck zu massieren. Hierzu lokalisieren Sie wieder den schmerzhaften Punkt, setzen die Daumenkuppe auf das Punctum maximum und üben einen konstanten, gleich bleibenden Druck aus. Die Druckdauer beträgt je Zone ca. ein bis zwei Minuten. Passen Sie bitte Ihre Druckstärke der individuellen Empfindlichkeit Ihres Partners oder Ihrer Partnerin an.

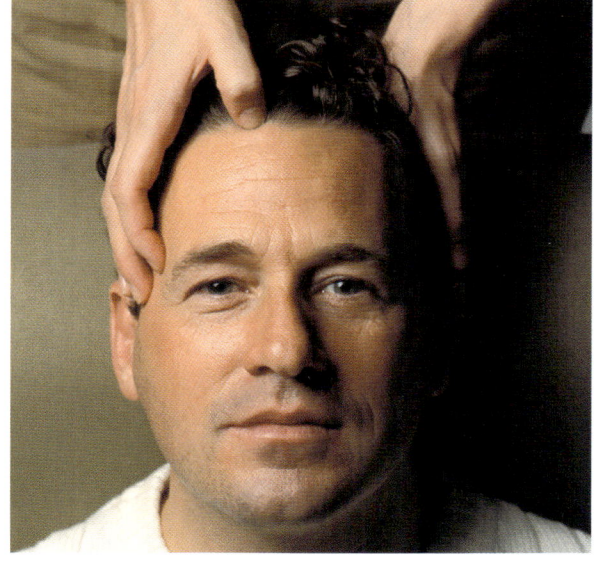

Die Druckausübung erfolgt mit senkrecht stehender Daumenkuppe für ein bis zwei Minuten.

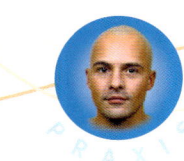

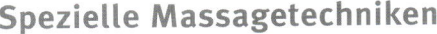

Spezielle Massagetechniken

Im Folgenden sehen Sie, wie die einzelnen Zonen punktuell massiert werden.

Die Arbeitsschritte sind immer die gleichen: Zunächst tasten Sie die Zone, lokalisieren den maximal schmerzhaften Punkt und massieren ihn entweder mit kreisenden Bewegungen oder konstantem Druck.

Die Massage der A- und B-Zone

Die Massage der A- und B-Zonen ähneln sich. Tasten Sie die Zonen von unten nach oben ab, und setzen Sie die Daumenkuppe direkt auf das Punctum maximum. Führen Sie kreisende Bewegungen durch, bis der Schmerz an der massierten Stelle nachlässt oder verschwindet.

Die Massage der C-Zone

Die Massage der C-Zone verläuft schräg im Bereich der Haut-Haargrenze, der so genannten »Geheimratsecke«.

Tasten Sie zunächst die Zone in ihrem schrägen Verlauf ab. Lokalisieren Sie dann das Punctum maximum, und führen Sie kreisende Bewegungen durch.

Die Massage der D-Zone

Die D-Zone ist eine längs-ovale Zone, die im Bereich der Haut-Haargrenze der Schläfe liegt. Tasten Sie zunächst die quer verlaufende Jochbeinkante, und gehen Sie oberhalb dieser Kante mit dem Daumen an der Haut-Haargrenze etwas nach oben. Tasten Sie die Zone von links nach rechts ab, und legen Sie die Daumenkuppe auf den maximal schmerzhaften Punkt. Führen Sie hier kreisende Bewegungen durch.

Die Massage der Punkte D1 bis D5

Die Punkte D1 bis D5 laufen senkrecht aufgereiht wie eine Perlenkette am vorderen Ohrmuschelansatz. Suchen Sie innerhalb dieser Reihe den empfindlichsten Punkt,

Links: Der Daumen befindet sich hier in der Mitte der B-Zone am Punctum maximum.

Rechts: Die C-Zone verläuft schräg im Bereich der »Geheimratsecke«. Folgen Sie beim Tasten diesem schrägen Verlauf.

Links: Die D-Zone befindet sich oberhalb des gut tastbaren Jochbeins auf der Haut-Haargrenze.

Rechts: Die Punkte D1 bis D5 stehen senkrecht übereinander vor dem Ohrmuschelansatz.

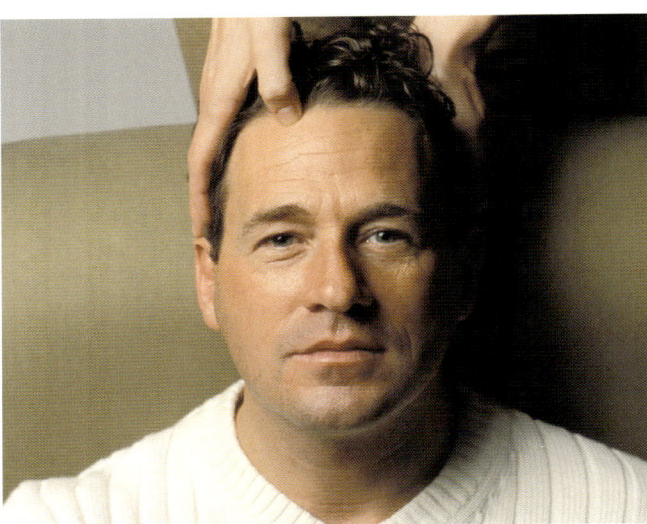

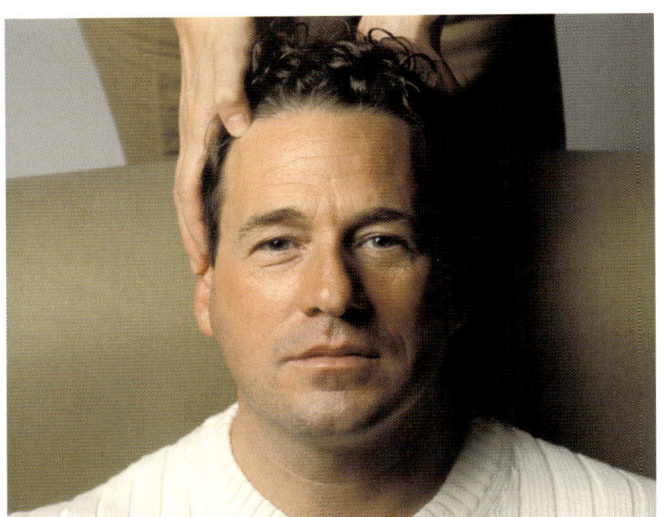

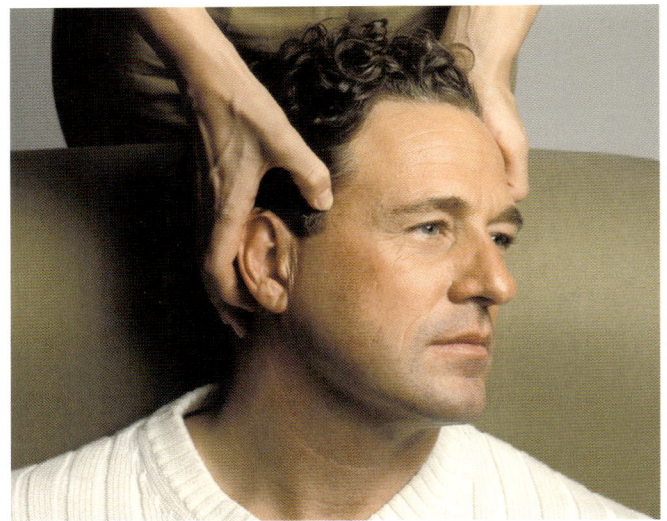

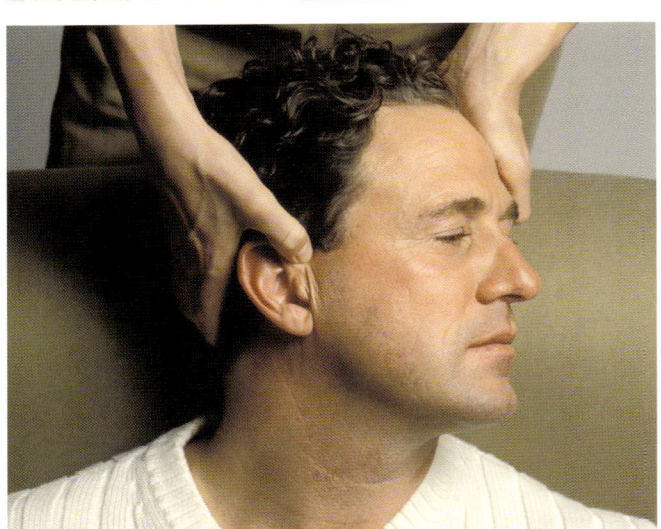

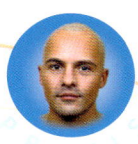

und massieren Sie diesen mit kreisenden Bewegungen. Es können auch mehrere Punkte empfindlich sein.

Die Massage der E-Zone

Die E-Zone verläuft schräg über der Augenbraue und unterteilt sich nochmals in die zwölf einzelnen Segmente der Brustwirbelsäule. Tasten Sie diese Zone von innen nach außen ab, und lokalisieren Sie den maximalen Schmerzpunkt. Fixieren Sie diesen Punkt mit der Daumenkuppe, und führen Sie kleine kreisende Bewegungen aus. Die Massage für die Punkte der Sinnesorgane Auge, Nase, Mund und Ohr, die sich ebenfalls auf der Stirn befinden, wird analog durchgeführt.

Die Massage der F-Zone

Tasten Sie den Warzenfortsatz hinter dem Ohr. Auf der höchsten Erhebung dieses knöchernen Vorsprungs befindet sich der F-Punkt. Fixieren Sie diesen Punkt an der maximal schmerzhaften Stelle, und führen Sie dort kreisende Bewegungen durch.

Die Massage der Punkte G1 bis G3

Die Punkte G1 bis G3 liegen in enger Nachbarschaft zur F-Zone. Sie befinden sich am knöchernen Rand des Warzenfortsatzes vorne, unten und hinten. Tasten Sie diese Zonen systematisch mit dem Daumen ab, und massieren Sie die maximal schmerzhafte Zone mit kreisenden Bewegungen. In manchen Fällen können diese Punkte, die das Kniegelenk repräsentieren, alle empfindlich sein und werden dann dementsprechend komplett massiert.

Die Massage der Gehirnzonen

Die Zone für das Gehirn befindet sich in Verlängerung der A-Zone im Bereich der Haare. Tasten Sie die Zonen in Längs- und Querrichtung ab, und massieren Sie die schmerzhaften Zonen mit kreisenden Bewegungen.

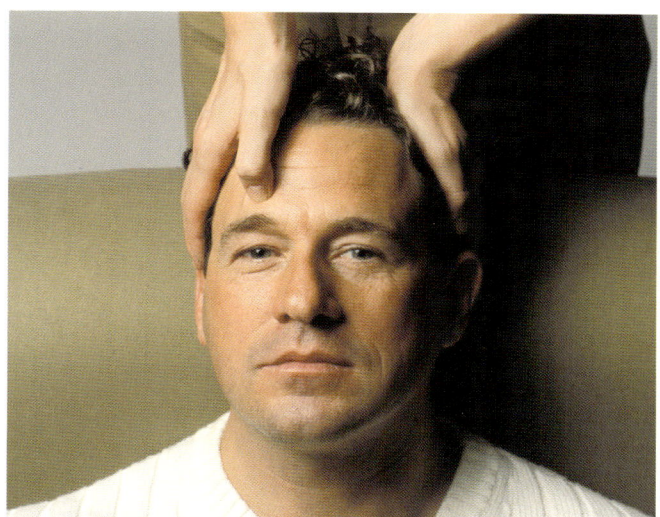

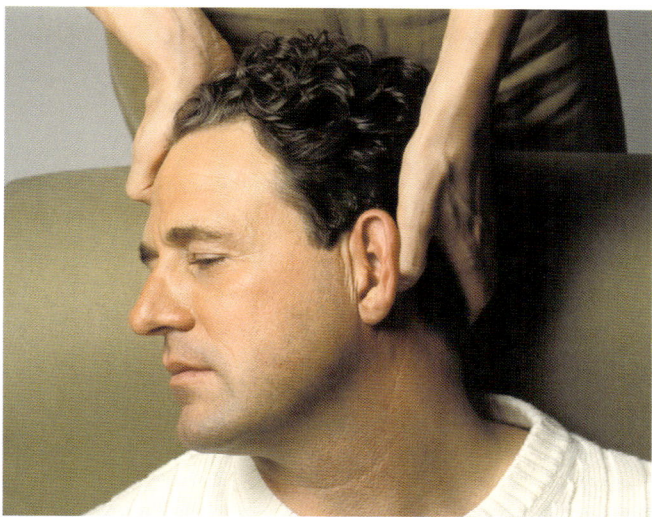

Links: Suchen Sie den Punkt mit der maximalen Schmerzempfindlichkeit innerhalb der schräg verlaufenden E-Zone auf.

Rechts: Der F-Punkt befindet sich an der höchsten Stelle des Warzenfortsatzes.

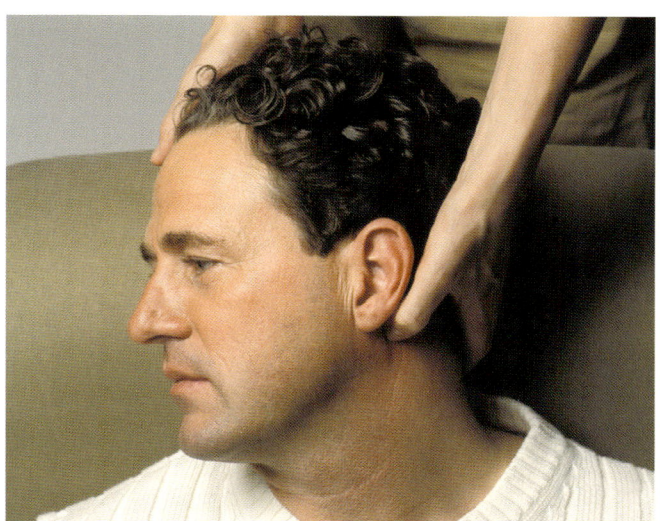

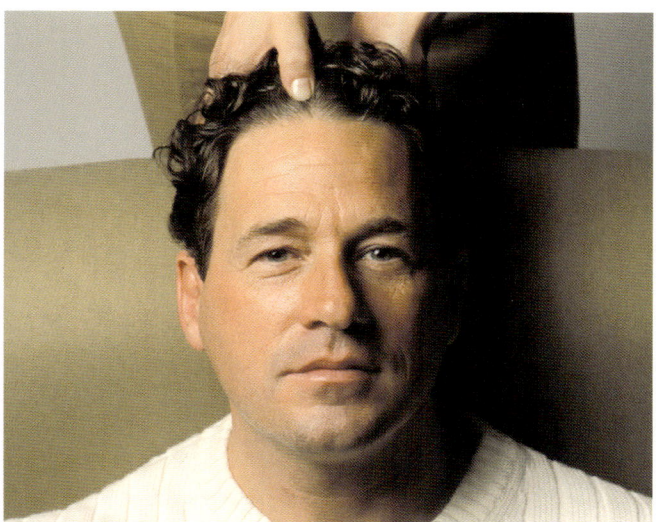

Links: Suchen Sie den empfindlichsten G-Punkt um die knöchernen Grenzen des Warzenfortsatzes auf.

Rechts: Die Zone für das Gehirn liegt in der Verlängerung der A-Zone im Haarbereich.

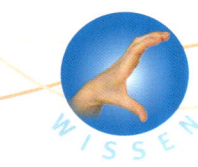

Shiatsu

Im Gegensatz zu den fest umgrenzten Reflexzonen von Fuß, Hand, Ohr und Kopf stellt Shiatsu ein komplexes und ganzheitliches System dar. Um die Behandlungsform Shiatsu zu begreifen, führen Sie sich zunächst den Unterschied zwischen westlicher und fernöstlicher Medizin vor Augen.

Wissen

In unserer westlichen Welt ist die Medizin im Wesentlichen symptombezogen, d. h., dass sich medizinische Behandlungen meist auf einzelne erkrankte Körperteile konzentrieren. Dagegen wird der Mensch in der fernöstlichen Sichtweise grundsätzlich als Ganzes betrachtet. In diesem Sinne beruht Gesundheit nicht auf dem Funktionieren einzelner Körperteile, sondern auf der harmonischen Verteilung und dem ungestörten Fluss der Lebensenergie im Organismus. Demnach entstehen Krankheiten durch Ungleichgewichte in der Energieverteilung. Das Erkennen und Behandeln von Energieungleichgewichten im Körper ist die wichtigste Grundlage der fernöstlichen Heilkunst. Die Heilmittel, die man an sich selbst anwenden kann, lassen sich in mehrere Gruppen einteilen: Akupressur, Shiatsu und andere Formen der Körpermassage, Ernährung, Therapie mit Medikamenten vorwiegend pflanzlicher Herkunft, Atemakupunktur, Atemtherapie und Meditation.

Shiatsu kann man nur am eigenen Körper erfahren. Sie finden diese Behandlungsform hier so aufbereitet, dass Sie als Europäer ohne wesentliche Vorkenntnisse einen guten Einstieg finden. Sie lernen einfache Techniken kennen, mit denen Sie eine wohltuende Massage des gesamten Körpers durchführen können.

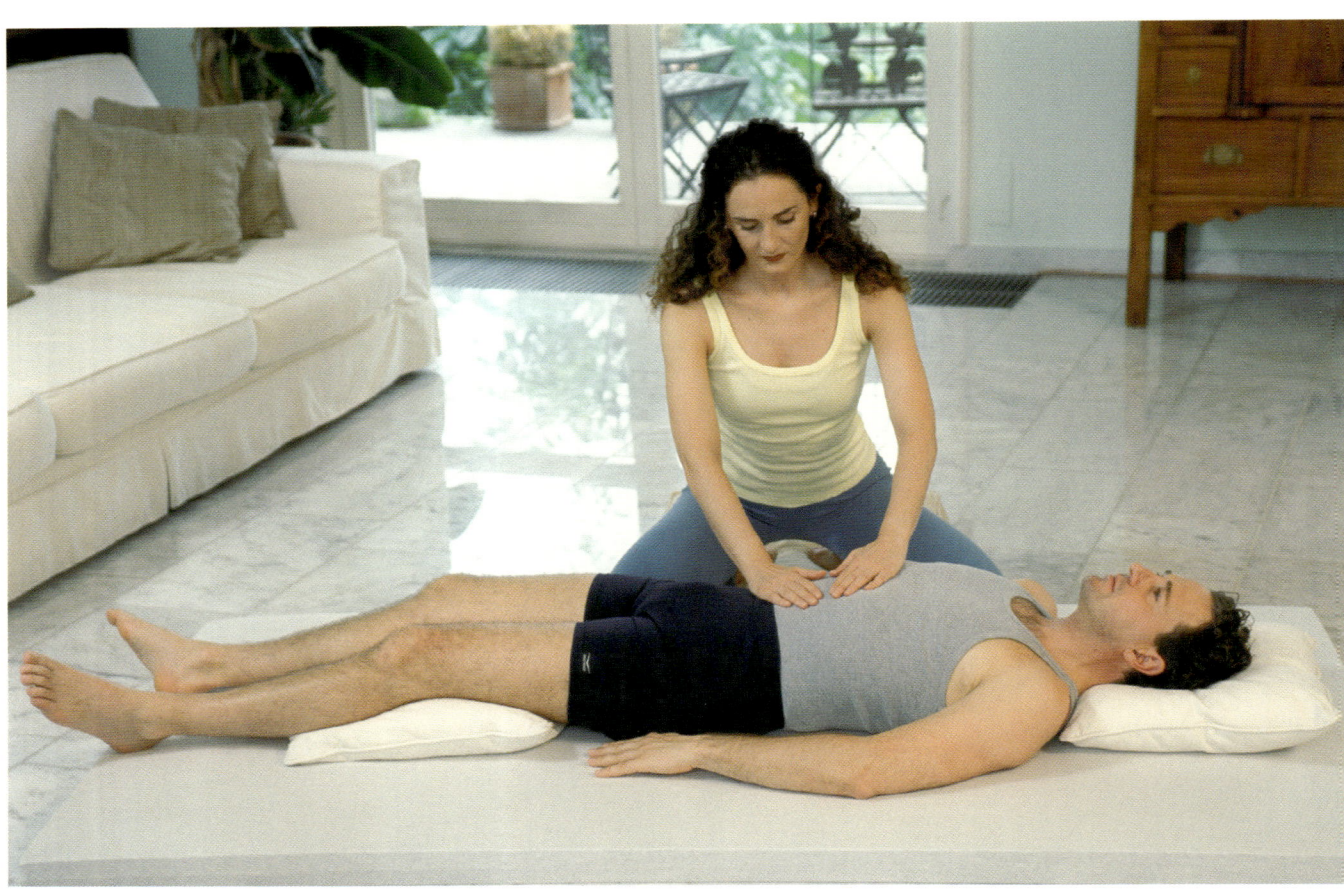

Eine Shiatsu-Massage sollte stets den ganzen Körper mit einbeziehen.

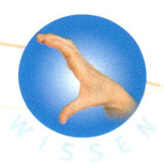

Was ist Shiatsu?

Shiatsu ist eine aus dem fernen Osten stammende ganzheitliche Körpertherapie oder Heilmassage. »Shi« bedeutet im japanischen »Finger« und »atsu« heißt »Druck«. Frei übersetzt bedeutet Shiatsu also »Druck mit dem Finger«.

Der historische Hintergrund des Shiatsu

Die Wurzeln dieser Behandlungsform lassen sich bis in die Zeit des legendären Gelben Kaisers (ca. 2000 Jahre v. Chr.) nach China zurückverfolgen. Der Gelbe Kaiser Huang Di war für sein überragendes Interesse an den verschiedensten medizinischen Fragen bekannt. Er führte mit seinen Beratern Chi Po und Lei Gong lange medizinische Debatten, die wesentlich später in dem berühmten Werk Huang Di Nei Jing, dem »Inneren Klassiker des Gelben Fürsten«, niedergeschrieben wurden.

Vor mehr als 1000 Jahren brachten vermutlich buddhistische Mönche dieses Wissen aus China nach Japan. In Japan wurden viele Griffe und Techniken weiter entwickelt und den unterschiedlichen kulturellen Bedingungen angepasst. Die offizielle Anerkennung von Shiatsu als Heilmassage erfolgte aber erst in der Mitte des 20. Jahrhunderts in Japan. Zwischenzeitlich entwickelten sich verschiedene Stilrichtungen mit den unterschiedlichsten Schwerpunkten. Die Kunde von dieser Heilmassage drang in den 70er Jahren auch in den Westen, zunächst in die USA, dann nach Australien, bevor sie schließlich auch in Europa bekannt wurde.

Die philosophischen Grundgedanken

Shiatsu kann man zu einem einfachen Grundprinzip zusammenfassen, das darin besteht, den Menschen in seiner »Gesamtheit« zu behandeln. In diesem einfachen Grundprinzip steckt allerdings das komplexe philosophische Gebäude der alten fernöstlichen Medizin. Diese Philosophie betrachtet den Kosmos mit all seinen Geschöpfen und Dingen als eine große Einheit. Jedes Geschöpf stellt wiederum in diesem großen Kosmos ein Abbild im Kleinen dar. Veranschaulichen Sie sich diese Lebensphilosophie mit einem einfachen Beispiel: Vergleichen Sie Ihren Körper mit einem mechanischen Uhrwerk. Ein solches besteht aus einer Vielzahl von großen und kleinen Zahnrädern und Hebelchen. In ihrer harmonischen und präzisen Zusammenarbeit treiben diese Bestandteile den Sekunden-, Minuten- und Stundenzeiger voran. Eine Feder, die Sie durch das Aufziehen der Uhr anspannen, liefert die Energie, die das Uhrwerk antreibt. Bricht auch nur ein einziger Hebel oder verkantet nur ein einziges Zahnrad, so funktioniert das ganze System nicht mehr, und die Uhr steht still. Der Uhrmacher muss nun herausfinden, welches Teilchen für den Stillstand verantwortlich ist und den Schaden reparieren. Erst wenn alle Teile wieder gleichmäßig arbeiten, kann das Uhrwerk wieder laufen.

Übertragen Sie nun dieses Beispiel auf den Menschen. Alle Teile des Körpers arbeiten wie ein Uhrwerk zusammen. Versagt ein Organ, z. B. das Herz, stirbt der Mensch, sofern er keine Hilfe von außen bekommt.

Welche Energie aber treibt den Körper an? In unserem Beispiel wird die Uhr von der Energie angetrieben, die aus der aufgezogenen Feder stammt. Wenn die Feder entspannt ist, ist die Energie verbraucht, und die Uhr bleibt stehen. Die Energie, die den menschlichen Körper antreibt, ihn durchströmt und am Leben erhält, ist die so genannte Lebensenergie. Diese Lebensenergie nennt man im japanischen Ki, in China Chi und in Indien Prana.

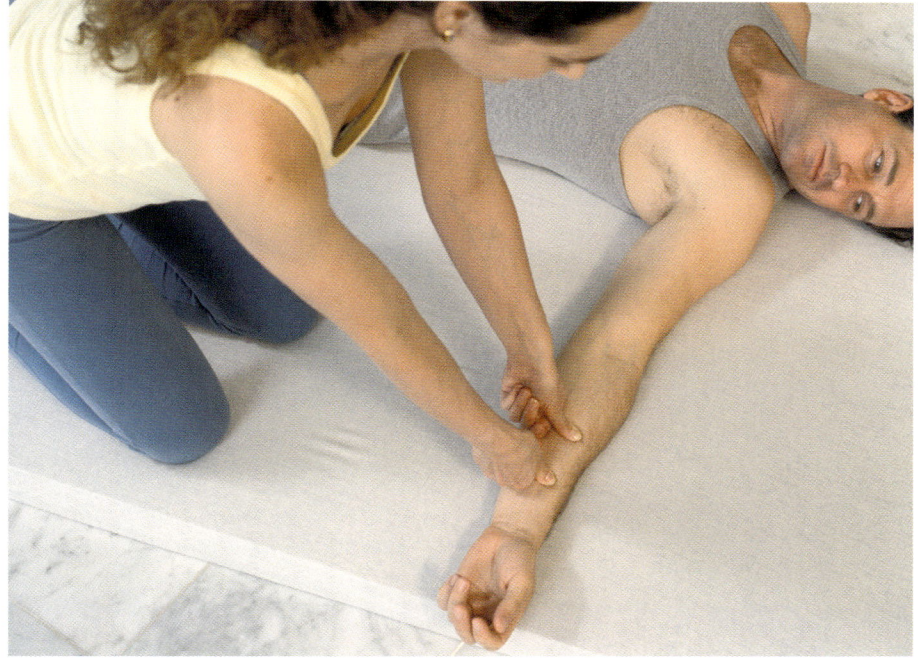

Shiatsu bedeutet Fingerdruck und bezeichnet eine aus Japan stammende Heilmassage.

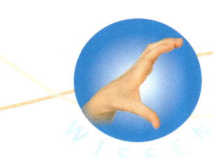

Wie wirkt Shiatsu?

Vereinfacht ausgedrückt bewirken die bei Shiatsu angewendeten Techniken einen Ausgleich und eine Harmonisierung von Ki. Shiatsu beseitigt Stauungen oder den Mangel von Ki und führt damit zu Wohlbefinden.

Ki – die Lebensenergie

Aus Sicht der fernöstlichen Philosophie erhält jeder Mensch mit seiner Geburt eine bestimmte Menge an Energie, die ererbte oder Ursprungsenergie. Ist diese Lebensenergie – ähnlich einer Batterie – verbraucht, erlischt das Leben und der Mensch stirbt. Der Speicher der Lebensenergie befindet sich im Unterbauch, dem so genannten Hara. Von hier fließt die Lebensenergie Ki durch unseren Körper. Wenn der Organismus gleichmäßig von dieser Lebensenergie durchdrungen wird, entspricht dies einem Zustand bester Gesundheit. Ist dies nicht der Fall, können Erkrankungen entstehen. Genau hier setzt Shiatsu an. Richtig angewendet, dient es dem Erkennen und dem Ausgleichen von Energieungleichgewichten und führt zu einem guten Wohlbefinden. Somit ist Shiatsu besonders zur Vorbeugung von Krankheiten geeignet.

Das Hara

Das Hara stellt aus der Sicht der fernöstlichen Medizin den Mittelpunkt des Körpers und die Quelle der Lebensenergie dar. Frei übersetzt bedeutet Hara »Unterbauch«. Es hat jedoch noch eine tiefere Bedeutung und bezeichnet die Mitte des Lebens. Das Hara ist der Sitz des physischen Gleichgewichts, der emotionalen und spirituellen Energie. Aus physikalischer Sicht, d. h. bei Betrachtung der Gewichtsverteilung des eigenen Körpers, ist der Bereich zwischen dem Bauchnabel und dem Schambein als Schwerpunkt des Körpers anzusehen. Demnach liegt auch der physikalische Schwerpunkt des Körpers im Hara. Je tiefer dieser Schwerpunkt liegt, umso größer sind Stabilität und Gleichgewicht des Körpers. Umgekehrt gilt dagegen: Je höher der Schwerpunkt liegt, desto labiler und unsicherer ist das Gleichgewicht. Hierzu ein einfaches Beispiel: Stellen Sie sich eine glatte flache Schale vor. Legen Sie eine Kugel hinein, so wird sie zuerst ein wenig rollen und schließlich in der Mitte der Schale zur Ruhe kommen. Wenn Sie die Schale nun umdrehen und die Kugel auf den Scheitelpunkt der Wölbung legen, würde die Kugel zu der einen oder der anderen Seite herabrollen, im Sinnbild eines labilen Gleichgewichts. Interessant ist, dass alle östlichen Kampfsportarten, aber auch Künste wie Tanzen, Musizieren, Malen und natürlich auch die Ausübung von Shiatsu, »aus dem Bauch« kommen, eben aus dem Hara.

Die Bewegung kommt aus dem Bauch

Eine Shiatsu-Sitzung beginnt mit der Konzentration auf Ihr eigenes Hara. Bei der richtigen Ausführung fließen gewissermaßen alle Bewegungen direkt aus Ihrem Hara. Dazu muss Ihr Hara offen sein. Mit der folgenden Übung werden Sie sich Ihres Haras bewusst und öffnen es.

Wahrnehmungsübung für Ihr Hara

Sie können diese Übung auf dem Boden im Fersensitz oder auf einem Stuhl sitzend durchführen. Wichtig ist es, dass Sie in aufrechter Haltung Platz nehmen. Legen Sie Ihre Hände ineinander, sodass die Handflächen nach oben zeigen und in Ihrem Schoß ruhen. Ihre Arme bilden idealerweise einen Kreis, in dem die Energie ungestört um Ihr Hara fließen kann. Im nächsten Schritt richten Sie Ihre gesamte Aufmerksamkeit auf Ihre Atmung. Versuchen Sie, mit jedem Atemzug tiefer in Ihren Bauch zu atmen, bis Sie schließlich nur noch mit dem Bauch atmen. Legen Sie Ihre Hände auf den Unterbauch, und atmen Sie »in die Hände hinein«. Erspüren Sie dabei, wie sich Ihr Bauch hebt und senkt.

Nun stellen Sie sich bitte vor, dass Sie in Ihr Tanden, das Zentrum der Lebenskraft, ein- und ausatmen. Erspüren Sie, wie sich mit jedem Atemzug die Energie in diesem Punkt verdichtet. Von hier aus breitet sich ein Wärmegefühl im gesamten Hara aus. Sobald Sie dieses verspüren, gehen Sie zum nächsten Schritt über: Erspüren Sie, wie sich Ihr Hara öffnet und Energie aus ihm in den Körper fließt. Genauso öffnet sich Ihr Hara und verströmt ein warmes Licht, das sich in Ihrem Körper ausbreitet. Möglicherweise schweifen Ihre Gedanken bei dieser Übung ab. Dies ist normal und sollte Sie nicht unter Druck setzen, die Übung fortzusetzen. Versuchen Sie, Ihre Gedanken in aller Ruhe zu der Übung zurückzuführen. Gelingt Ihnen dies nicht, beenden Sie die Übung, und wiederholen Sie sie einfach zu einem späteren Zeitpunkt. Je regelmäßiger Sie diese Übung durchführen, desto stärker wird sich Ihr Gefühl für Ihr Hara einstellen. Idealerweise führen Sie diese Übung einmal täglich durch.

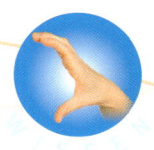

Die Hände

Neben dem Hara kommt den Händen bei der Shiatsu-Massage eine besondere Bedeutung zu. Ihre Hände sollten warm und geschmeidig sein, die Fingernägel dürfen die Fingerkuppen nicht überragen, da viele der Massagegriffe direkt mit den Fingerkuppen ausgeübt werden und lange Fingernägel Ihren Partner oder Ihre Partnerin verletzen würden. Legen Sie bitte Schmuckstücke wie Ringe oder Armbänder und Uhren vor der Massage ab. Für eine ausgiebige Massage sollten Ihre Hände nicht nur geschmeidig sein, sie sollten auch über die nötige Kraft und Ausdauer verfügen, um 30 bis 45 Minuten »durchzuhalten«. Führen Sie daher regelmäßig Dehn- und Kräftigungsübungen, insbesondere auch direkt vor der Massage durch.

Die Energie der Hände

In der gleichen Weise, wie Sie sich der Empfindsamkeit Ihres Haras bewusst werden, können Sie die Empfindsamkeit Ihrer Hände fördern. Führen Sie dazu im Anschluss an das Lockern und Aufwärmen der Hände folgende einfache Wahrnehmungsübung durch.

Wahrnehmungsübung für die Energie der Hände

Nehmen Sie eine bequeme Position ein. Atmen Sie ruhig und gleichmäßig ein und aus. Lassen Sie während der ganzen Übung die Schultern entspannt und locker herabhängen. Heben Sie nun Ihre Hände an, und halten Sie die Handflächen so vor den Körper, dass sie zueinander zeigen, sich jedoch nicht berühren. Bitte lenken Sie nun Ihre gesamte Aufmerksamkeit auf Ihre Handflächen. Erspüren Sie die Wärme, die von jeder Handfläche ausgeht, mit der jeweils anderen Hand. Erst wenn Sie dies sicher fühlen können, gehen Sie einen Schritt weiter. Stellen Sie sich vor, dieses Wärmegefühl sei ein Energiestrom zwischen Ihren Händen und spielen Sie mit ihm: Führen Sie zunächst kleine langsame kreisende Bewegungen in gegensätzliche Richtungen durch. Erweitern Sie im nächsten Schritt den Abstand zwischen Ihren Händen so weit, wie Sie den Energie- oder Wärmestrom noch wahrnehmen. Stellen Sie sich nun vor, dass Sie den Wärme- oder Energiestrom bei der nachfolgenden Massage auf Ihren Partner oder Ihre Partnerin übertragen. Anfangs wird Ihnen die Wahrnehmung des Wärme- oder Energieflusses möglicherweise noch schwer fallen. Bitte bedenken Sie, dass die Hände für die Übung warm sein

müssen. Je häufiger Sie diese Wahrnehmungsübung durchführen, desto feiner und intensiver wird Ihre Empfindungsfähigkeit.

Möglichkeiten und Grenzen von Shiatsu

Shiatsu dient dem Energieausgleich und führt somit zu einer Steigerung des Wohlbefindens. Die hier dargestellten Techniken haben einen vorbeugenden Ansatz. Bevor Sie eine Shiatsu-Massage durchführen, klären Sie ab, ob Gegenanzeigen bestehen. Bei älteren Menschen oder Kindern wenden Sie nur sehr sanfte Techniken an bzw. führen die Massage ohne starken Druck durch. Körperbereiche mit lokalen Störungen, wie z. B. noch nicht verheilten Wunden, Entzündungen, Krampfadern oder rheumatischen Beschwerden sparen Sie bei der Behandlung bitte aus. Führen Sie ebenfalls keine Massage durch, wenn Ihr Partner oder Ihre Partnerin unmittelbar vorher eine schwere Mahlzeit eingenommen hat. Gleiches gilt für fieberhafte Erkrankungen oder starken Bluthochdruck. Auch bei einer Schwangerschaft sollte in den ersten drei Monaten auf eine Shiatsu-Massage verzichtet werden. Jenseits des ersten Drittels einer Schwangerschaft gelten für viele Techniken Einschränkungen oder gar Behandlungsverbote. Diese werden durch spezielle Hinweise im Text gekennzeichnet. Personen mit ernsthaften Gesundheitsstörungen wie Herzschwäche, Krebserkrankungen oder Osteoporose sollten nur von erfahrenen Therapeuten behandelt werden.

> **ZUSAMMENFASSUNG**
>
> Shiatsu darf nicht angewendet werden bei:
> - Erstem Drittel einer Schwangerschaft
> - Zuvor eingenommener schwerer Mahlzeit
> - Fieberhaften Infektionserkrankungen
> - Starkem Bluthochdruck

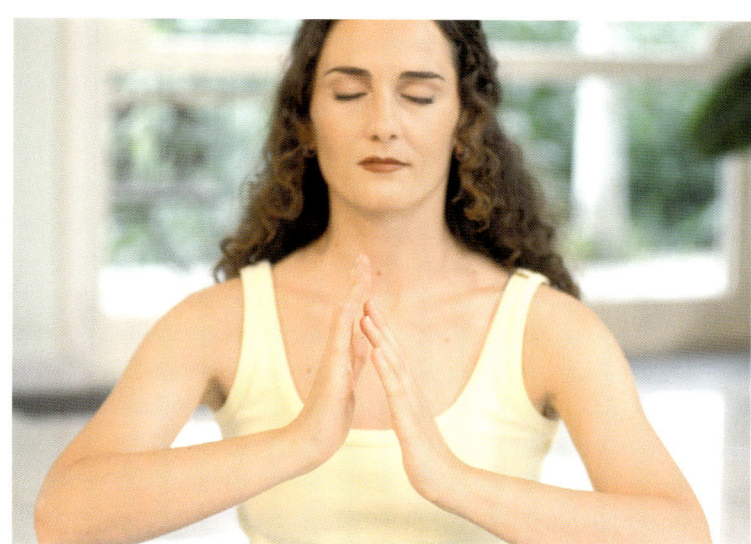

Erspüren Sie die Wärme, die von den Handflächen ausgeht.

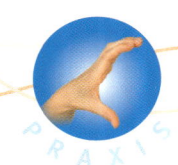

Shiatsu richtig anwenden

In diesem praktischen Teil lernen Sie die grundlegenden Techniken von Shiatsu kennen. Es sind einfache Massagegriffe, die Sie leicht erlernen und vielseitig anwenden können. Dabei wurden bewusst solche Techniken ausgewählt, die einen sicheren Einstieg und damit entsprechende Erfolgserlebnisse ermöglichen. Aus diesem Grund lassen sich die hier gezeigten Techniken und Griffe auch keiner speziellen »Shiatsu-Schule« zuordnen.

Die Vorbereitungen

Bitte machen Sie sich zunächst mit allen Voraussetzungen zur Vorbereitung vertraut, bevor Sie die ersten Massagen ausprobieren. Beachten Sie auch die hervorgehobenen Hinweise und Vorsichtsmaßnahmen bei den einzelnen Anwendungen.

Raum und Atmosphäre

Shiatsu führen Sie am besten in einer Umgebung durch, die für Sie und Ihre Partnerin oder Ihren Partner ange-

nehm ist. Dafür benötigen Sie einen wohl temperierten und gut belüfteten Raum, der frei von Zugluft ist. So wird eine ungestörte Begegnung möglich. Solch eine angenehme Atmosphäre fördert die Entspannung. Indirekte Beleuchtung und ruhige Musik tragen ebenfalls dazu bei. Erkundigen Sie sich diesbezüglich aber unbedingt nach den Wünschen Ihres Partners oder Ihrer Partnerin. Während der Massage sollten Sie sich nicht stören lassen. Sorgen Sie daher dafür, dass Sie nicht durch das Läuten des Telefons oder der Türklingel aus der Ruhe gebracht werden. Der Platz sollte ausreichend groß sein, damit Sie sich um Ihren Partner oder Ihre Partnerin herum frei bewegen können. Shiatsu kann am bekleideten Partner oder Partnerin verabreicht werden, jedoch sollte die Kleidung bequem und keinesfalls einengend sein. Schmuckstücke und andere Accessoires sollten vorher abgelegt werden.

Die richtige Lagerung

Üblicherweise führen Sie die Shiatsu-Massage auf dem Boden durch. Dabei ruht der Partner oder die Partnerin auf einer Unterlage, die ausreichend dick, jedoch nicht zu weich sein sollte. Ein Futon ist sehr gut geeignet, mehrere zusammengelegte Decken erfüllen jedoch ebenfalls diesen Zweck. Die Unterlage sollte so groß sein, dass Sie sich bequem mit darauf knien können.

Die Verwendung von Hilfsmitteln wie kleinen Kissen oder Rollen ermöglicht eine entspannte Lagerung Ihres Partners oder Ihrer Partnerin. Rollen können Sie auch selbst aus zusammengelegten Decken oder gerollten Handtüchern herstellen.

Die Rückenlage unterstützen Sie mit einer zusammengerollten Decke unter den Knien. Durch die leichte Kniebeugung werden auch die Hüften leicht gebeugt und die Bauchmuskeln optimal entspannt. Gleichzeitig ruht die Lendenwirbelsäule Ihres Partners oder Ihrer Partnerin gut auf der Unterlage.

Möchten Sie den Rücken massieren, lagern Sie Ihren Partner oder Ihre Partnerin auf dem Bauch. Die Bauchlagerung können Sie auch durch die Verwendung einfacher Hilfsmittel optimieren. Unterlagern Sie die Füße mit einer zusammengerollten Decke, dadurch entspannen Sie die rückwärtigen Beinmuskeln. Ein Hohlkreuz gleichen Sie aus, indem Sie Ihrem Partner oder Ihrer Partnerin ein Kissen unter den Bauch legen.

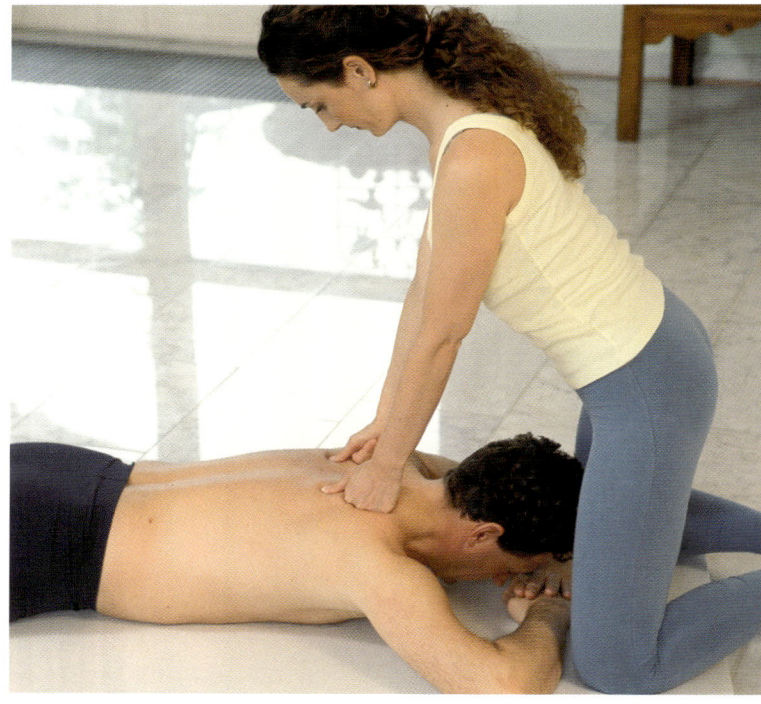

Wählen Sie für die Durchführung der Shiatsu-Massage eine angenehme und ruhige Umgebung aus.

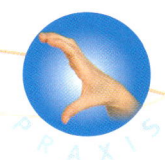

Die eigene Vorbereitung

Dem Hara als Sitz der Lebensenergie kommt bei der Behandlung eine wichtige Bedeutung zu. So lässt sich auch eines der wichtigsten Prinzipien bei Shiatsu ableiten: »Arbeiten Sie aus dem Hara«. Konzentrieren Sie sich bei der Ausübung aller Ihrer Bewegungen auf Ihr Hara, was Ihnen leichter fallen wird, wenn Sie die Hara-Übung (→ Seite 144) regelmäßig durchführen.

Achten Sie auf Ihre eigene Atmung, und atmen Sie tief und bewusst in den Bauch. Diese Hara- oder Bauchatmung hilft Ihnen, eine stabilen Schwerpunkt einzunehmen, aus dem heraus Sie alle Massagegriffe durchführen können.

Massage geben und nehmen

Eine Shiatsu-Massage ist ein zweigleisiger Prozess. Zum einen geben Sie die Massage, zum anderen nehmen Sie sie.

Versuchen Sie, sich als Shiatsu-Gebender in den Körper des Nehmenden hineinzuspüren und statt mit den Augen mit Ihren Händen zu »sehen«.

Schon während der Massage erhalten Sie von Ihrem Partner oder Ihrer Partnerin eine direkte Erfolgsmeldung für Ihr Tun. Sie erkennen am Grad der Anspannung oder Entspannung des Shiatsu-Nehmenden, ob Ihre Massage die gewünschte Wirkung hat.

Wohlbefinden und Entspannung stellen sich mit den richtigen Griffen schnell bei Ihrem Partner oder Ihrer Partnerin ein. Sie können spüren, wie sich unter Ihren Händen die Spannungen nach und nach lösen.

Selbst entspannt bleiben

Um eine Shiatsu-Massage geben zu können, sollten Sie selbst entspannt sein und in sich ruhen. Daher ist es wichtig, dass Sie selbst sich vor der Shiatsu-Massage vorbereiten. Sammeln Sie sich, und stellen Sie sich vor, dass Sie Ihre Energie durch Ihre Hände an die Partnerin oder den Partner weitergeben möchten. Führen Sie die Hara-Übung durch, und beginnen Sie mit Shiatsu erst, wenn Sie sich selbst innerlich vollkommen ruhig fühlen. Nur so können Sie Ihre Aufmerksamkeit Ihren Händen widmen und sie für den Kontakt mit dem Körper des anderen empfindsam machen. Achten Sie darauf, dass auch Sie gelockert bleiben. Vermeiden Sie es, sich in den Schultern zu verspannen. Begegnen Sie möglichen Verspannungen,

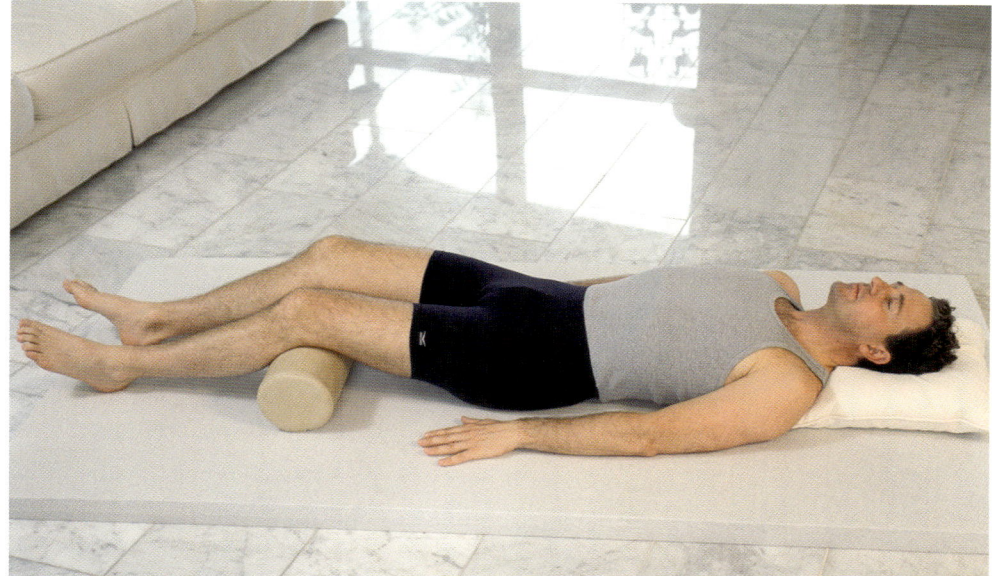

Eine zusammengerollte Decke unter den Knien entspannt die Bauchmuskeln.

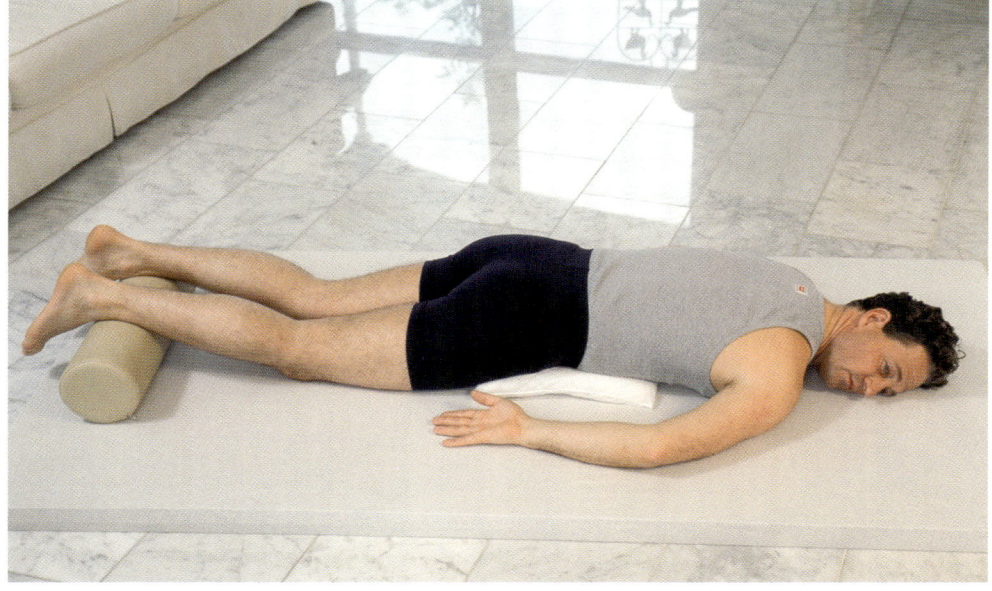

Die Bauchlagerung unterstützen Sie mit einer Rolle unter den Füßen sowie einem Kissen zum Ausgleich eines Hohlkreuzes.

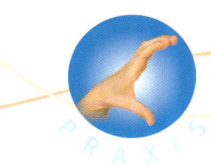

indem Sie für den jeweils angewendeten Griff die für Sie günstigste und bequemste Ausgangsposition einnehmen. Das Arbeiten aus dem Hara beugt eigenen Verspannungen vor und trägt dazu bei, dass Sie auch als Shiatsu-Gebender von der Massage profitieren.

Beide Hände im Einsatz

Bei der Shiatsu-Massage arbeiten Sie stets mit beiden Händen. Die ruhende Hand ist die so genannte Mutter- oder Jin-Hand. Sie stützt und gibt der aktiven Hand Halt. Die aktive Hand ist die Kind- oder Jang-Hand.

Der kontinuierliche Kontakt des Shiatsu-Nehmenden mit der ruhenden Hand ist wirklich wichtig. Fehlt der Kontakt der ruhenden Hand, so empfindet der Nehmende Unbehagen bei Ihrer Massage. Stellen Sie sich gedanklich Ihre Hände als zwei Pole vor: Die Lebensenergie Ki kann nur dann in einem Kreislauf fließen, wenn beide Pole mit dem Körper des Partners oder der Partnerin in Kontakt sind. Besteht der Kontakt des Körpers nur zu einem Pol, so ist der Kreislauf unterbrochen.

Den Rhythmus finden

Eine Shiatsu-Massage ist ein kontinuierlicher Austausch zwischen Geben und Nehmen.

Gestalten Sie Ihre Massage daher in einem harmonischen Rhythmus. Lassen Sie dazu die einzelnen Behandlungsabschnitte fließend ineinander übergehen, und achten Sie darauf, dass zwischen einzelnen Behandlungssequenzen keine Unterbrechung entsteht.

Erspüren Sie den ruhigen, gleichmäßigen Rhythmus Ihrer Atmung, und massieren Sie im gleichen Rhythmus.

Im Austausch mit dem Shiatsu-Nehmenden finden Sie so nach und nach Ihren eigenen Rhythmus.

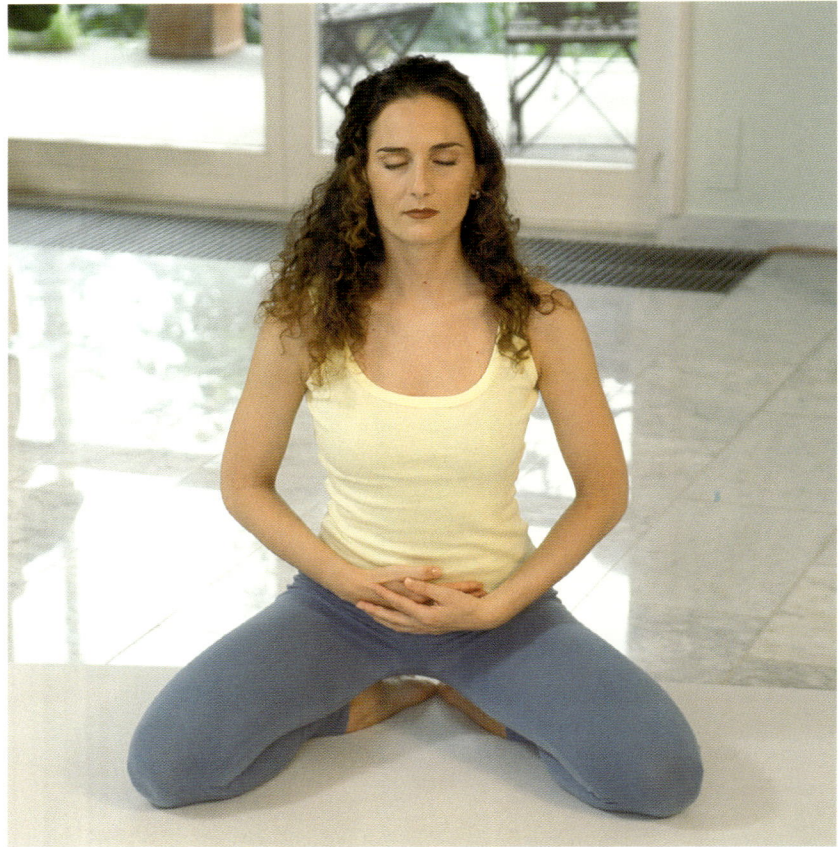

Bereiten Sie sich auf die Massage vor, indem Sie sich auf Ihr Hara konzentrieren.

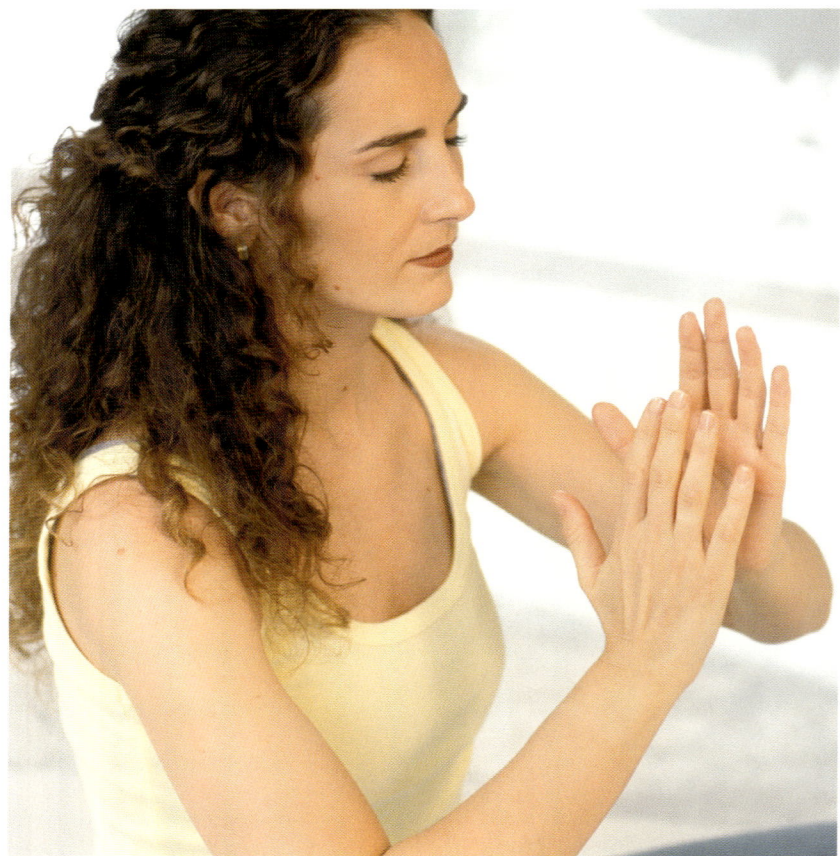

Widmen Sie Ihren Händen die volle Aufmerksamkeit.

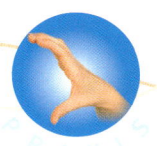

Die Ausgangsstellung

Eine gute Ausgangsstellung ist das A und O für alle Techniken. Die meisten Techniken üben Sie im Fersensitz aus. Sie knien hierbei auf der Unterlage, Ihr Gesäß ruht auf den Fersen, gleichzeitig werden Ihre Oberschenkelmuskeln sanft gedehnt. Die Position ist umso stabiler, je weiter Ihre Knie voneinander entfernt stehen. Bevor Sie mit der Massage beginnen, können Sie in dieser Position auch die Konzentrationsübung für Ihr Hara durchführen (→ Seite 144).

Eine weitere wichtige Grundstellung ist der Halbkniestand. Ihn entwickeln Sie aus dem Fersensitz heraus.

Richten Sie sich auf in den Kniestand, stellen Sie anschließend ein Bein nach vorn. Der Halbkniestand ist eine Position, in der Sie sehr viele Techniken bequem und entspannt durchführen können.

Richten Sie Ihren Körper bei der Massage jeweils so aus, dass er immer im rechten Winkel zur Behandlungsfläche steht. Nur so können Sie Ihr Körpergewicht optimal ohne Kraftanstrengung und »Verrenkung« einsetzen.

Der Zeitbedarf

Die Zeit, die Sie für eine Massage benötigen, hängt davon ab, welche Körperregion Sie massieren. Für eine Ganzkörpermassage benötigen Sie etwa 45 bis 60 Minuten, für Teilmassagen entsprechend weniger. Ihr Partner bzw. Ihre Partnerin sollte nach der Massage die Gelegenheit haben, einem eventuellen Ruhebedürfnis nachzugehen.

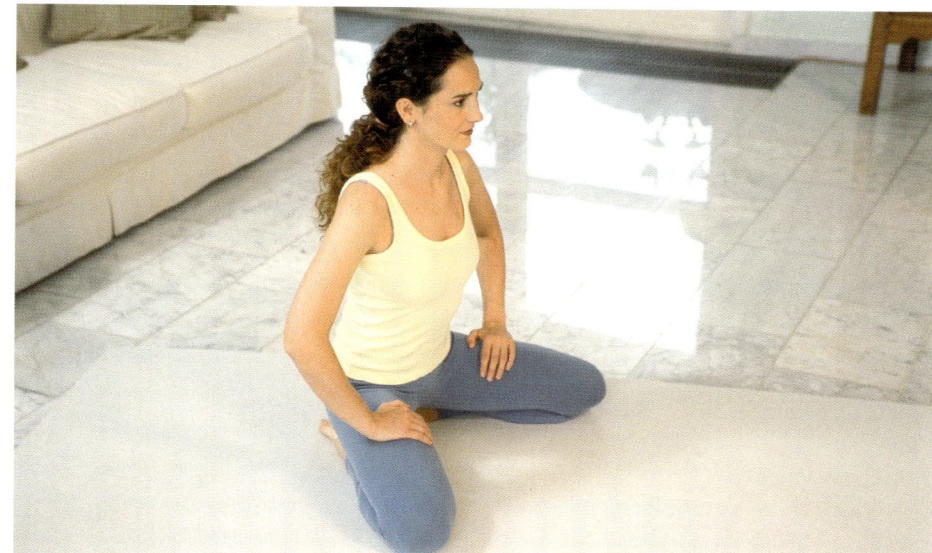

Der Fersensitz ist die Ausgangsstellung für viele Techniken.

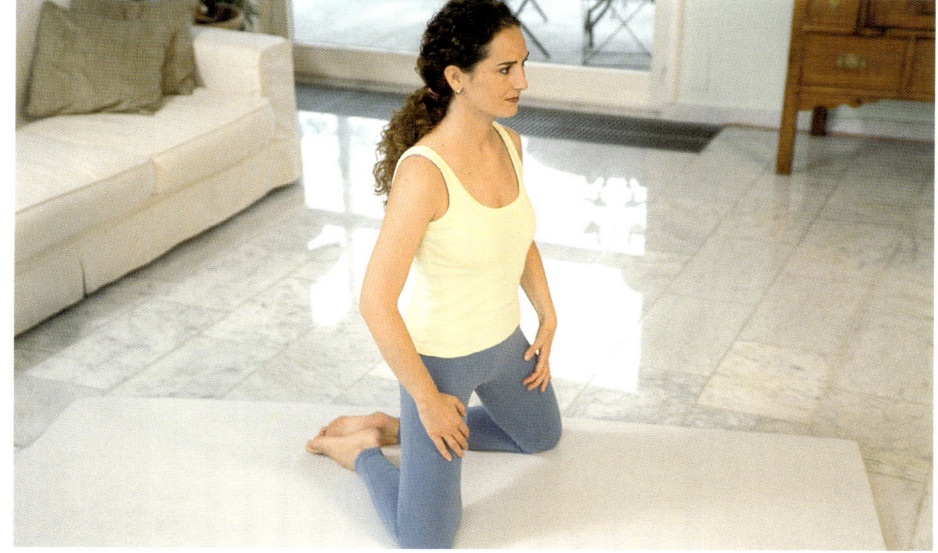

Richten Sie sich aus dem Fersensitz auf in den Kniestand.

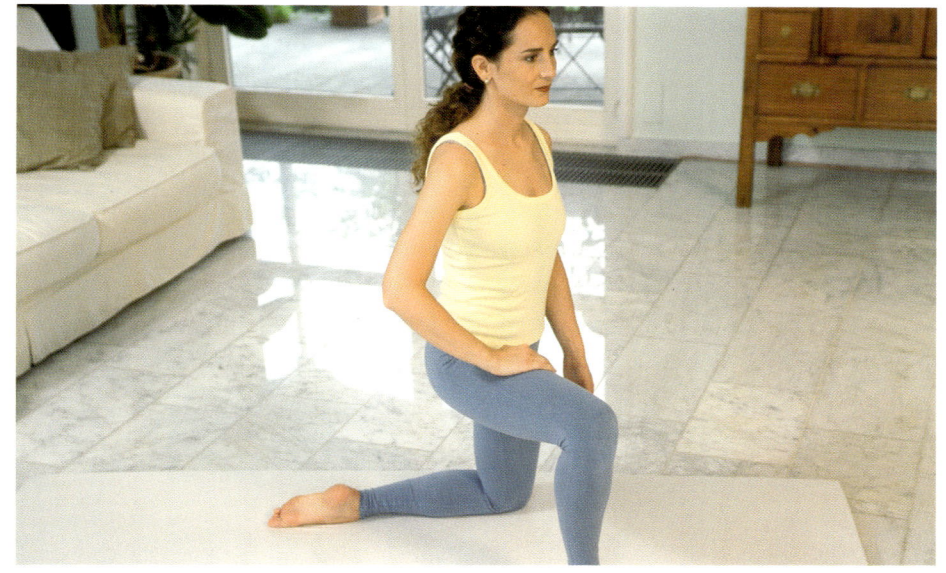

Den Halbkniestand entwickeln Sie aus dem Kniestand.

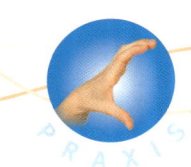

Die Grundtechniken

Es gibt mittlerweile eine fast unübersehbare Anzahl unterschiedlicher Shiatsu-Varianten. Im Laufe seiner Tätigkeit entwickelt jeder Therapeut eigene Griffe und Abwandlungen. Mit den Grundtechniken, die Sie hier kennen lernen, können Sie einfache Massagen leicht nachvollziehen. Bitte lassen Sie sich aber nicht entmutigen, wenn am Anfang nicht alles auf Anhieb klappt. Mit etwas Geduld und Übung werden Sie alle hier gezeigten Techniken in den »Griff« bekommen.

Der richtige Druck

Mit der Ausübung von Druck regen Sie die im Körper zirkulierende Lebensenergie Ki an. Drucktechniken sind daher ein wichtiges Element von Shiatsu. Es gibt unterschiedliche Möglichkeiten, mit Fingern, Daumen, Händen, Ellenbogen und anderen Körperteilen Druck auszuüben. Im Folgenden lernen Sie die Drucktechniken kennen, die Sie später in der Shiatsu-Massage anwenden.

Die Druckpunkte und die Druckstärke

Als »Einsteiger« in der Shiatsu-Massage ist es für Sie vorrangig, ein Gefühl für den richtigen Druckort und die richtige Druckstärke zu bekommen.
Normalerweise wird der Druck auf bestimmte Punkte,

die auf so genannten Energiebahnen oder Meridianen (→ Seite 17) liegen, ausgeübt. Die Lage der einzelnen Punkte müssen Sie für den Einstieg allerdings nicht genau kennen; wo nötig, werden diese Punkte genauer beschrieben.
Zunächst richtet sich die Stärke des Drucks nach der Empfindlichkeit des Shiatsu-Nehmenden. Fragen Sie ihn oder sie, wie der Druck empfunden wird. Sie spüren aber auch selbst, wie Ihr Partner oder Ihre Partnerin reagiert. Wenn Sie zu starken Druck ausüben, werden Sie bemerken, wie sich der Körper unter diesem Druck anspannt oder sogar verkrampft. Auch die Atmung Ihres Partners oder Ihrer Partnerin gibt Ihnen Hinweise. Drücken Sie zu fest, sodass es für den Nehmenden unangenehm wird, hält er unwillkürlich die Luft an, und der ruhige und entspannte Atemfluss ist unterbrochen. Unterhalb der Schwelle, an der der Schmerz unangenehm wird, gibt es jedoch noch eine Art von Schmerz, die fast als wohltuend empfunden wird. Dieser »Wohltuschmerz« signalisiert den richtigen Druckpunkt und die richtige Druckstärke. Er strahlt häufig in die Verlaufsrichtung der Energieleitbahn oder des Meridians aus, was ebenfalls eine richtige Durchführung anzeigt. Bei der Anwendung von Drucktechniken beginnen Sie nicht mit maximaler Druckstärke, sondern Sie schleichen sich langsam ein: Nehmen Sie zunächst Kontakt auf und erhöhen Sie allmählich den Druckpunkt. Bringen Sie Ihre Druckausübung in Einklang mit der Atmung Ihres Partners oder Ihrer Partnerin. Verstärken Sie den Druck mit der Ausatmung, und halten Sie ihn für drei bis sieben Sekunden oder einen kompletten Atemzyklus bis zur nächsten Ausatmung.

> **HINWEIS**
> - Die Druckstärke richtet sich nach der Empfindlichkeit und dem Wohlbefinden Ihres Partners oder Ihrer Partnerin.
> - Die Druckausübung erfolgt vorsichtig und während der Ausatmungsphase. Wenden Sie bei älteren Personen nur sanften Druck an.
> - Vermeiden Sie Drucktechniken im Bereich erkrankter oder verletzter Körperteile.

Der Druck mit dem Handballen

Mit der Druckausübung durch den Handballen vermitteln Sie eine sehr angenehme und zielgerichtete Tiefenwirkung. Dabei ist eine gut entspannte Hand eine wichtige Voraussetzung für die richtige Durchführung. Legen Sie die Hand mit der gesamten Fläche auf die zu massierende Körperstelle. Üben Sie nun Druck aus, indem Sie

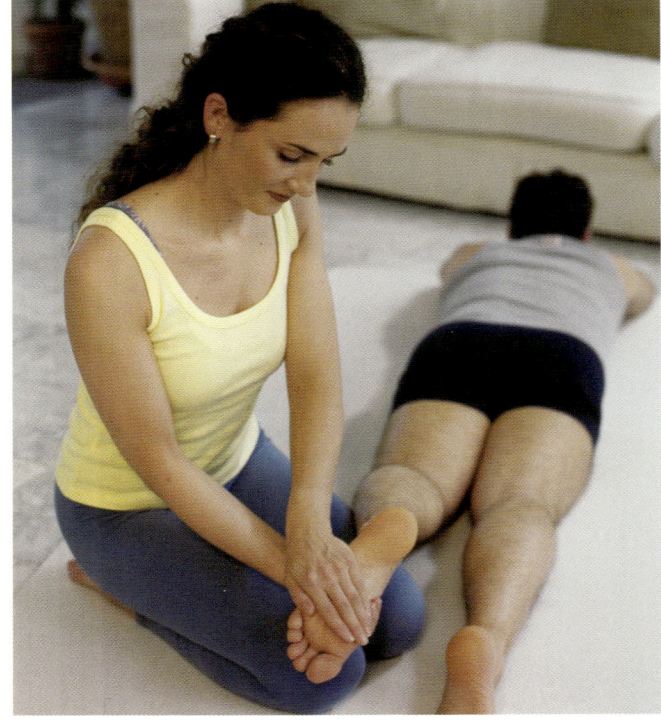

Die Druckausübung in der Shiatsu-Massage kann mit dem Ellenbogen, mit einzelnen Fingern sowie mit der flachen Hand erfolgen.

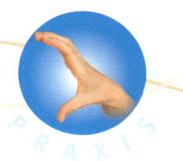

Ihr Gewicht über die Schultern und die gestreckten Arme auf den Handballen verlagern. Bevor Sie die Handballendrucktechnik anwenden, führen Sie eine kleine Vorübung durch. Sie befinden sich in der Ausgangsstellung Fersensitz. Legen Sie beide Hände vor sich auf die Unterlage. Richten Sie sich nun aus dem Fersensitz auf in den Vierfüßlerstand. Die Stärke des Drucks, die Sie mit Ihren Handflächen ausüben, können Sie bewusst regulieren, indem Sie Ihr Becken und Ihren Rumpf vor- und zurückschieben. Wenn Sie Ihren Rumpf vorschieben, erhöht sich der Druck, wenn Sie zurückgleiten, vermindert sich der Druck. Halten Sie Ihren Rücken gerade, und achten Sie bitte auf Ihr Hara. Atmen Sie in den Unterbauch ein. Versuchen Sie, die Bewegung harmonisch aus dem Hara heraus auszuführen. Wenden Sie nach dieser Übung die Handballendrucktechnik auf der Oberschenkelrückseite Ihrer Partnerin oder Ihres Partners an. Üben Sie den Druck genau senkrecht auf die Mittellinie des Beins aus. Entwickeln Sie ein Gefühl dafür, wie viel Gewicht Sie hineinlegen dürfen; der Druck soll für den Shiatsu-Empfänger angenehm sein.

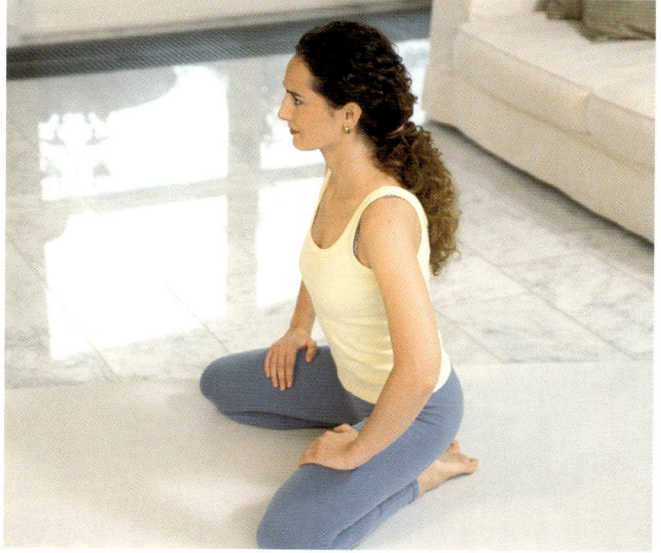

Die Ausgangsstellung für die Druckausübung ist der Fersensitz.

Rechts Mitte: Begeben Sie sich in den Vierfüßlerstand, und üben Sie mit den Handballen Druck auf die Unterlage aus.

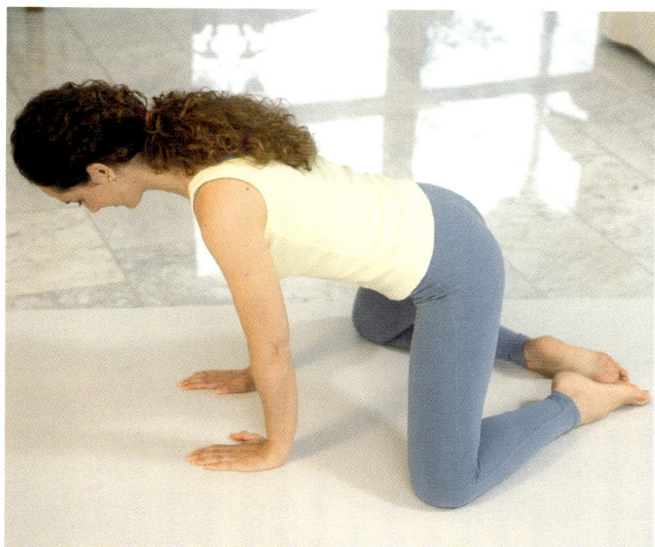

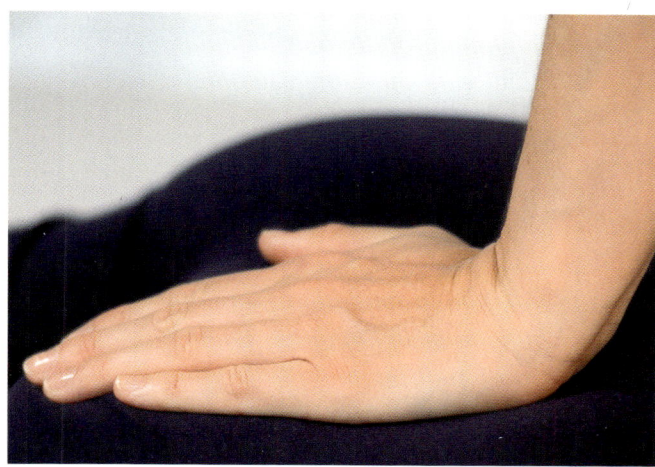

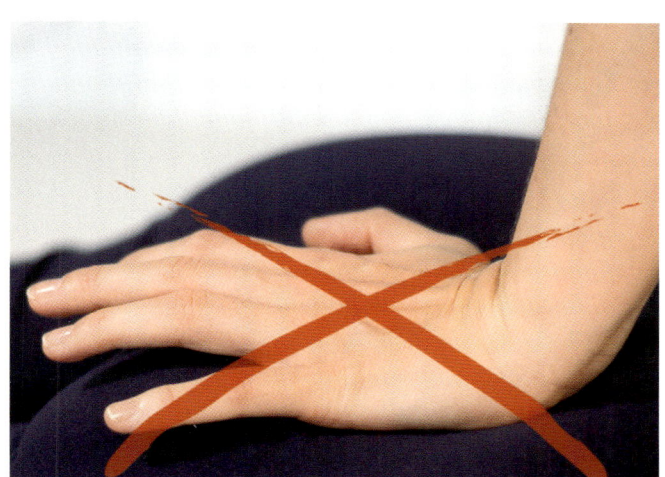

Links oben: Die Handflächen passen sich an die Konturen des zu massierenden Körperareals an.

Links unten: So ist es falsch: Die Finger haben nicht genügend Kontakt zum Körper.

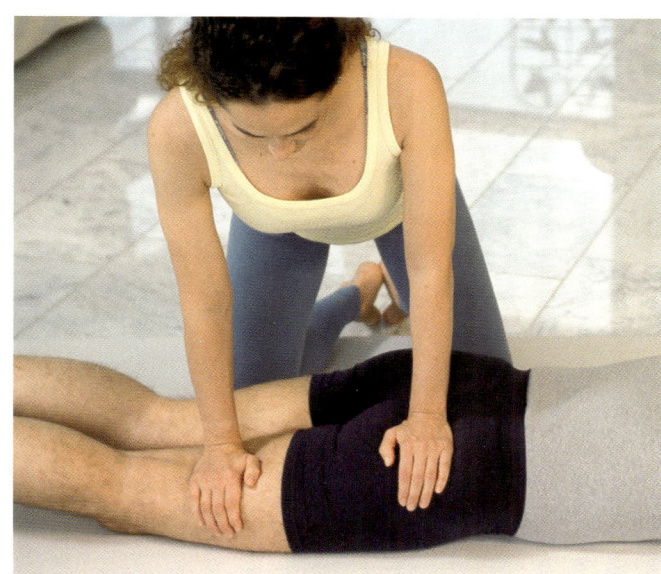

Rechts unten: Üben Sie die Drucktechnik nun bei Ihrer Partnerin bzw. Ihrem Partner.

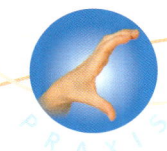

Der Druck mit dem Daumen

Mit dem Daumen üben Sie einen sehr gezielten Druck auf die entsprechenden Punkte aus. Setzen Sie den Daumen aber nicht mit der Spitze, sondern mit dem gesamten Daumenendglied auf. Zunächst ist diese Technik anstrengend und für Ihre Daumengelenke gewöhnungsbedürftig, überfordern Sie sich daher anfangs nicht. Üben Sie mit dem Daumen einen gleichmäßigen Druck auf einen Punkt aus, und vermeiden Sie federnde, kreisende, schwingende oder vibrierende Bewegungen. Bauen Sie den Druck gleichmäßig mit der Ausatmung des Partners oder der Partnerin auf. Über das Vor- und Zurückschieben in Becken und Rumpf regulieren Sie, wie bei der Handballentechnik, die Stärke des Drucks. Die folgende Vorübung hilft Ihnen, ein Gefühl für die Daumendrucktechnik zu entwickeln.

Begeben Sie sich in die Ausgangsstellung, den Fersensitz. Setzen Sie nun beide Daumen schulterbreit auseinander vor sich auf die Unterlage auf. Die anderen Finger stützen die Hand dabei ab. Begeben Sie sich aus dieser Position in den Vierfüßlerstand. Die Gewichtsverlagerung erfolgt durch das Vor- und Zurückschieben von Becken und Schultergürtel. Arme, Daumen und die anderen Finger sind bei den Drucktechniken gestreckt.

Nach dieser Vorübung führen Sie wieder die Daumendrucktechnik bei Ihrem Partner oder Ihrer Partnerin aus. Legen Sie die Daumen auf die Mittellinie der Oberschenkelrückseite, und üben Sie während der Ausatmung Druck aus. Bedenken Sie, dass Ihr Partner oder Ihre Partnerin den Druck als angenehm empfinden soll.

Der Druck mit den Fingern

Verspannte Schultermuskeln lösen Sie mit dem Druck der Finger. Ihr Partner oder Ihre Partnerin befindet sich für diese Technik in der Seitenlage. Umgreifen Sie mit einer

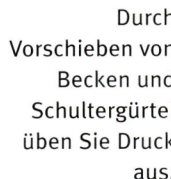

Durch Vorschieben von Becken und Schultergürtel üben Sie Druck aus.

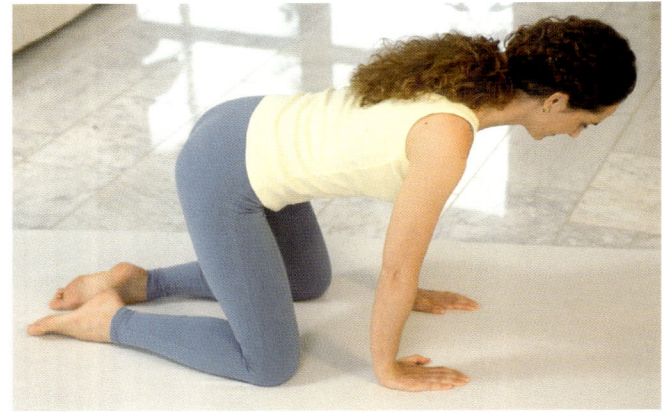

Begeben Sie sich aus dem Vierfüßlerstand in die Position zur Druckausübung.

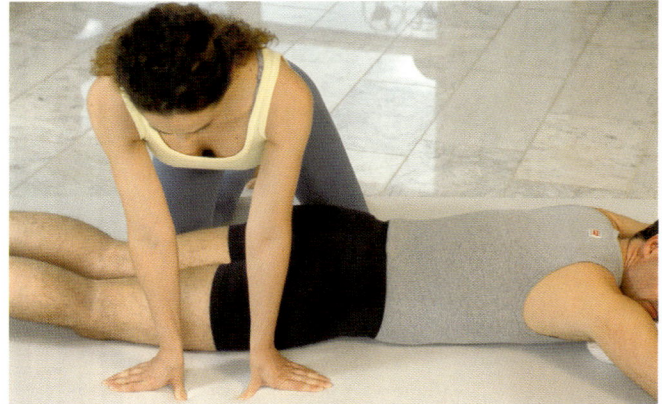

Setzen Sie die Daumen auf die Mittellinie des Beins, und üben Sie während der Ausatmungsphase Druck aus.

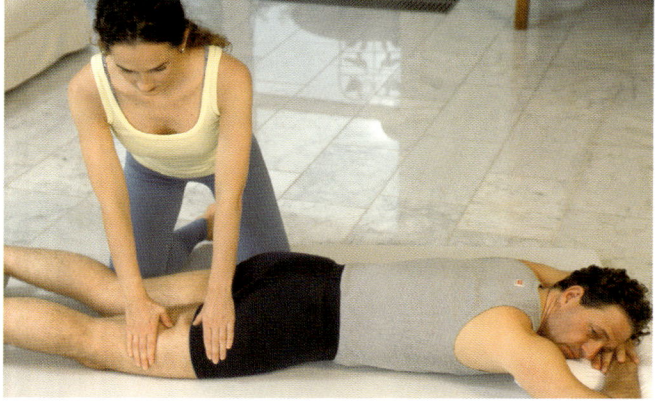

Links und rechts: Achten Sie auf die richtige Durchführung der Daumendrucktechnik.

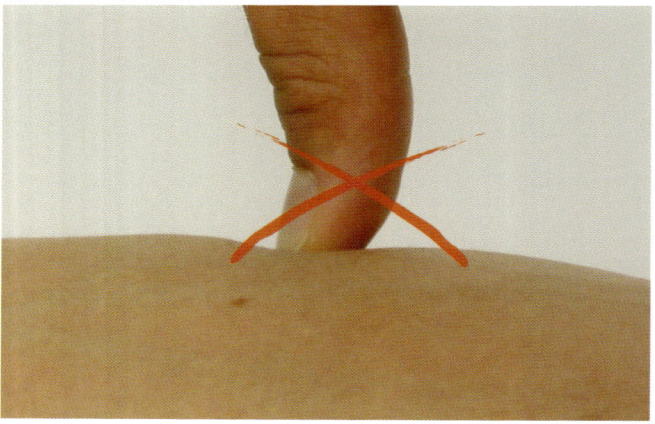

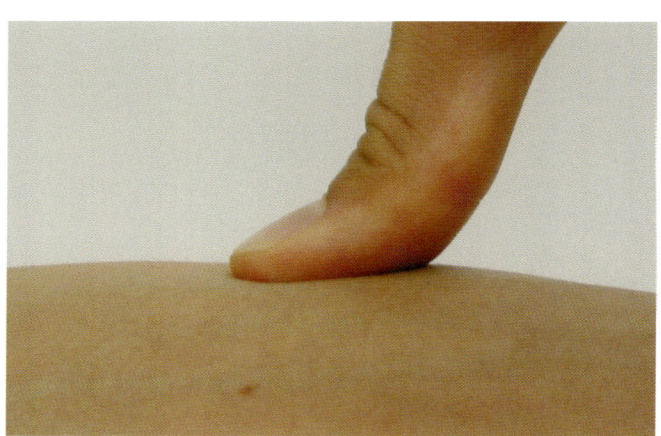

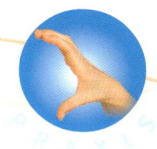

Hand die Vorderseite der Schulter. Setzen Sie die vier Fingerspitzen der anderen Hand unter dem Mittelrand des Schulterblatts an, schieben Sie nun die Schulter zurück und gleiten Sie gleichzeitig mit den Fingerspitzen unter das Schulterblatt. Ihre Hände bewegen sich aufeinander zu. Führen Sie diese Technik während der Ausatmung des Partners oder der Partnerin durch. Halten Sie diesen Griff für die Dauer einiger Atemzyklen des Partners oder der Partnerin. Mit dieser Technik lösen Sie sehr gut Verspannungen im Bereich des Schulterblatts. Passen Sie die Druckstärke der Empfindlichkeit Ihres Partners oder Ihrer Partnerin an.

Der »Tigermaulgriff«

Die seitlichen Körperpartien dehnen Sie mit dem so genannten Tigermaulgriff. Gleichzeitig können Sie mit dieser Handhaltung auch gezielten Druck ausüben. Die Handstellung ist halbmondförmig und so, als wollten Sie eine übergroße Flasche greifen. Mit etwas Phantasie gleicht die Hand einem geöffnetem Tigermaul, woraus sich die Bezeichnung ableitet. Führen Sie diese Technik in Seitenlage durch. Legen Sie die weit gespreizte Hand seitlich auf den oberen Brustkorb, und üben Sie durch Vor- und Zurückschieben Ihres Beckens Druck mit Ihrer Hand aus. Während Ihre Partnerin oder Ihr Partner ausatmet, üben Sie Druck aus, während der Einatmung nehmen Sie den Druck etwas zurück. Wandern Sie im Verlauf der Rippen Stück für Stück weiter nach unten, und wiederholen Sie jeweils den Zyklus: Üben Sie Druck während der Ausatmung aus, lassen Sie mit dem Druck während der Einatmung nach.

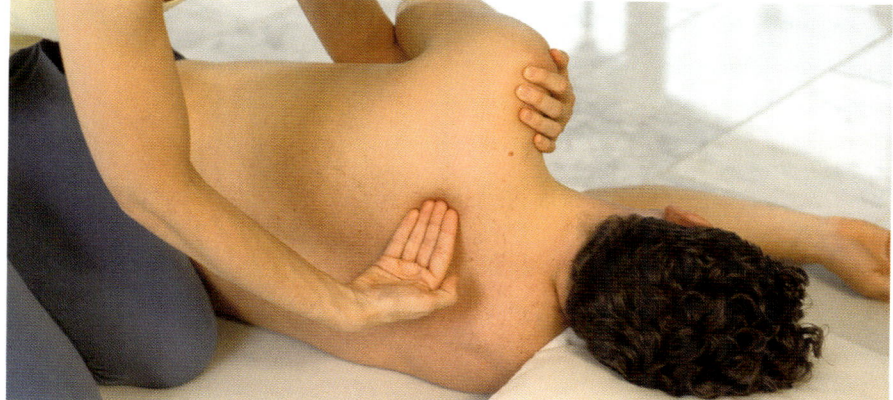

Setzen Sie die Fingerkuppen mit der Ihnen zugewandten Handfläche unter dem Schulterblatt an.

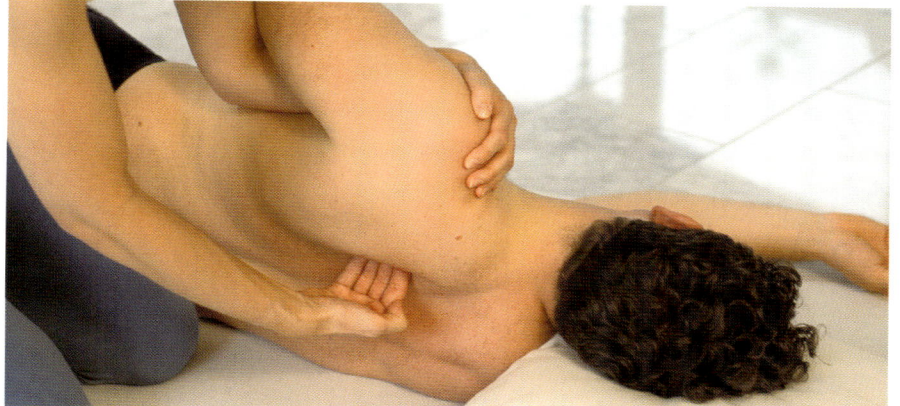

Schieben Sie nun die Schulter und das Schulterblatt über Ihre Finger.

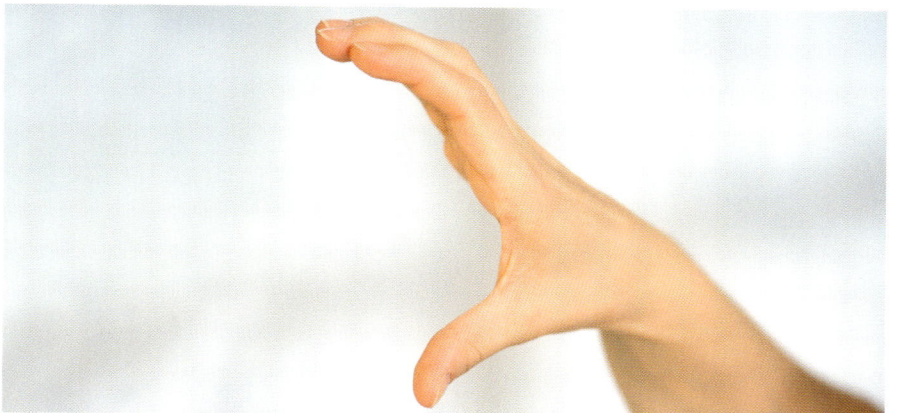

Die weit geöffnete Hand gleicht einem Tigermaul.

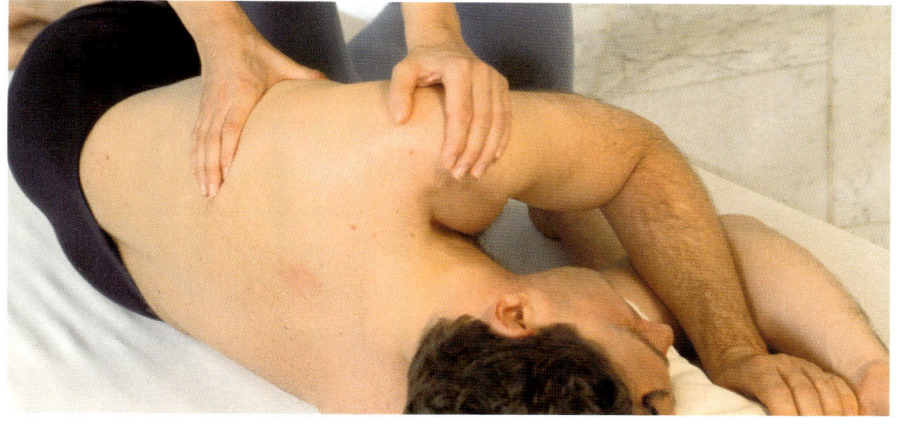

Legen Sie die weit geöffnete Hand im Verlauf der Rippen auf den seitlichen Brustkorb, und üben Sie Druck während der Ausatmung aus.

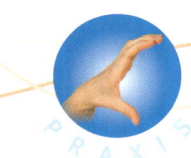

Der Druck mit dem Ellenbogen

Einen intensiveren Druck, als es mit den Händen möglich ist, können Sie mit den Ellenbogen ausüben. Die Ellenbogendrucktechnik kommt zur Anwendung bei derben Verspannungen größerer Muskelgruppen. Der Einsatz der Ellenbogen entlastet Ihre Hände und Finger. Diese Tech-

nik können Sie an Rücken-, Gesäß-, Beinmuskeln oder Schultern einsetzen. Winkeln Sie den Arm jedoch nicht maximal an, damit die Ellenbogenspitze keinen zu unangenehmen Druck verursacht. Wenn Sie die Ellenbogen an der Schultermuskulatur einsetzen, stellen oder knien Sie sich hinter die Partnerin/den Partner. Setzen Sie die nur leicht gebeugten Ellenbogen zwischen Hals und Schultergelenk auf die Schultermuskeln auf. Üben Sie nun vorsichtig einen senkrechten, nach unten gerichteten Druck aus. Die Druckausübung erfolgt mit der Ausatmung der Partnerin oder des Partners und richtet sich in ihrer Stärke nach deren Empfindlichkeit. Massieren Sie so die gesamte Nackenmuskulatur. Streichen

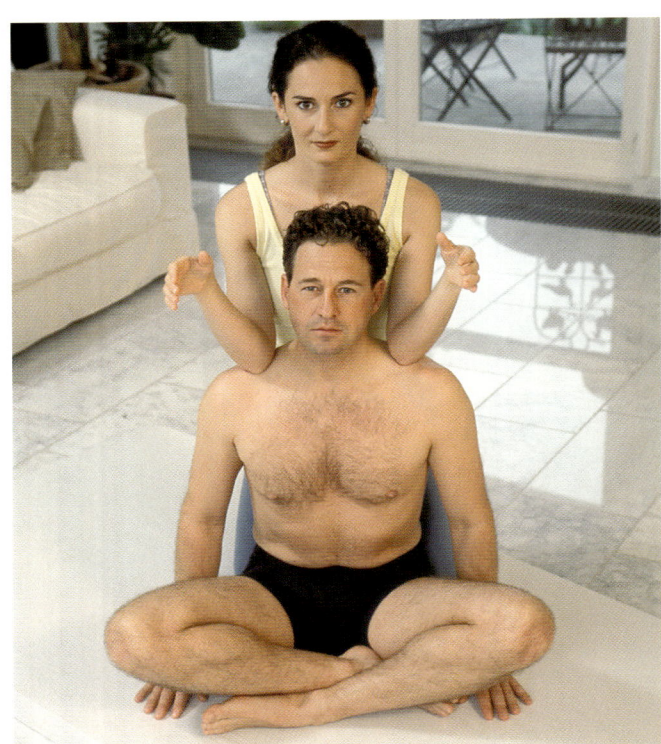

Setzen Sie die Ellenbogen leicht gebeugt und mit entspanntem Handgelenk auf die Nackenmuskeln auf.

Links: Üben Sie während der Ausatmung vorsichtig Druck senkrecht nach unten aus.

Rechts: Nachdem Sie den Nackenbereich massiert haben, streichen Sie vom Hals über die Schultern zu den Armen hin aus.

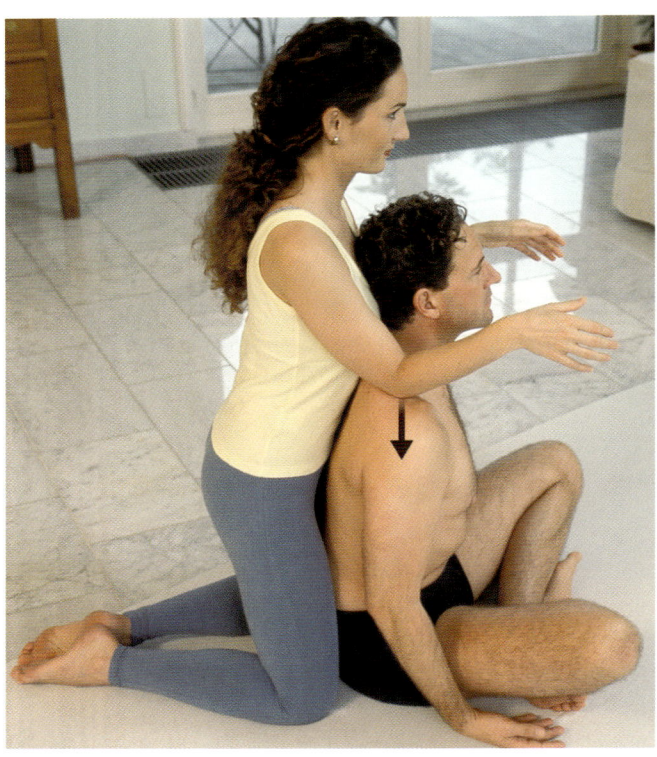

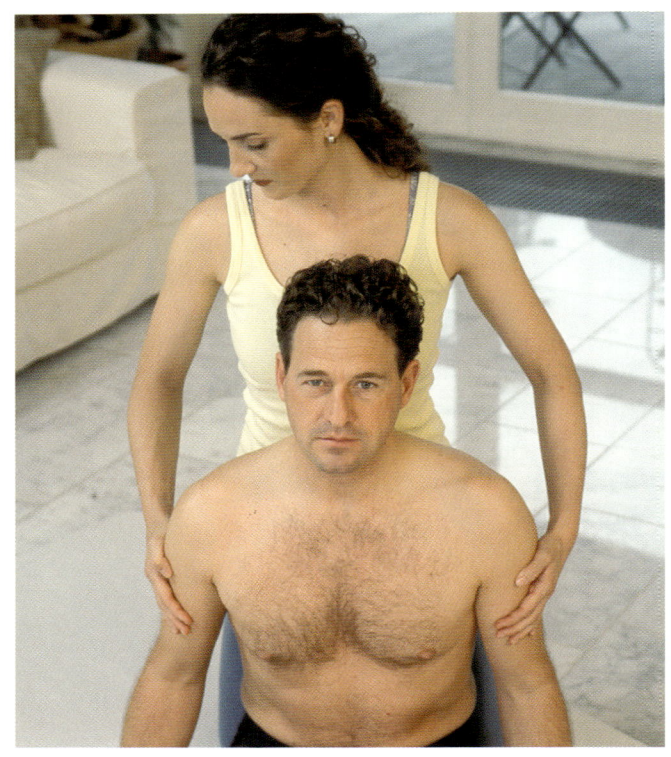

> **! ACHTUNG**
>
> - Bei älteren Personen führen Sie die Ellenbogendrucktechnik nur mit wenig Druck und großer Behutsamkeit durch.
> - Wenden Sie die Ellenbogendrucktechnik nicht an bei Bestehen einer Schwangerschaft sowie bei Menschen mit erhöhter Knochenbrüchigkeit (Osteoporose).
> - Auch Schulterverletzungen und rheumatische Beschwerden stellen Gegenanzeigen für die Ellenbogendrucktechnik an den Schultern dar.

Sie anschließend Hals, Schultern und Arme aus. Die Druckbehandlung mit den Ellenbogen kann bei einer bestehenden Schwangerschaft Wehen auslösen. Bitte vermeiden Sie daher diese Technik in der Schwangerschaft.

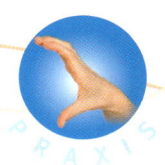

Die Dehntechnik

Ein weiterer wichtiger Bestandteil von Shiatsu sind die Dehntechniken. Sie dienen der Entspannung und der Lösung energetischer Stauungen und regen damit das ungehinderte Fließen der Lebensenergie Ki an.
Im Folgenden lernen Sie einige einfache und wichtige Dehnungsmöglichkeiten kennen.

Richtig dehnen

Führen Sie Dehnungen nach dem folgenden Prinzip durch: Bringen Sie zunächst den zu dehnenden Muskel so weit in die Dehnstellung, bis der Partner oder die Partnerin ein leichtes Ziehen angibt. Gehen Sie nicht über diesen Punkt hinaus.
Denken Sie an Ihre eigene Position, halten Sie Ihren Rücken gerade, und arbeiten Sie aus dem Unterbauch, dem Hara, heraus. Verstärken Sie sanft die Dehnung, während Ihr Partner oder Ihre Partnerin ausatmet, aber nur so weit,

> **! RICHTIG DEHNEN**
> - Beachten Sie beim Dehnen die individuelle Schmerzgrenze des Partners oder der Partnerin.
> - Dehnen Sie bei älteren Menschen oder steifen Gelenken sehr vorsichtig.
> - Vermeiden Sie Federn oder Wippen bei der Dehnung, da dies die Muskelspannung nur erhöht.
> - Führen Sie keine Dehnung im Bereich verletzter Körperteile durch.

dass keine unangenehmen Schmerzen auftreten. Geben Sie beim Einatmen leicht nach. Führen Sie dies über fünf Atemzüge durch, und legen Sie den gedehnten Körperteil wieder in seine Normalstellung ab. Vermeiden Sie unbedingt ruckartige Bewegungen bzw. »Wippen« oder »Federn«. Dadurch würden Sie die Anspannung des Muskels erhöhen und genau das Gegenteil erreichen.

Das Dehnen der Oberschenkelrückseite

Mit der Dehnung der Oberschenkelrückseite wirken Sie auf die hier verlaufenden Energiebahnen ein.
Entwickeln Sie aus dem Fersensitz den Halbkniestand, und setzen Sie Ihren äußeren Fuß neben die Hüfte Ihrer Partnerin oder Ihres Partners. Umfassen Sie mit der äußeren Hand

das Knie, mit der inneren Hand die Ferse, und winkeln Sie das Bein Ihrer Partnerin bzw. Ihres Partners an. Verlagern Sie nun Ihr Gewicht auf Ihren aufstehenden Fuß, und nehmen Sie das gehaltene Bein mit in die Beugung. In dieser Dehnstellung halten Sie das Bein über die Dauer von drei Atemzyklen. Während der Ausatmung verstärken Sie die Dehnung leicht. Wenn Sie merken, dass der Massageempfangende oder die Massageempfangende eine Gegenspannung entwickelt, ist Ihr Druck zu stark. Legen Sie anschließend das Bein vorsichtig ab, und führen Sie diese Dehnung am anderen Bein durch.

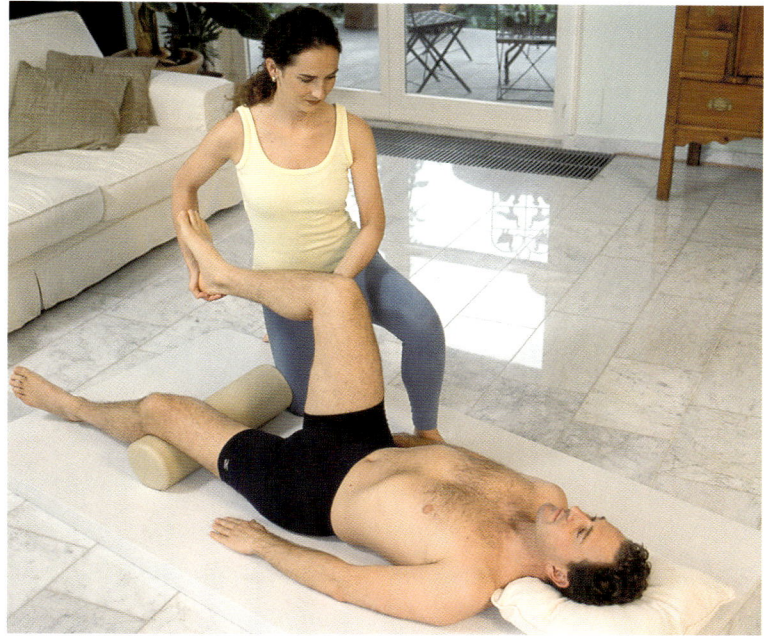

Fassen Sie das Bein am Knie und an der Ferse.

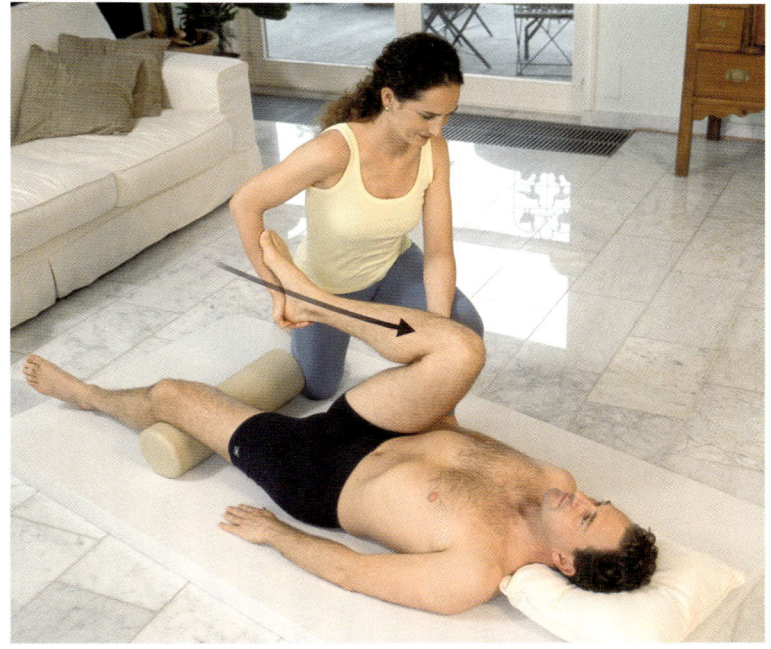

Verlagern Sie Ihr Gewicht nach vorne, und führen Sie das Bein dabei in die Dehnstellung.

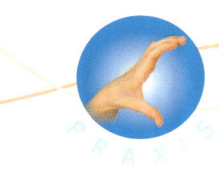

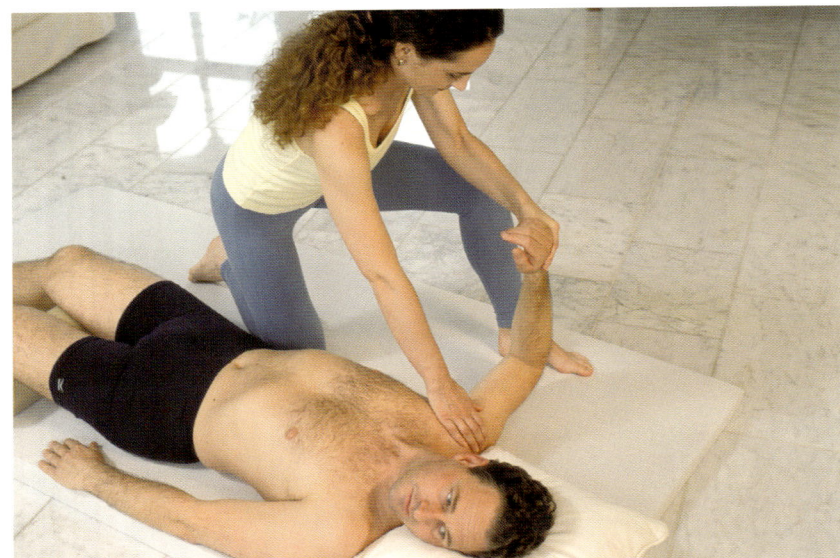

Lockern Sie den Arm im Schultergelenk durch leichtes Schaukeln.

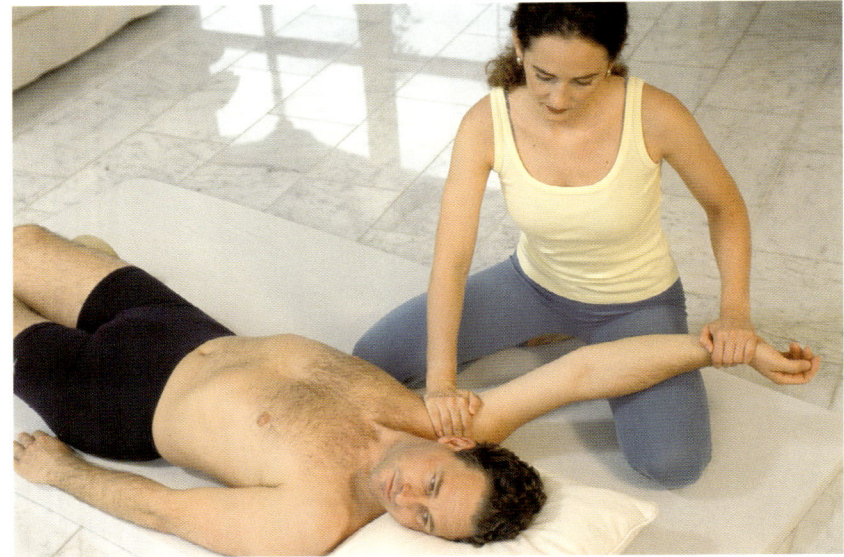

Legen Sie den Arm seitlich neben den Körper, und dehnen Sie Ober- und Unterarm mit den Handballen.

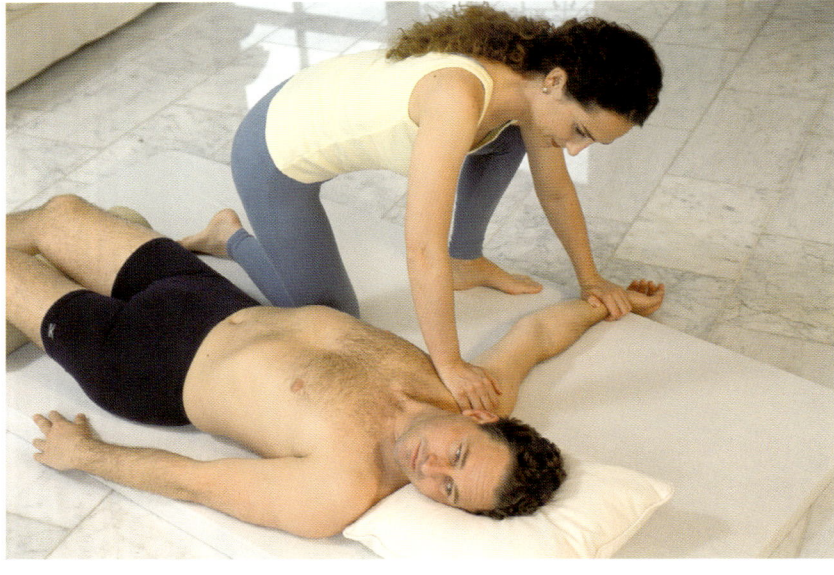

Dehnen Sie nun den im rechten Winkel abgespreizten Arm mit den Handballen. Dehnen Sie abschließend den gestreckten Arm über den Kopf.

Die Dehnung des Arms

Dehnen Sie die Arme in mehreren Positionen, und beeinflussen Sie damit den Energiefluss in verschiedenen Meridianen dieses Bereichs. Lockern Sie vor der Dehnung zunächst die Arm- und Schultermuskeln. Nehmen Sie dazu den Halbkniestand ein. Legen Sie Ihre rechte Hand auf die rechte Schulter Ihrer Partnerin bzw. Ihres Partners und umfassen Sie mit der linken Hand die Hand der Partnerin oder des Partners. Heben Sie nun den Arm empor, sodass er etwas von der Unterlage abgehoben und im Ellenbogen rechtwinklig gebeugt ist. Bewegen Sie den Arm mit leichten schaukelnden Bewegungen vor und zurück. Die Partnerin oder der Partner darf bei dieser Lockerung keine Gegenspannung entwickeln, sie oder er sollte den Arm von Ihnen führen lassen.

Legen Sie nun den ausgestreckten Arm des Partners oder der Partnerin mit der Handfläche nach oben seitlich ab. Ihre rechte Hand bleibt weiterhin auf der Schulter. Setzen Sie die linke Hand mit dem Handballen oberhalb des Handgelenks auf den Unterarm des Partners oder der Partnerin auf. Verlagern Sie vorsichtig Ihr Gewicht nach vorne auf beide Hände, und dehnen Sie so die Muskeln auf der Innenseite des Ober- und Unterarms Ihres Partners oder Ihrer Partnerin. Legen Sie den Arm so ab, dass zwischen Körper und Schultergelenk ein rechter Winkel entsteht. Bringen Sie Ihre Hände wieder in die gleiche Position und verlagern Sie erneut Ihr Gewicht auf Ihre Hände.

Dehnen Sie nun den Arm Ihres Partners oder Ihrer Partnerin über den Kopf. Nehmen Sie hierfür den seitlichen Fersensitz neben dem Kopf ein. Legen Sie den Arm gestreckt über Ihren Oberschenkel, und dehnen Sie ihn durch den Druck Ihrer Handballen wie in den ersten beiden Positionen. Verfahren Sie ebenso mit dem anderen Arm.

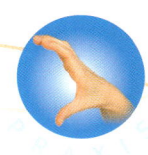

Druck- und Dehntechniken auf einen Blick

DRUCKTECHNIKEN

HANDBALLENDRUCK

Legen Sie Ihre Hand flach auf die zu massierende Körperstelle. Achten Sie darauf, dass sich Ihre Handflächen an die Konturen des Körperareals anpassen. Üben Sie Druck aus, indem Sie Ihr Gewicht über die Schultern und die gestreckten Arme auf den Handballen verlagern.

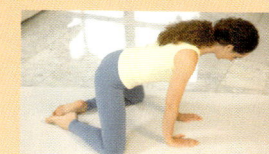 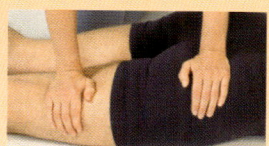

DAUMENDRUCK

Setzen Sie den Daumen mit dem gesamten Endglied auf, und üben Sie gleichmäßigen Druck auf einen Punkt aus. Vermeiden Sie dabei federnde, kreisende oder vibrierende Bewegungen. Führen Sie die Druckausübung gleichmäßig mit der Atmung Ihrer Partnerin oder Ihres Partners aus.

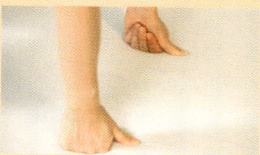 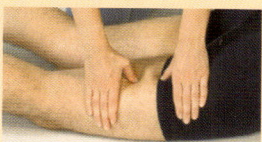

FINGERDRUCK

Umgreifen Sie mit einer Hand die Vorderseite der Schulter. Setzen Sie die vier Fingerspitzen der anderen Hand unter den Mittelrand des Schulterblatts, schieben Sie die Schulter zurück, und gleiten Sie mit den Fingern unter das Schulterblatt. Bewegen Sie Ihre Hände atemsynchron aufeinander zu.

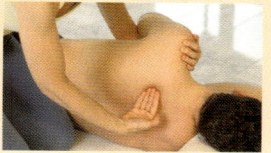 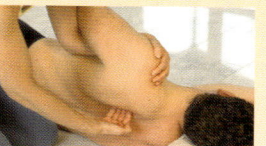

TIGERMAULGRIFF

Legen Sie Ihre weit gespreizte Hand seitlich auf den oberen Brustkorb. Üben Sie durch Vor- und Zurückschieben Ihres Beckens Druck mit der Hand aus. Wandern Sie so im Verlauf der Rippen Stück für Stück weiter nach unten. Üben Sie Druck während der Ausatmung des Partners bzw. der Partnerin aus.

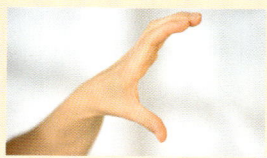 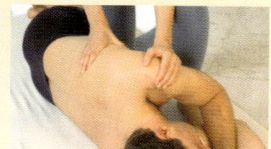

ELLENBOGENDRUCK

Knien Sie sich hinter den Partner oder die Partnerin, winkeln Sie Ihre Arme leicht an, und setzen Sie sie Ihrem Partner oder Ihrer Partnerin auf die Schultermuskulatur. Üben Sie nun während der Ausatmung Ihres Partners oder Ihrer Partnerin Druck aus. So massieren Sie die gesamte Nackenmuskulatur.

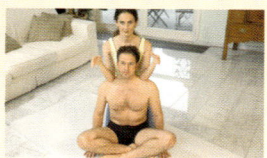 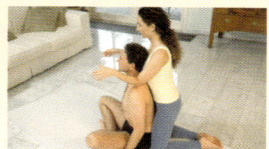

DEHNTECHNIKEN

DEHNUNG DER OBERSCHENKELRÜCKSEITE

Umfassen Sie mit der einen Hand das Knie, mit der anderen Hand die Ferse, und winkeln Sie das Bein Ihres Partners bzw. der Partnerin an. Verlagern Sie Ihr Gewicht, und beugen Sie das gehaltene Bein. Verstärken Sie die Dehnung während der Ausatmung. Führen Sie die Dehnung anschließend am anderen Bein durch.

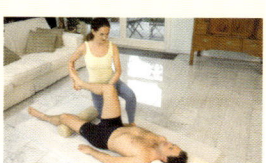 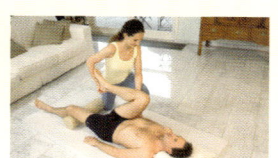

DEHNUNG DES ARMS

Legen Sie Ihre rechte Hand auf die rechte Schulter Ihres Partners bzw. Ihrer Partnerin, und umfassen Sie mit Ihrer linken Hand die rechte Hand. Schaukeln Sie den erhobenen Arm. Legen Sie den Arm ab, setzen Sie Ihre linke Hand auf den Unterarm, und dehnen Sie die Muskeln der Innenseite des Ober- und Unterarms.

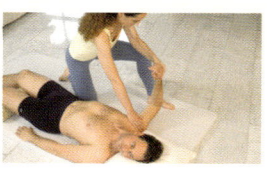 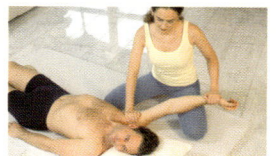

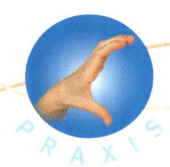

Die Massage der einzelnen Körperbereiche

Mit den bis hierher gelernten Druck- und Dehntechniken sind Sie bereits in der Lage, eine Massage des ganzen Körpers durchzuführen. Mit der Massage aktivieren Sie die Lebensenergie Ki, die sich im Hara, d. h. im Unterbauch, befindet und regen die Selbstheilungskräfte an. Bedenken Sie jedoch, dass es sich um eine Massage und nicht um eine Heilbehandlung handelt. Geben Sie Druck ab, während Ihr Partner oder Ihre Partnerin ausatmet. Versuchen Sie, ein Gefühl dafür zu entwickeln, wieviel Druck Sie ausüben können, damit es für Ihren Partner oder Ihre Partnerin noch angenehm wirkt. Für den Behandelnden soll Shiatsu immer mühelos und möglichst ohne Anstrengung sein. Dem Behandelnden soll Shiatsu neue Energie verleihen; bei dem Empfangenden sollen Selbstheilungskräfte angeregt werden. Arbeiten Sie rhythmisch und fließend. Halten Sie mit den Händen stets Kontakt zum Partner oder zur Partnerin.

> **! TIPP**
>
> Massieren Sie aus Ihrem Hara heraus (→ Seite 148), setzen Sie bei den Drucktechniken Ihr Körpergewicht ein, und arbeiten Sie nicht mit purer Muskelkraft. Entspannen Sie den eigenen Körper. Massieren Sie im rechten Winkel zur Behandlungsfläche.

Die Rückenmassage

Der Rücken gehört zu denjenigen Körperregionen, die am häufigsten schmerzen. Gerade die Wirbelsäule als tragendes Gerüst des Körpers ist besonderen Belastungen ausgesetzt. Chronische Fehlhaltungen und belastende Tätigkeiten beanspruchen alle beteiligten Strukturen wie Knochen, Gelenke und Muskeln und fördern deren Verschleiß.

Eine Rückenbehandlung eignet sich hervorragend für den Einstieg in die Shiatsu-Massage. Sie können hier fast jede Technik anwenden und erkennen sofort, ob Ihre Griffe richtig ankommen.

> **! DIE RÜCKENMASSAGE**
>
> Die Massage des Rückens erfolgt in drei Abschnitten:
> • Beginnen Sie mit Lockerungsübungen.
> • Zur Vorbereitung auf die eigentliche Massage führen Sie nun Dehnungen durch.
> • Wenden Sie anschließend die Drucktechniken mit dem Daumen und dem Handballen an.

Bitten Sie Ihren Partner oder Ihre Partnerin stets um Rückmeldung, wie er oder sie Ihre Griffe empfindet. Viele Punkte, die Sie auf dem Rücken bearbeiten, liegen auf dem so genannten Blasenmeridian.

Links: Der Blasenmeridian ist der längste Meridian des Körpers und zieht vom Kopf über den Rücken bis zu den Fußaußenseiten.

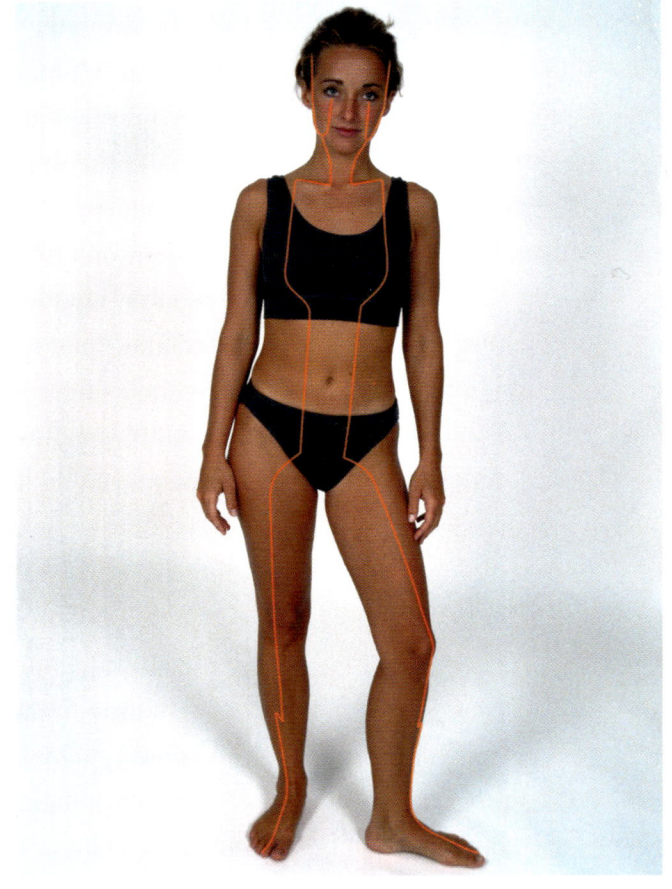

Rechts: Fehlbelastungen im Bereich der Wirbelsäule führen oft zu Rückenschmerzen.

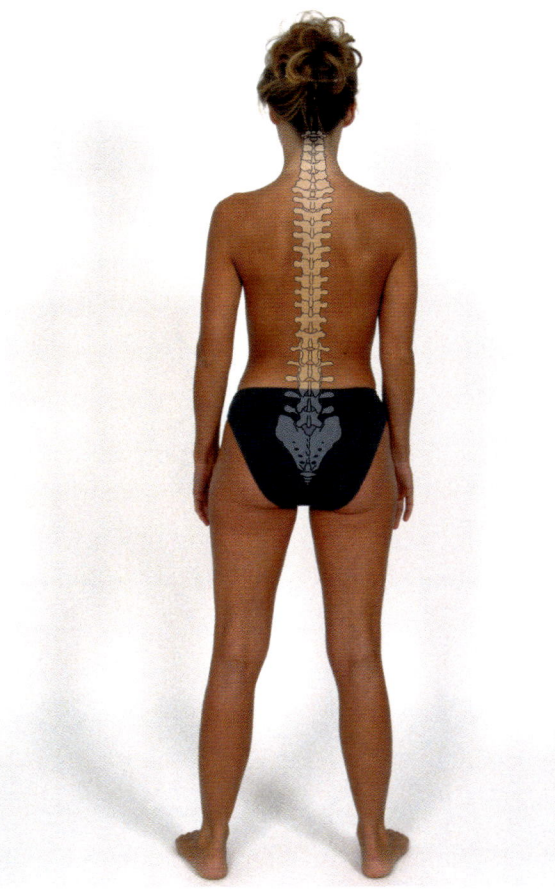

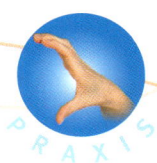

Die Massage des Blasenmeridians

Der Blasenmeridian ist eine der zwölf Hauptleitbahnen. In den Leitbahnen zirkuliert, wie bereits erwähnt, die Lebensenergie Ki. Der Meridian verläuft symmetrisch auf beiden Körperhälften. Er beginnt am Augenwinkel, zieht über den Kopf seitlich an der Wirbelsäule entlang, über die Hinterseite der Beine hinab bis zur Fuß- außenseite. Im Nacken teilt er sich in zwei Äste, die auf dem Rücken parallel abwärts verlaufen. Auf diesem Meridian liegen viele Punkte, die Sie bei der Massage bearbeiten und die u. a. eine bedeutsame Rolle bei der Behandlung von Rückenschmerzen und Erkrankungen anderer Organe spielen.

Die richtige Lagerung

Ihr Partner bzw. Ihre Partnerin lagert auf dem Bauch. Die Unterlage sollte so groß sein, dass Sie ihn oder sie von allen Seiten erreichen und selbst noch bequem darauf knien können. Die Arme liegen seitlich neben dem Körper, der Kopf ist zur Seite gedreht. Bei Nackenbeschwerden

kann es hilfreich sein, wenn Sie den Oberkörper durch ein Kissen unterlagern. Ein zusammengerolltes Handtuch oder ein Kissen unter den Füßen entspannt die Oberschenkelmuskulatur.

! **HINWEIS**

Die Rückenlage ist bei fortgeschrittener Schwangerschaft nicht geeignet, hier sollten Sie die Seitenlagerung vorziehen.

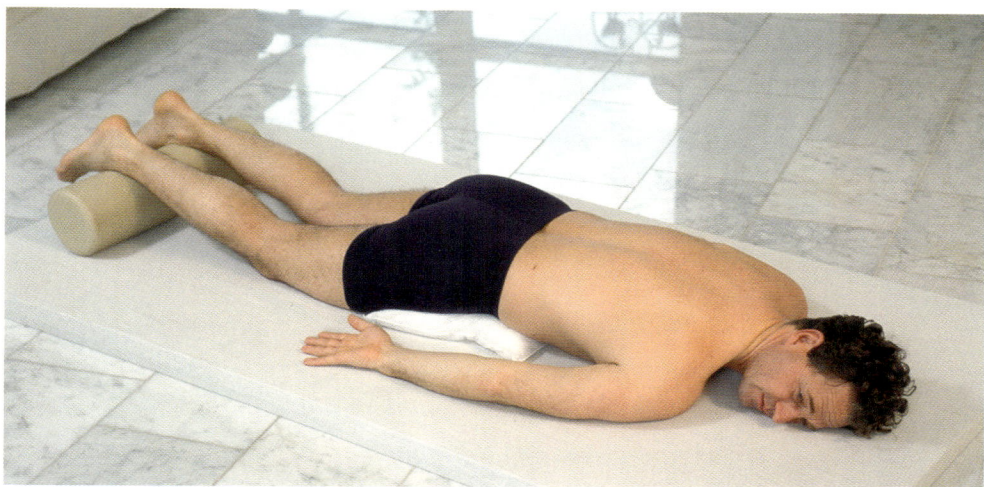

In der klassischen Position liegen die Arme neben dem Körper, der Kopf ist zur Seite gedreht.

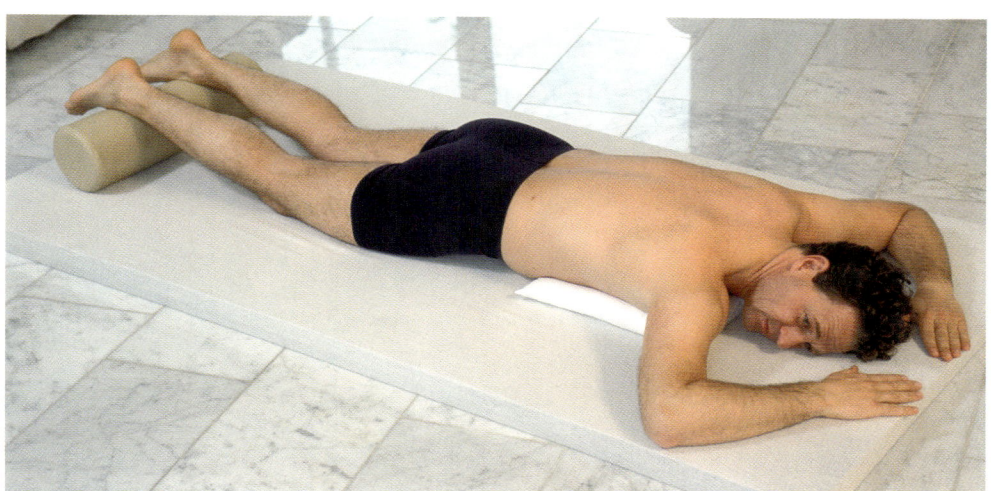

Manche Personen empfinden es als entspannender, wenn die Arme über dem Kopf liegen.

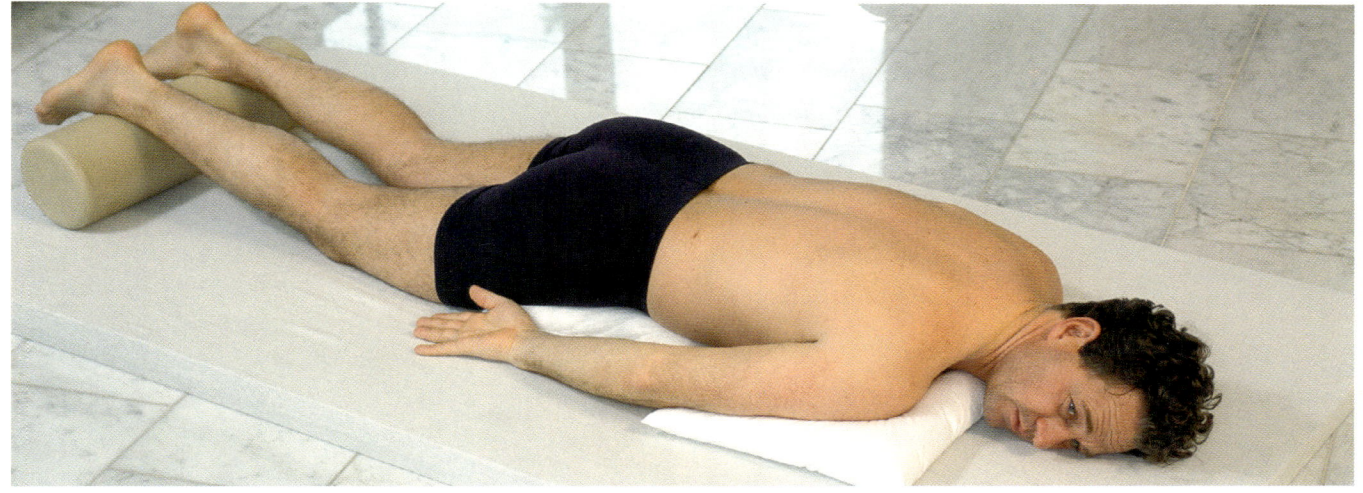

Bei Nackenproblemen kann ein Kissen im Brustbereich Erleichterung schaffen.

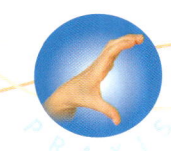

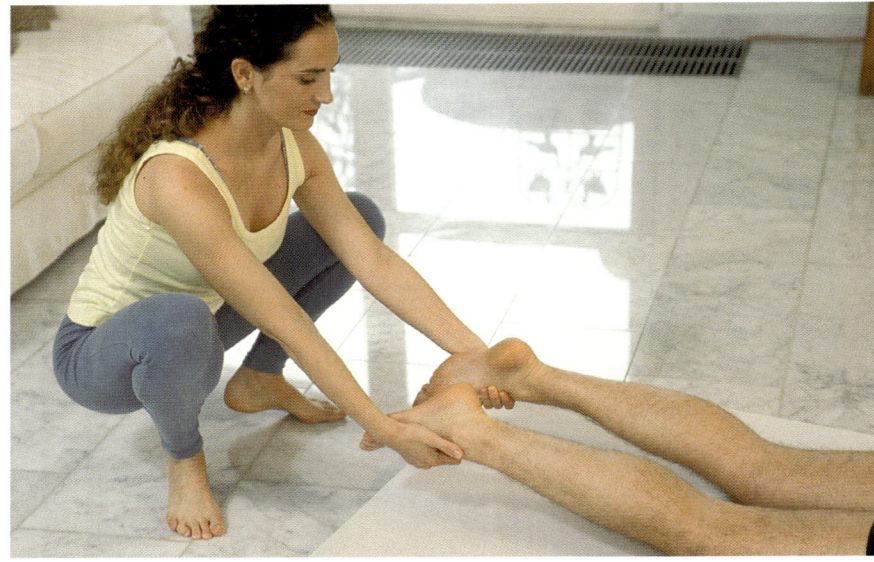

Ergreifen Sie aus dem Kniestand die Füße an den Fesseln, beugen Sie sich etwas zurück, üben Sie einen leichten Zug aus, und schütteln Sie die Beine vorsichtig aus.

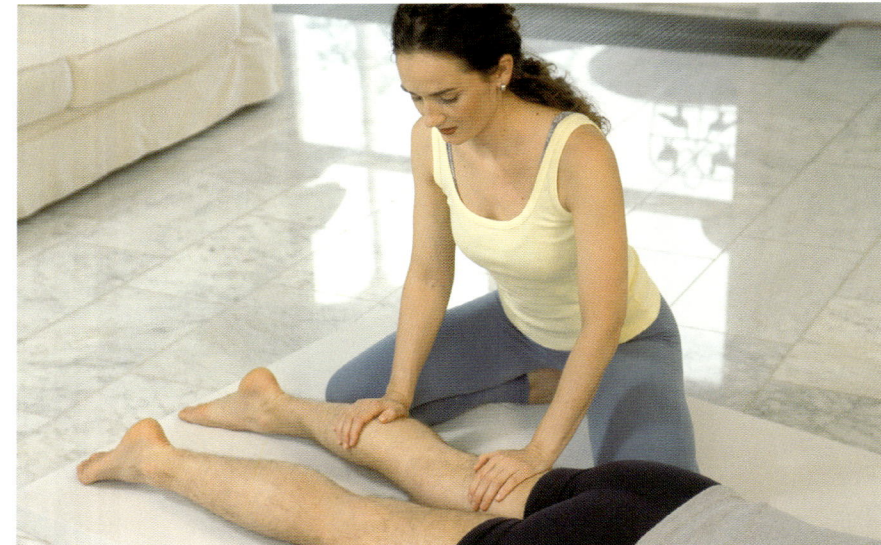

Spannungen in den Beinmuskeln lösen Sie durch sanftes Hin- und Herrollen.

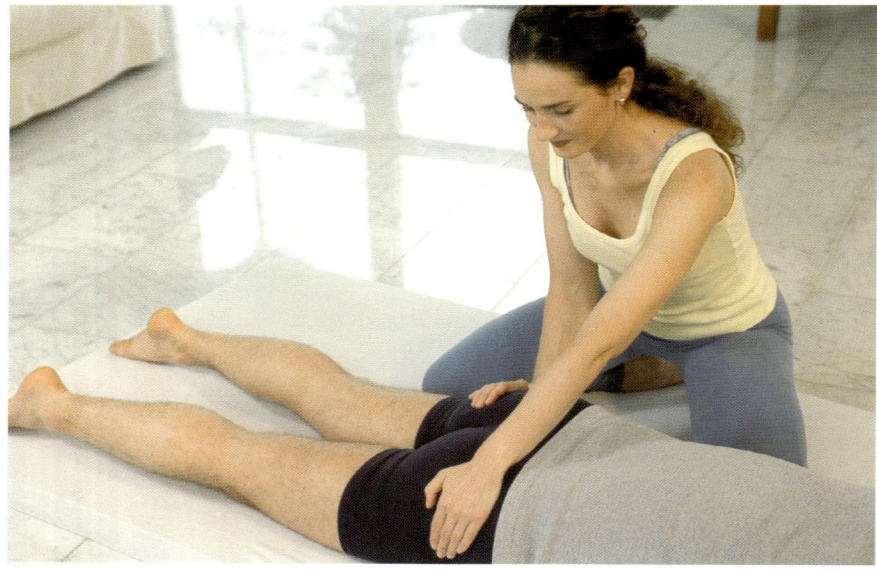

Sanfte Schüttelungen oder Rollungen des Beckens entspannen die Muskeln des Rückens und der Beine.

Die Lockerung

Eine allgemeine Lockerung des Körpers ist die ideale Vorbereitung für die anschließende Massage.

Die Beine schütteln

Ergreifen Sie die Füße Ihres Partners oder Ihrer Partnerin an den Knöcheln, üben Sie an beiden Beinen einen gleichmäßigen Zug aus, und schütteln Sie beide Beine mit kleinen vibrierenden Bewegungen. Bitten Sie Ihren Partner oder Ihre Partnerin dabei, sich zu entspannen. Führen Sie diese feinen Schüttelbewegungen 30 bis 60 Sekunden durch oder zumindest so lange, bis Sie bemerken, wie sich die Spannung in den Beinmuskeln Ihres Partners oder Ihrer Partnerin löst.

Die Beine rollen

Rutschen Sie im Fersensitz noch etwas fußwärts, sodass Sie in Höhe der Knie Ihres Partners oder Ihrer Partnerin sitzen. Gleiten Sie mit den Händen von der Kreuzbeinregion beinabwärts, sodass eine Hand auf der Wade und die andere auf der Rückseite des Oberschenkels liegt. Führen Sie aus dieser Position kleine rollende Bewegungen durch, üben Sie dabei keinen Druck aus. Nach 30 bis 60 Sekunden legen Sie die Hände auf das andere Bein und führen dort die sanften Schüttelungen durch.

Das Becken rollen/schütteln

Begeben Sie sich in den Fersensitz seitlich in Höhe der Beckenregion Ihres Partner oder Ihrer Partnerin. Legen Sie beide Hände nebeneinander flächig auf die Kreuzbeinregion, und schaukeln oder schütteln Sie die Beckenregion hin und her. Die Bewegungsausschläge sind dabei sehr klein und übertragen sich auf die Beine und den Rücken.

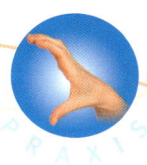

Die Dehnung

Leichte Dehnungen werden von vielen Personen als angenehm und entspannend empfunden. Mit den folgenden Griffen lösen und entspannen Sie die Rückenmuskeln in deren verschiedenen Abschnitten. Die eigentliche Dehnung erfolgt durch das Verlagern Ihres Körpergewichts.

Die Längsdehnung

Sie befinden sich im Fersensitz seitlich des Partners oder der Partnerin. Legen Sie die rechte Hand zwischen die Schulterblätter und die linke Hand in die Mitte des Kreuzbeins. Die Fingerspitzen der linken Hand zeigen fußwärts, die linke Hand passt sich der Kontur des Kreuzbeins an. Richten Sie sich aus dem Fersensitz auf in den Halbkniestand, und schieben Sie Ihren Rumpf über Ihre Arme. Durch diese Gewichtsverlagerung üben Sie Druck auf Ihre Arme aus und entwickeln eine diagonale Dehnung. Geben Sie Gewicht ab, wenn Ihr Partner oder Ihre Partnerin ausatmet. Lösen Sie den Druck durch das Zurücknehmen des Rumpfes.

Die diagonale Dehnung

Aus der gleichen Ausgangsposition legen Sie nun die rechte Hand an das linke Schulterblatt. Dabei umgreifen Sie mit der Kleinfingerseite den mittleren und unteren Rand des Schulterblatts. Legen Sie nun Ihre linke Hand auf den rechten Beckenkamm, und üben Sie wieder Druck aus, indem Sie sich aus dem Halbkniestand über die Arme nach vorne beugen. Die Druckausübung erfolgt wieder während der Ausatmung des Partners oder der Partnerin. Wiederholen Sie dies dreimal. Legen Sie dann die rechte Hand auf das rechte Schulterblatt und die linke Hand auf den linken Beckenknochen, und dehnen Sie dreimal in dieser Diagonale.

Die seitliche Dehnung

Führen Sie nun die Dehnung der seitlichen Rückenpartie durch. Umfassen Sie mit der Kleinfingerseite Ihrer rechten Hand das linke Schulterblatt, und legen Sie die linke Hand seitlich auf den linken Beckenknochen, richten Sie sich aus dem Fersensitz auf in den Halbkniestand, und dehnen Sie die linke Rückenseite, indem Sie Ihr Körpergewicht über die Arme verlagern. Die Druckausübung erfolgt wie immer während der Ausatmungsphase des Partners oder der Partnerin. Führen Sie diese Dehnung dreimal auf jeder Körperseite durch.

DIE RÜCKENMASSAGE
- Gute Lagerung, gegebenenfalls Brustbereich mit Kissen unterstützen
- An den Beinen ziehen
- Beckenschaukel
- Ober- und Unterschenkelmuskeln schütteln
- Druck mit dem Daumenballen
- Daumendruck mit einer Hand
- Daumendruck mit beiden Händen

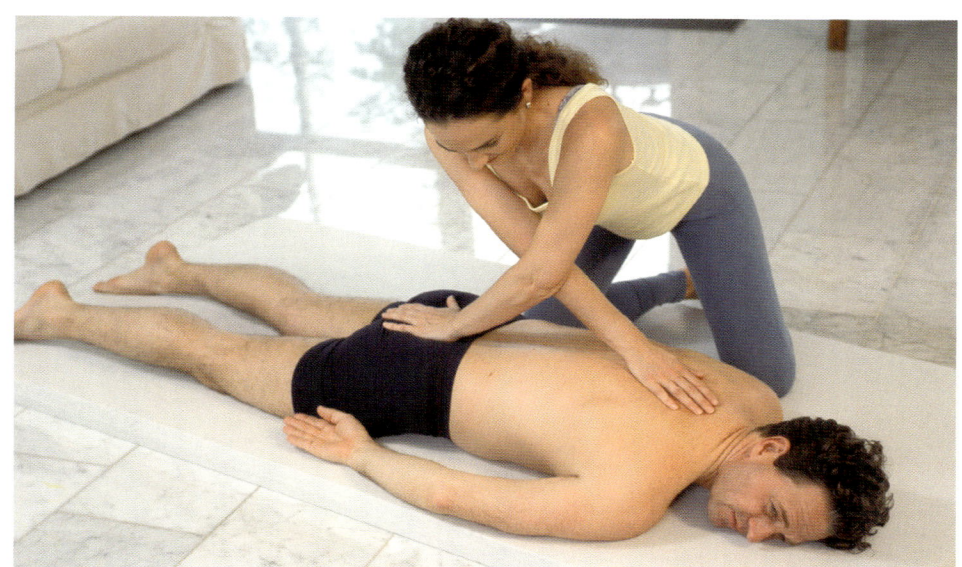

Längsdehnung: Die Dehnung des Rückens erfolgt mit dem eigenen Körpergewicht.

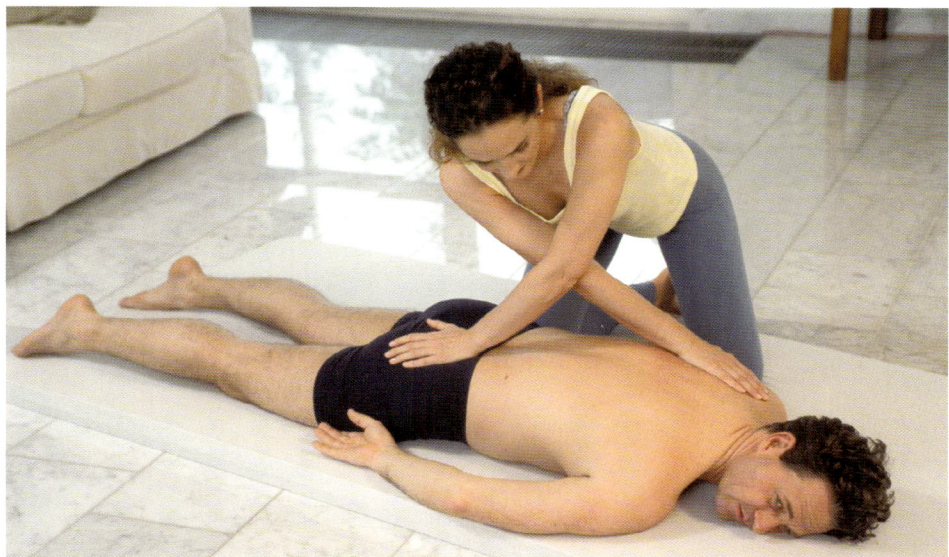

Diagonale Dehnung: Die Druckausübung erfolgt durch die Verlagerung Ihres eigenen Körpergewichts.

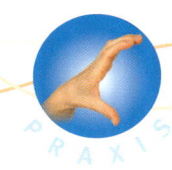
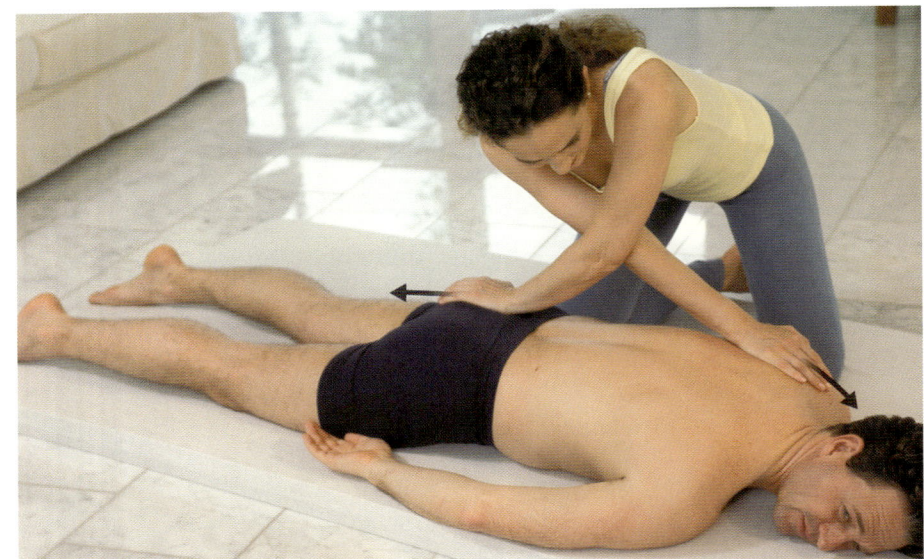

Die Dehnung des Rückens stellt die Vorbereitung für die Massage mit den Drucktechniken dar.

Die Handballentechnik

Massieren Sie die Muskeln beidseits der Wirbelsäule von oben nach unten mit dem Handballen. Begeben Sie sich aus Ihrer Ausgangsstellung, dem Fersensitz, in den Halbkniestand. Legen Sie die linke ruhende Hand auf das Kreuzbein. Die aktive rechte Hand setzen Sie nun mit dem Handballen im oberen Rückenbereich neben der Wirbelsäule auf. Üben Sie Druck mit der aktiven Hand aus, indem Sie Ihr Gewicht wieder über Becken und Rumpf nach vorne verlagern. Die Arme sind gestreckt, und die Hände haben breitflächigen Kontakt mit dem Rücken. Die Druckausübung erfolgt stets während der Ausatmungsphase Ihres Partners oder Ihrer Partnerin. Verlagern Sie Ihren Handballen während der Einatmung des Partners oder der Partnerin jeweils ein Stück weit nach unten. Üben Sie in der Nierenregion nur einen sehr leichten Druck aus. Massieren Sie in dieser Weise die Seite dreimal, und verfahren Sie anschließend mit der anderen Rückenseite in gleicher Weise.

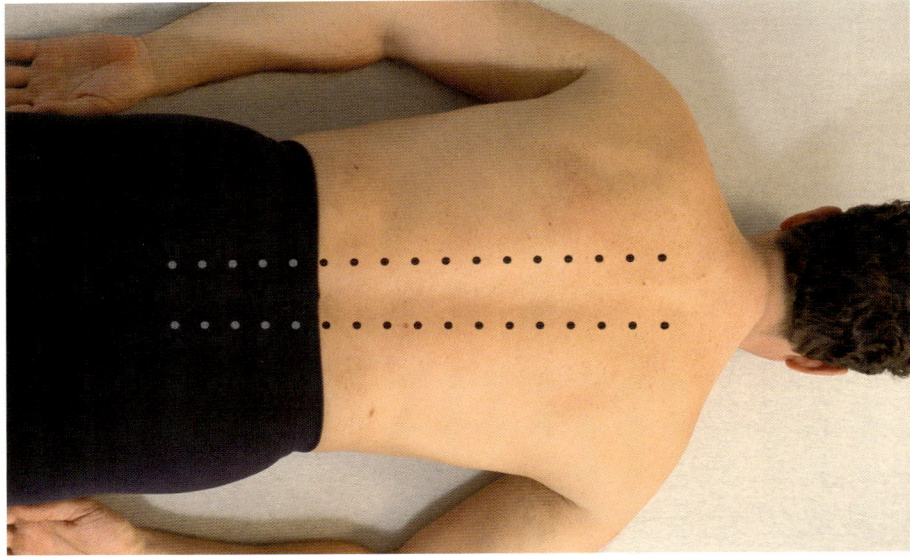

Die Arbeitslinien verlaufen beidseits neben der Wirbelsäule von oben nach unten.

Der Daumendruck mit einer Hand

Mit der Daumendrucktechnik üben Sie punktuellen Druck auf die Muskeln parallel der Wirbelsäule aus. Entwickeln Sie aus dem Fersensitz, der Ausgangsstellung, den Halbkniestand. Beginnen Sie mit den Druckpunkten in Höhe der Oberränder der Schulterblätter, etwa zwei Zentimeter neben den Dornfortsätzen. Massieren Sie Punkt für Punkt in dieser Linie abwärts bis zum Kreuzbein. Die Druckausübung erfolgt wieder

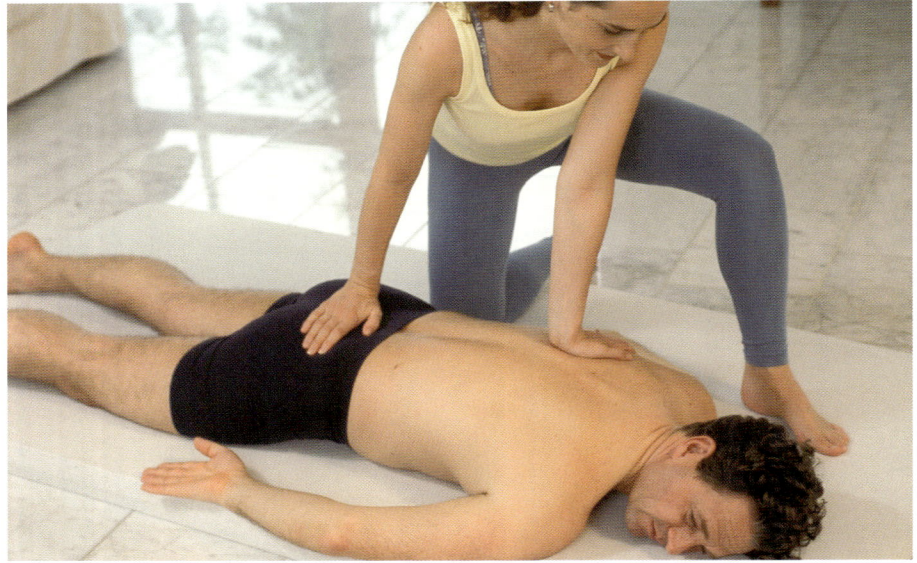

Üben Sie mit dem Handballen Druck aus, und arbeiten Sie dabei Punkt für Punkt von oben nach unten.

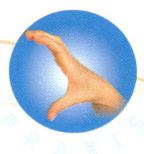

durch Verschiebung des Körpergewichts über den gestreckten Arm, geben Sie Druck während der Ausatmungsphase Ihres Partners oder Ihrer Partnerin ab. Wenden Sie in der Nierenregion nur leichten Druck an. Die ruhende Hand bleibt während der gesamten Behandlung auf dem Kreuzbein liegen.

Der Daumendruck mit beiden Händen

Den Daumendruck können Sie auch mit beiden Daumen gleichzeitig ausüben. Beide Daumen befinden sich dann jeweils auf der gleichen Höhe. Beginnen Sie wieder wie bei dem Druck mit einem Daumen in Höhe des Schulter-

randes etwa zwei Zentimeter neben der Wirbelsäule. Begeben Sie sich am Kopfende des Partners oder der Partnerin in den Fersensitz. Legen Sie nun beide Daumen beidseits der Wirbelsäule unterhalb des Nackens auf. Geben Sie mit der Ausatmung des Partners oder der Partnerin Gewicht ab, und versetzen Sie während der Einatmung die Daumen ein kleines Stück in Richtung Kreuzbein. Wenn Sie an der höchsten Stelle des Rückens angelangt sind, ändern Sie bitte Ihre Position. Begeben Sie sich nun neben den Rücken des Partners oder der Partnerin in den Kniestand, und wandern Sie Punkt für Punkt im Atemrhythmus weiter bis zum Kreuzbein.

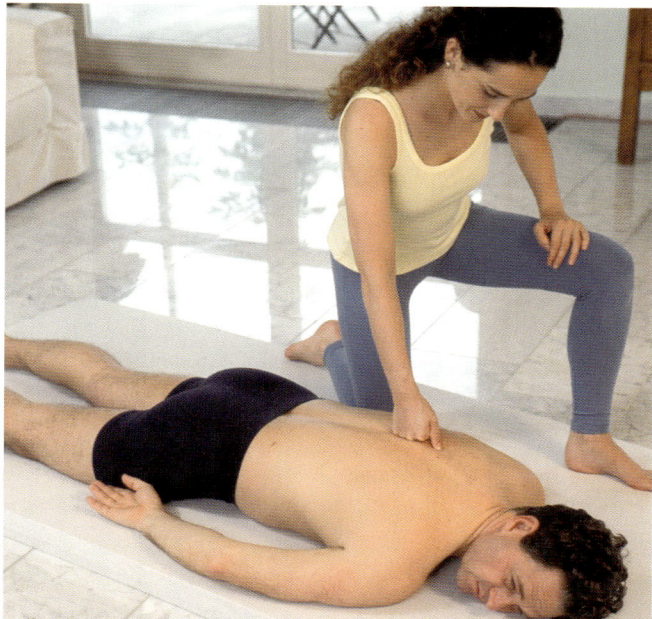

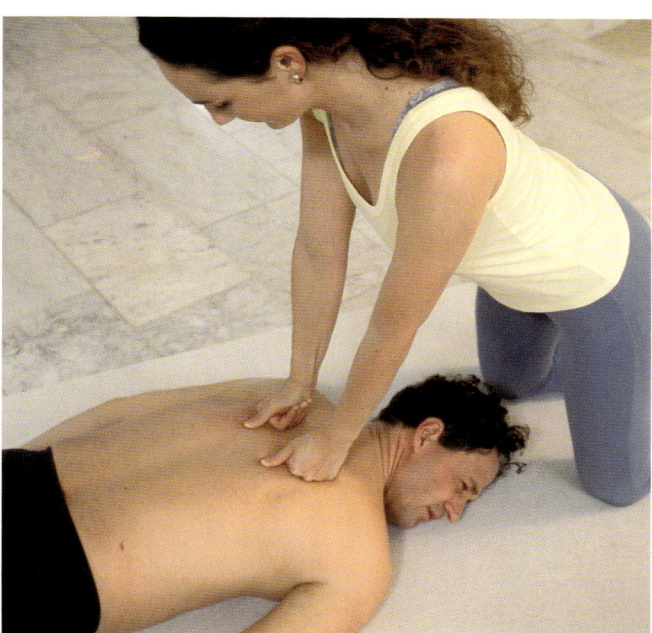

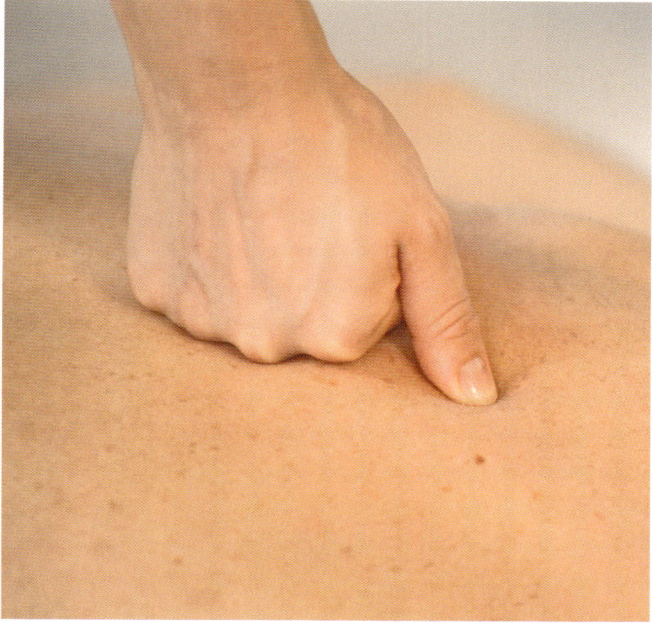

Links : Im Halbkniestand üben Sie die Daumendrucktechnik mit einer Hand aus.

Rechts : Setzen Sie den Daumen mit der Kuppe auf, und stützen Sie ihn mit den übrigen Fingern ab.

Links : Arbeiten Sie mit beiden Händen, so geben Sie den Druck ab, indem Sie Ihr Körpergewicht über den gestreckten Arm nach vorn verlagern.

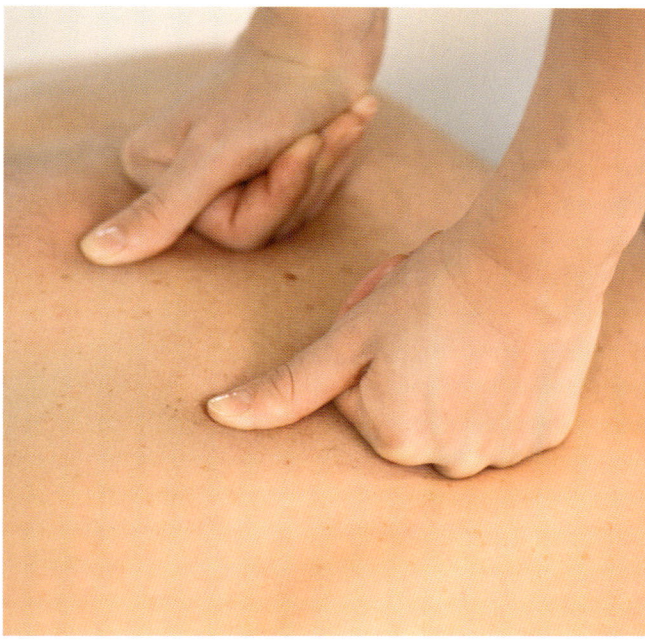

Rechts : Achten Sie darauf, dass beide Daumen parallel aufgesetzt sind.

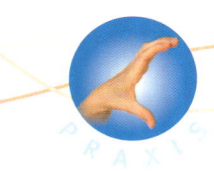

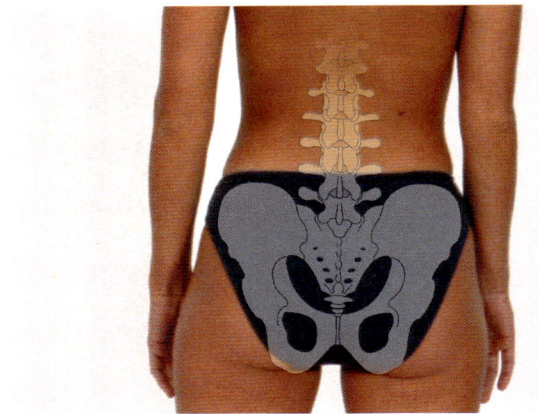

Die Massage im Bereich des Kreuzbeins

Das Kreuzbein bildet die Basis der Wirbelsäule. Es besteht aus mehreren miteinander verschmolzenen Knochen. Hier verbindet sich die bewegliche Wirbelsäule mit dem starren, fast unbeweglichen Becken.

Kreuzbein und Beckenknochen bilden dabei miteinander sehr komplizierte Gelenke. Häufig gehen von dort Beschwerden im unteren Rücken aus. Gleichzeitig ist die Haut über dem Kreuzbein die Reflexzone für Blase und Unterleibsorgane. Bei einer Erkrankung dieser Organe ist eine Massage der Kreuzbeinzone sehr angenehm.

Der Daumendruck mit beiden Daumen

Zunächst suchen Sie mit Ihren Daumen die Kreuzbein-löcher auf. Diese befinden sich etwa zwei bis drei Zenti-meter neben der Mittellinie des Kreuzbands. Wenn Sie mit dem Daumen von oben nach unten tasten, spüren Sie links und rechts die vier kleinen Vertiefungen, die untereinander angeord-net sind. Möglicherweise äußert Ihr Partner oder Ihre Partnerin ein elek-trisierendes Gefühl, wenn Sie Druck ausüben, da durch diese Löcher vom Rückenmark abzweigende Nerven austreten. Diese Zonen entsprechen auch Akupunkturpunkten, die auf dem Blasenmeridian liegen.

Das Kreuzbein verbindet die bewegliche Wirbelsäule mit dem Becken.

> **DIE KREUZBEIN-MASSAGE**
> - Daumendruck mit beiden Händen
> - Handballendruck
> - Kreuzbein »zusammen-schieben«

Suchen Sie mit beiden Daumen das jeweils oberste Loch auf. Setzen Sie dort Ihre Daumenkuppen auf, und üben Sie aus dem Halbkniestand durch Verschieben Ihres Kör-pergewichts über Ihre Arme Druck aus. Passen Sie Ihren Druck der Empfindlichkeit und Sensibilität Ihres Partners oder Ihrer Partnerin an. Üben Sie (wie immer) Druck stets in der Ausatmungsphase aus, lösen Sie die Spannung

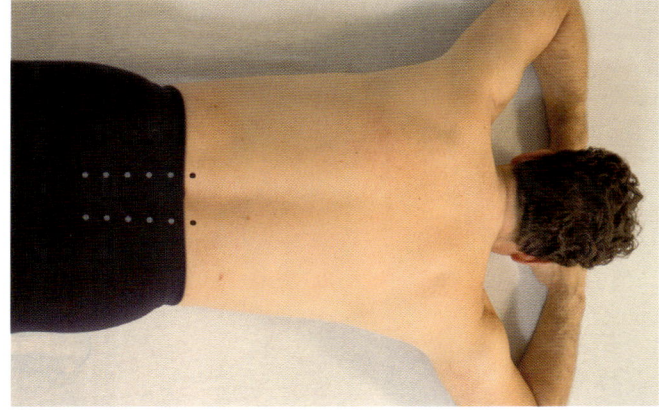

Den unteren Abschnitt des Rückens massieren Sie, ...

... indem Sie seitlich Ihres Partners oder Ihrer Partnerin im Halbkniestand Druck ausüben.

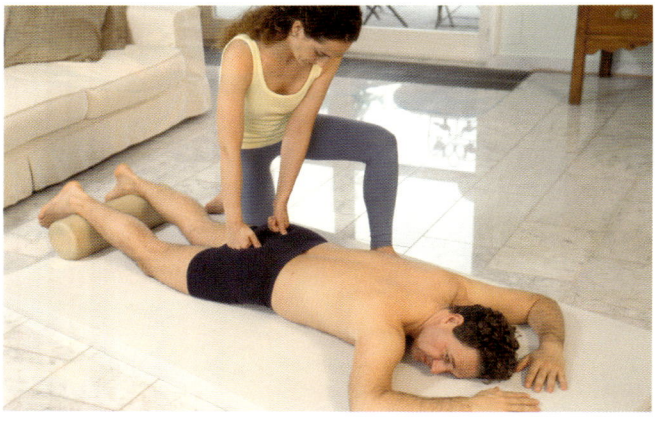

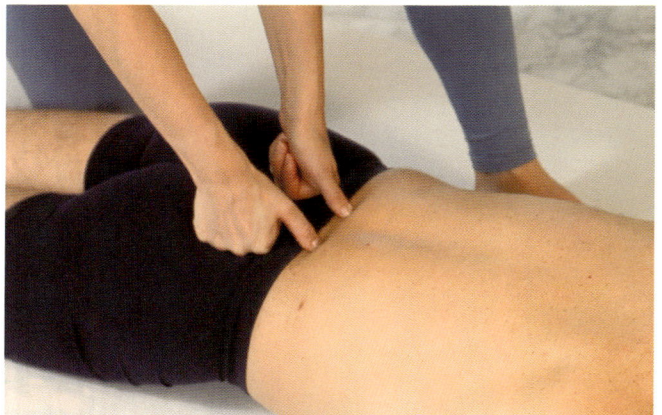

Links: Geben Sie den Druck mit der Daumenkuppe ab.

Rechts: In der unteren Kreuz-beinregion ist es zum Abstützen einfacher, die Finger zu strecken.

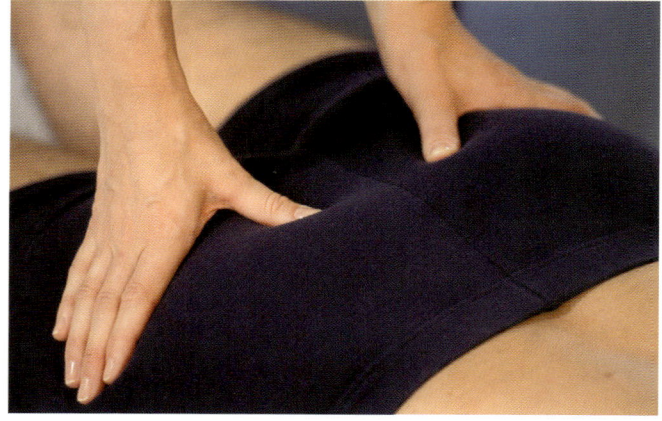

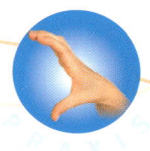

in der Einatmungsphase, und setzen Sie die Daumen ein kleines Stück weiter in Richtung Steißbein. Massieren Sie das Kreuzbein in dieser Weise Punkt für Punkt.

Der Druck mit dem Handballen

Anschließend üben Sie mit den Handballen Druck auf die Kreuzbeinregion aus. Die Ausgangsstellung ist der Fersensitz neben dem Becken des Massageempfangenden bzw. der Massageepfangenden.

Setzen Sie nun Ihre Handballen beidseits der Wirbelsäule auf, gehen Sie in den Kniestand, und üben Sie atemsynchronen Druck auf die Kreuzbeinregion aus. Der Druck mit den Handballen kann hier etwas stärker sein, richtet sich aber weiterhin nach der Schmerzempfindlichkeit des Partners oder der Partnerin.

Der kräftige Druck auf das Kreuzbein entspannt und wirkt oft erleichternd bei bestehenden Schmerzen.

Das Kreuzbein »zusammenschieben«

Falten Sie zunächst Ihre Hände. Legen Sie die gefalteten Hände mit den Handflächen auf das Kreuzbein, und schieben Sie die Handballen mit der Ausatmung des Massageempfangenden oder der Massageempfangenden über dem Kreuzbein zusammen. Auf diese Weise entlasten Sie eine verspannte Kreuzbeinregion.

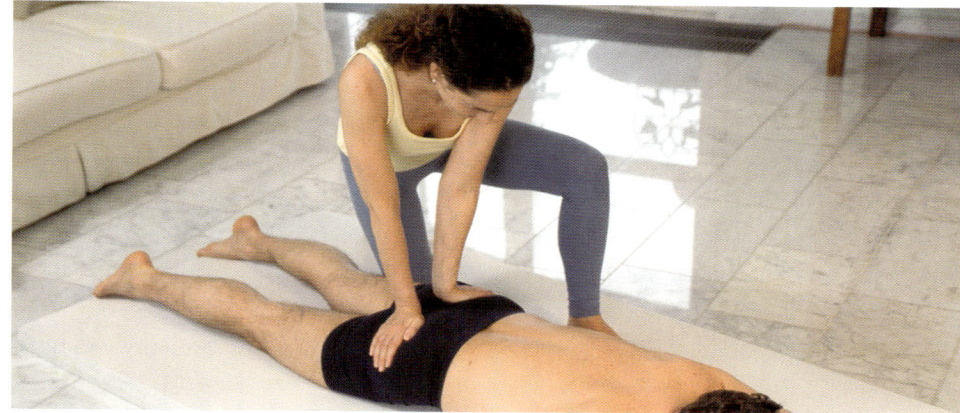

Üben Sie Druck auf die Kreuzbeinregion mit den Handballen aus, dies lindert bestehende Schmerzen.

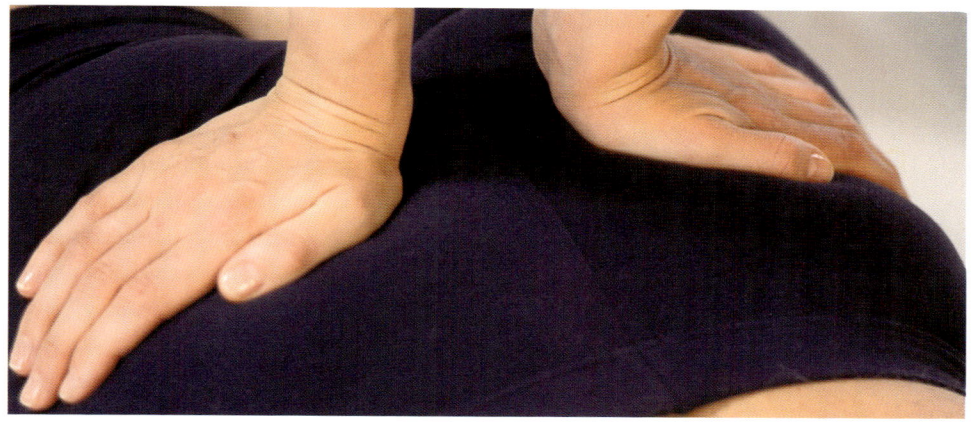

Die Handflächen nehmen flächigen Kontakt mit Kreuzbein und umgebendem Hautareal auf.

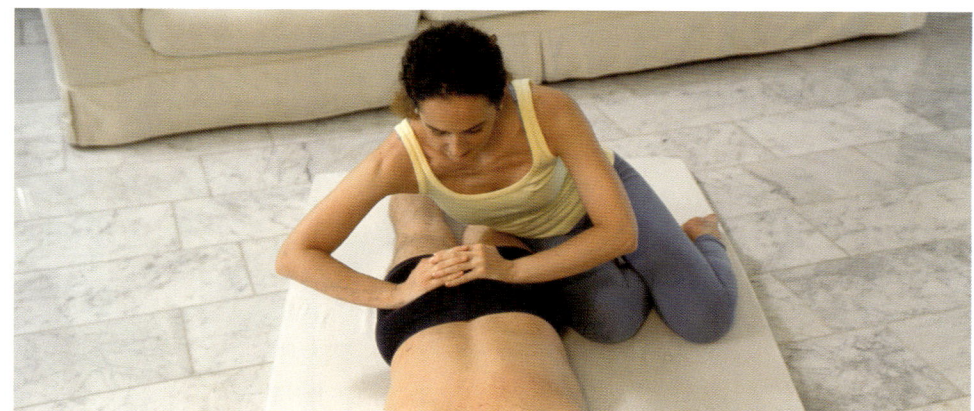

Schieben Sie die Handballen während der Ausatmung des Partners oder der Partnerin zusammen.

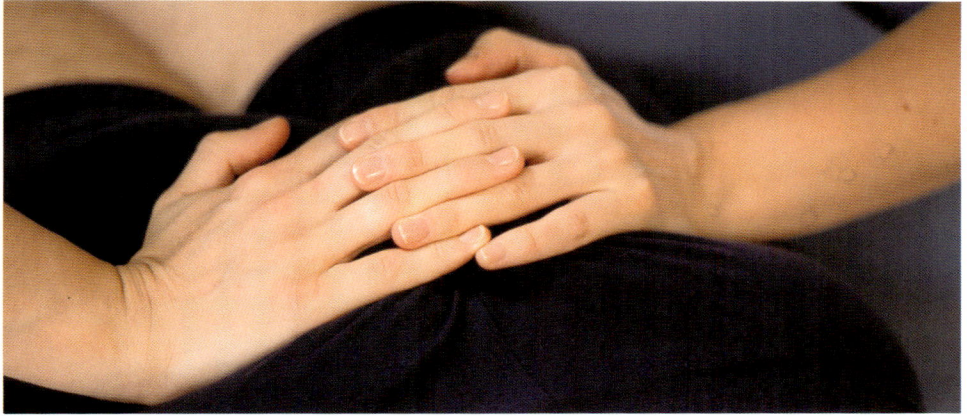

Achten Sie darauf, dass Ihre gefalteten Hände genau auf der Kreuzbeinregion aufliegen.

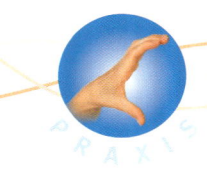

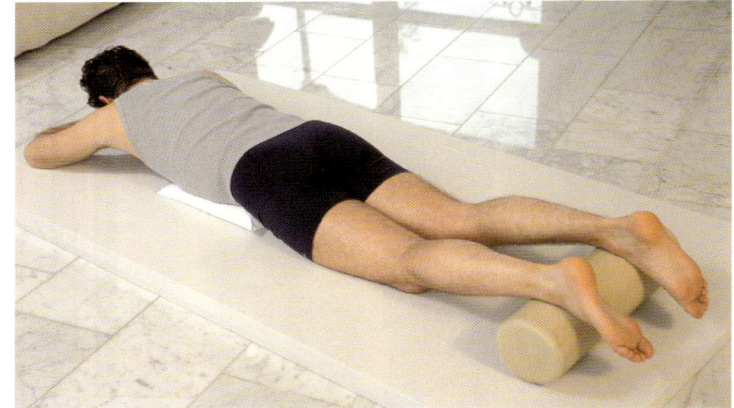

Die Voraussetzung für eine gute Entspannung ist eine optimale Lagerung.

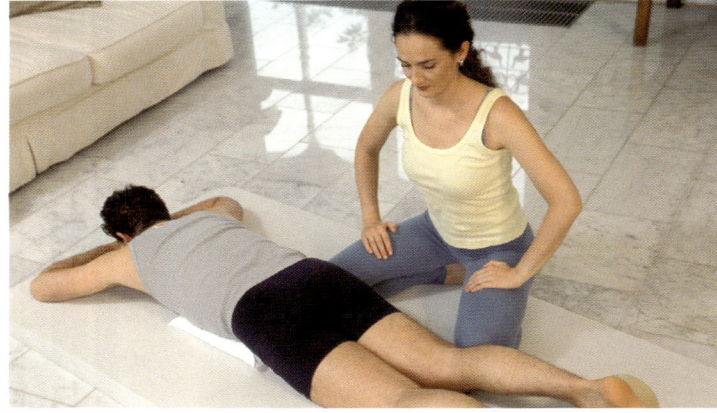

Ausgangsstellung ist der Fersensitz.

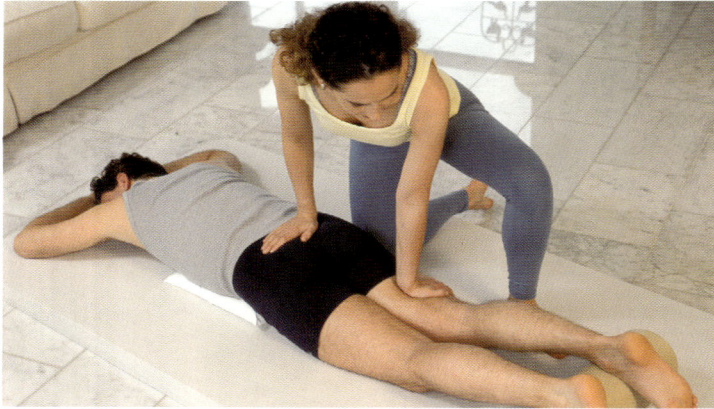

Links: Die ruhende Hand liegt auf dem Kreuzbein, mit der anderen geben Sie Gewicht ab.

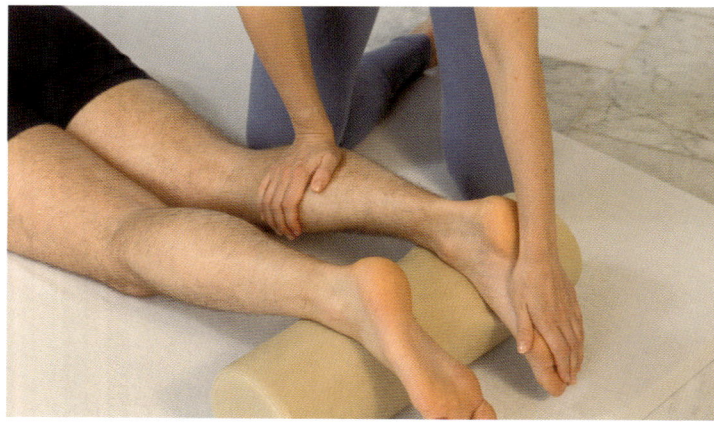

Streichen Sie einige Male kräftig mit der flachen Hand die Fußsohle aus.

Die Massage der Beinrückseiten

Die Beine tragen uns durchs Leben. Naturgemäß macht sich ihr Dauereinsatz häufig in einem Verschleiß in den Knie-, Hüft- und Fußgelenken bemerkbar. Ein bewegungsarmer Lebensstil trägt dazu bei, dass die Muskeln und Sehnen des Beins sich verhärten und verkürzen. Daraus resultiert früher oder später ein Energieungleichgewicht in den Beinen.

Am Fuß beginnend oder endend, verlaufen auf jedem Bein sechs Meridiane. Eine regelmäßige Shiatsu-Massage lockert die Muskeln und Sehnen, verbessert die Durchblutung und fördert schließlich die Beweglichkeit. Auch ein Blick auf die Füße darf hier nicht vergessen werden. Beim

> **! ACHTUNG**
>
> Bei bestehenden Krampfadern oder Entzündungen im Beinbereich dürfen keine Drucktechniken angewendet werden.

Gehen oder Stehen ruht das ganze Körpergewicht auf den Füßen. Von frühestem Alter an werden Füße immer wieder in zu enges Schuhwerk gezwängt und führen, obwohl sie so wichtig sind, ein unbeachtetes und eher kümmerliches Dasein. Gemäß den Grundgedanken der Fußreflexzonenmassage liegen aber auf den Fußsohlen und auf dem Fußrücken zahlreiche Reflexzonen, die mit allen Körperteilen in Verbindung stehen. Aus diesem Grunde sollten Sie die Füße in die Shiatsu-Massage mit einbeziehen.

Die Lagerung

Für die Massage der Beinrückseite befindet sich der Partner oder die Partnerin in der Bauchlage. Ein zusammengerolltes Handtuch oder ein Kissen unterstützt die Füße im Bereich der Sprunggelenke. Ferner werden Beine und Kniegelenke dadurch leicht gebeugt, was zu einer optimalen Entspannung beiträgt. Ein Hohlkreuz gleichen Sie, wenn nötig, durch ein dünnes Kissen im Bauchbereich aus.

Der Druck mit dem Handballen

Zunächst massieren Sie die Beinrückseiten von oben bis unten mit dem Handballen.
Nehmen Sie den Fersensitz ein, etwa in Höhe der Kniegelenke Ihres Partners oder Ihrer Partnerin.

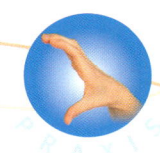

Begeben Sie sich aus dieser Position in den Kniestand, und legen Sie die aktive Hand unterhalb des Gesäßes auf die Mittellinie des Oberschenkels. Legen Sie die andere Hand auf das Kreuzbein. Üben Sie Druck aus, indem Sie Rumpf und Schultern vorschieben. Führen Sie die Druckphase während der Ausatmung Ihres Partners oder Ihrer Partnerin durch. Lösen Sie den Druck während der Einatmung, und setzen Sie den Handballen ein wenig weiter fußwärts. Üben Sie den Druck wieder durch die Verlagerung des Körpergewichts aus. Nach und nach gelangen Sie in einen harmonischen Rhythmus, in dem die Atemzyklen Ihres Partners oder Ihrer Partnerin in Einklang mit Ihren Druck- und Entlastungsphasen stehen. Sparen Sie die empfindliche Kniekehlenzone aus. Im Bereich des Oberschenkels können Sie etwas kräftigeren Druck ausüben, verringern Sie aber den Druck an den Waden. Massieren Sie so Punkt für Punkt vom Gesäß bis zu den Fersen. Wenn Sie an den Fersen angelangt sind, streichen Sie einige Male mit der flachen Hand über die Fußsohle zu den Zehen hin aus. Wiederholen Sie diese Abfolge der Druckausübung mit dem Handballen vom Gesäß bis zur Ferse zweimal.

Der Daumendruck mit einer Hand

Genau auf der Mittellinie des Beins üben Sie nun Druck mit dem Daumen aus. Die Ausgangsstellung ist hierbei die gleiche wie zuvor. Die ruhende Hand liegt auf dem Kreuzbein, den Daumen der anderen Hand setzen Sie auf der Mittellinie des Oberschenkels unterhalb des Gesäßes auf. Mit dem Ausatmen der Partnerin oder des Partners verlagern Sie wieder Ihr Gewicht nach vorne auf den Daumen und lösen die Spannung während der Einatmung. Wandern Sie Punkt für Punkt fersenwärts. Sparen Sie die Kniekehle wieder aus, oder üben Sie allenfalls einen ganz leichten Druck in dieser Region aus. Da der Daumendruck auf der Wade mitunter recht schmerzhaft ist, gehen Sie folgendermaßen vor: Nachdem Sie den Oberschenkel bis zur Knieregion mit Daumendruck massiert haben, begeben Sie sich am Fußende des Partners oder der Partnerin in den Fersensitz. Legen Sie den Unterschenkel des Partners oder der Partnerin auf den eigenen Oberschenkel, und lockern Sie durch kräftiges Hin- und Herwalken mit beiden Händen die Wade. Nun fahren Sie mit der Daumendrucktechnik an der Wade

fort. Die ruhende Hand umfasst dabei die Fußsohle. Mit leichtem Druck auf die Fußsohle dehnen Sie mit jedem Daumen sanft die Wade. Drücken und Dehnen erfolgt während der Ausatmung des Partners oder der Partnerin. Wandern Sie Punkt für Punkt von der Wade bis zur Ferse. Streichen Sie zum Abschluss einige Male mit der flachen Hand kräftig über die Fußsohle.

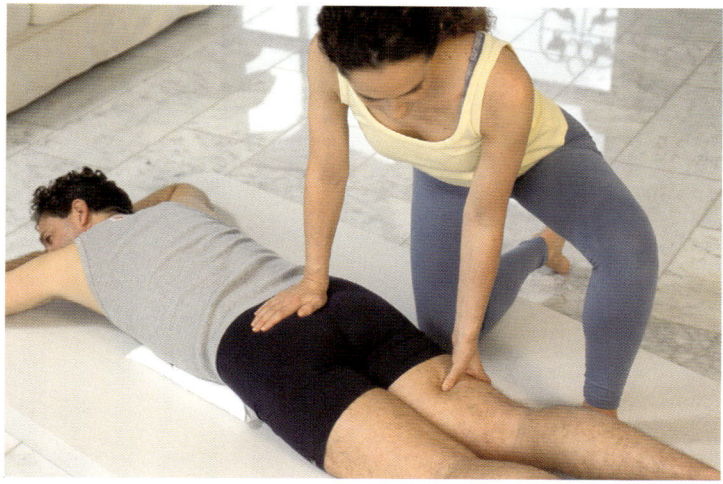

Massieren Sie mit dem Daumendruck vom Gesäß bis zum Knie, sparen Sie aber die Knieregion aus.

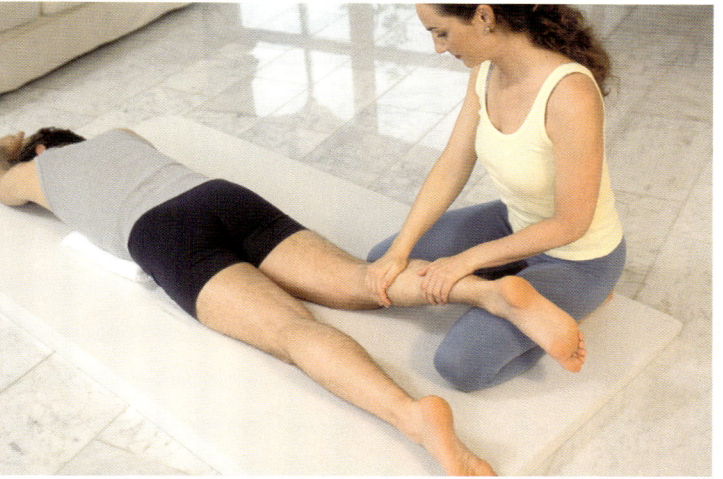

Walken Sie die Waden mit beiden Händen.

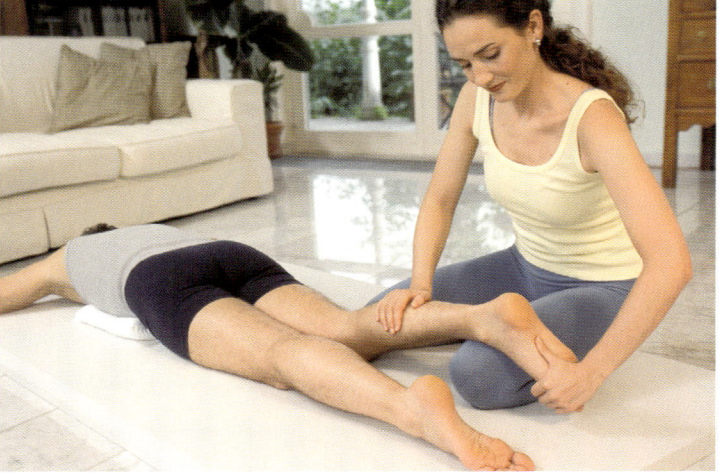

Während Sie mit dem Daumen drücken, üben Sie gleichzeitig eine Dehnung der Wadenmuskulatur aus.

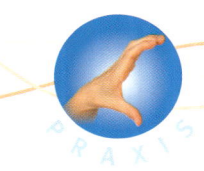

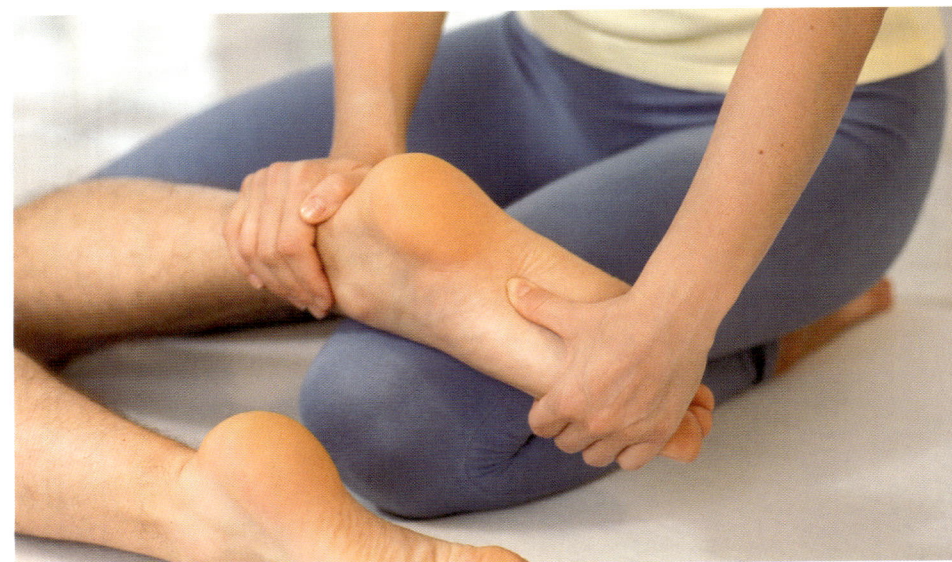

Fersendehnung:
Üben Sie mit der
linken Hand
sanften Druck auf
die Fußsohle aus.

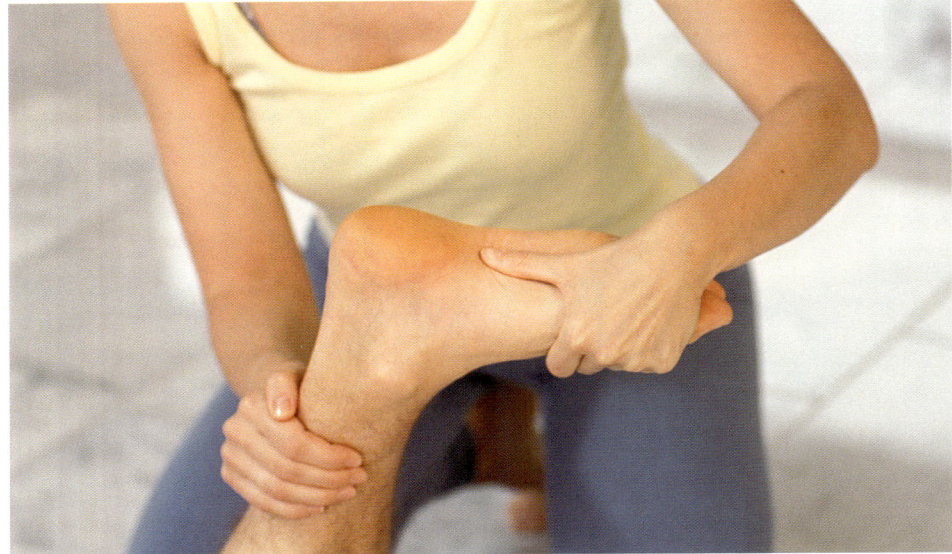

Wadendehnung:
Wiederholen Sie
die Dehnung bei
angewinkeltem
Bein.

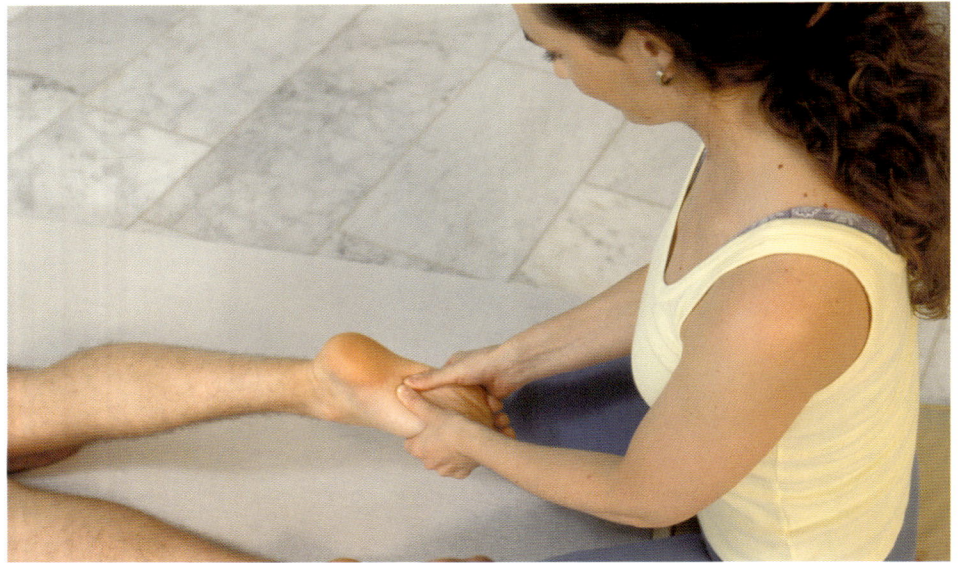

Daumendruck:
Der Druck erfolgt
in daumenbreiten
Abständen.

Die Dehnung der Ferse und Wadenmuskulatur

Nachdem Sie auf der Wadenmuskulatur den Daumendruck
ausgeübt haben, können Sie in
der gleichen Ausgangsstellung
die Wadenmuskulatur dehnen.
Üben Sie mit der einen Hand
einen sanften Druck auf die
Fußsohle aus, und halten Sie
mit der anderen Hand das
Bein an der Ferse. Die Dehnung erfolgt mit der Ausatmung und wird über mehrere
Atemzüge gehalten. Nun winkeln Sie das Bein so an, dass
die Fußsohle zur Zimmerdecke
zeigt. In dieser Position dehnen
Sie die Ferse noch einmal über
mehrere Atemzyklen. Wiederholen Sie die Dehnungen
jeweils dreimal, und legen Sie
den Unterschenkel Ihres Partners oder Ihrer Partnerin wieder ab.

Der Daumendruck auf dem Fuß

Massieren Sie mit beidhändi-
gem Daumendruck zunächst
die Fußsohle. Setzen Sie den
Druck in mehreren längs verlaufenden Reihen. Mit diesem
Schema erfassen Sie die
gesamte Fußsohle. Nehmen Sie
den Fuß in beide Hände, beginnen Sie in der Fersenregion,
und drücken Sie mit dem Daumen Punkt für Punkt gemäß
dem gezeigten Schema.
Auch hier gilt wieder: Die
Druckausübung erfolgt während der Ausatmung des Partners oder der Partnerin. Streichen Sie danach den Fuß noch
einmal aus. Massieren Sie
anschließend das andere Bein
auf die gleiche Weise.

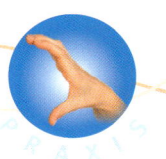

An den Beinen ziehen

Wenn Sie beide Beine in der gleichen Weise massiert haben, führen Sie abschließend noch eine Lockerung der Beine durch. Begeben Sie sich dazu in Hockstellung hinter Ihren Partner oder Ihre Partnerin, und umfassen Sie die Knöchel von außen mit den Handflächen. Führen Sie mit der Ausatmung Ihres Partners oder Ihrer Partnerin einen sanften Zug an beiden Beinen durch, indem Sie Ihr Becken nach hinten verlagern. Halten Sie diese Spannung über mehrere Atemzyklen. Heben Sie bei dieser Übung die Beine nicht an, da dies zu einer unangenehmen Ver-

stärkung eines Hohlkreuzes in der Lendenwirbelsäule führen kann.

Die Oberschenkel halten während der Dehnung Kontakt zur Unterlage. Legen Sie beide Beine wieder ab, und streichen Sie anschließend noch einmal beide Füße nacheinander aus.

ÜBERSICHT BEINMASSAGE

- Beinrückseite zuerst mit dem Handballen massieren
- Anschließend Massage mit dem Daumendruck bis zur Kniekehle
- Wade über Oberschenkel legen und walken
- Wadenmuskel dehnen
- Daumendruck auf der Fußsohle
- Das andere Bein in der gleichen Weise massieren
- An beiden Beinen ziehen
- Abschließend ausstreichen

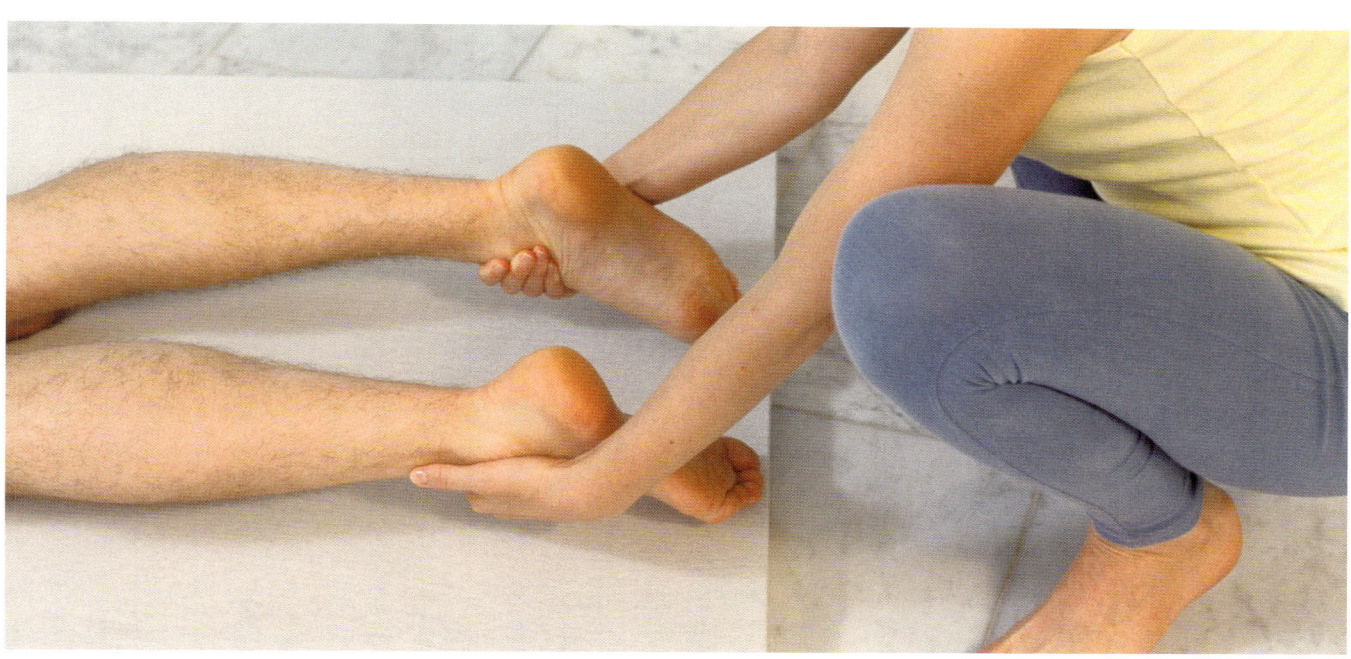

Umfassen Sie die Knöchelregion von außen, sodass Sie einen guten Halt bei der Zugausübung haben.

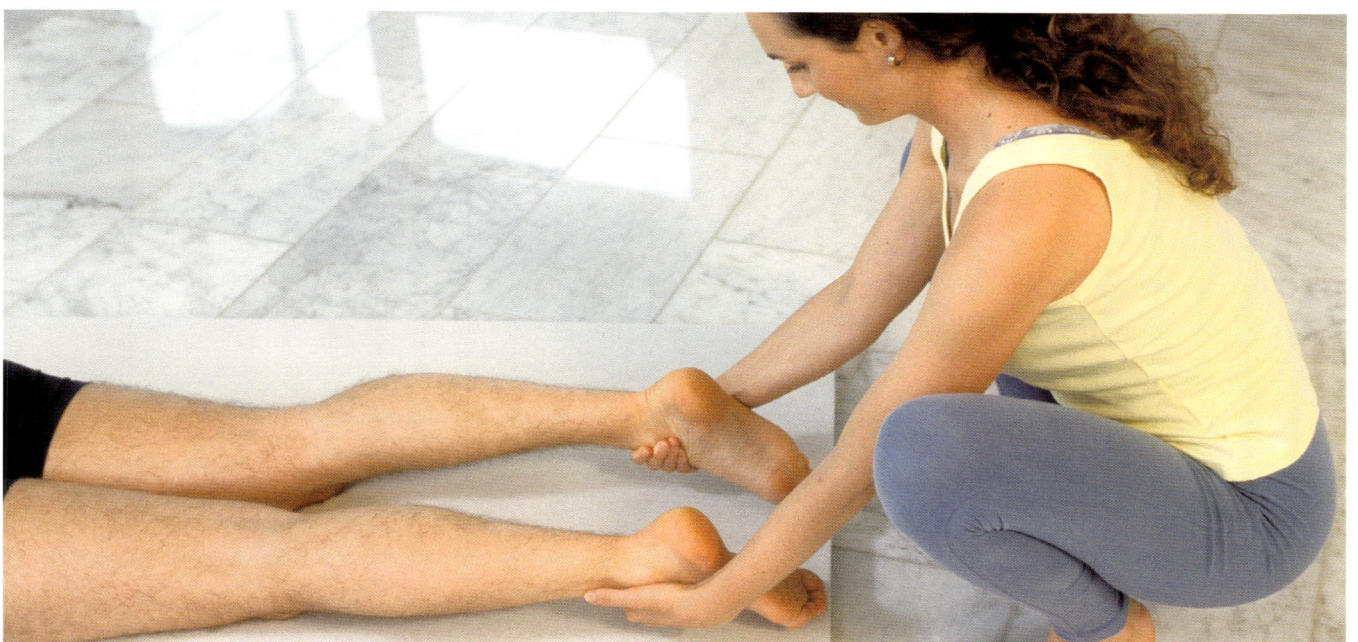

Üben Sie Zug aus, indem Sie das Gewicht Ihres Beckens nach hinten verlagern, vermeiden Sie dabei das Anheben der Beine.

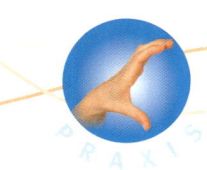

Die Massage der Schultern und der seitlichen Nackenmuskulatur

Die Schultern bilden gewissermaßen die Kreuzung und das Bindeglied zwischen Rücken, Armen und dem Hals-Nackenbereich. Schmerzhafte Muskelverhärtungen bilden sich häufig in diesem Spannungsdreieck. Mit einer einfachen Shiatsu-Massage lösen Sie solche Verspannungen und regen den Energiefluss im Schulter-Arm-Nackenbereich an. Diese Körperregion können Sie sowohl im Sitzen als auch in der Seitenlage massieren.

Die Lagerung

Für die hier beschriebene Schultermassage ist die Seitenlagerung am günstigsten. Damit sich Ihre Partnerin bzw. Ihr Partner optimal entspannen kann, führen Sie die Lagerung folgendermaßen durch: Das unten liegende Bein ist gestreckt, das obere Bein wird zur Stabilisierung gebeugt und vor dem Körper abgelegt. Unterpolstern Sie dieses Bein mit einem zusammengerollten Handtuch, einer Decke oder einem Kissen. Das gebeugte Bein wird hierdurch gestützt und die Seitenlagerung weiterhin stabilisiert. Ziehen Sie nun die unten liegende Schulter etwas nach vorne, sodass der untere Arm gebeugt vor dem Körper liegt. Der Kopf wird mit einem festen Kissen so unterlagert, dass der Hals und die Wirbelsäule gerade und gestreckt sind. Sie selbst befinden sich in Ihrer Ausgangsposition, dem Fersensitz, neben dem Gesäß Ihres Partners oder Ihrer Partnerin. Auf den folgenden Seiten werden die Techniken zur Behandlung von Schultern und seitlicher Nackenmuskulatur dargestellt.

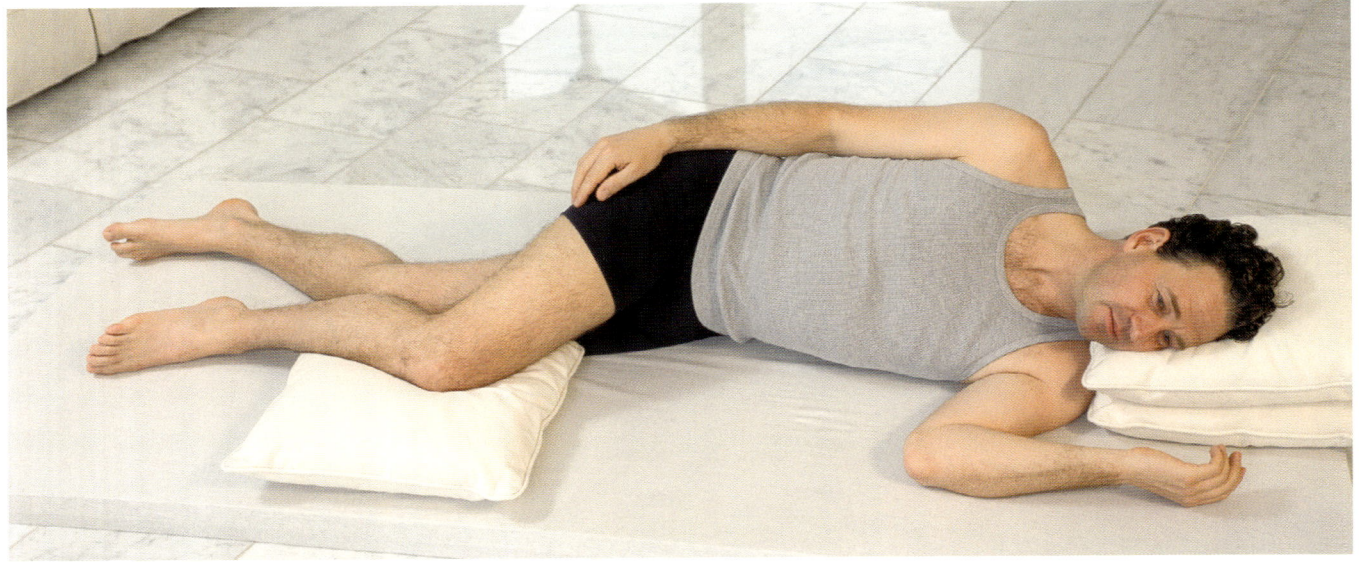

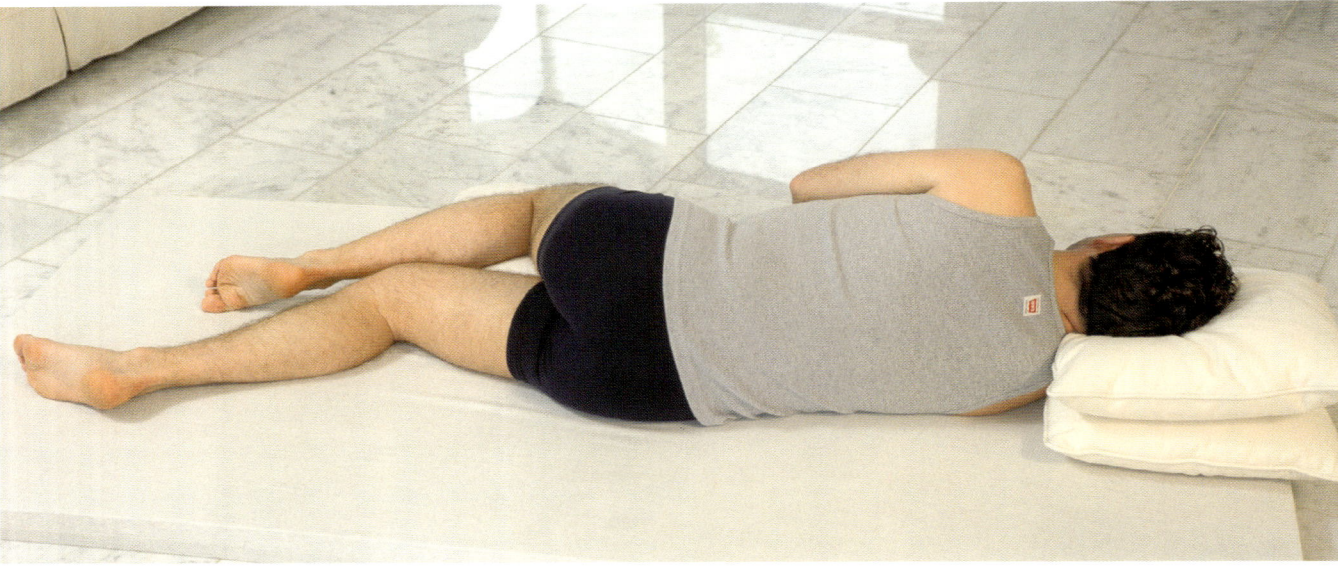

Oben und unten: Kopf, Schulter und oben liegendes Bein werden so unterlagert, dass die gesamte Wirbelsäule eine gerade Linie bildet.

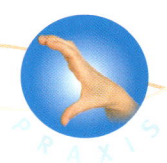

Die Schulterdehnung

Sie sitzen im Fersensitz und umgreifen die Schulter Ihres Partners oder Ihrer Partnerin. Führen Sie Ihren linken Arm unter dem linken Arm des Partners oder der Partnerin hindurch, und legen Sie die linke Hand um die vordere Schulter. Umgreifen Sie mit der anderen Hand die hintere Schulterpartie, und verschränken Sie die Hände. Das Gewicht des Arms ruht auf Ihrem linken Unterarm.

Nachdem Sie die Schulter mit beiden Händen in dieser Weise umschlossen haben, führen Sie eine leichte Zugbewegung fußwärts durch, indem Sie Ihren Oberkörper etwas zurücklegen. Üben Sie die Zugbewegung während der Ausatmungsphase Ihres Partners oder Ihrer Partnerin aus. Harmonisieren Sie die Abfolge von Ziehen und Lösen im Atemrhythmus Ihres Partners oder Ihrer Partnerin.

Das Kreisen der Schulter

Belassen Sie Ihre Hände in der gleichen Position wie bei der Schulterdehnung. Führen Sie nun große Kreise im Uhrzeigersinn durch, sodass sich das Schulterblatt mitbewegt. Folgen Sie dieser Bewegung mit Ihrem eigenen Oberkörper. Die kreisenden Bewegungen lockern den gesamten Schultergürtel.

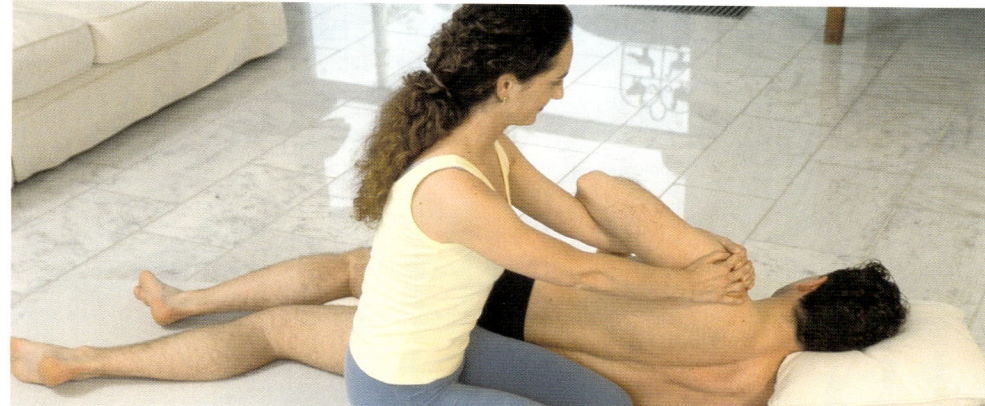

Umschließen Sie die vordere und hintere Schulter mit den Handflächen.

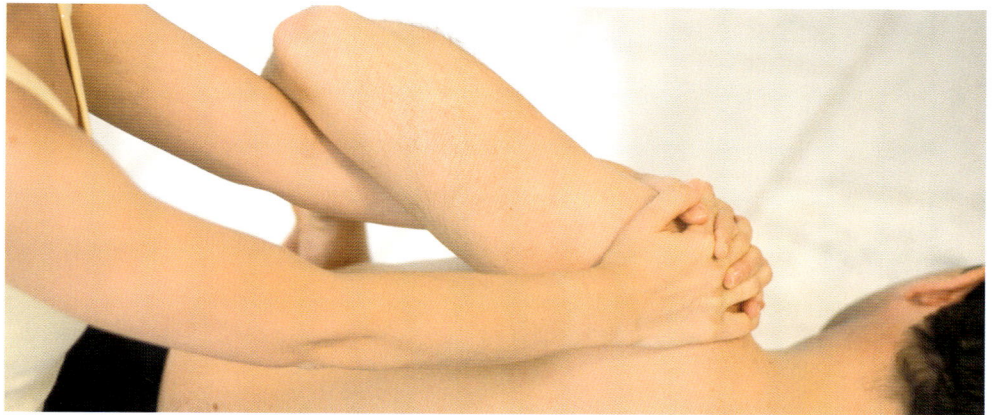

Üben Sie atemsynchrone Zugbewegungen aus, ...

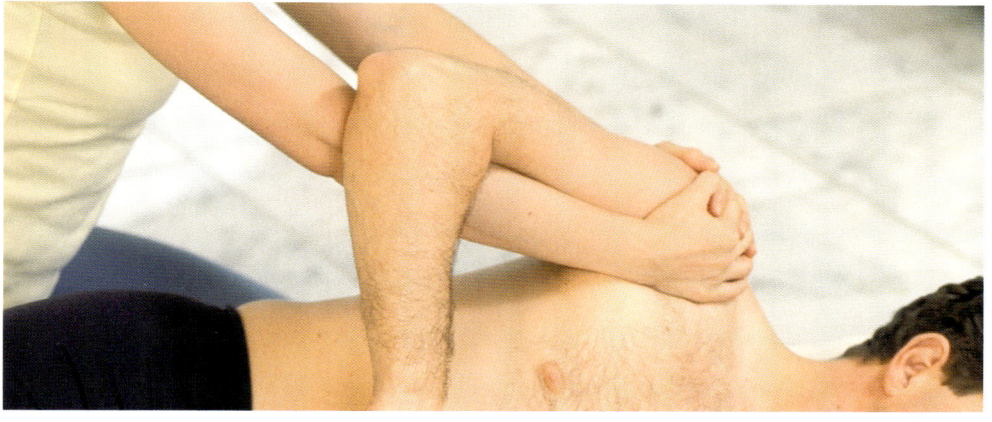

... indem Sie das Gewicht Ihres Oberkörpers nach hinten verlagern.

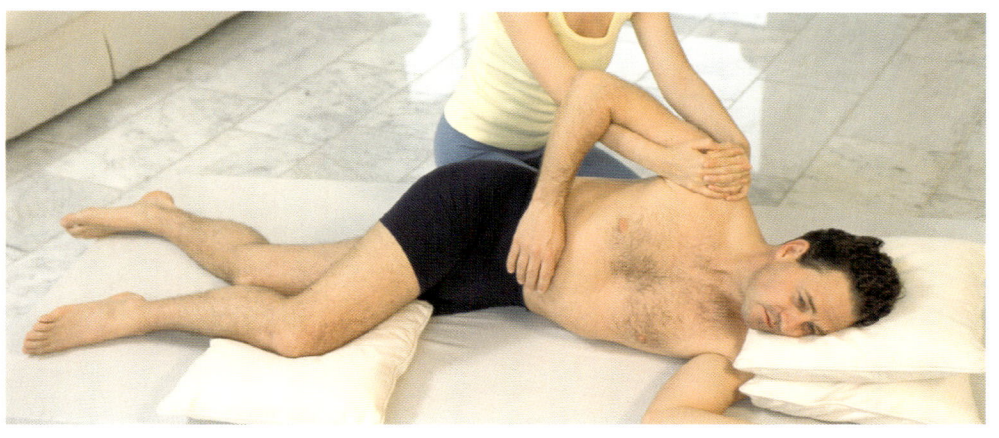

Zum Kreisen der Schultern sollte sich Ihr Oberkörper mitbewegen.

171

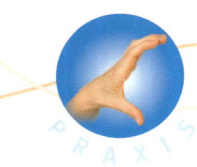

Das Streichen und Dehnen der seitlichen Nackenmuskulatur

Dehnen Sie nun sehr sanft die seitliche Nackenmuskulatur. Belassen Sie Ihre vordere Hand an der Schulter, und streichen Sie mit der anderen Hand von der Schulter über den Nacken zum Hinterkopf. Parallel dazu ziehen Sie nun mit Ihrer rechten Hand die rechte Schulter gefühlvoll etwas nach unten. Halten Sie mit Ihrer Hand am Hinterkopf eine leichte Dehnung über mehrere Atemzyklen

Ihres Partners oder Ihrer Partnerin aufrecht. Lösen Sie die Spannung mit der Einatmung. Wiederholen Sie diese Dehnung dreimal hintereinander.

Die Shiatsu-Massage im Bereich der seitlichen Nackenmuskulatur kann schmerzhaft sein, wenn der Partner oder die Partnerin in Folge von Stress sehr angespannt ist. Sie verschafft jedoch – richtig angewendet – große Erleichterung: Die Muskulatur entspannt sich, bestehende Kopfschmerzen werden rasch gelindert.

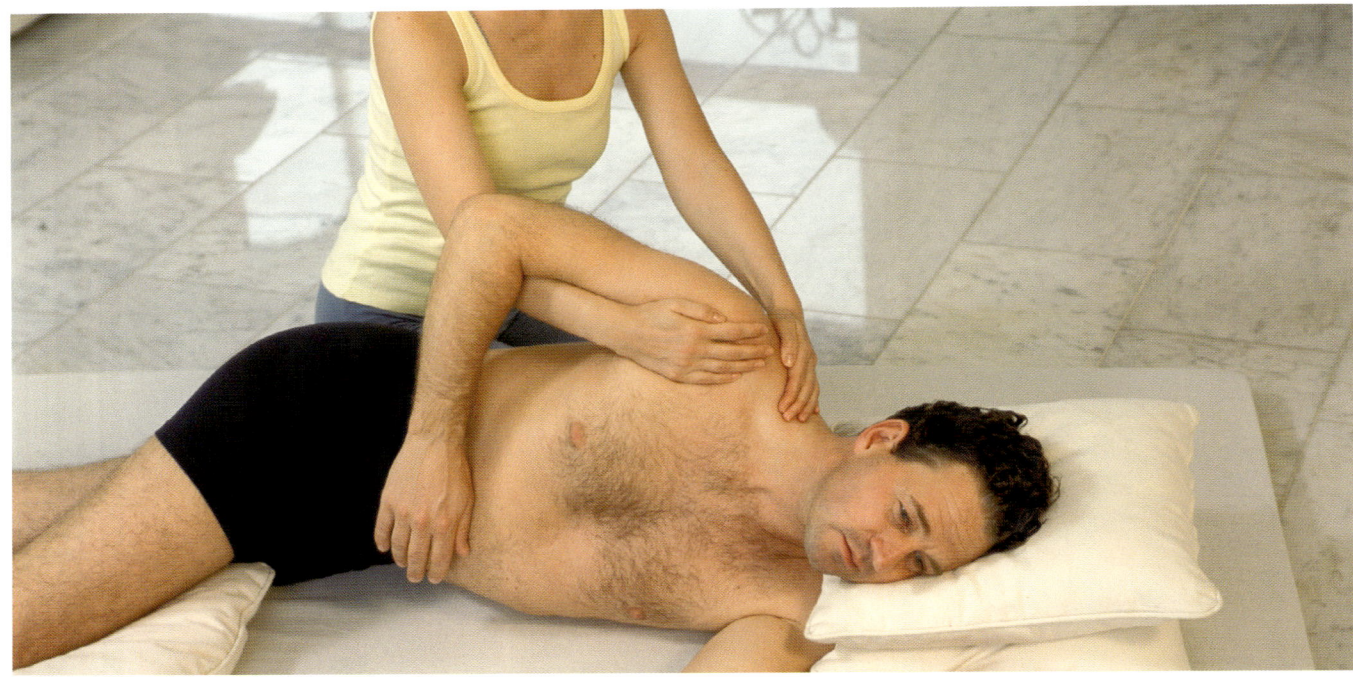

Während die rechte Hand die Schulter etwas nach unten zieht, streichen Sie mit der linken Hand über die Schulter.

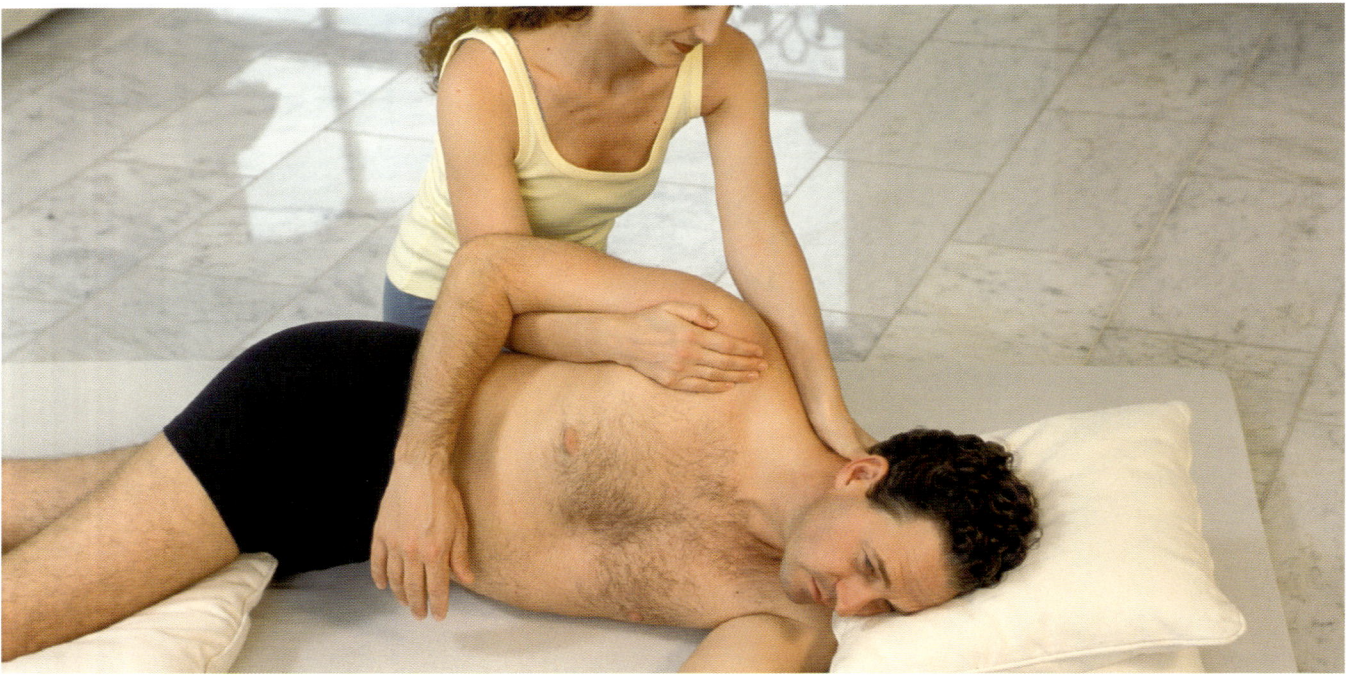

Dehnen Sie mit der einen Hand am Hinterkopf und mit der anderen Hand an der Schulter vorsichtig die Schulter-Nacken-Muskulatur.

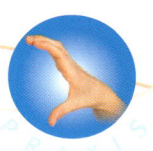

Das »Flügel putzen«

Unmittelbar unter dem Schulterblatt befindet sich ein flächiger breiter Muskel, der zum Schultergelenk zieht. Massieren Sie diesen Muskel mit den Fingerspitzen. Setzen Sie die Fingerkuppen Ihrer rechten Hand direkt unterhalb des Schulterblatts an. Schieben Sie nun mit Ihrer linken Hand die Schulter nach hinten, bei dieser Bewegung »rutscht« das Schulterblatt genau über Ihre Finger. Üben Sie das Zurückführen der Schulter mit der

Ausatmung des Partners oder der Partnerin aus. Halten Sie diese Position über mehrere Atemzyklen, und lösen Sie die Spannung während der Einatmung Ihrer Partnerin bzw. Ihres Partners.

Massieren Sie die andere Schulterseite auf die gleiche Weise.

DIE MASSAGE DER SEIT-LICHEN NACKENMUSKULATUR

• Stabile Lagerung mit gestreckter Wirbelsäule
• Schulter dehnen
• Schulter kreisen
• Dehnen der seitlichen Nackenmuskulatur
• Flügel putzen
• Massage der anderen Körperseite in gleicher Weise

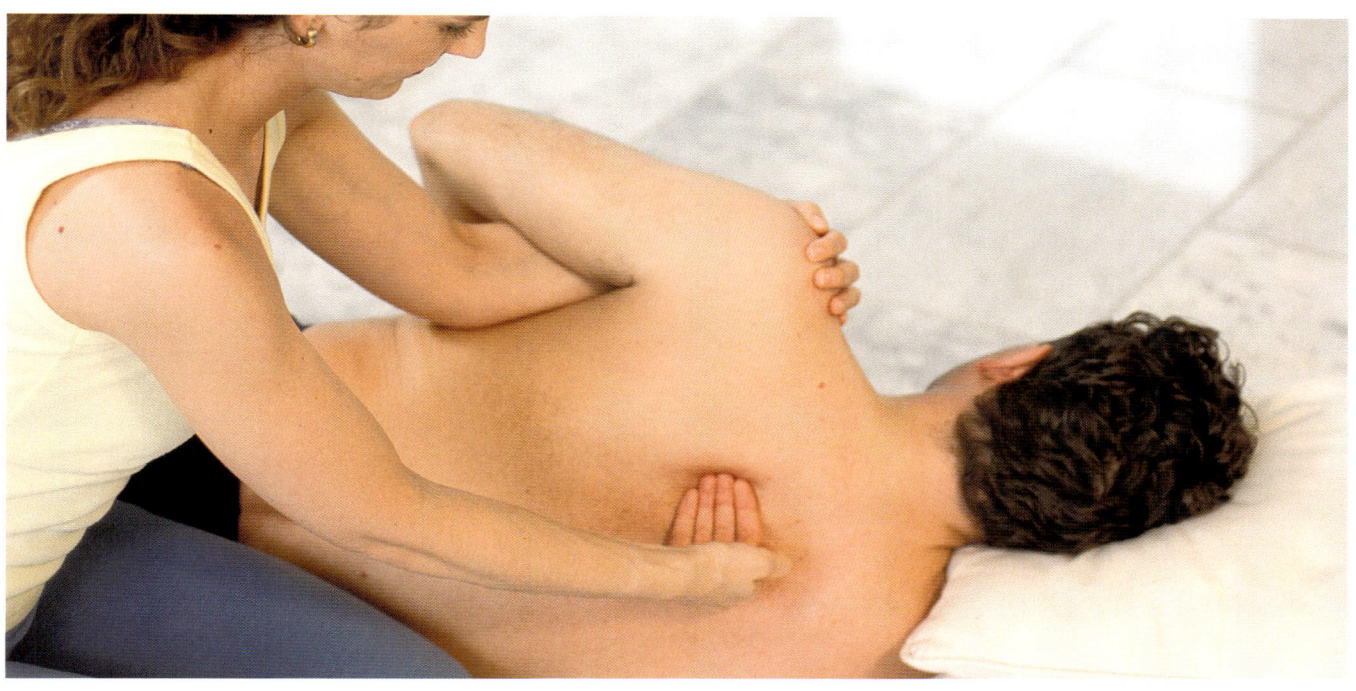

Legen Sie Ihre Fingerspitzen mit der Ihnen zugewandten Handfläche genau unter den knöchernen Rand des Schulterblatts.

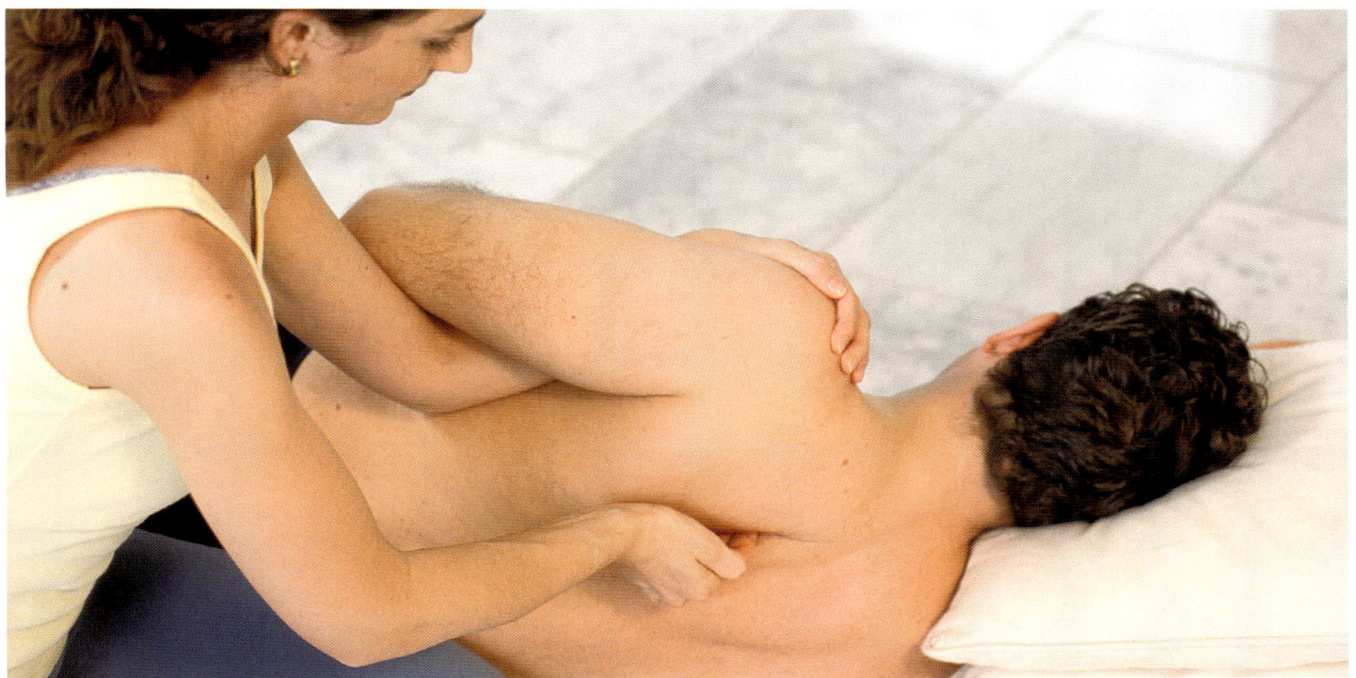

Bewegen Sie während der Ausatmung Ihres Partners oder Ihrer Partnerin die Hände aufeinander zu, dabei gleitet das Schulterblatt über Ihre Fingerspitzen.

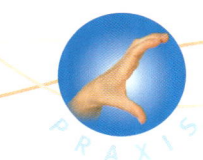

Die Hara- oder Bauchmassage

In der westlich geprägten Gesellschaft wird dem Bauch relativ wenig Bedeutung beigemessen. Er ist der Körperbereich, der die Verdauungsorgane und die ableitenden Harnorgane beherbergt. In der fernöstlichen Philosophie jedoch hat der Bauch eine viel tiefere Bedeutung. Der Bauch oder das Hara wird dort als Sitz der Lebensenergie Ki ange-

sehen. Demnach ist ein gesundes Hara die Voraussetzung für Gesundheit im ganzen Körper. Mit der hier gezeigten Bauch- oder Haramassage regen Sie die Lebensenergie an.

Die Lagerung

Die Bauch- oder Haramassage führen Sie in der Rückenlage durch. Durch einige Hilfsmittel können Sie die Bauchmuskeln entspannen und die Massage so noch angenehmer gestalten. Unterlagern Sie hierzu die Knie Ihres Partners oder Ihrer Partnerin mit einer zusammengerollten Decke. Dadurch werden Knie und Hüftgelenk leicht gebeugt und die Bauchdecke entspannt. Durch eine erhöhte Lagerung des Oberkörpers verstärken Sie die Entspannung der Bauchdecke. Sie erreichen dies mit Hilfe eines oder zweier Kissen im Rücken. Die Arme des Partners oder der Partnerin liegen locker und entspannt neben dem Körper.

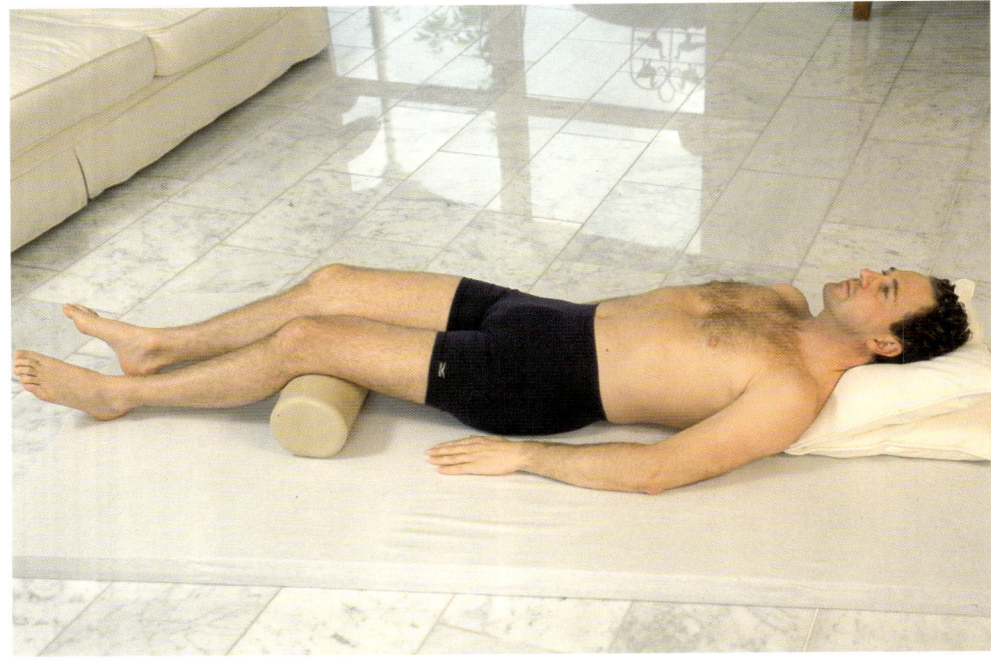

Eine entspannte Bauchdecke erreichen Sie mit Hilfe einer zusammengerollten Decke unter den Knien.

Das Hara erspüren

Der erste Schritt der Bauchmassage besteht in der Kontaktaufnahme. Legen Sie eine Hand direkt auf den Bauch Ihres Partners oder Ihrer Partnerin, und verweilen Sie dort einige Atemzüge. Diese Kontaktaufnahme dient der Einstimmung und Vorbereitung Ihres Partners oder Ihrer Partnerin auf die bevorstehende Massage.

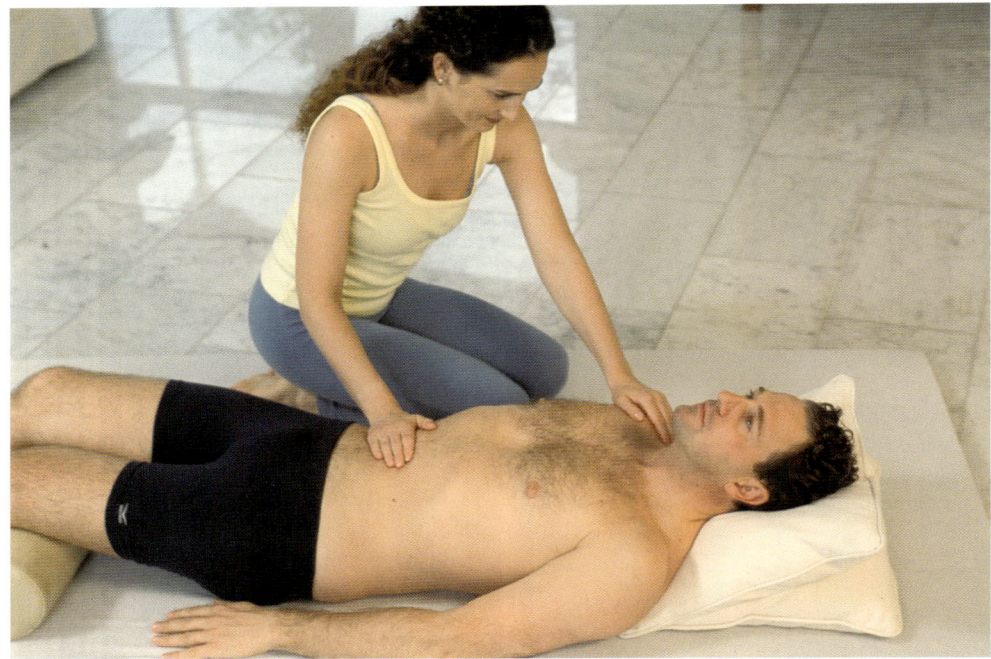

Erspüren Sie das Hara mit Ihrer Hand.

Kreisförmige Streichungen

Nun legen Sie beide Hände auf den Bauch und beginnen mit langsamen kreisenden Streichungen im Uhrzeigersinn. Lassen Sie die Kreise allmählich größer

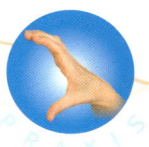

werden. Passen Sie Stärke, Geschwindigkeit und Rhythmus der Streichungen dem Wohlbefinden Ihrer Partnerin bzw. Ihres Partners an. Ein gutes Zeichen für die »richtige Dosierung« ist die zunehmende Entspannung oder das »Weichwerden« des Bauches.

Die »Katzenpfötchen«

Wandern Sie anschließend mit den Fingerspitzen wie mit »Katzenpfötchen« zwei- bis dreimal im Uhrzeigersinn um den Bauchnabel. Setzen Sie die flache Hand auf, beugen Sie die Finger im Grundgelenk, und rollen Sie sie auf die Fingerkuppen. Die Berührung und die Druckstärke sind sehr leicht. Führen Sie dies zeitversetzt auch mit der anderen Hand durch, sodass eine fließende, rollende harmonische Bewegung entsteht.

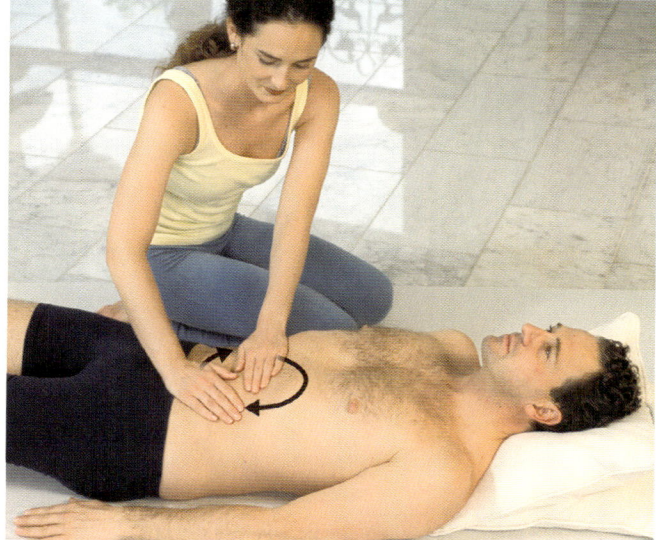

Führen Sie kreisförmige Streichungen mit beiden Händen im Uhrzeigersinn aus.

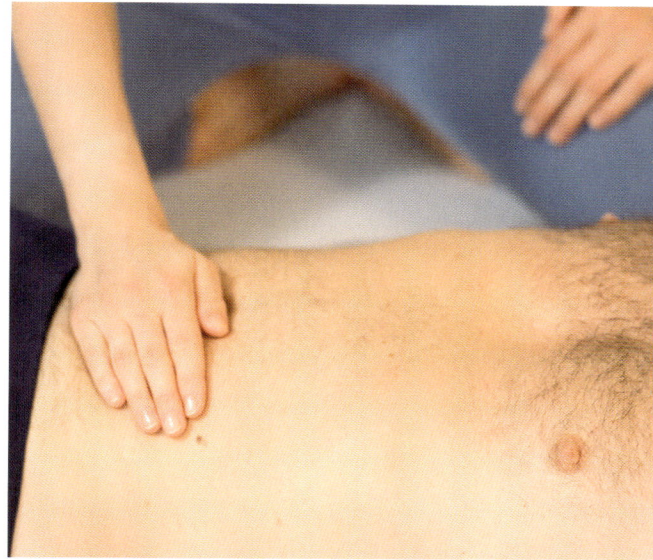

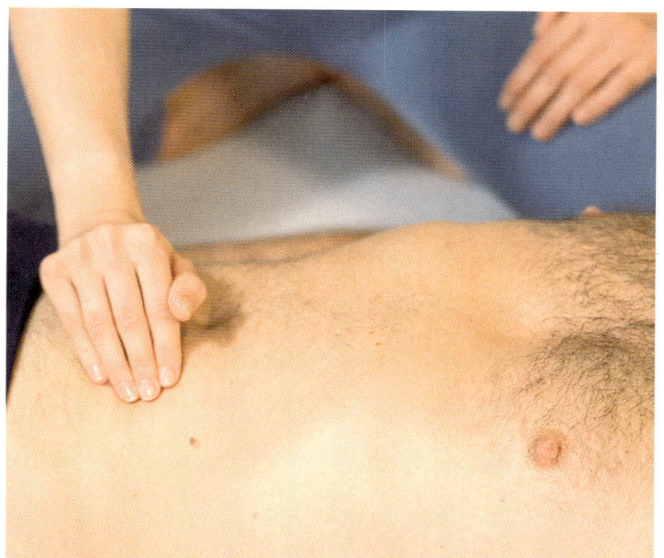

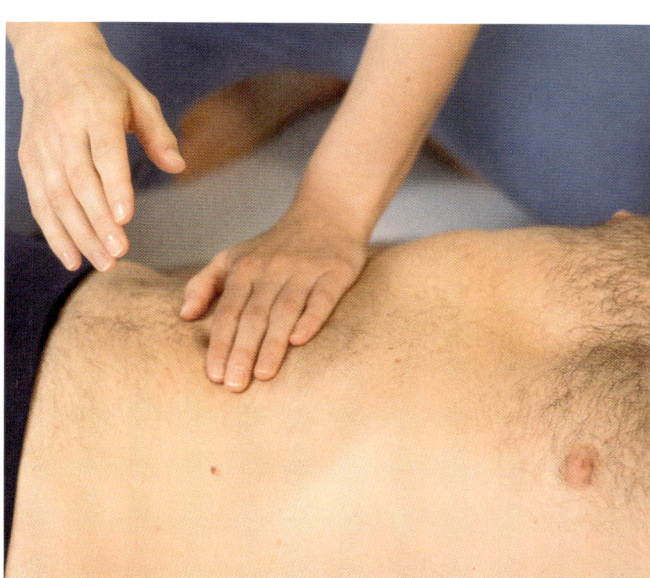

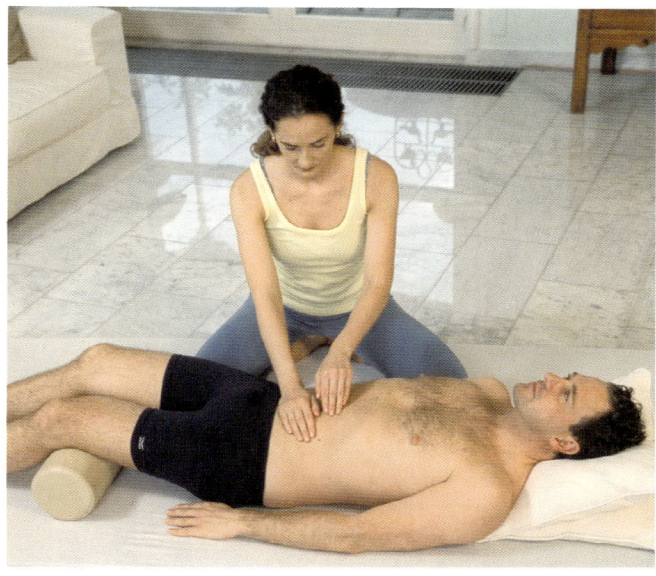

Mitte und unten: Durch das versetzte Aufstellen der Fingerkuppen beider Hände entsteht eine fließende rollende Bewegung (Katzenpfötchen).

175

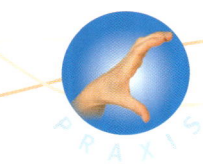

Die Atmung vertiefen

Mit dieser Übung lenken und vertiefen Sie die Atmung Ihres Partners oder Ihrer Partnerin. Legen Sie eine Hand auf den Unter- und die andere auf den Oberbauch. Mit der oberen Hand gleiten Sie nun Schritt für Schritt vom Oberbauch über das Brustbein bis zum Halsansatz.

Versetzen Sie die Hand mit jeder Einatmung ein Stückchen weiter nach oben, belassen Sie die Hand in der Ausatmungsphase.

Üben Sie mit den Händen keinen Druck aus.

Abschied nehmen

Die Hara-Massage schließen Sie ab, indem Sie einige Male sanft und langsam Hand über Hand, also mit beiden Händen abwechselnd, vom Brustkorb zum Bauch hin ausstreichen.

Lassen Sie zum Schluss beide Hände für einige Atemzyklen auf dem Bauch ruhen, bevor Sie den Kontakt aufheben.

Die Massage der Arme

Die Beine vermitteln Bodenständigkeit, Standfestigkeit und sind für die Fortbewegung verantwortlich.

Die Arme dagegen dienen der Kommunikation. Sie gestikulieren, umarmen und empfangen. Ihr Aktionsradius ist bedeutend größer als der der Beine.

Ebenso wie an den Beinen verlaufen auch an den

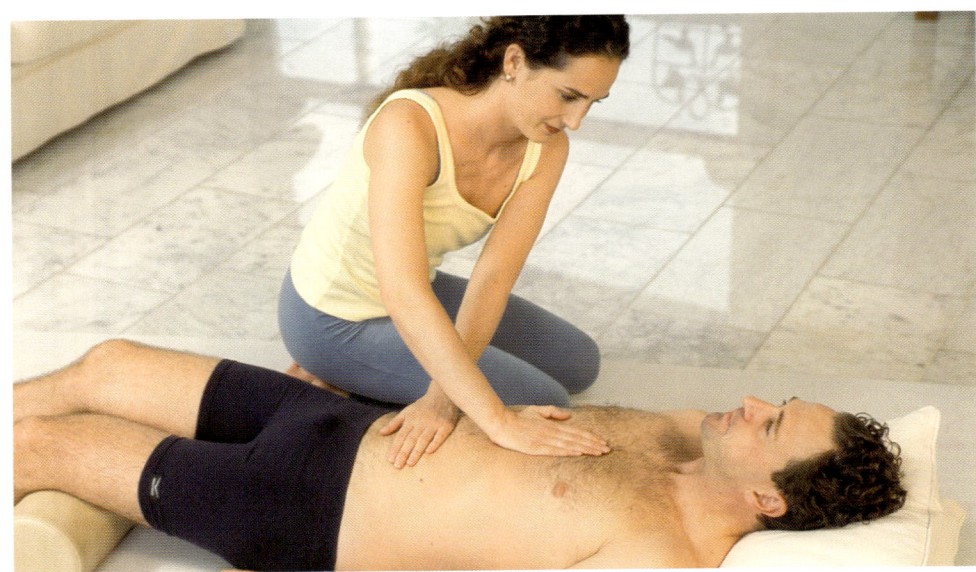

Legen Sie die Hände auf Ober- und Unterbauch, ohne Druck auszuüben. Gleiten Sie mit der oberen Hand im Rhythmus der Einatmung Stück für Stück nach oben.

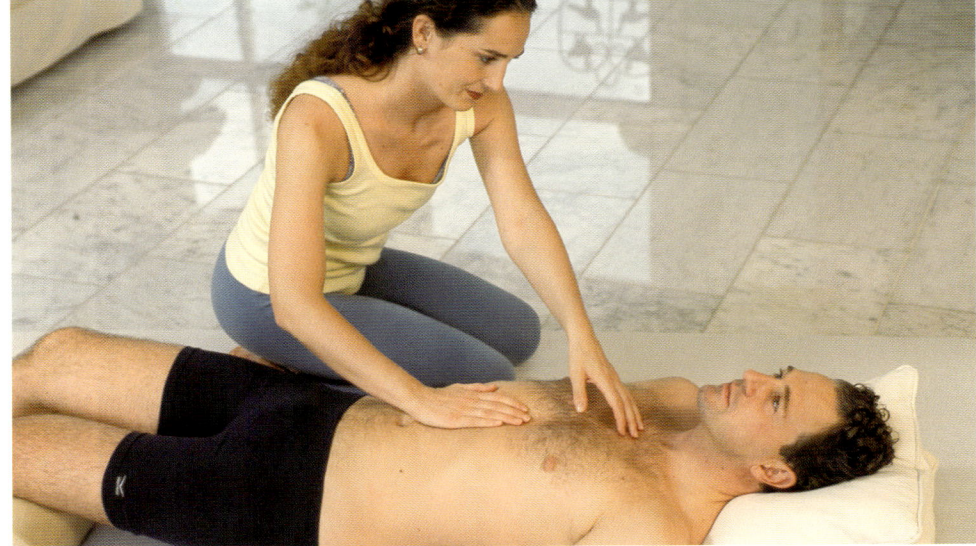

Streichen Sie vom Brustkorb zum Bauch mit beiden Händen abwechselnd aus.

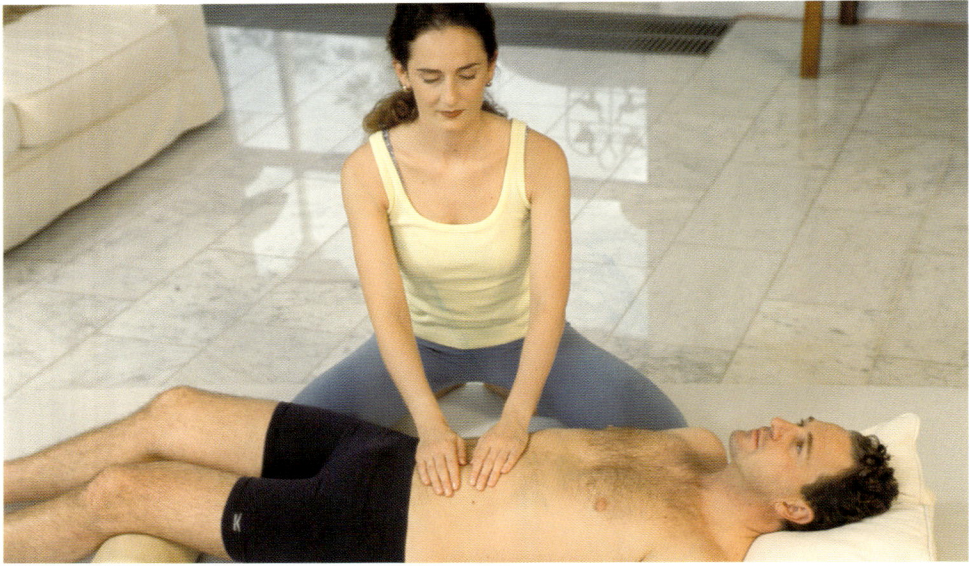

Legen Sie beide Hände abschließend auf den Bauch, und lassen Sie sie dort für einige Augenblicke liegen, ohne Druck auszuüben.

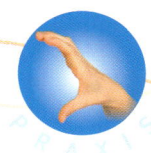

Armen sechs Energiebahnen
bzw. Meridiane.
Um die Arme massieren zu
können, sollte die Partnerin
oder der Partner in der Lage
sein, die Arme »loszulassen«,
d. h. völlig entspannt locker
hängen zu lassen. Dies fällt
jedoch vielen Menschen sehr
schwer. Aus diesem Grunde
sind Lockerungsübungen die
ideale Einleitung für die
Armmassage.

Die Lagerung

Die Armmassage führen Sie
am besten an einer liegenden
Person durch. Die Knie können Sie wieder leicht unterlagern, der Oberkörper ruht
flach auf der Unterlage, Ihre
Ausgangsstellung ist der
Fersensitz.

Das Lockern

Führen Sie zum Lockern
leichte, langsame Schüttelungen des Arms durch.
Ihre Ausgangsposition dazu
ist der Halbkniestand neben
dem Partner oder der Partnerin. Legen Sie eine Hand
an das Schultergelenk, und
heben Sie den anderen Arm
am Handgelenk so an, dass
er im Ellenbogen gebeugt ist,
der Oberarm jedoch nicht
auf der Unterlage aufliegt. In
dieser Position lässt sich der
Arm im Schultergelenk frei
und leicht führen.
Bewegen Sie den Arm mit
leichten Schaukelungen vor
und zurück, ermutigen Sie
Ihren Partner oder Ihre Partnerin, diese passiven Bewegungen des Arms bewusst
zuzulassen.

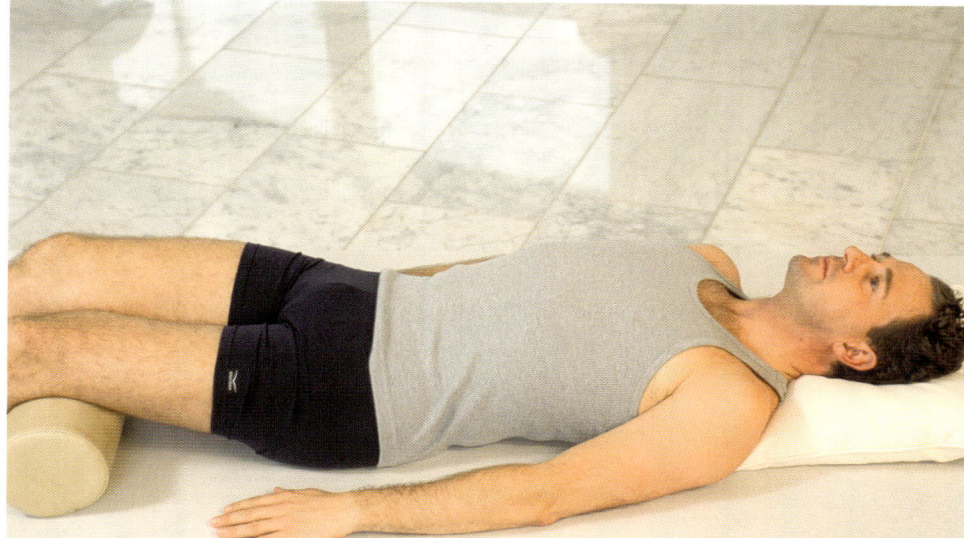

Eine gute Entspannung der Arme erreichen Sie, wenn Sie die Massage im Liegen durchführen.

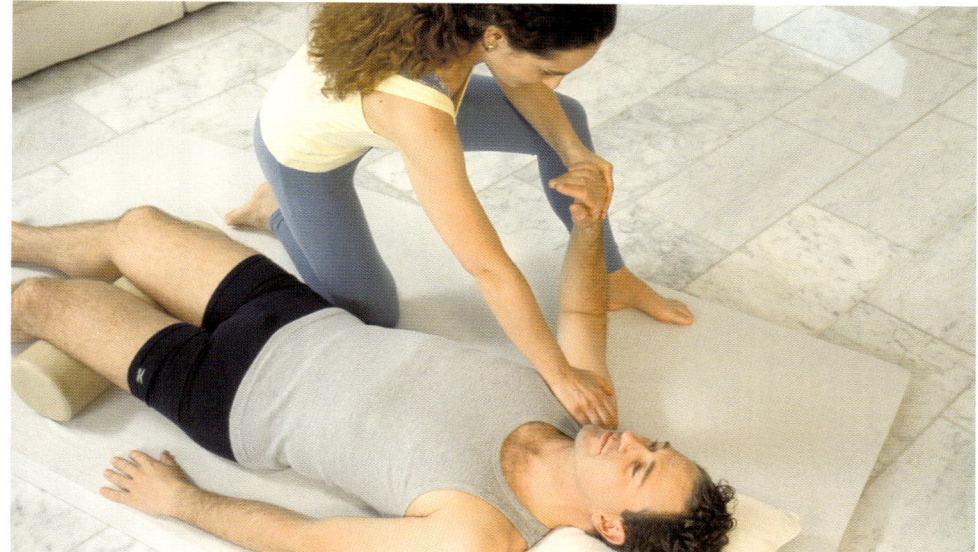

Heben Sie den im Ellenbogen gebeugten Arm an, ...

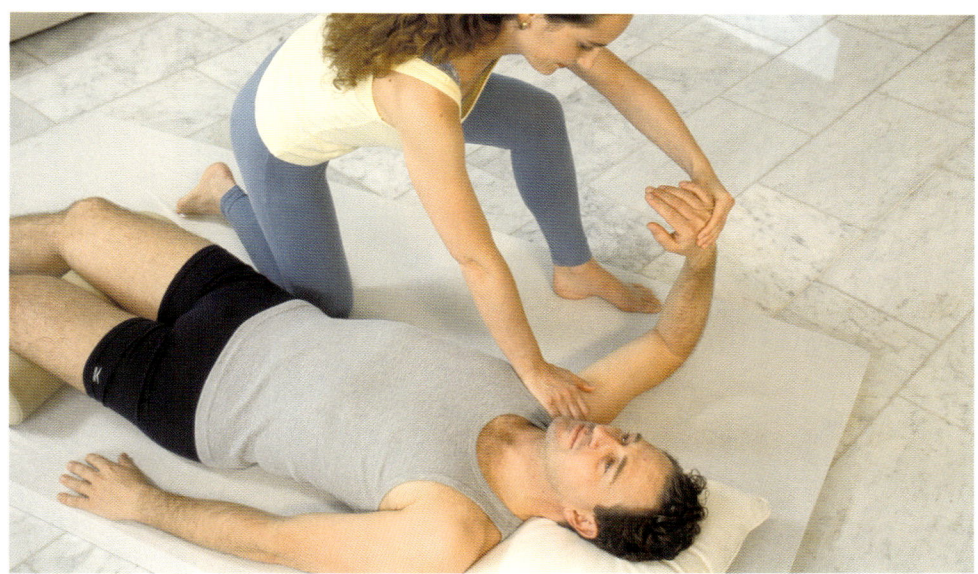

... und führen Sie ihn mit leichten schaukelnden Bewegungen vor und zurück.

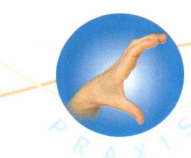

Den Arm kreisen

Zur Einleitung üben Sie kreisende und geführte Bewegungen mit dem Arm Ihres Partners oder Ihrer Partnerin aus. Fassen Sie dazu den Arm am Handgelenk, und führen Sie ihn zunächst über den Kopf Ihres Partners oder Ihrer Partnerin hinausgestreckt nach oben. Lenken Sie den Arm dann anschließend mit gebeugtem Ellenbogen wieder zu sich hin. Der Ellenbogen beschreibt so eine kreisförmige Bewegung. Die andere Hand lassen Sie stets am Schultergelenk, wiederholen Sie dies fünf- bis sechsmal.

Der Druck mit dem Handballen

Legen Sie den Arm mit der Handfläche nach oben. Er zeigt jetzt rechtwinklig vom Körper weg zur Seite. Massieren Sie nun die Innenseite des Arms mit dem Handballendruck. Die Druck ausübende Hand wandert Punkt für Punkt mit sanftem Druck von der Schulter bis zur Hand. Ihre ruhende Hand liegt auf dem Handgelenk des Partnes oder der Partnerin. Sparen Sie die Ellenbogenregion aus, da dies ein äußerst empfindlicher Bereich ist. Je nach Armbreite Ihres Partners oder Ihrer Partnerin behandeln Sie in einer oder in mehreren Arbeitslinien.

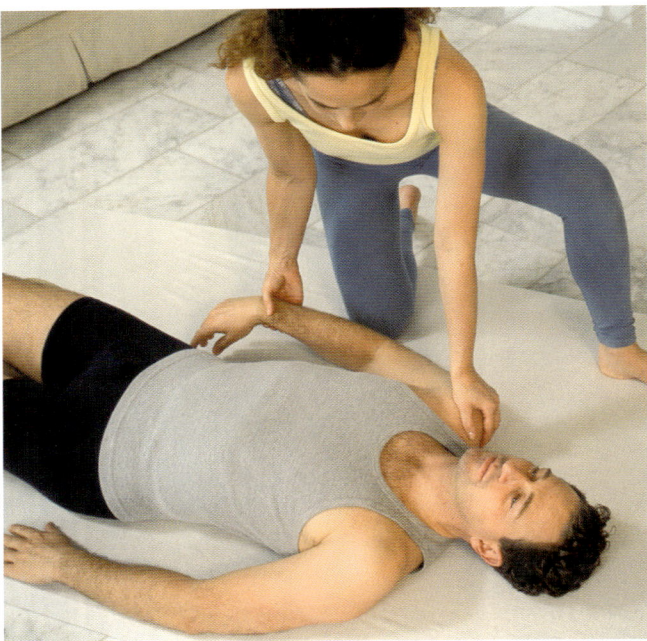
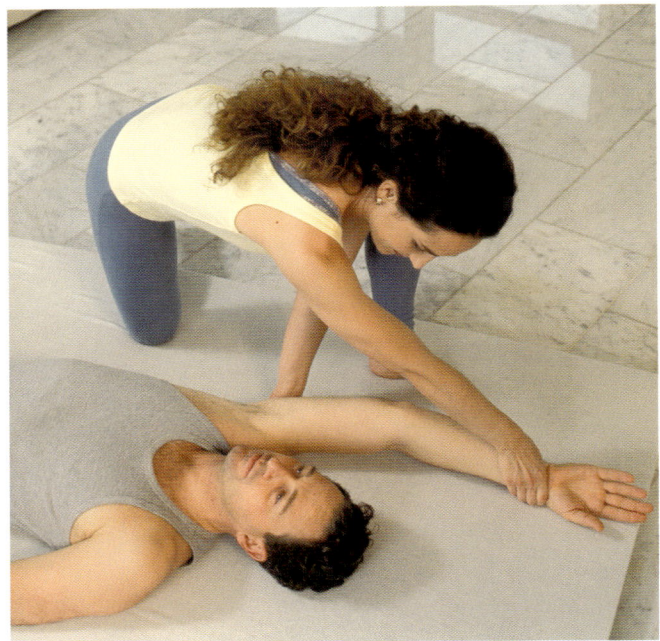
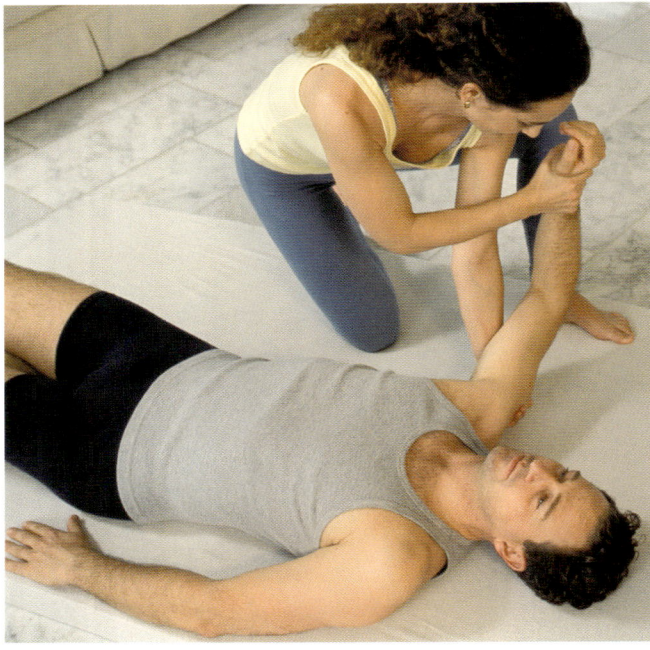
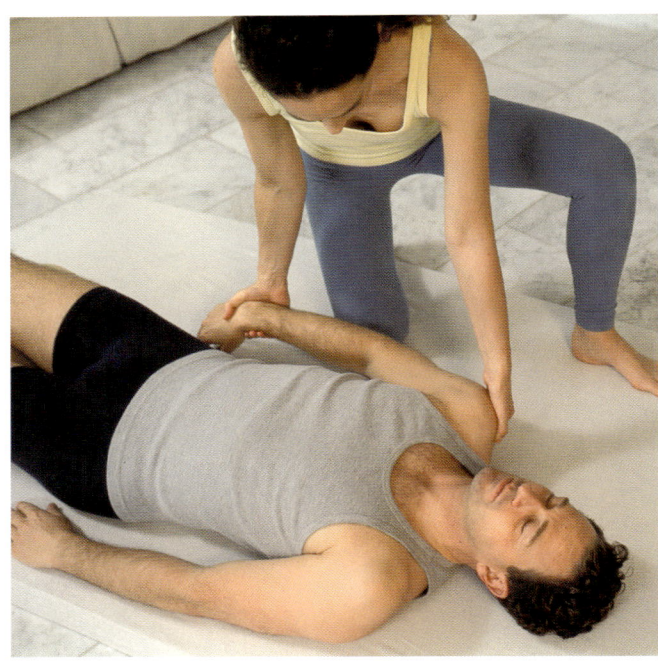

Oben und unten: Führen Sie den Arm nach oben, zur Seite und wieder nach unten. Dabei beschreibt der Ellenbogen eine kreisförmige Bewegung.

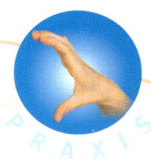

Der Druck mit dem Daumen

Sie können nun die gleiche Technik, die Sie eben mit dem Handballen ausübten, auch mit dem Daumen durchführen. Der Arm Ihres Partners oder Ihrer Partnerin liegt weiterhin rechtwinklig vom Körper abgewandt, die Handfläche zeigt noch immer nach oben. Der rechte Daumen ruht auf dem Handgelenk Ihres Partners oder Ihrer Partnerin. Üben Sie von der Schulter bis zur Handfläche in daumenbreiten Abständen Druck aus.

Eine andere Möglichkeit ist es, mit beiden Daumen gleichzeitig zu arbeiten. Beginnen Sie in diesem Fall an

Schulter und Handfläche, und arbeiten Sie mit Ihrem Daumen in Richtung der Ellenbeuge.

Für welche der beiden Möglichkeiten Sie sich entscheiden, hängt davon ab, was Ihrem Partner oder Ihrer Partnerin angenehmer erscheint. Möglicherweise favorisieren Sie selbst als Behandelnder eine der beiden Techniken.

Für beide Möglichkeiten gilt:

Behandeln Sie in mehreren Arbeitslinien und sparen Sie auf jeden Fall die empfindliche Ellenbeugenregion aus.

DIE ARMMASSAGE
- Lockern
- Kreisen
- Handballendrucktechnik
- Daumendrucktechnik

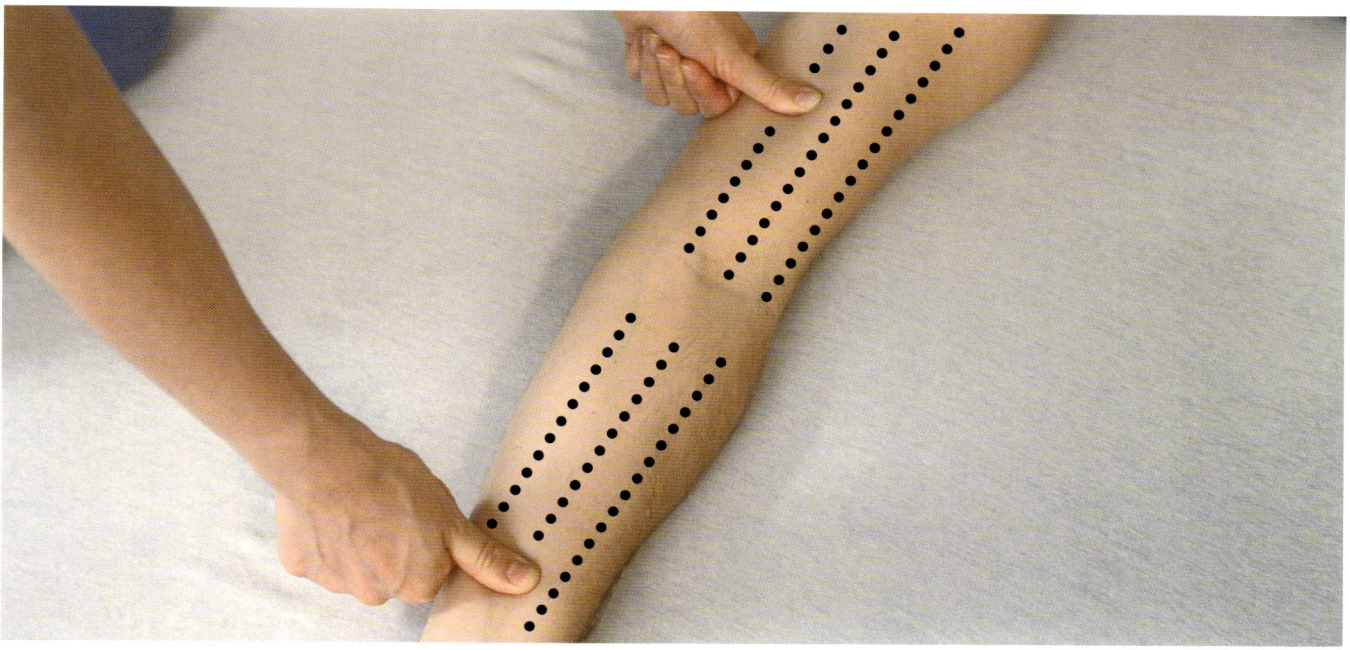

Oben und links unten: Üben Sie den Druck in mehreren Arbeitslinien aus, wandern Sie Punkt für Punkt mit jeweils einer Daumenbreite Abstand von den Schultern bis zur Handfläche.

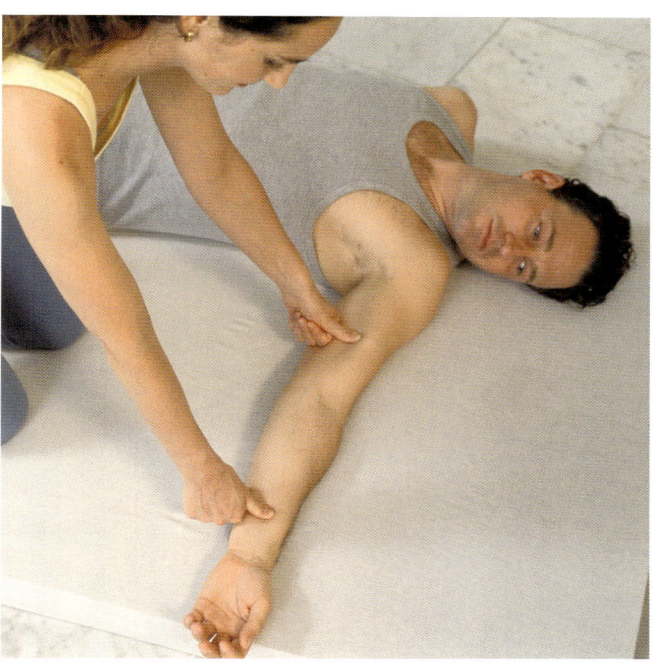

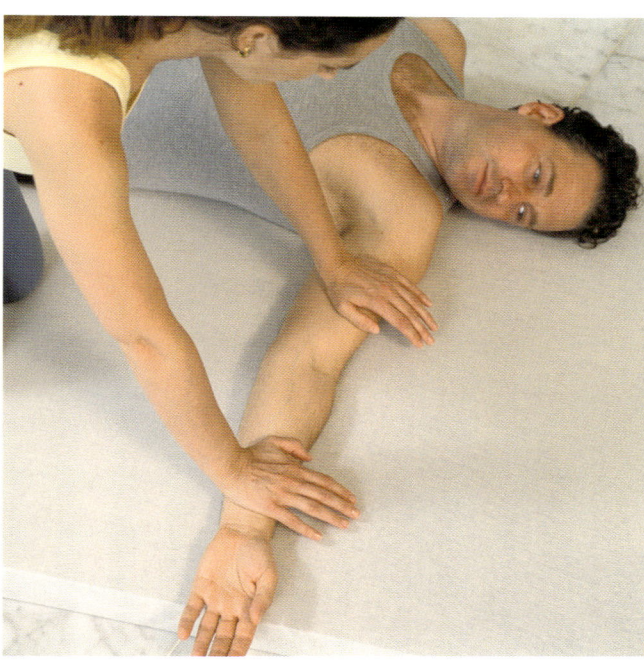

Rechts: Üben Sie mit dem Handballen vorsichtig Druck aus.

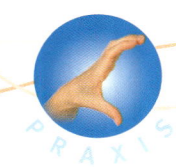
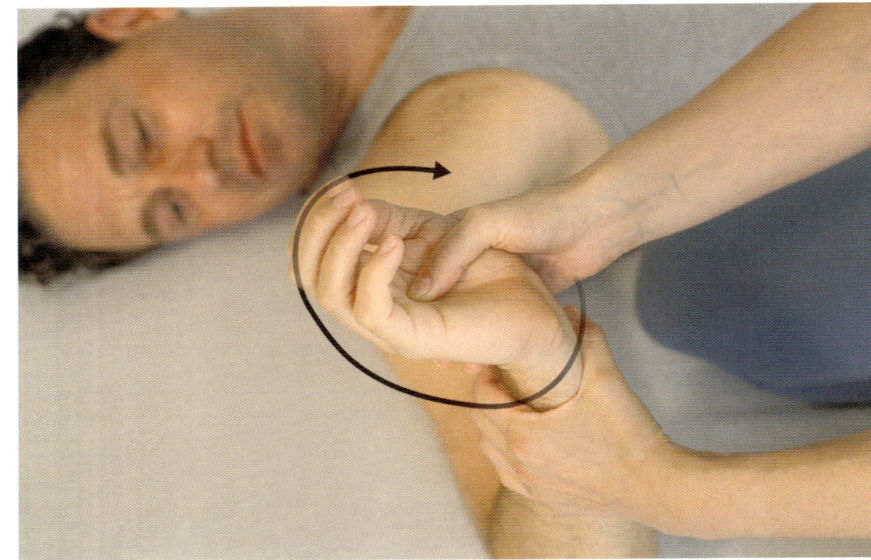

Hände kreisen: Kreisen Sie die Hand unter leichtem Zug in beide Richtungen.

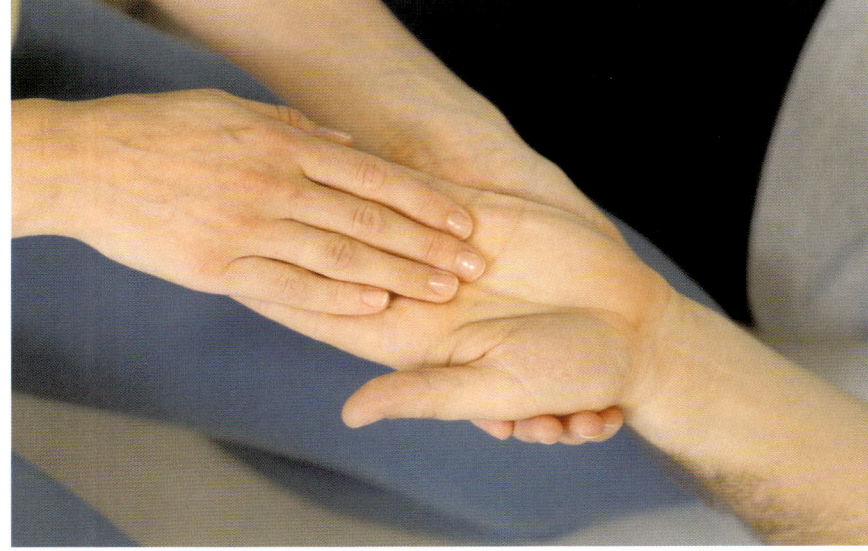

Ausstreichen der Handfläche: Streichen Sie mit den Fingerspitzen sanft von der Handwurzel bis zu den Fingerspitzen.

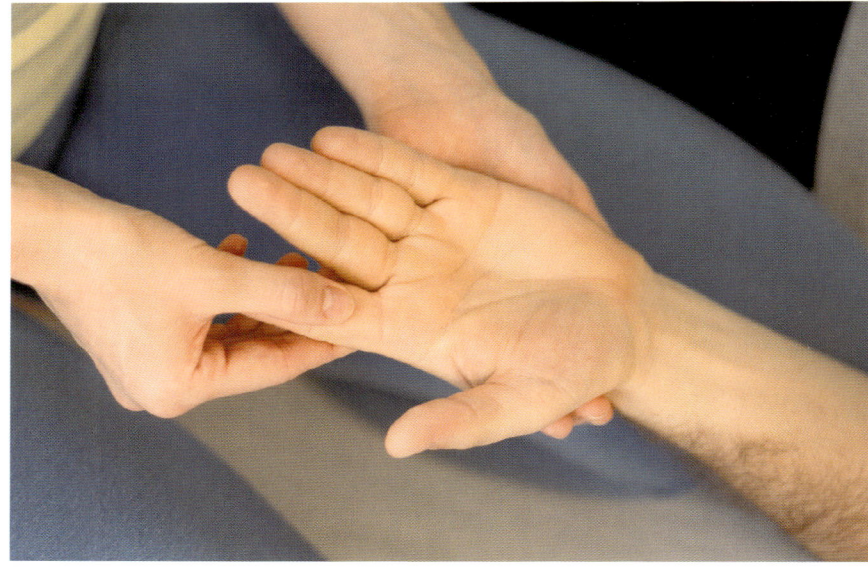

Ausstreichen der Finger: Umfassen Sie den Finger an der Basis, und streichen Sie unter leichtem Druck bis zur Fingerspitze.

Die Massage der Hände

Die Hände stellen mit ihren differenzierten Bewegungsmöglichkeiten unsere wichtigsten Werkzeuge dar. Die Aufgaben der Hände lassen sich mit Tun, Empfangen und Geben beschreiben. Wahrscheinlich wäre die Zivilisation, d. h. wissenschaftlich-technischer Fortschritt, ohne das differenzierte Bewegungsspektrum der Hand nicht vorstellbar.

Wie auf den Füßen liegen auf den Händen viele Reflexzonen, die mit anderen Teilen des Körpers in Verbindung stehen. An den Fingerspitzen beginnen und enden jeweils drei Meridiane. Die Shiatsu-Massage an der Hand kann daher, wie auch am Fuß, ein sehr intensives Erlebnis sein. Die Einleitung dieser Massage erfolgt wieder mit einfachen Lockerungsübungen, bei denen sich Ihr Partner oder Ihre Partnerin führen lassen sollte.

Die Lagerung

In der Regel erfolgt die Handmassage im Anschluss an die Armmassage. Ihr Partner oder Ihre Partnerin befindet sich idealerweise in der Rückenlage. Die Handmassage können Sie aber auch als Einzelmassage im Sitzen durchführen.

Die Hände kreisen

Diese Übung dient der Einstimmung und der Lockerung der Hand auf die folgende Massage. Sie befinden sich im Fersensitz neben dem Arm Ihres Partners oder Ihrer Partnerin. Ergreifen Sie mit der einen Hand den Unterarm unter der Handgelenkswurzel, fassen Sie nun die Hand des Partners oder der Partnerin, und führen Sie einige kreisende Bewegungen durch. Kreisen Sie die Hand dreimal nach links und dreimal nach rechts. Beugen Sie dabei die Hand im Gelenk so weit wie möglich.

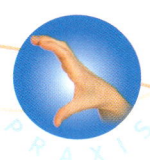

Das Ausstreichen der Handflächen und der Finger

Streichen Sie zunächst die Handfläche und die Finger aus. Halten Sie mit der einen Hand die Hand Ihrer Partnerin oder Ihres Partners, und führen Sie mit der anderen Hand zunächst Ausstreichungen von der Handwurzel über die Handfläche durch. Streichen Sie danach jeden einzelnen Finger zwischen Daumen und Zeigefinger vom Grundgelenk bis zur Fingerspitze aus. Üben Sie einen leichten Druck am Grundgelenk aus, und ziehen Sie mit diesem Druck über den Finger bis zur Fingerspitze. Wiederholen Sie dies dreimal an jedem Finger.

Die Finger ziehen

Umfassen Sie mit Daumen und Zeigefinger jeweils ein Fingergrundgelenk. Ziehen Sie mit der anderen Hand leicht an dem Finger. Üben Sie den Zug im Rhythmus der Ausatmung Ihres Partners oder Ihrer Partnerin aus. Lösen Sie die Spannung mit der Einatmung. Einen optimalen Effekt erzielen Sie, wenn Sie dies an jedem Finger dreimal durchführen.

Der Daumendruck auf der Handfläche

Fassen Sie die Hand so, dass die Handfläche nach oben zeigt. Üben Sie nun mit Ihrem Daumen Punkt für Punkt Druck auf der Handfläche aus. Massieren Sie von der Handwurzel bis zu den Grundgelenken. Wenn Sie dort angelangt sind, beginnen Sie wieder an der Handwurzel und führen diese Massage in einer weiteren Arbeitslinie durch. Bearbeiten Sie auf diese Weise die Muskeln zwischen den einzelnen Mittelhandknochen. Bei der Behandlung der Handfläche achten Sie bitte auf die Reaktion Ihres Partners oder Ihrer Partnerin, da dies eine sehr sensible Region darstellt.

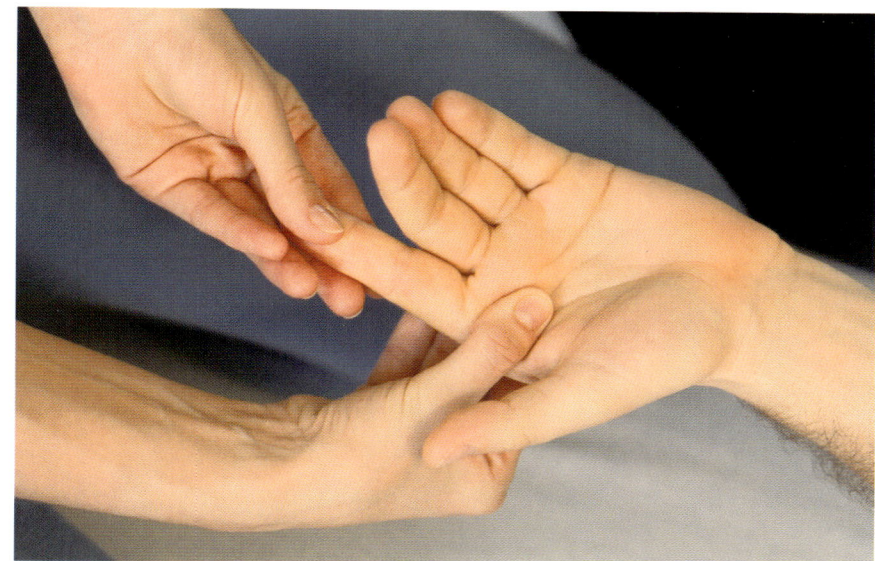

Finger ziehen: Üben Sie an jedem einzelnen Finger leichten atemsynchronen Zug aus.

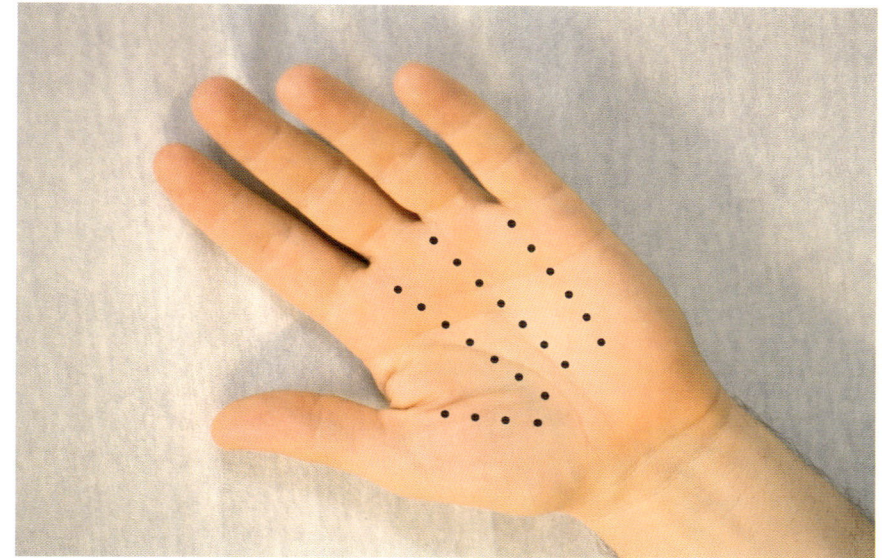

Daumendruck: Drücken Sie in mehreren Arbeitslinien die Muskeln zwischen den einzelnen Mittelhandknochen, ...

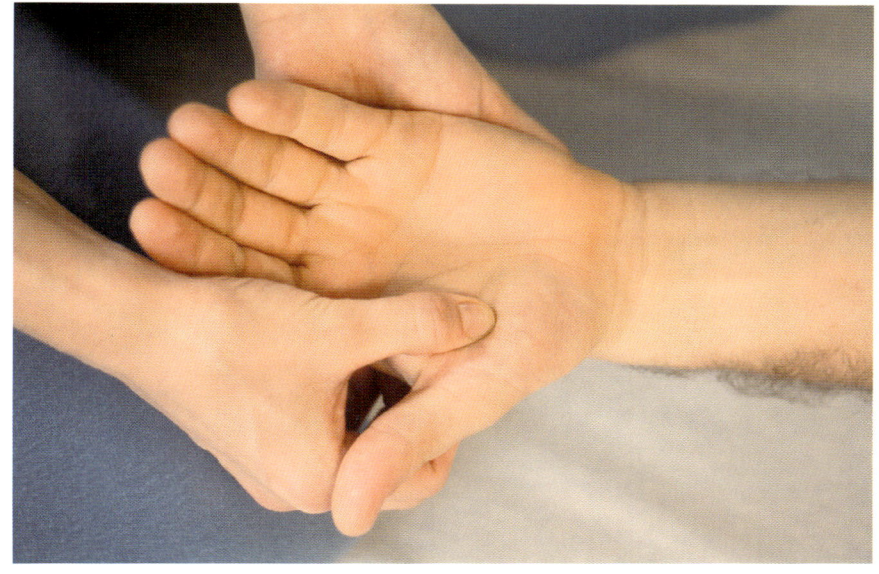

... und führen Sie die Druckausübung atemsynchron durch.

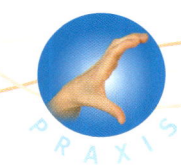

Der Daumendruck auf dem Handrücken

Drehen Sie die Hand Ihres Partners oder Ihrer Partnerin so, dass der Handrücken nach oben zeigt.

Bearbeiten Sie nun die Zwischenräume zwischen den einzelnen Mittelhandknochen mit Daumendruck. Massieren Sie in mehreren Arbeitslinien jeweils von der Handwurzel bis zu den Grundgelenken.

Da die Knochen auf dem Handrücken nur durch eine dünne Hautschicht bedeckt sind, üben Sie hier bitte nur leichten Druck aus.

Die Handfläche dehnen

Drehen Sie nun die Handfläche Ihres Partners oder Ihrer Partnerin nach oben.

Haken Sie Ihren rechten kleinen Finger in den Zwischenraum zwischen kleinem Finger und Ringfinger und Ihren linken kleinen Finger zwischen Daumen und Zeigefinger Ihres Partners oder Ihrer Partnerin.

Mit Ihren Zeige-, Mittel- und Ringfingern

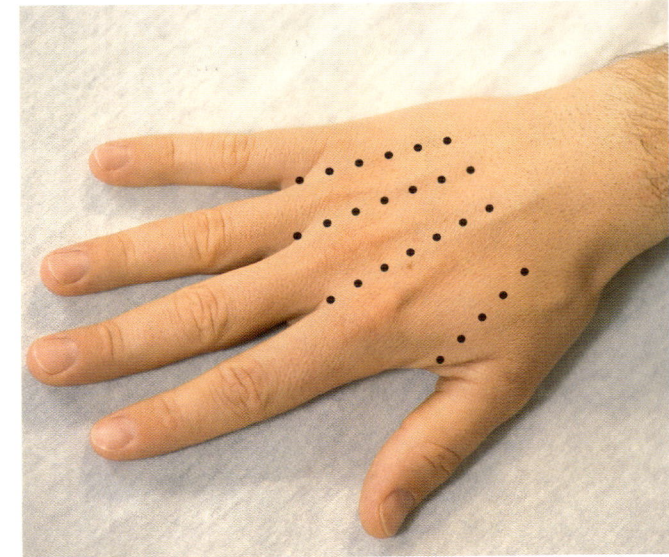

Die Arbeitslinien beim Daumendruck laufen von der Handwurzel bis zu den Grundgelenken.

DIE HANDMASSAGE

- Ausstreichungen der Handfläche und der Finger
- Fingerziehen
- Daumendruck auf der Handfläche
- Daumendruck auf dem Handrücken
- Handfläche dehnen
- Ausstreichung der Hand

üben Sie nun Druck auf den Handrücken des Partners oder der Partnerin aus, während Ihre Daumen von der Mitte der Handflächen mit etwas Druck nach außen streichen. Auf diese Art dehnen Sie sanft die Handfläche. Beginnen Sie am Handgelenk, und streichen Sie Bahn für Bahn bis zu den Fingergrundgelenken hin aus.

Beenden Sie die Handmassage mit Ausstreichungen.

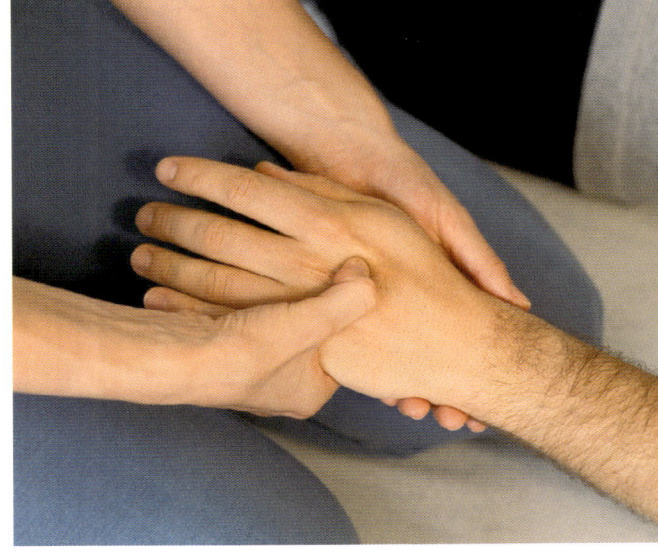

Üben Sie auf dem Handrücken nur wenig Druck aus, da die Zonen häufig sehr empfindlich sind.

Links: Dehnen Sie sanft die Handfläche auf, ...

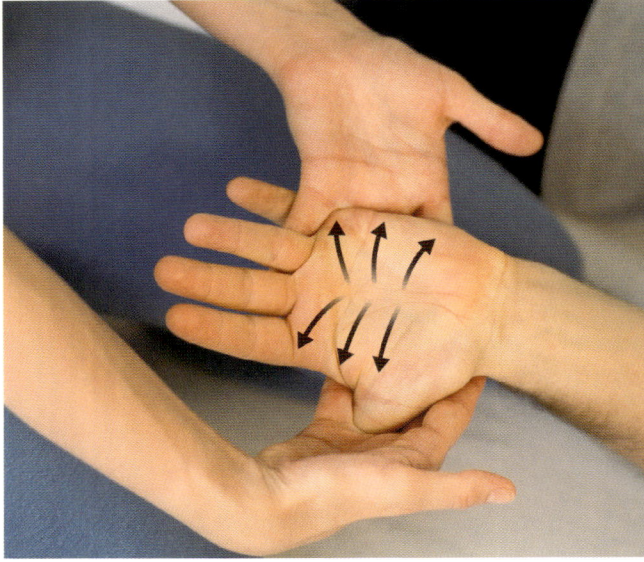
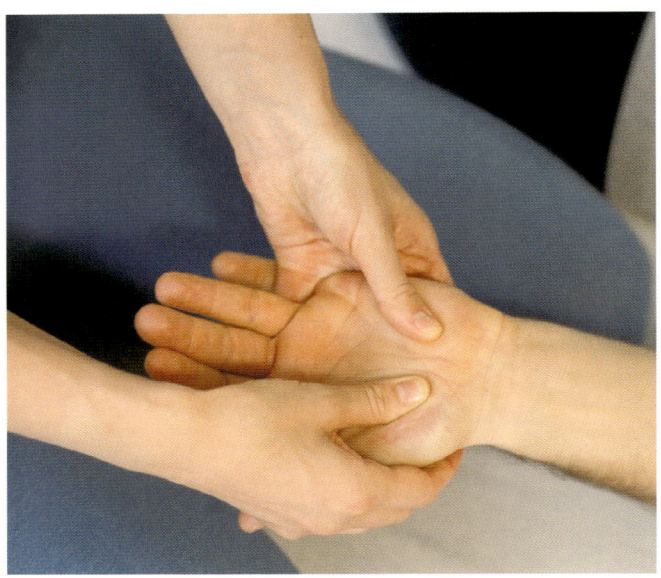

Rechts: ... und streichen Sie sie von der Mittellinie zu den Handrücken aus.

182

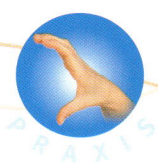

Die Massage des Nackens

Die Halswirbelsäule bzw. der Nacken ist das Bindeglied zwischen Kopf und Rücken. Dieser Wirbelsäulenabschnitt ist der beweglichste, gleichzeitig aber auch der am wenigsten stabile. Er ermöglicht dem Kopf einen großen Bewegungsspielraum. Fehlhaltungen, aber auch psychische Belastungen und viele andere Ursachen können schmerzhafte Muskelverspannungen zur Folge haben und die Beweglichkeit in dieser Region enorm einschränken. Nackenschmerzen sind fast wie Zahnschmerzen, bei jeder kleinsten Bewegung sind sie gegenwärtig.

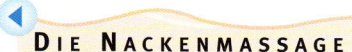

DIE NACKENMASSAGE
- Rückenlage ohne Kopferhöhung
- Kopf in beiden Händen ruhen lassen
- Ausstreichungen des Nackens mit zwei Händen
- Ausstreichungen des Nackens Hand über Hand

Lockern Sie die Muskeln in der Nackenregion mit einer einfachen Shiatsu-Massage, so regen Sie den Energiefluss an und beugen schmerzhaften Verspannungen vor. Ihr Partner oder Ihre Partnerin befindet sich für diese Massage weiterhin in der Rückenlage, der Kopf liegt flach auf, begeben Sie sich im Fersensitz an das Kopfende.

Den Kopf in die Hände nehmen

Nehmen Sie den Hinterkopf Ihres Partners oder Ihrer Partnerin in beide Hände. Legen Sie dazu Ihre Hände unter den Hinterkopf des Partners oder der Partnerin, indem Sie den Kopf vorsichtig erst zur einen und dann zur anderen Seite rollen. Lassen Sie den Kopf zunächst einige Atemzyklen in Ihren Händen ruhen.

Das Ausstreichung mit beiden Händen

Streichen Sie mit beiden Händen mehrmals flächig von der Nackenpartie zum Hinterkopf aus. Schieben Sie dazu Ihre Hände V-förmig nach außen, der Kopf ruht auf Ihren Unterarmen. Streichen Sie nun während der Ausatmung über den Nacken bis zum Hinterkopf.

Die Ausstreichung Hand über Hand

Legen Sie eine Hand in die Nackenregion, streichen Sie mit der Hand in Richtung Hinterkopf. Sobald die eine Hand am Hinterhaupt angelangt ist, legen Sie die zweite Hand in den Nacken und gleiten mit dieser nach oben. Gleichzeitig legen Sie die erste Hand wieder in den Nacken. So entsteht eine fließende Hand-über-Hand-Ausstreichung, bei der Sie einen leichten Zug ausüben.

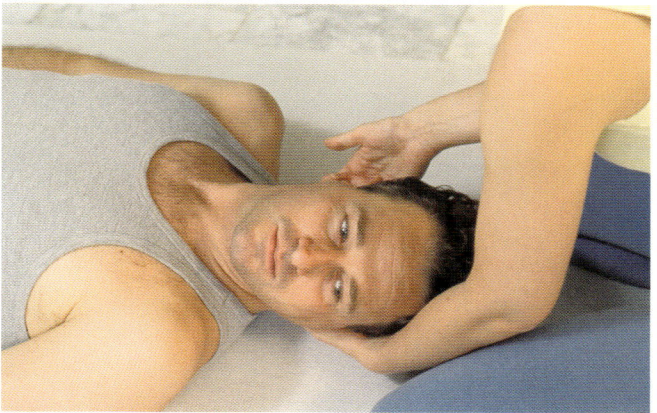

Massieren Sie den Kopf, indem Sie ihn zuerst auf die eine und anschließend auf die andere Handfläche drehen.

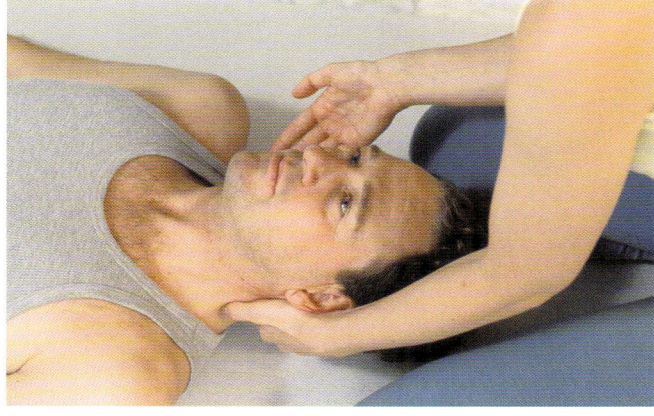

Ganz besonders wohltuend bei Verspannungen im Nackenbereich ...

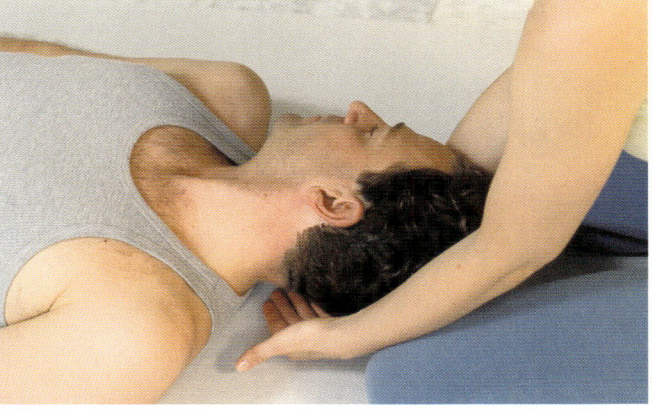

... sind Ausstreichungen über den Nacken bis zum Hinterkopf.

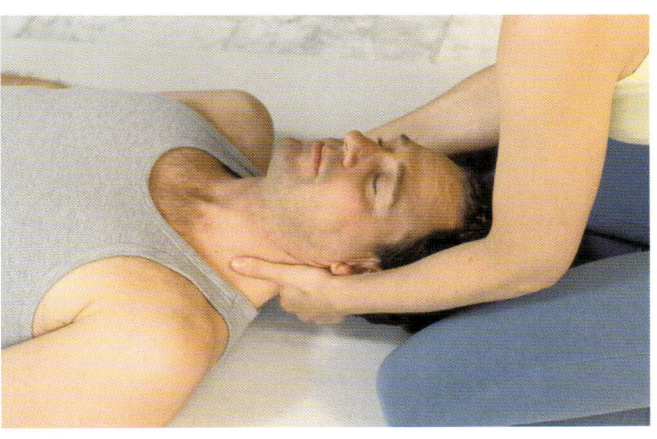

Streichen Sie den Nacken unter leichtem Zug Hand über Hand aus.

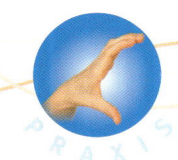

Die Kopf- und Gesichtsmassage

Die Kopf- und Gesichtsmassage ist vermutlich der entspannendste und angenehmste Teil der Shiatsu-Massage. Shiatsu harmonisiert und reguliert den Energiefluss in den Energiebahnen oder Meridianen, die im Kopf- und Gesichtsbereich verlaufen. Als angenehmer Nebeneffekt beseitigt die Massage des Gesichts Verspannungen der Gesichtsmuskeln und verleiht ein entspanntes und schönes Aussehen. Ihr Partner oder Ihre Partnerin liegt auf dem Rücken, der Kopf ruht ohne Kopfkissen direkt auf der Unterlage. Begeben Sie sich in den Fersensitz an das Kopfende, und nehmen Sie sich für die Kopf- und Gesichtsmassage viel Zeit.

Der Daumendruck auf der Mittellinie

Legen Sie beide Daumen übereinander auf die Mittellinie oberhalb der Nasenwurzel. Üben Sie nun Punkt für Punkt während der Ausatmungsphase Ihres Partners oder

Links: Orientieren Sie sich bei der Gesichtsmassage an diesen Arbeitslinien.

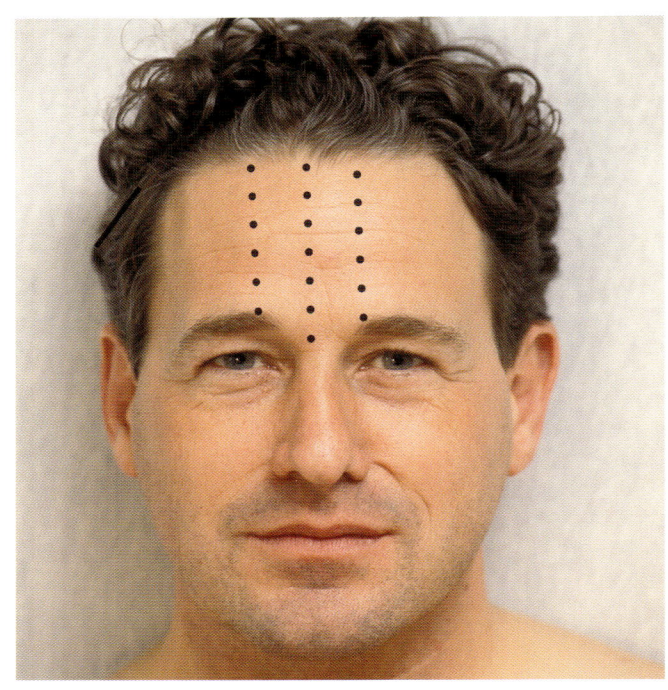

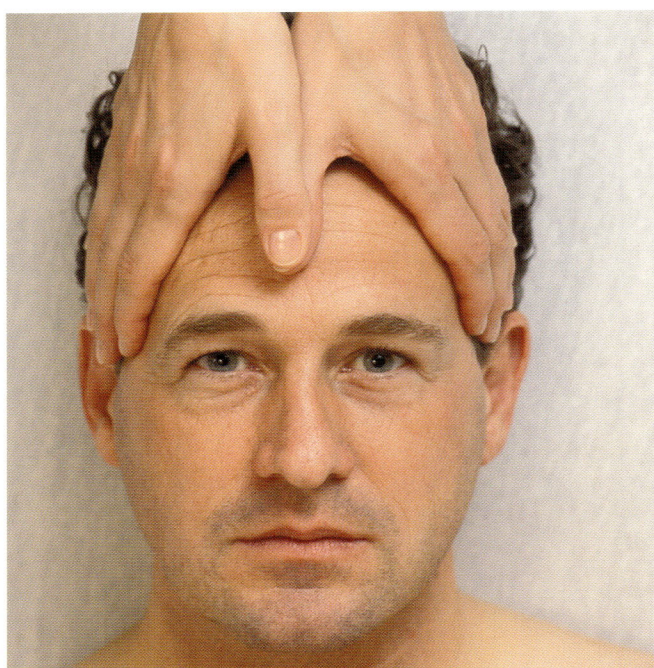

Rechts: Üben Sie in daumenbreiten Schritten Punkt für Punkt Druck auf der Mittellinie aus.

Links: Die Druckpunkte parallel der Mittellinie helfen häufig bei Kopfschmerzen, die im Stirnbereich lokalisiert sind.

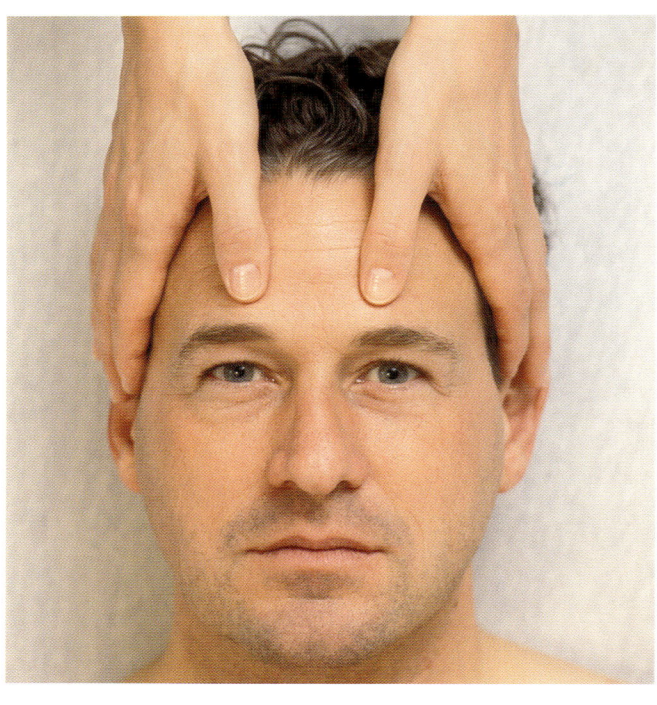

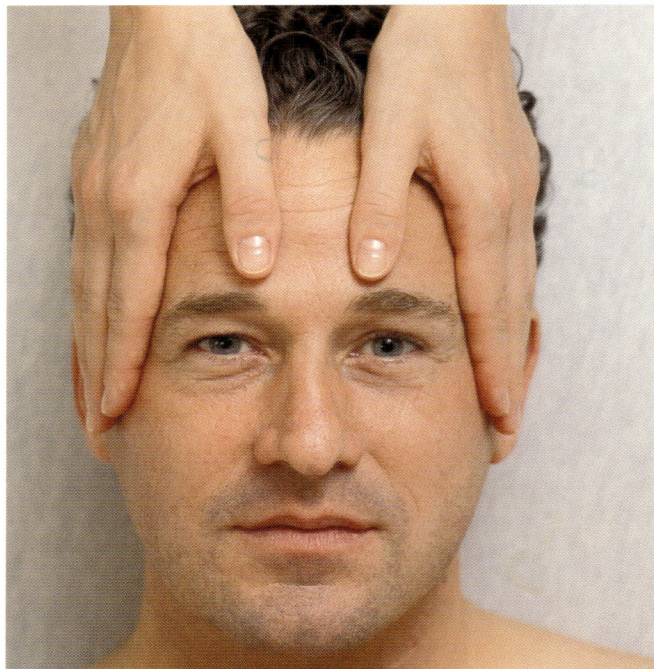

Rechts: Zu Beginn der Streichungen liegen Ihre Daumen wieder auf der Stirn.

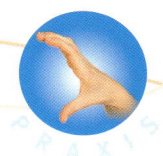

Ihrer Partnerin Druck aus. Schreiten Sie in daumenbreiten Schritten voran, über die Stirn bis zum Hinterkopf.

Der Daumendruck mit beiden Daumen
Legen Sie die Daumen etwa zwei Zentimeter beidseits der Mittellinie oberhalb der Augenbrauen auf. Üben Sie nun mit beiden Daumen parallel an der Mittellinie Druck aus. Massieren Sie in daumenbreiten Abschnitten von den Augenbrauen bis über den Hinterkopf.

Die Streichungen im Gesicht
Legen Sie Ihre Daumen in der Mitte der Stirn auf, und führen Sie sie mit sanftem Druck nach außen zu den Schläfen. Beginnen Sie mit den Ausstreichungen unter dem Haaransatz, und arbeiten Sie Bahn für Bahn bis zu den Augenbrauen. Behandeln Sie in dieser Weise das gesamte Gesicht: die Region unterhalb der Augen, unterhalb des Jochbeins im Bereich der Nase, des Oberkiefers und zuletzt der Kinnregion.

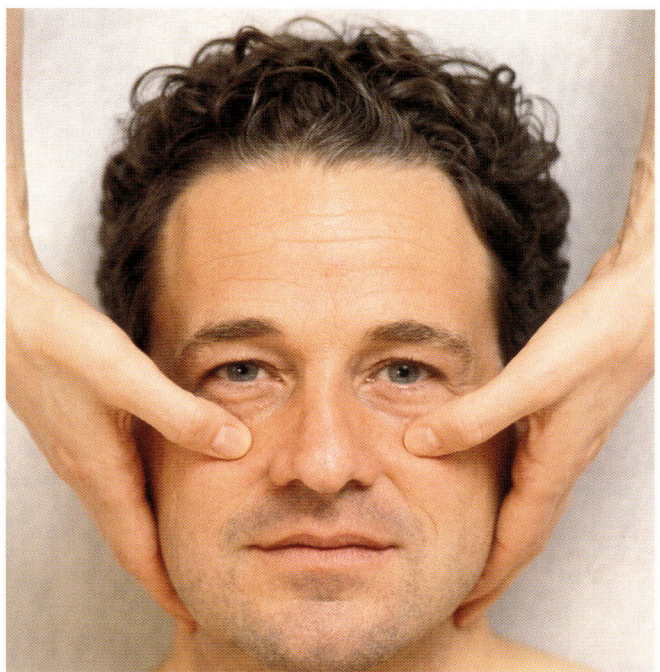
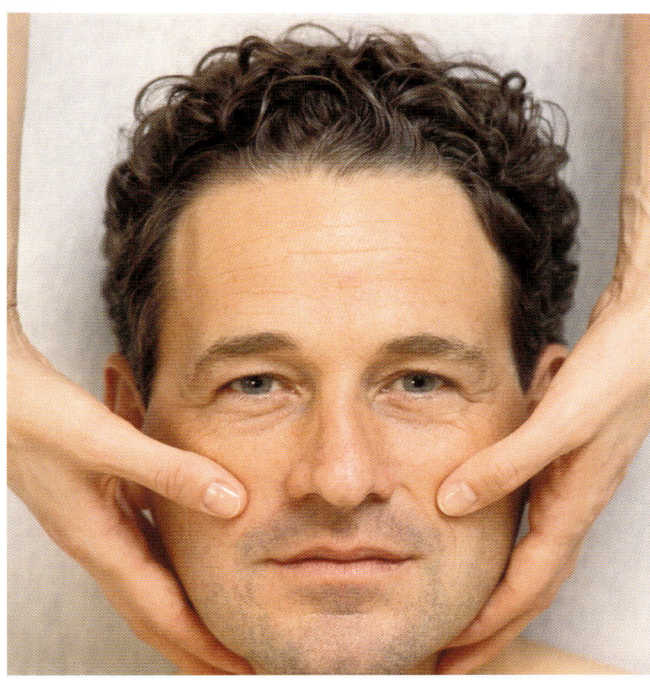
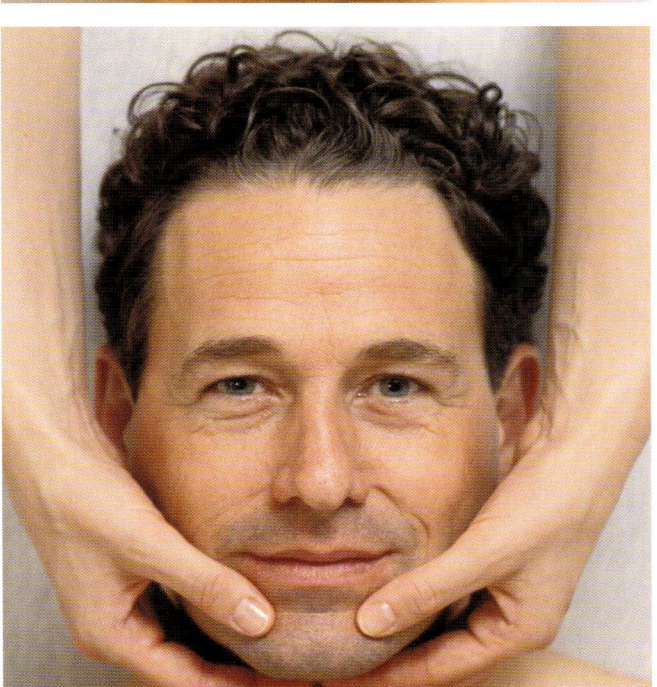
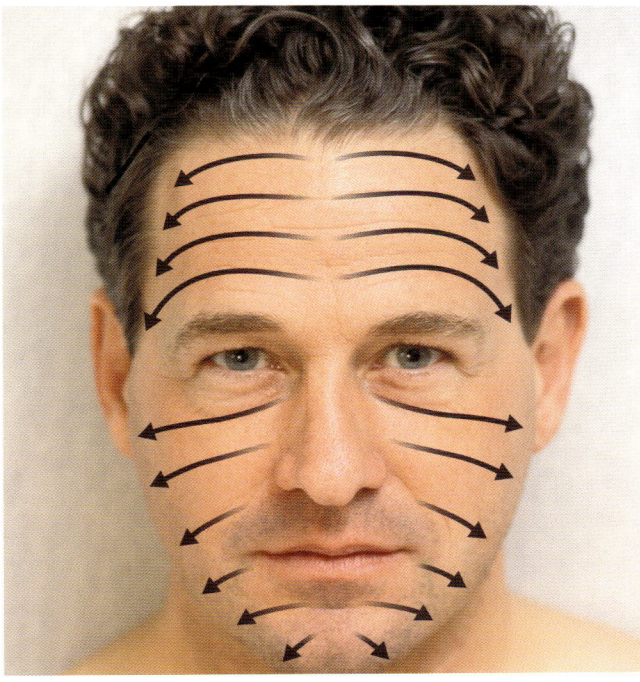

Links: Führen Sie des Weiteren leichte Streichungen unter den Augen, ...

Rechts: ... im Bereich unter dem Jochbein ...

Links: ... und zuletzt im Kinnbereich durch.

Rechts: Die Pfeile verdeutlichen Ihnen noch einmal die Streichrichtung.

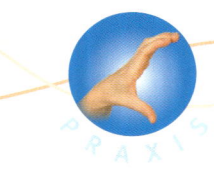

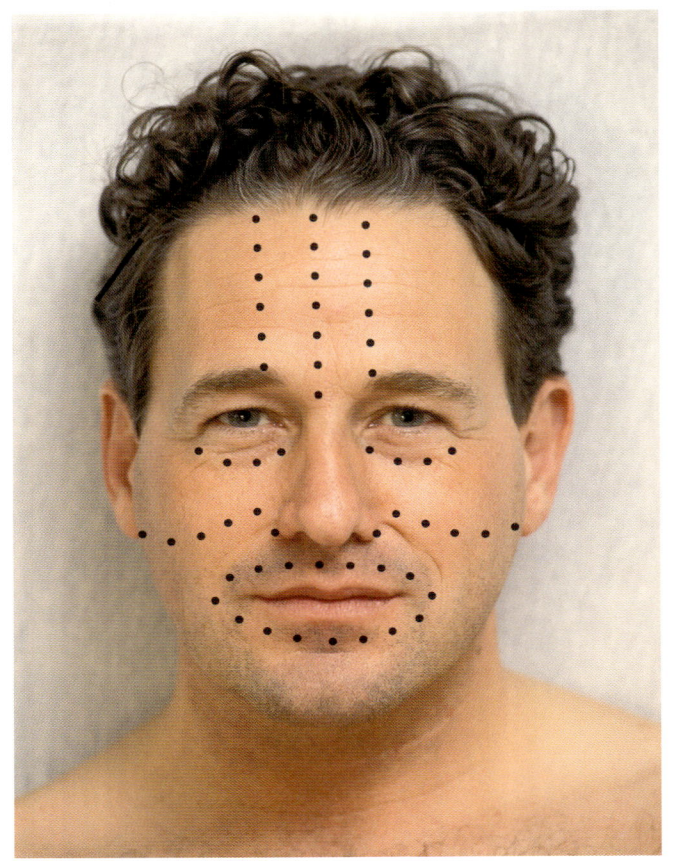

Der Daumendruck im Gesicht

Führen Sie nach den Ausstreichungen eine Druckmassage mit den Daumen durch. Wandern Sie Punkt für Punkt auf den gleichen Linien wie bei den Streichungen, von der Mitte nach außen in dieser Reihenfolge: über die Stirnregion, über die Region unterhalb der Augen, unterhalb des Jochbeins, auf dem Oberkiefer und dem Kinn. Unterhalb des Jochbeins können Sie den Druck auch mit den Fingerspitzen ausführen.

Der Abschluss der Gesichtsmassage

Zum Abschluss der Gesichtsmassage legen Sie beide Handflächen auf die Ohren Ihrer Partnerin bzw. Ihres Partners. Damit vertiefen Sie die entspannende Wirkung der Gesichtsmassage. Belassen Sie Ihre Hände dort ein bis zwei Minuten, und entfernen Sie sie dann langsam. Damit verabschieden Sie sich in der Massage.

> **DIE KOPF- UND GESICHTSMASSAGE**
> - Lagerung ohne Kopfkissen
> - Daumendruck auf der Mittellinie
> - Daumendruck beidseitig parallel der Mittellinie
> - Streichungen im Gesicht
> - Daumendruck im Gesicht
> - Abschluss der Massage

Auch für den Daumendruck sind die nebenstehenden Arbeitslinien eine Hilfestellung.

Links: Üben Sie nacheinander Druck auf der Stirn, ...

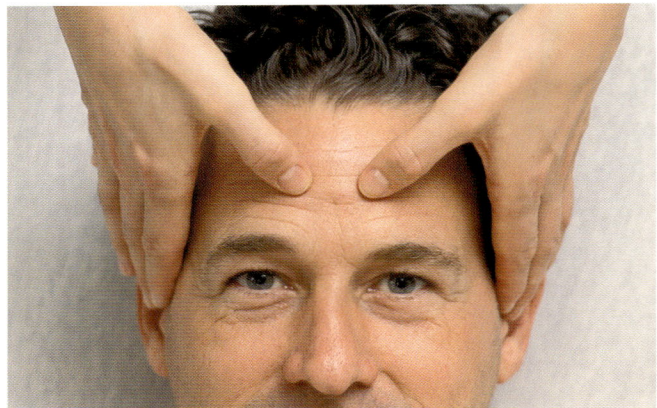

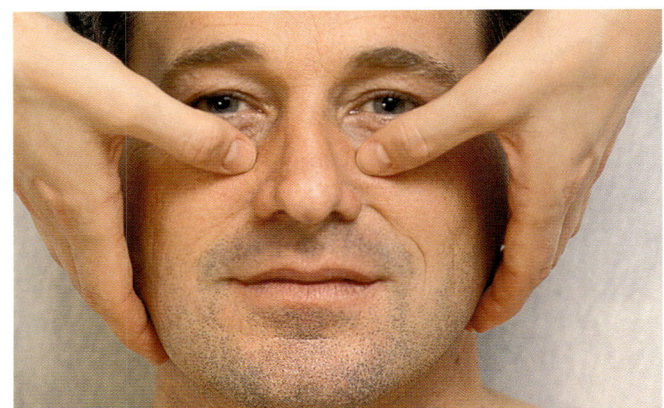

Rechts: ... unter den Augen, ...

Links: ... unter dem Jochbein ...

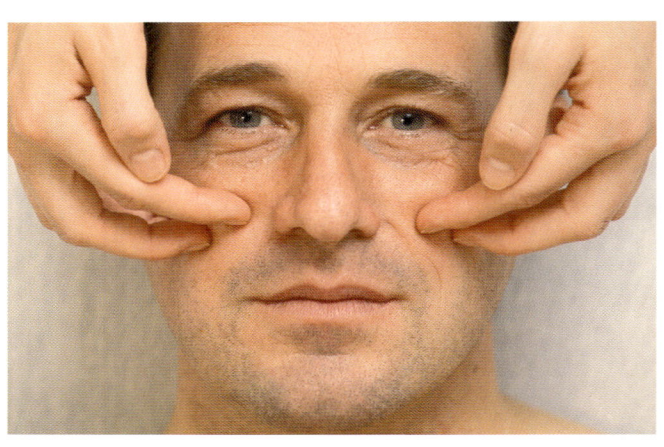

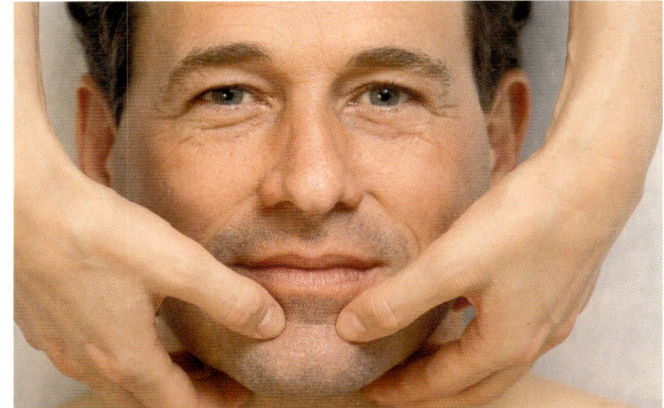

Rechts: ... und im Bereich des Kinns aus.

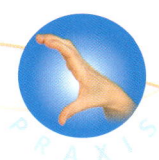

Der Abschluss der Shiatsu-Massage

Begeben Sie sich in den Fersensitz seitlich neben Ihren Partner oder Ihre Partnerin. Legen Sie Ihre Hände auf dessen Hara. Lassen Sie sie dort einige Atemzüge verweilen. Sie setzen sich nun zu Füßen Ihres Partners oder Ihrer Partnerin und legen Ihre Hände auf die Fußrücken, verweilen Sie auch dort einige Atemzüge lang. Lassen Sie Ihren Partner oder Ihre Partnerin 15 bis 20 Minuten nachruhen. Decken Sie ihn oder sie mit einer Wolldecke zu. Das Gefühl der Entspannung kann die Nachruhezeit auch deutlich überdauern. Teilen Sie dies Ihrem Partner oder Ihrer Partnerin mit, vor allem, dass er oder sie nach der Behandlung achtsam im Straßenverkehr und bei den übrigen Verrichtungen des Tages sein sollte. Reaktionen wie Unruhe oder Fieber zeigen ein Ansprechen auf die Massage und lassen in der Regel von selbst wieder nach.

Shiatsu-Massage auf einen Blick

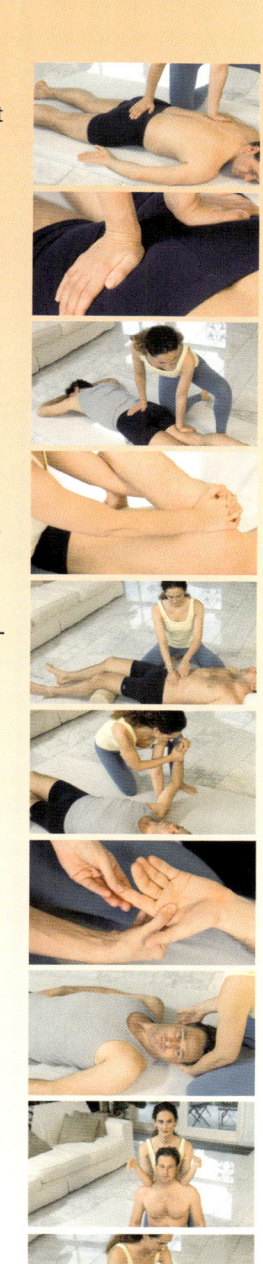

RÜCKENMASSAGE
Der Rücken schmerzt aufgrund chronischer Fehlbelastungen am häufigsten. Eine Rückenmassage eignet sich daher als Einstieg in die Shiatsu-Massage. Bevor Sie die Behandlung beginnen, führen Sie eine allgemeine Lockerung und Dehnungen durch, um die Muskeln auf eine angenehme Weise zu entspannen.

KREUZBEIN
An der Basis der Wirbelsäule liegen die Reflexzonen der Blase und der Unterleibsorgane. Eine Massage des Kreuzbeins kann daher positiv auf Erkrankungen dieser Organe wirken. Das »Zusammenschieben« des Kreuzbeins entlastet zudem die verspannte Kreuzbeinregion.

BEINRÜCKSEITE
Aufgrund fehlender Bewegung kommt es zum Energieungleichgewicht in den Beinen. Mit Hilfe der Shiatsu-Massage können Sie die Durchblutung der Beine verbessern und gleichzeitig die Beweglichkeit der Gelenke fördern. Auch die Massage der Fußrücken und -sohlen zeigt einen positiven Effekt.

SCHULTER UND SEITLICHE NACKENMUSKULATUR
Die Massage der Schultern und der seitlichen Nackenmuskulatur löst schmerzhafte Muskelverspannungen auf. Durch die daraus resultierende Entlastung in diesem Bereich regen Sie den Energiefluss im Körper an.

HARA UND BAUCH
In der fernöstlichen Philosophie spielt der Bauch eine größere Rolle als in der westlich geprägten Gesellschaft. Das Hara beherbergt die Lebensenergie Ki. Durch eine Massage des Bauches beeinflussen Sie beides und sorgen für ein gesundes Wohlbefinden im ganzen Körper.

ARM
Wie die Beine werden auch die Arme von sechs Energiebahnen durchlaufen, mit deren Hilfe Sie einen positiven Einfluss auf den Massageempfangenden ausüben können. Wichtig ist ein entspanntes, lockeres Herabhängen der Arme des Empfangenden. Als Vorbereitung bieten sich Lockerungsübungen an.

HAND
Die menschlichen Hände sind wichtige Werkzeuge. Auf ihnen befinden sich, wie auf den Füßen, zahlreiche Reflexzonen, durch die Sie auf die entsprechenden Körperstellen einwirken können. Eine Massage der Hände ist ein ebenso intensives Erlebnis für den Massageempfangenden wie jene der Füße.

NACKEN
Der Nacken ist eine der beweglichsten, aber auch die am wenigsten stabile Körperregion. Aufgrund von Fehlhaltungen und psychischen Belastungen kann es zu schmerzhaften Verspannungen kommen. Mit Hilfe einer Shiatsu-Massage lockern Sie die Muskulatur und regen den Energiefluss im Körper an.

KOPF UND GESICHT
Die Shiatsu-Massage im Kopf- und Gesichtsbereich reguliert den Energiefluss in den Meridianen. Sie führt zur Lockerung der Gesichtsmuskeln und verleiht dem Empfangenden dadurch ein entspanntes, schönes Aussehen. Nehmen Sie sich für diesen Teil der Massage viel Zeit.

ABSCHIED NEHMEN
Beenden Sie die Shiatsu-Massage, indem Sie Ihre Hände auf das Hara Ihres Partners oder Ihrer Partnerin legen und einige Sekunden dort verweilen lassen. Legen Sie anschließend Ihre Hände auf die Fußrücken, und belassen Sie sie eine Weile dort.

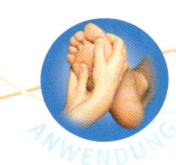

Beschwerden lindern

Neben der Erhaltung der Gesundheit und der Steigerung des allgemeinen Wohlbefindens können Sie mit reflextherapeutischen Methoden auch bereits bestehende Erkrankungen positiv beeinflussen. Allerdings stellen diese Methoden nur begleitende Maßnahmen dar; keinesfalls dürfen Selbstbehandlung und Reflexzonentherapie die ärztliche Behandlung ersetzen oder auch nur verzögern. In diesem Kapitel werden die gängigsten Befindlichkeitsstörungen dargestellt. Zu jeder Störung erhalten Sie auf der Basis der bereits vorgestellten Formen der Reflexzonenmassage eine Auswahl der in Frage kommenden Behandlungsverfahren.

Allergien

Die eigentliche Aufgabe unseres Immunsystems ist es, den Körper vor fremden Stoffen zu schützen. Über die Atemluft, die Haut oder auch mit der Nahrung können Krankheitserreger oder andere schädigende Stoffe aus der Umwelt in den Organismus eindringen. Das Immunsy-

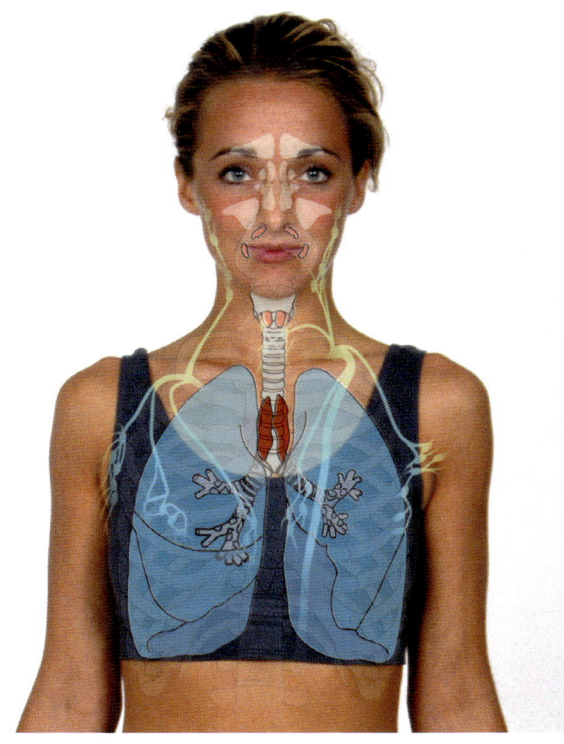

Allergische Erkrankungen rufen oft Beschwerden im Bereich der Atemwege hervor.

stem springt an dieser Stelle als eine Art Körperpolizei ein: Es erkennt die körperfremden »Eindringlinge« und vernichtet sie. Dazu stehen ihm als Waffen verschiedenartige Zelltypen zur Verfügung, die je nach eingedrungenem Erreger ganz spezielle, auf diesen Erreger gerichtete Moleküle (= Antikörper) hervorbringen und ihn zerstören. Damit wäre die Gefahr erst einmal gebannt. Kommt irgendwann ein gleicher Erreger noch einmal in den Körper, so erinnern sich die Zellen sehr schnell und stellen sofort größere Mengen des benötigten Antikörpers bereit. Die Abwehr kann nun noch schneller vonstatten gehen, möglicherweise sogar ganz ohne Krankheitszeichen. Allerdings ist ein so ausgeklügeltes System auch störanfällig. Häufig kommt es vor, dass das Immunsystem überempfindlich wird und zu stark reagiert. Es wehrt selbst harmlose Stoffe in einer Art und Weise ab, die den ganzen Organismus in Mitleidenschaft ziehen kann. Dabei ist ein Mensch mit einem derart überreagierenden Immunsystem keineswegs weniger krank als andere, im Gegenteil, sein Körper wird durch die ständigen Überreaktionen zusätzlich geschwächt. Solche Fehlreaktionen des Immunsystems bezeichnet man als Allergie, die auslösenden Stoffe werden von Fachleuten Allergene genannt. Ein Beispiel für eine Allergie ist der so genannte Heuschnupfen. Hier wirken pflanzliche Bestandteile, meist Blütenpollen, als Allergene und rufen bei den Betroffenen juckende und tränende Augen sowie einen chronischen Schnupfen hervor. Andere Allergene wie z. B. bestimmte Nahrungsmittel lösen bei entsprechend empfindlichen Menschen juckende Hautausschläge oder auch Darmkrämpfe mit Durchfall aus. Die Symptome einer Allergie können allerdings auch lebensbedrohliche Formen annehmen wie beispielsweise eine Schwellung der Schleimhaut im Mund- und Rachenraum oder eine Beteiligung des Kreislaufs bis hin zum Schock. In der Behandlung der Allergien werden prinzipiell zwei Ziele verfolgt: Zum einen sollen durch Medikamente die direkten Symptome gemildert werden, zum anderen versucht man, das Immunsystem langfristig zu beeinflussen. Dazu gehört die Hyposensibilisierung, ein Verfahren, mit dem man den Körper in kleinsten Schritten an das jeweilige Allergen gewöhnt und ihn somit unempfindlicher

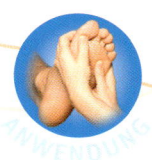

werden lässt. Besonders bei Kindern und bei Insektengift-allergien ist dies eine viel versprechende Maßnahme.

Was Sie tun können

Vermeiden Sie, wann immer möglich, die auslösenden Allergene. Verzichten Sie auf übertriebene Hygiene. Eine durch Seifen und tägliches Duschen ausgetrocknete Haut verliert ihre schützende Barriere und wird empfindlicher. Bevorzugen Sie parfumfreie Waschmittel und Seifen. Gerade Duftstoffe lösen häufig Allergien aus. Abhärtende Maßnahmen wie z. B. Saunabesuche verbessern die Immunabwehr der Schleimhäute. Achten Sie auf eine ausgewogene Ernährung, und meiden Sie körperliche und seelische Überforderungen.

Wie kann die Reflextherapie helfen?

Der Einsatz der Reflexmassage zielt darauf ab, die aktuel-len Beschwerden bei Heuschnupfen wie beispielsweise tränende und juckende Augen sowie lästigen Schnupfen zu lindern. Fuß-, Hand- und Ohrreflexzonenmassage eig-nen sich ganz besonders in folgenden Kombinationen:
• Massage der Fußreflexzonen und Ohrreflexzonen,
• Massage der Handreflexzonen und Ohrreflexzonen.

Beginnen Sie die Behandlung zunächst mit einer Fuß- oder Handmassage, und führen Sie im Anschluss daran die Ohrmassage durch.

Fußreflexzonenmassage

Die Schwerpunkte liegen auf der Massage der Zonen für die Augen, den Nasen-Rachenraum, die Atemwege und die lymphatischen Organe.

Der Ablauf der Massage
• Einleitung: Sandwichstreichungen
• Massage der Kopfzonen auf der Vorder- und Rückseite der Zehen mit dem Pinzettengriff: von der Großzehe bis zur fünften Zehe in mehreren Bahnen
• Überleitung: Sandwichstreichungen
• Massage der Zonen für die Lymphwege im Kopf- und Halsbereich mit dem Pinzettengriff: Ergreifen der Hautfalte zwischen den einzelnen Zehen und deren sanfte Dehnung nach oben und unten
• Massage der Zonen für die Atemwege und die Lunge auf dem Fußrücken mit dem Zeigefinger
• Massage der Zonen für die Atemwege und die Lunge auf der Fußsohle mit dem Daumengang
• Ausleitung: Sandwichstreichungen
• Massage des anderen Fußes in der gleichen Weise
• Fersendehnung beider Füße

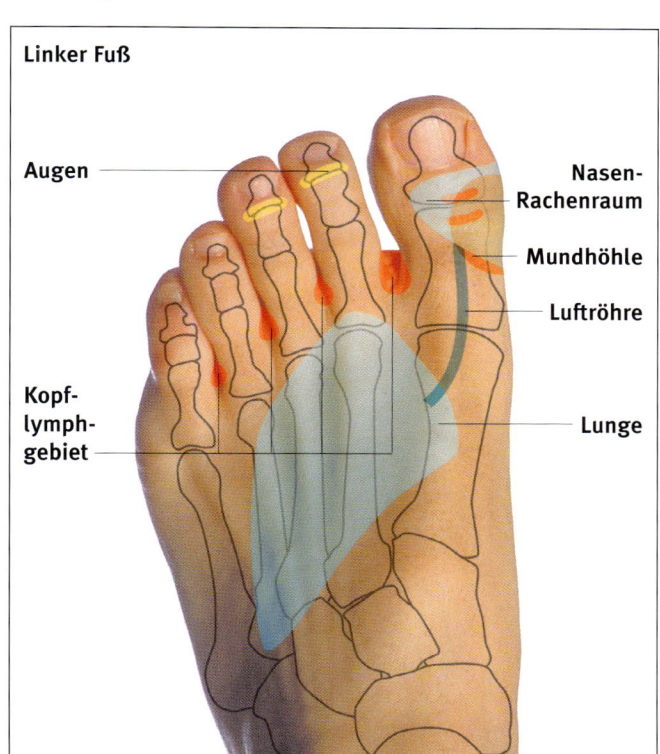

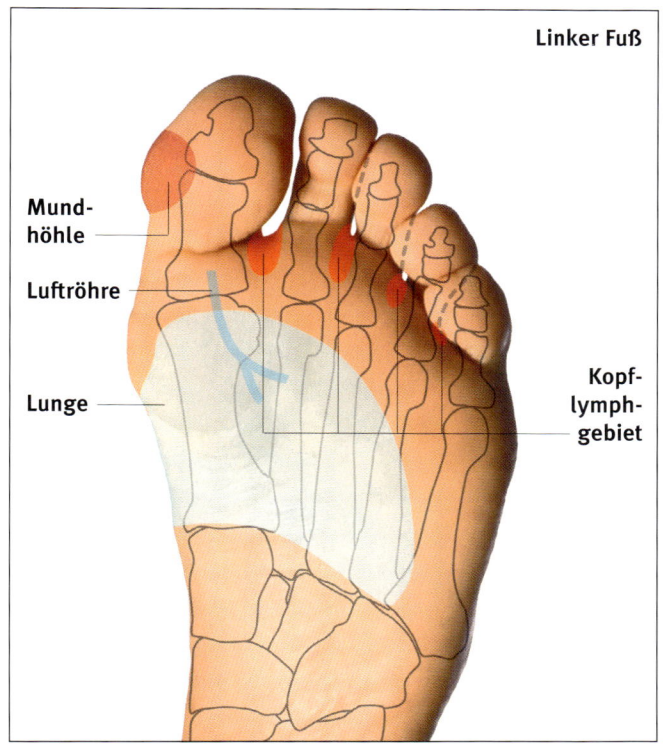

Links und rechts: Suchen Sie zur Behandlung von Allergien die Zonen des Kopfes und des Atemtrakts auf.

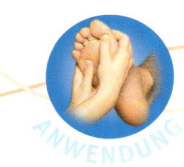

Handreflexzonenmassage

Die Massage der Reflexzonen auf der Hand erfolgt analog der Fußreflexzonenmassage. Die Schwerpunkte liegen auf der Massage der Zonen für die Augen, den Nasen-Rachenraum, die Atemwege und die Lymphwege.

Bevor Sie mit der Massage der einzelnen Zonen auf der Handfläche beginnen, erfolgt die allgemeine Einstimmung durch Streichungen.

Besonders geeignet sind die auf Seite 114 beschriebenen Streichungen mit beiden Händen, die Sandwichstreichungen. Massieren Sie zunächst die eine Hand Ihres Partners oder Ihrer Partnerin und anschließend die andere Hand. Wiederholen Sie jeden einzelnen Griff drei- bis fünfmal an jeder Hand. Die Massage beenden Sie, indem Sie die Handflächen ausstreichen und dehnen.

Der Ablauf der Massage

- Einleitung: Streichungen mit beiden Händen
- Massage der Kopfzonen auf der Vorder- und Rückseite der Zehen mit dem Pinzettengriff: von der Basis des Daumens in mehreren Bahnen bis zum fünften Finger
- Massage der Zonen für die Lymphwege im Kopf- und Halsbereich mit dem Pinzettengriff: sanftes Dehnen der Hautfalte zwischen den einzelnen Fingern
- Massage der Zonen für die Atemwege und die Lunge auf der Handfläche mit dem Daumengang
- Massage der Zonen für die Atemwege auf dem Handrücken mit dem Raupengang Punkt für Punkt
- Ausleitung: Streichungen mit beiden Händen
- Dehnung der Handfläche
- Massage der anderen Hand in der gleichen Weise

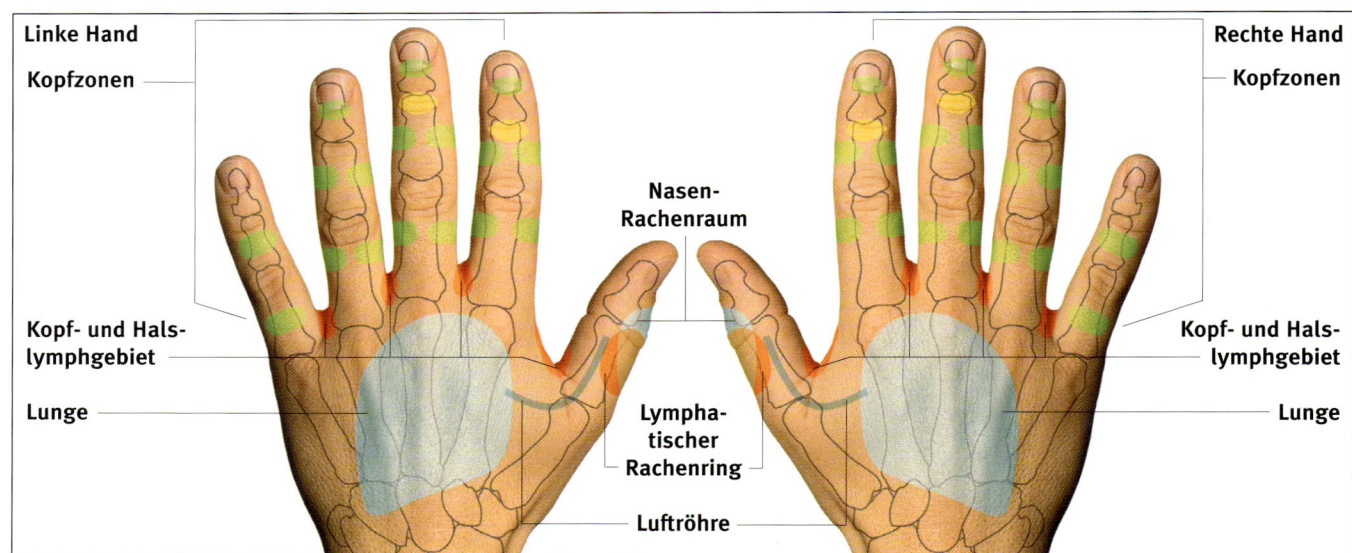

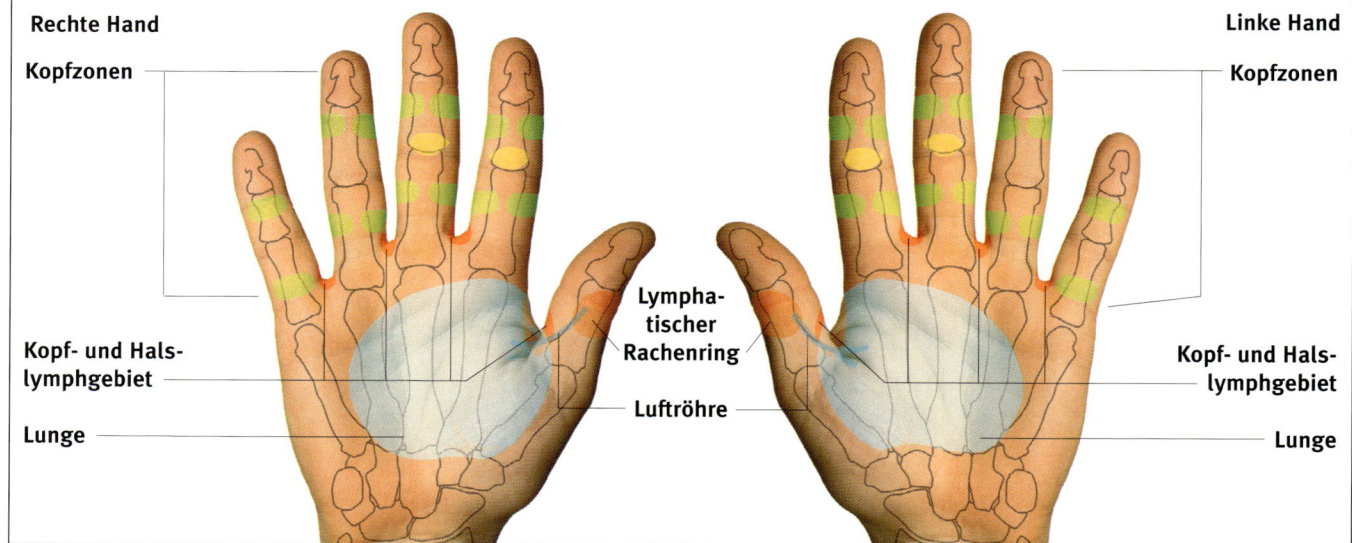

Oben und unten: Die Reflexzonen der Hand, die Sie bei allergischen Beschwerden massieren können.

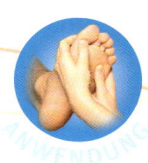

Ohrreflexzonenmassage

Die Ohrreflexzonenmassage eignet sich hervorragend in Kombination mit einer Fuß- und Handreflexzonenmassage. Sie ist weiterhin gut zur Selbstmassage geeignet. Ihre Ohren können Sie praktisch jederzeit und überall massieren. Bevor Sie mit der punktuellen Massage beginnen, führen Sie einige Streichungen durch, die das gesamte Ohr erfassen und auf die Punktmassage vorbereiten. Bei der Selbstmassage können Sie beide Ohren mit je einer Hand gleichzeitig massieren. Führen Sie die Streichungen jeweils vier- bis fünfmal durch. Drücken Sie einzelne Zonen oder Punkte jeweils fünf bis zehn Sekunden. Beenden Sie die Ohrmassage mit Streichungen.

Der Ablauf der Massage

- Einleitung: Streichungen mit dem Daumen in mehreren Linien entlang der Helixkrempe
- Massage der Punkte auf dem Ohrläppchen in längs und quer verlaufenden Bahnen: Auge-, Stirn-, Sonne-, Omega-Hauptpunkt
- Massage mit der Zeigefingerkuppe in der Ohrmuschel: Lungenzone, Plexus bronchopulmonalis
- Massage des Punktes Shen Men und des Allergie-Punktes zwischen Daumen- und Zeigefingerkuppe
- Ausleitung: Streichungen mit dem Daumen in mehreren Linien entlang der Helixkrempe
- Massage des anderen Ohrs in der gleichen Weise.

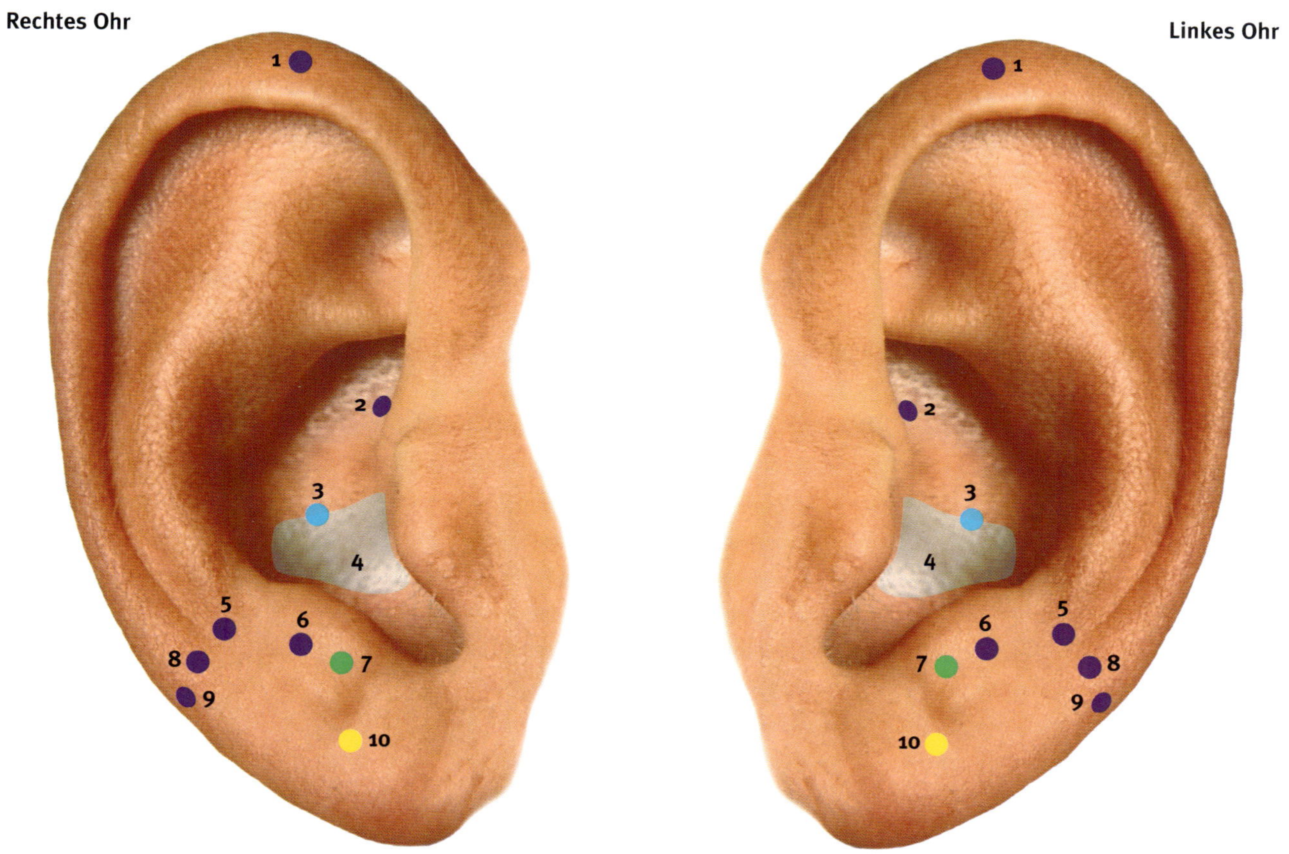

Rechtes Ohr

Linkes Ohr

1 Allergie-Punkt	6 Sonne-Punkt
2 Vegetativum-I	7 Stirn-Punkt
3 Plexus bronchopulmonalis	8 Jérôme-Punkt
4 Lungenzone	9 Punkt der Begierde
5 Polster-Punkt	10 Auge-Punkt

Links und rechts: Eine Auswahl der besonderen Punkte der Ohrreflexzonenmassage eignet sich zur Behandlung von Allergien.

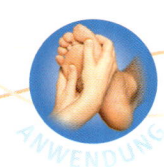

Atemwegsbeschwerden

Durch die oberen Atemwege (Nase, Rachen und Luftröhre) ist unser Atmungssystem ständig in Kontakt mit Krankheitserregern wie Viren oder Bakterien, die über die Atemluft aufgenommen werden. Daher beginnen viele Infektionskrankheiten auch mit Symptomen im Bereich der Atemwege wie Schnupfen, Halsschmerzen und Husten. Bei letzterem sprechen die Ärzte, wenn er auf Grund einer Entzündung der Bronchien entstanden ist, von einer akuten Bronchitis. Sie ist gekennzeichnet durch einen anfangs trockenen Reizhusten, der nach wenigen Tagen produktiv wird, d. h. der Betroffene kann mehr oder weniger Sekret abhusten. Häufig treten Begleitsymptome wie leichtes Fieber, Kopfschmerzen und Schmerzen hinter dem Brustbein während der Hustenattacken auf. In der Regel heilt eine akute Bronchitis nach zwei Wochen aus. Befallen zusätzlich noch Bakterien die ohnehin schon geschwächte Schleimhaut, so kann es in der Folge zu einer Lungenentzündung (= Pneumonie) kommen.

Von einer chronischen Bronchitis spricht man, wenn fast ständig, zumindest aber in zwei aufeinander folgenden Jahren mindestens drei Monate lang Husten und Auswurf bestehen. Hierbei ist die häufigste Ursache das Rauchen, oft fördern schädliche Stoffe aus der Umwelt wie beispielsweise Staub und Abgase die Entstehung einer chronischen Bronchitis. In Deutschland ist die chronische Bronchitis in den letzten Jahren zu einer Volkskrankheit geworden; weit über drei Millionen Menschen sind derzeit daran erkrankt.

Die Behandlung besteht vor allem in der Gabe schleimlösender Medikamente, wodurch das Abhusten des Sekrets erleichtert wird. Wird eine Beteiligung von Bakterien festgestellt, so kann der Einsatz von Antibiotika notwendig werden.

Eine weitere Erkrankung, bei der die Schleimhaut der Bronchien geschädigt ist, ist das Asthma bronchiale. Zu der Schleimhautschädigung kommen hier jedoch noch eine vermehrte Schleimproduktion und eine anfallsweise Verengung der Bronchien hinzu, sodass die Betroffenen immer wieder unter erheblicher Luftnot leiden. Die Ursachen für Asthma sind sehr vielfältig und reichen von körperlicher Anstrengung über Infektionen der Atemwege bis hin zu Allergien. Ungefähr die Hälfte aller Asthma-Patienten sind Kinder unter zehn Jahren. Eine ärztliche Betreuung ist hier unerlässlich.

Bei der Behandlung des Asthmas unterscheidet man zwischen so genannten Bedarfsmedikamenten, die nur zum Beenden eines Asthma-Anfalls eingenommen werden, und den Dauermedikamenten, die ständig genommen werden müssen, um die Häufigkeit der Anfälle zu vermindern. Asthmamedikamente wirken in der Regel entzündungshemmend und/oder erweitern die Atemwege kurzfristig.

Was Sie tun können

Wenn Sie an einer Bronchitis leiden, sollten Sie viel Flüssigkeit zu sich nehmen. Damit unterstützen Sie die schleimlösende Behandlung. Pflanzliche Mittel wie Menthol-, Eukalyptus- und Thymian-Auszüge wirken schleimlösend und sind besonders bei Kindern geeignet. Auch das Einreiben mit ätherischen Ölen unterstützt die entzündungshemmende und schleimlösende Behandlung.

Für Asthmatiker ist es vor allem wichtig, Produkte, auf die sie allergisch reagieren, zu meiden. Dies setzt natürlich voraus, dass solche Auslöser bekannt sind. Das Gleiche gilt für bekannte Situationen, die bei dem Betroffenen immer wieder zu Asthma-Anfällen geführt haben. Nicht zuletzt können Massagen und eine spezielle Atemgymnastik helfen, die Atmung wieder besser unter Kontrolle zu bekommen.

Zu den Atemwegen zählen die Nasennebenhöhlen, der Kehlkopf, die Luftröhre, die Lunge und die Bronchien.

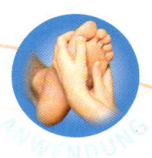

Wie kann die Reflextherapie helfen?

Der Einsatz der Reflexmassage zielt darauf ab, die aktuellen Beschwerden bei Heuschnupfen wie beispielsweise tränende, juckende Augen sowie lästigen Schnupfen zu lindern. Fuß-, Hand- und Ohrreflexzonenmassage eignen sich ganz besonders in folgenden Kombinationen:

• Massage der Fußreflexzonen und Ohrreflexzonen,

• Massage der Handreflexzonen und Ohrreflexzonen.

Beginnen Sie zunächst mit einer Fuß- oder Handmassage, und führen Sie im Anschluss daran die Ohrmassage durch. Welche Zonen wie lange massiert werden sollen, erfahren Sie jeweils bei den folgenden Anleitungen.

Fußreflexzonenmassage

Die Schwerpunkte liegen auf der Massage der Zonen für die Augen, den Nasen-Rachenraum, die Atemwege und die lymphatischen Organe.

Der Ablauf der Massage

• Einleitung: Sandwichstreichungen

• Massage der Kopfzonen auf der Zehenvorderseite und -rückseite mit dem Pinzettengriff von der Basis der Großzehe in mehreren Bahnen bis zur fünften Zehe

• Überleitung: Sandwichstreichungen

• Massage der Zonen für die Lymphwege im Kopf- und Halsbereich mit dem Pinzettengriff: Ergreifen der Hautfalte zwischen den einzelnen Zehen und sanfte Dehnung nach oben und nach unten

• Massage der Zonen für die Atemwege und die Lunge auf der Fußsohle mit dem Daumengang

• Massage der Zone für die Achsellymphknoten mit der Daumenkuppe

• Massage der Zonen für die Atemwege, Lunge und Thymus auf dem Handrücken mit der Zeigefingerkuppe

• Ausleitung: Sandwichstreichungen

• Massage des anderen Fußes in der gleichen Weise

• Fersendehnung beider Füße

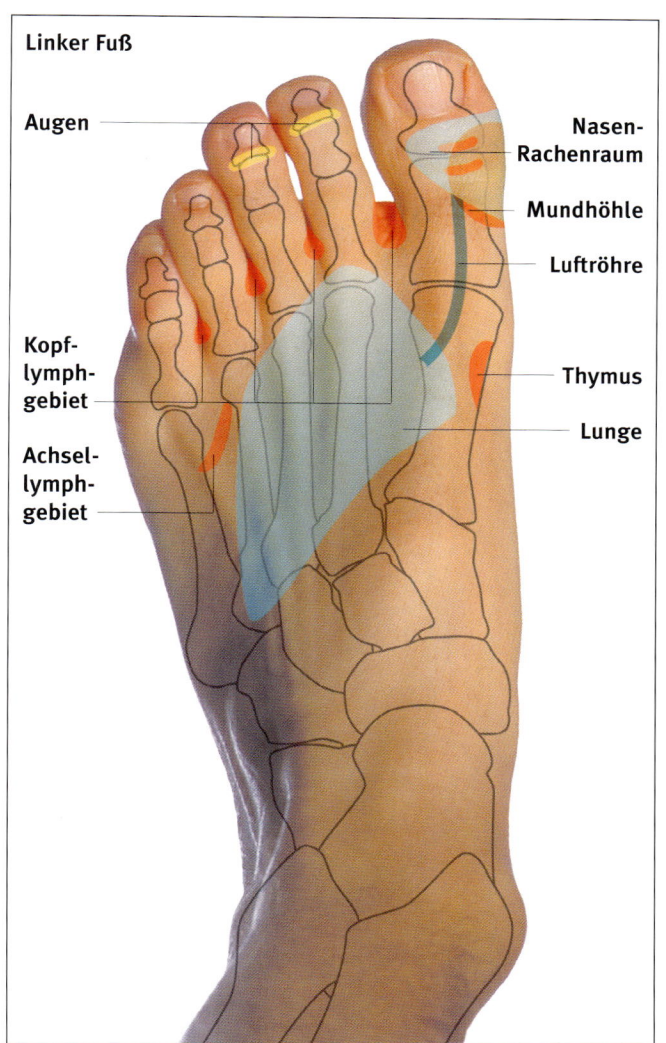

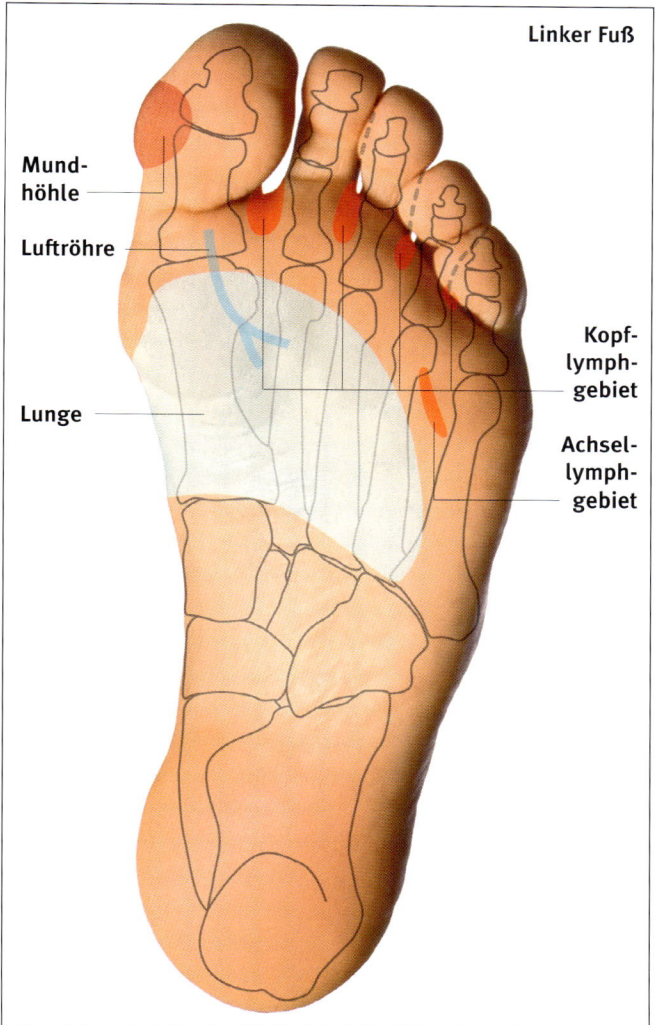

Links und rechts: Die Reflexzonen des Fußes, die Sie bei Atemwegserkrankungen massieren können.

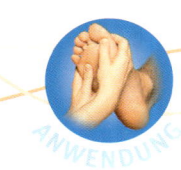

Handreflexzonenmassage

Die Massage der Reflexzonen auf der Hand erfolgt entsprechend der Fußreflexzonenmassage. Die Schwerpunkte liegen auf der Massage der Zonen für den Nasen-Rachenraum, die Atemwege und die lymphatischen Organe. Bevor Sie mit der Massage der einzelnen Zonen beginnen, erfolgt die allgemeine Einstimmung durch Streichungen. Besonders geeignet sind die auf Seite 114 beschriebenen Streichungen mit beiden Händen. Massieren Sie die eine Hand und anschließend die andere. Wiederholen Sie jeden Griff drei- bis fünfmal. Beenden Sie die Massage durch Streichungen und Dehnungen der Handfläche.

Der Ablauf der Massage

- Einleitung: Streichungen mit beiden Händen
- Massage der Kopfzonen auf der Vorder- und Rückseite der Finger mit dem Pinzettengriff.
- Überleitung: Streichungen mit beiden Händen
- Massage der Zonen für die Lymphwege im Kopf- und Halsbereich mit dem Pinzettengriff: Ergreifen der Hautfalte zwischen den einzelnen Fingern und sanfte Dehnung nach oben und nach unten
- Massage der Zonen für die Atemwege und die Lunge auf der Handfläche mit dem Daumengang Punkt für Punkt
- Massage der Zone für die Achsellymphknoten mit der Zeigefingerkuppe im Zwischenraum des vierten und fünften Mittelhandknochens
- Massage der Zonen für die Atemwege, Lunge, Achsellymphknoten und Thymus auf dem Handrücken mit dem Raupengang Punkt für Punkt
- Ausleitung: Streichungen mit beiden Händen und Dehnung der Handfläche
- Massage der anderen Hand in der gleichen Weise

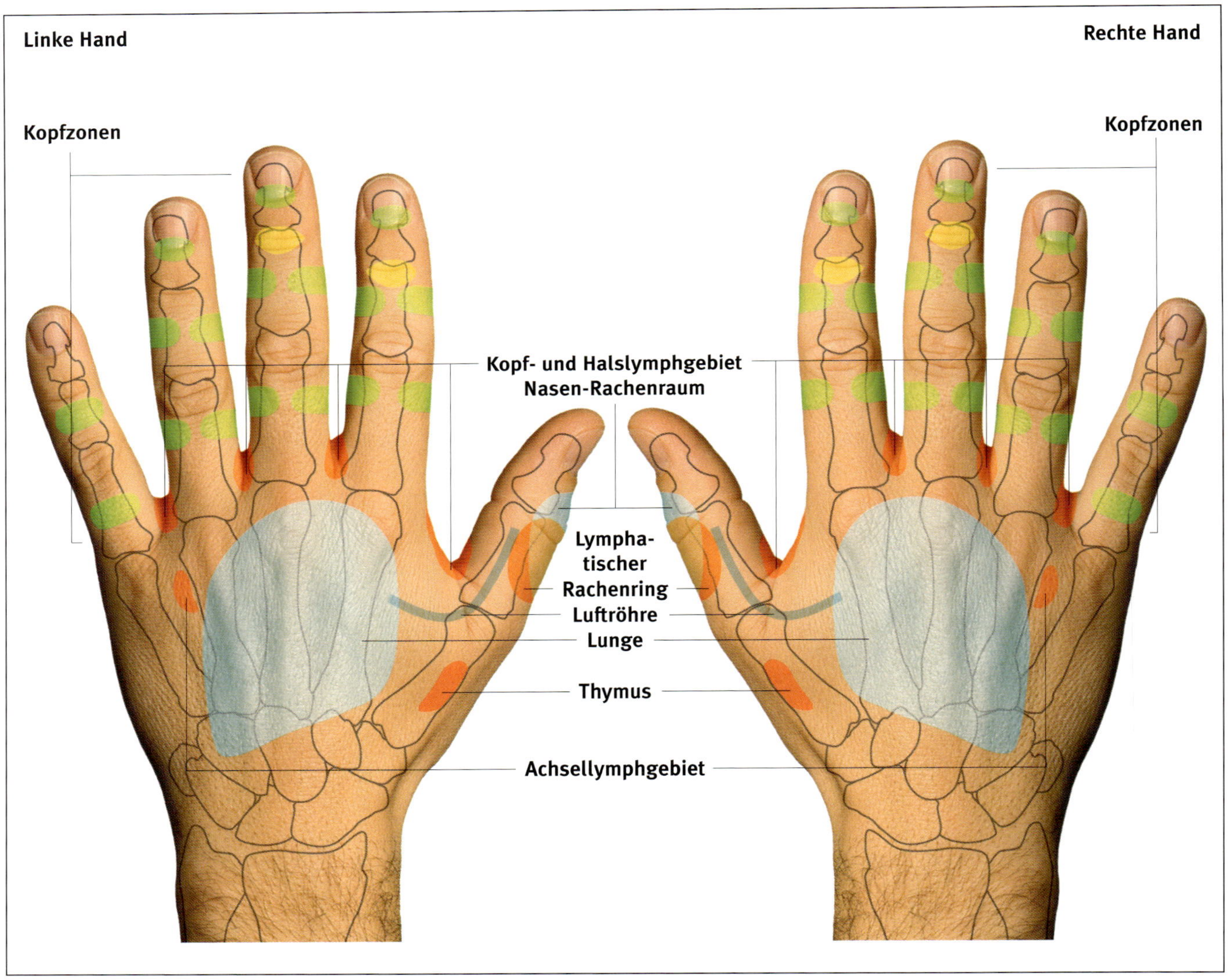

Linke Hand

Rechte Hand

Kopfzonen

Kopfzonen

**Kopf- und Halslymphgebiet
Nasen-Rachenraum**

**Lympha-
tischer
Rachenring**

Luftröhre

Lunge

Thymus

Achsellymphgebiet

Die Zonen der Atemwege sind gut auf dem Handrücken zu massieren.

194

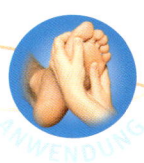

Ohrreflexzonenmassage

Die Ohrreflexzonenmassage ist insbesondere in Kombination mit der Fuß- und Handreflexzonenmassage sehr effektiv. Auch eignet sie sich gut zur Selbstmassage. Ihre Ohren können Sie praktisch jederzeit und überall massieren. Der Schwerpunkt der Ohrreflexzonenmassage liegt in der Aktivierung Ihrer körpereigenen Abwehrkräfte. Bevor Sie mit der punktuellen Massage beginnen, führen Sie einige Streichungen aus, die das gesamte Ohr erfassen und auf die Punktmassage vorbereiten.

Bei der Selbstmassage können Sie beide Ohren mit je einer Hand gleichzeitig massieren. Führen Sie die Streichungen jeweils vier- bis fünfmal durch. Drücken Sie einzelne Zonen oder Punkte jeweils fünf bis zehn Sekunden. Beenden Sie die Ohrmassage ebenfalls mit Streichungen.

Der Ablauf der Massage

- Einleitung: Streichungen mit dem Daumen
- Massage der Punkte auf dem Ohrläppchen in längs und quer verlaufenden Bahnen: Anti-Aggressionspunkt, Angst-Sorge-Punkt, Anti-Depressionspunkt, Kummer-Freude-Punkt, Omega-I-Punkt
- Massage mit der Zeigefingerkuppe in der Ohrmuschel: Lungenzone, Plexus bronchopulmonalis
- Massage des Innere-Nase-Punktes zwischen Daumen- und Zeigefingerkuppe
- Massage des Shen Men-Punktes und des Vegetativum-I-Punktes zwischen Daumen- und Zeigefingerkuppe
- Ausleitung: Streichungen mit dem Daumen in mehreren Linien entlang der Helixkrempe
- Massage des anderen Ohrs auf die gleiche Weise

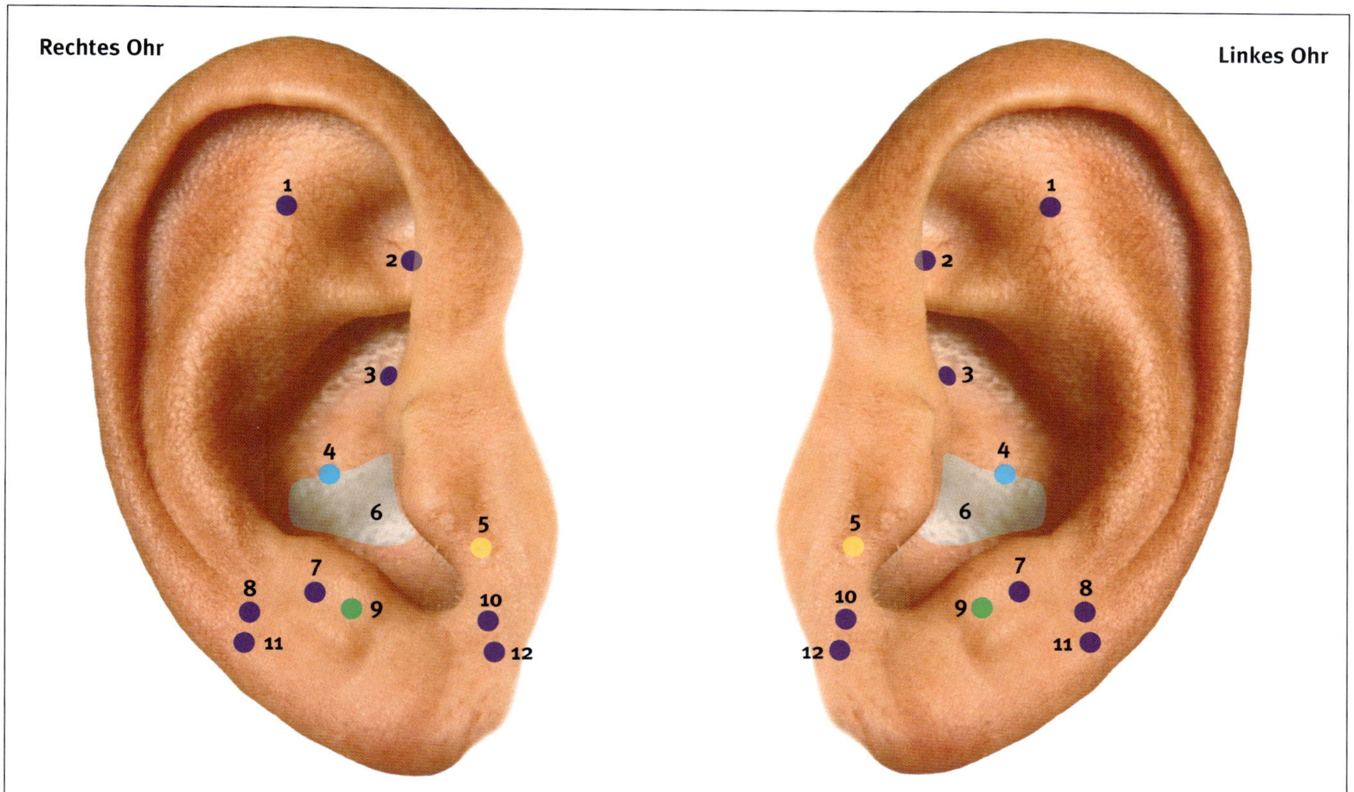

Rechtes Ohr | **Linkes Ohr**

1	Shen Men	7	Sonne-Punkt
2	Vegetativum-I	8	Anti-Depressionspunkt
3	Omega-I-Punkt	9	Stirn-Punkt
4	Plexus bronchopulmonalis	10	Anti-Aggressionspunkt
5	Innere-Nase-Punkt	11	Kummer-Freude-Punkt
6	Lungenzone	12	Angst-Sorge-Punkt

Links und rechts: Zur Anwendung kommen die Besonderen Punkte aus der Ohrreflexzonenmassage.

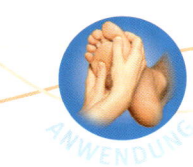

Harnwegsbeschwerden

Im Bereich der Harnwege (→ Seite 68 f.) gibt es vielerlei Störungen, zu deren Behandlung die Reflextherapie eine sinnvolle Ergänzungsmaßnahme darstellt. Eine der häufigsten Erkrankungen der Blase ist die Blasenentzündung, auch Zystitis genannt. Sie ist gekennzeichnet durch häufigen Harndrang bei nur geringen Urinmengen und mitunter starken Schmerzen beim Wasserlassen. In der Regel entsteht die Entzündung durch eine Infektion mit Bakterien, die aus dem Darm in die Harnblase wandern. Besonders leichtes Spiel haben derartige Infektionen, wenn der Betroffene nur wenig Flüssigkeit trinkt, die Harnblase also nur schlecht durchspült wird. Da die Harnröhre bei Frauen nur sehr kurz ist, gelangen die Erreger vom After relativ rasch bis zur Blase. Dies ist auch der Grund dafür, dass Frauen wesentlich häufiger von einer Blasenentzündung betroffen sind als Männer. Treten bei Ihnen die oben genannten Anzeichen auf, sollten Sie unverzüglich einen Arzt aufsuchen. Er wird den Urin auf Keime untersuchen und Ihnen, falls nötig, ein Antibiotikum verschreiben. Die gleichen Anzeichen wie eine Blasenentzündung, nur etwas weniger stark, kann die so genannte Reizblase haben. Allerdings lassen sich hier keine Erreger einer Infektion nachweisen. Die Ursache ist ein Fehler im Steuerungssystem des Körpers, welches dem Gehirn meldet, die Blase sei voll. Daraufhin kommt es zu häufigem Harndrang, obwohl die Blase kaum gefüllt ist. Auch hier ist der Besuch beim Arzt wichtig, damit eine Infektion ausgeschlossen werden kann. Die Behandlung ist meist mit pflanzlichen Mitteln, die die Blasenmuskulatur entspannen, möglich. Wirkungsvoll sind z. B. Kürbiskerne. Störungen des Harnwegssystems bleiben aber nicht immer auf die unteren Harnwege beschränkt. Verschiedene chemische Substanzen im Urin können zur Bildung von Steinen führen, die sich im Nierenbecken ablagern. Dort können sie relativ lange verbleiben, ohne Störungen zu verursachen. Wandern sie allerdings in Richtung Blase, müssen sie die engen Harnleiter passieren. Dadurch wird die Wand der Harnleiter gedehnt, was sehr starke kolikartige Schmerzen verursachen kann. Mitunter sind diese von Übelkeit und Erbrechen sowie blutigem Urin begleitet. Der Gang zum Arzt sollte hier auf keinen Fall zu spät erfolgen. Die Behandlung ist unterschiedlich und hängt davon ab, wie die Steine zusammengesetzt sind. Manche Nierensteine werden mit Stoßwellen (Schallwellen) von außen her zerkleinert, andere können mit Medikamenten aufgelöst werden. Krampflösende Medikamente beispielsweise unterstützen die rasche Ausscheidung der kleinen Stücke.

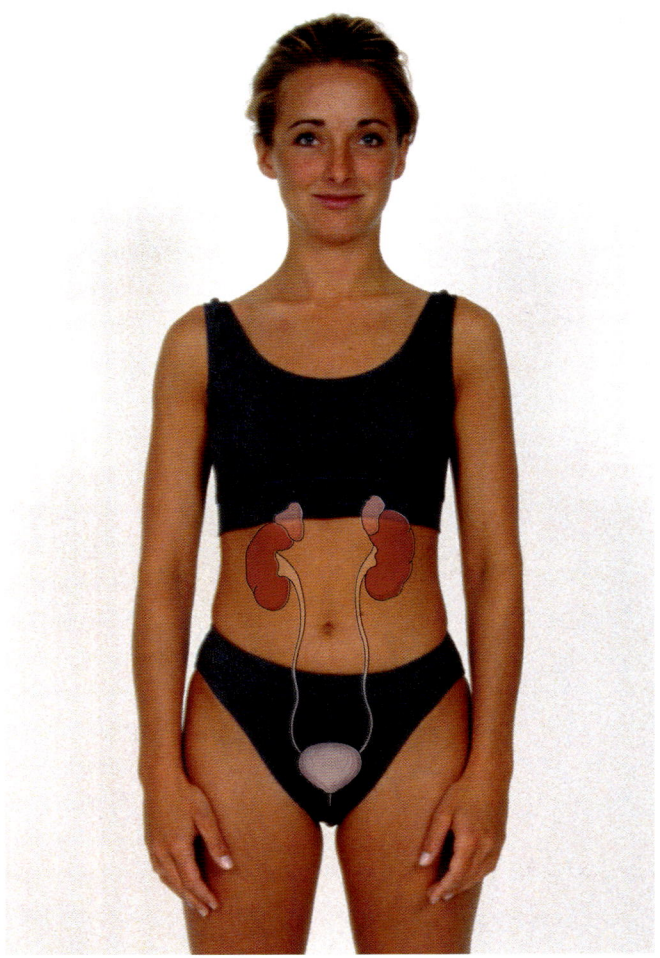

Zu den Harnwegen zählen die Nieren, die Harnleiter, die Blase und die Harnröhre.

Was Sie tun können

Bei einer Blasenentzündung können Sie selbst die Therapie unterstützen, indem Sie mindestens zwei bis drei Liter Flüssigkeit täglich trinken. Bewährt haben sich dabei Zubereitungen aus Brennnesselkraut, Wacholder, Bärentraubenblättern und Schachtelhalm. Bitte vermeiden Sie während einer Blasenentzündung würzige Speisen, Alkohol und koffeinhaltige Getränke, da diese irritierend auf die Blase wirken können. Auch bei der Reizblase können Sie selbst mithelfen, indem Sie viel Flüssigkeit trinken und Ihre Blase nur zu bestimmten Zeiten entleeren, sozusagen als Training. Ebenfalls sinnvoll sind gymnastische Übungen für den Beckenboden, warme Sitzbäder und Entspannungsübungen. Sind bei Ihnen Nierensteine diagnostiziert worden, ist eine ausreichende Trinkmenge

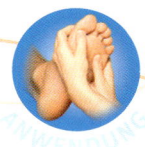

ganz besonders wichtig. Falls Sie häufiger zu Nierensteinen neigen, sollten Sie eventuell eine Diät einhalten. Lassen Sie sich in diesem Fall fachmännisch beraten.

Wie kann die Reflextherapie helfen?

Bei akuten und häufig wiederkehrenden Harnwegsbeschwerden können Sie die Reflexzonenmassage sinnvoll einsetzen. Insbesondere lassen sich Schmerzen im Bereich der Blase und der ableitenden Harnwege positiv beeinflussen. Fuß- und Ohrreflexzonenmassagen, aber auch Shiatsu kommen hier vorrangig zum Einsatz. Alle drei Verfahren können Sie miteinander kombinieren.

Fußreflexzonenmassage

Die Schwerpunkte liegen auf der Massage der Zonen von Niere, Harnleiter und Blase. Die Nierenzone ist etwa bohnengroß und befindet sich im Bereich der Basis des drit-

ten Mittelfußknochens. Die Harnleiterzone verläuft schräg zur Innenseite der Fersenregion. Die Blasenzone selbst liegt gut zwei Querfinger unterhalb und etwas fersenwärts des tastbaren Unterrandes des Knöchels. Sehr wichtig ist es, dass die Füße des Partners oder der Partnerin warm sind. Ein warmes Fußbad ist in diesem Falle die ideale Einstimmung für die Massage.

Der Ablauf der Massage
- Warmes Fußbad
- Einleitung: Sandwichstreichungen
- Massage der Nierenzone auf der Fußsohle mit der Daumenkuppe
- Massage der Harnleiterzone auf der Fußsohle mit dem Daumengang
- Massage der Blasenzone an der Innenseite des Fußes mit der Daumenkuppe
- Ausleitung: Sandwichstreichungen
- Massage des anderen Fußes in der gleichen Weise
- Fersendehnung beider Füße

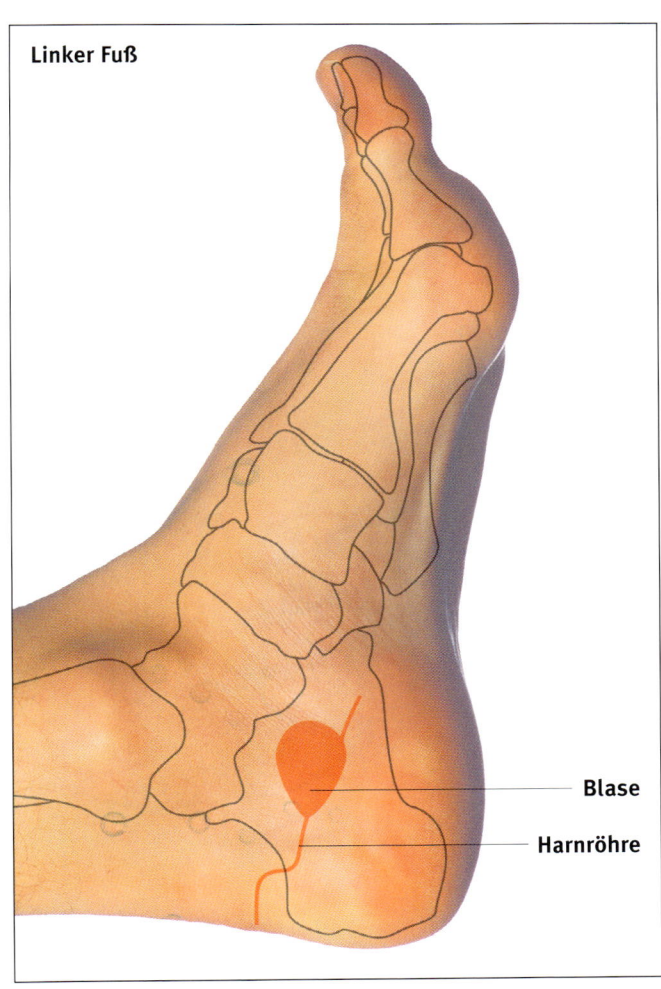

Linker Fuß

Blase

Harnröhre

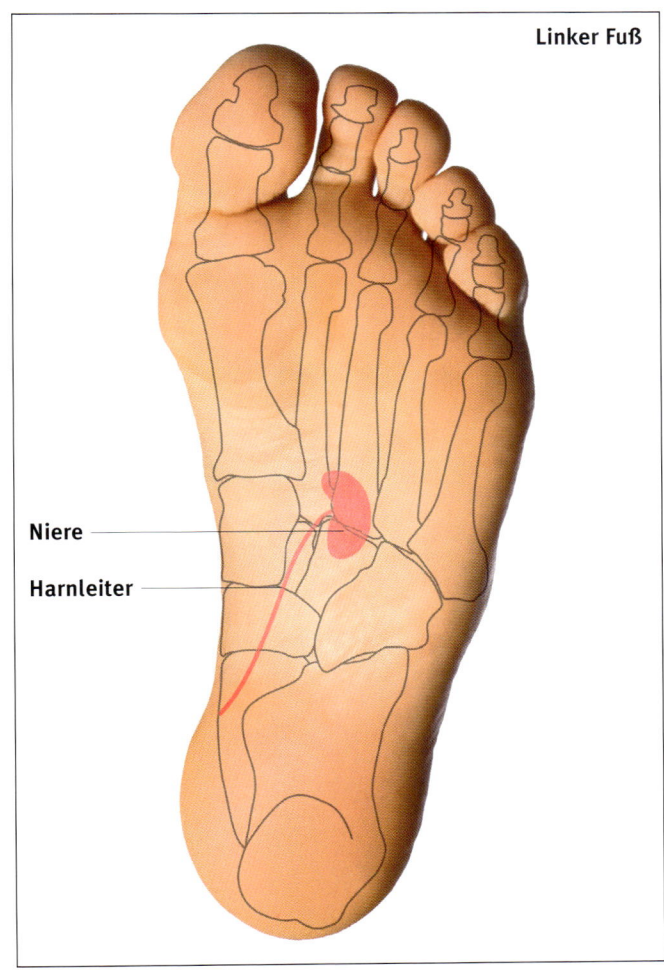

Linker Fuß

Niere

Harnleiter

Links und rechts: Die Reflexzonen der Harnwege verlaufen von der Fußsohlenmitte bis in den Bereich des Innenknöchels.

197

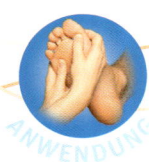

Ohrreflexzonenmassage

Die Ohrreflexzonenmassage eignet sich ausgezeichnet in Kombination mit der Fußreflexzonenmassage zur Behandlung von Harnwegsbeschwerden.

Die Punkte und Zonen für die Beckenorgane und Harnwege liegen im oberen Teil der tiefen Ohrmuschel. Das Nieren-Blasen-Areal bildet eine lang gezogene Zone im Gegensatz zum Nieren-Punkt, der eine wesentlich kleinere Ausdehnung hat und direkt im Nieren-Blasen-Areal liegt.

Die Einstimmung und Vorbereitung erfolgt durch Streichungen, die das gesamte Ohr erfassen.

Bei der Selbstmassage können Sie beide Ohren zugleich massieren. Jede Streichung wird vier- bis fünfmal durchgeführt, die einzelnen Zonen oder Punkte werden jeweils fünf bis zehn Sekunden gedrückt. Den Abschluss der Ohrmassage bilden ebenfalls Streichungen.

Der Ablauf der Massage

- Einleitung: Streichungen mit dem Daumen in mehreren Linien entlang der Helixkrempe
- Massage des Nieren-Blasen-Areals, des Niere-Punktes, der Zonen für die Urethra und den Plexus urogenitalis mit dem Pinzettengriff im oberen Teil der Ohrmuschel
- Ausleitung: Streichungen mit dem Daumen in mehreren Linien entlang der Helixkrempe

Rechtes Ohr

Linkes Ohr

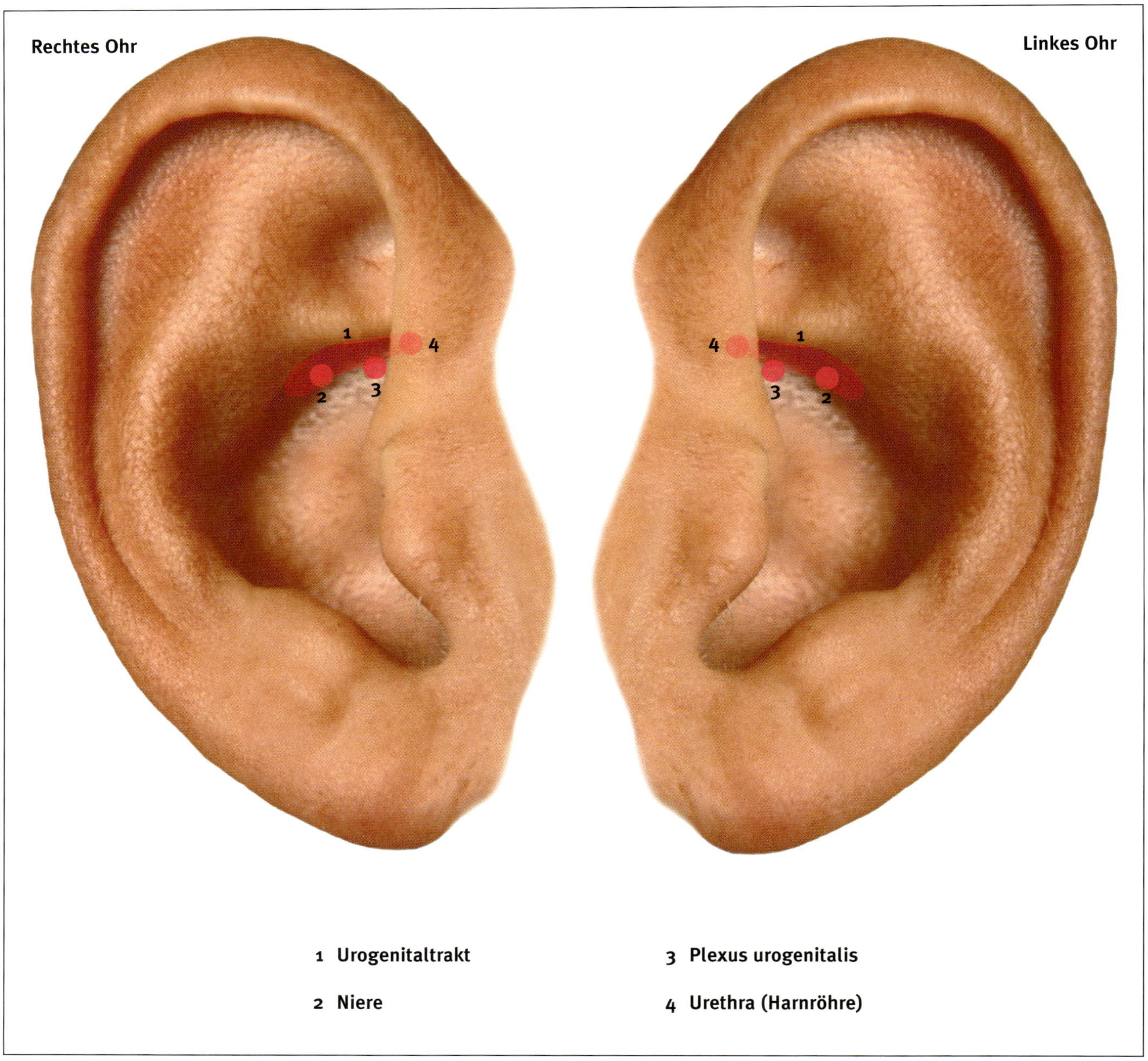

Links und rechts: Die Reflexzonen und -punkte des Ohrs, die Sie bei Harnwegsbeschwerden massieren können.

1 Urogenitaltrakt

2 Niere

3 Plexus urogenitalis

4 Urethra (Harnröhre)

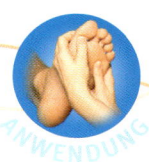

Shiatsu

Eine Shiatsu-Massage des Rückens mit dem Schwerpunkt auf der Kreuzbeinregion lindert schmerzhafte Beschwerden, die bei Harnwegserkrankungen auftreten können. Die Region über dem Kreuzbein stellt die Reflexzone für die Blase und andere Unterleibsorgane dar. Suchen Sie

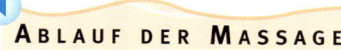

ABLAUF DER MASSAGE
• Daumendruck über den Kreuz-
  beinlöchern
• Druck mit dem Handballen
• Kreuzbein zusammenschieben

mit den beiden Daumen jeweils das oberste Kreuzbeinloch auf. Setzen Sie Ihre Daumenkuppen dort auf und üben Sie

Druck aus. Passen Sie den Druck der Empfindlichkeit Ihrer Partnerin oder Ihres Partners an. Üben Sie den Druck in der Ausatmung aus, lösen Sie die Spannung in der Einatmung und versetzen Sie die Daumen ein kleines Stück fußwärts. Massieren Sie das Kreuzbein in dieser Weise Punkt für Punkt. Setzen Sie Ihre Handballen beidseits der Wirbelsäule auf, und üben Sie atemsynchronen Druck auf die Kreuzbeinregion aus. Dies entspannt und wirkt erleichternd bei Schmerzen. Legen Sie die gefalteten Hände mit den Handflächen auf das Kreuzbein, und schieben Sie die Handballen mit der Ausatmung des Partners oder der Partnerin über dem Kreuzbein zusammen. Auf diese Weise entlasten Sie die verspannte Kreuzbeinregion.

Wenn Sie die Massage des Kreuzbeins durchgeführt haben, legen Sie zum Abschluss eine Wärmflasche auf die Kreuzbeinregion. Die Wärme fördert die Durchblutung in diesem Bereich und verstärkt die Wirkung der vorangegangenen Massage.

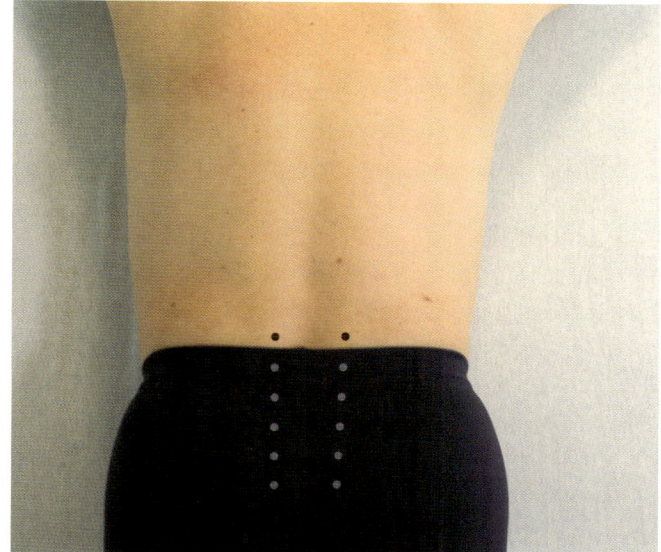

Zur Massage bei Harnwegs-beschwerden suchen Sie die Kreuzbeinregion auf.

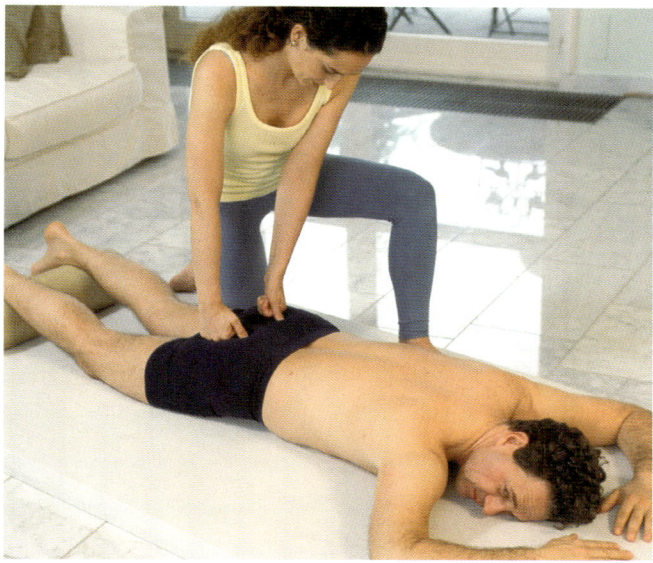

Beginnen Sie die Massage des Kreuzbeins mit dem Daumendruck.

Links: Anschließend wechseln Sie zur Handballen-technnik.

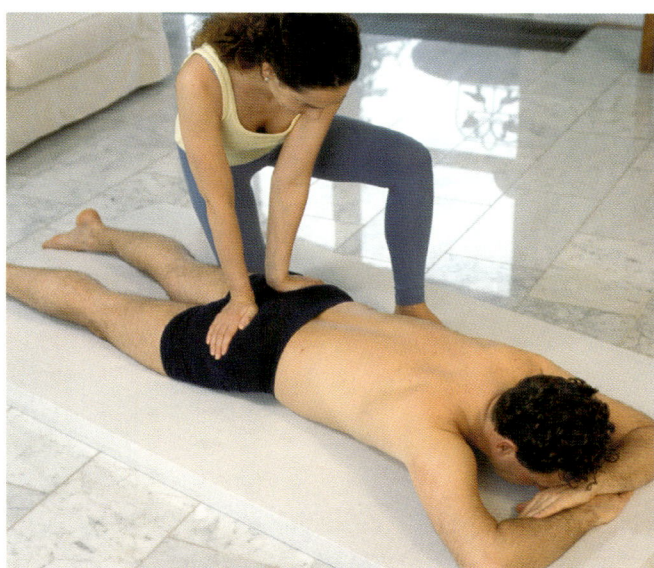

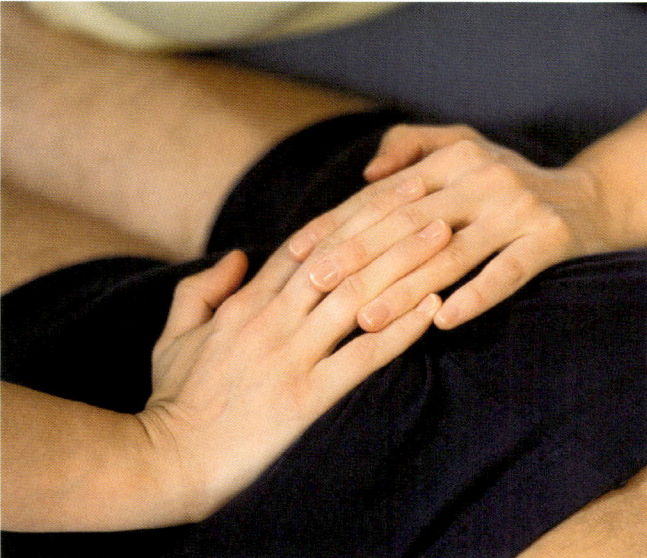

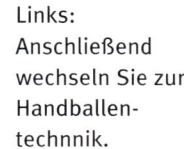

Rechts: Mit der Ausatmung schieben Sie das Kreuzbein zusammen.

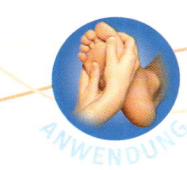

Herz- und Kreislaufbeschwerden

Der Körper eines Erwachsenen enthält fünf bis sechs Liter Blut. Sie zirkulieren in einem weit verzweigten System aus Arterien und Venen. Das arterielle Blut ist reich an Sauerstoff, es dient zur Versorgung der Organe und Gewebe. Damit es ständig alle Zielorte gleichmäßig erreichen kann, muss es mit einem bestimmten Druck aus dem Herzen in den Kreislauf gepumpt werden. Dieser Druck wird in der Regel in der Maßeinheit Millimeter Quecksilbersäule (mm Hg) angegeben. Es hat sich gezeigt, dass ein Blutdruck von 120/80 mm Hg optimal ist. Steigt er beim Erwachsenen in Ruhe höher als 140/90 mm Hg, spricht man von Bluthochdruck oder auch Hypertonie. Dafür gibt es verschiedene Ursachen.

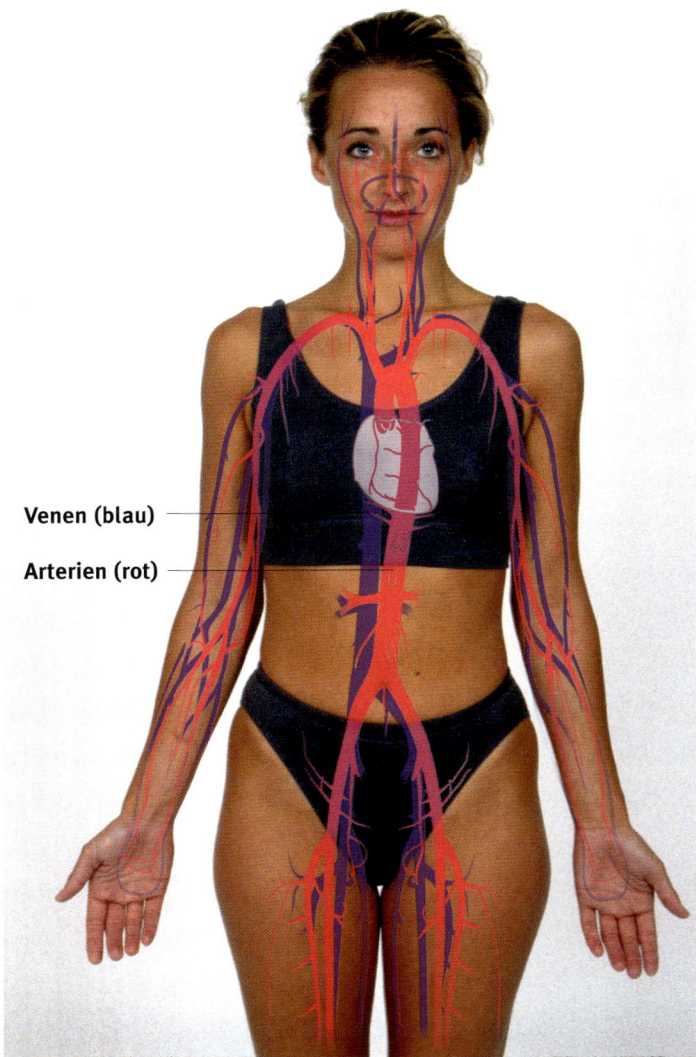

Venen (blau)

Arterien (rot)

Über ein verzweigtes Gefäßsystem werden alle Gewebe und Organe versorgt.

Zum einen kann der Bluthochdruck Anzeichen einer anderen Erkrankung sein, zum anderen – und das ist die häufigere Variante – ist er eine eigenständige Krankheit, für die in den meisten Fällen kein direkter Auslöser gefunden wird. Man kennt verschiedene Risikofaktoren, die die Entstehung eines Bluthochdrucks begünstigen können. Dies sind z. B. eine zu hohe Kochsalzaufnahme über die Nahrung, Übergewicht, Stress und nicht zuletzt auch genetische Faktoren. Ein lange bestehender unbehandelter Bluthochdruck kann an vielen lebenswichtigen Organen irreparable Schäden hervorrufen, so z. B. an Herz, Nieren und durch dauerhafte Schädigung der Gefäße auch im Gehirn und in den Augen. Die Folgen können sein: Herzkranzgefäßverengung, Herzinfarkt und Schlaganfall. Zur Behandlung stehen eine Vielzahl von Medikamenten zur Verfügung. Allerdings kann jeder Hochdruck nur dann wirksam und dauerhaft gesenkt werden, wenn die Betroffenen auch selbst daran mitarbeiten. Eine weitere wichtige Herz-/Kreislauferkrankung ist die Herzkranzgefäßverengung. Dies bedeutet, dass die kranzförmig um das Herz angeordneten Blutgefäße, deren Aufgabe die Versorgung des Herzens an sich ist, verengt sind und im Extremfall sogar ganz verschlossen sein können. Die Folge ist eine Minderdurchblutung des Herzens, die wiederum Herzrhythmusstörungen oder sogar einen Herzinfarkt verursachen kann. In den Industrieländern sind solche Folgen der Herzkranzgefäßverengung mit 30 Prozent die häufigsten aller Todesursachen. Wie kommt es zur Verengung der Herzkranzgefäße? Der oben bereits erwähnte Bluthochdruck stellt eine mechanische Überbeanspruchung für die zarte Innenwand der Blutgefäße dar und kann sie verletzen. An solchen defekten Stellen können sich Blutfette anlagern, dazu kommen Bindegewebszellen und Kalk. Es entstehen Ablagerungen, die verhärten und mit den Jahren die Blutgefäße immer mehr verengen. Für den Betroffenen sind die Auswirkungen erst spürbar, wenn mehr als 70 Prozent eines Gefäßes verengt sind. Dieser lange symptomlose Verlauf zeigt, wie wichtig eine Vorsorge ist.

Was Sie tun können

Normalisieren Sie gegebenenfalls Ihr Körpergewicht. Sie werden sehen, dass damit bereits der Blutdruck ohne weitere Medikamente sinken kann. Vermeiden

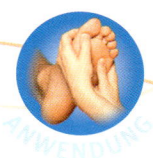

Sie fettreiche Lebensmittel, und schränken Sie Ihre tägliche Kochsalzzufuhr ein; ausreichend sind fünf Gramm Kochsalz täglich. Geben Sie das Rauchen auf. Sorgen Sie für ausreichend Bewegung, und versuchen Sie, Stresssituationen besser in den Griff zu bekommen. Dazu kann das Erlernen von geeigneten Entspannungstechniken, wie z. B. das Autogene Training, hilfreich sein.

Wie kann die Reflextherapie helfen?

Die Reflexzonenmassage kann als Ergänzung zur medizinischen Basistherapie sinnvoll angewendet werden. Zum Einsatz kommen hier die Fuß-, Hand- und Ohrreflexzonenmassage. Die Basis bilden die Fuß- oder Handreflexzonenmassage, die Massage der Ohrreflexzonen kann im Anschluss oder zwischendurch als Selbstmassage erfolgen. Sinnvoll sind folgende Kombinationen:

• Massage der Fußreflexzonen und Ohrreflexzonen,
• Massage der Handreflexzonen und Ohrreflexzonen.

Das Ziel dieser Massagen ist das Herbeiführen einer allgemeinen Entspannung sowie die Beseitigung von psychischen Anspannungen.

Fußreflexzonenmassage

Bei der Fußreflexzonenmassage werden nach der allgemeinen Einstimmung durch Streichungen die Kopfzonen, die Zonen für das Herz und sonstige empfindliche Zonen massiert. Die Zone für den Solarplexus massieren Sie mit konstantem Druck.

Der Ablauf der Massage
• Einleitung: Sandwichstreichungen
• Massage der Kopfzonen auf den Zehen
• Massage der Herzzone mit der Daumenkuppe
• Massage der Solarplexuszone mit konstantem Druck
• Ausleitung: Sandwichstreichungen
• Massage des anderen Fußes in der gleichen Weise
• Fersendehnung beider Füße

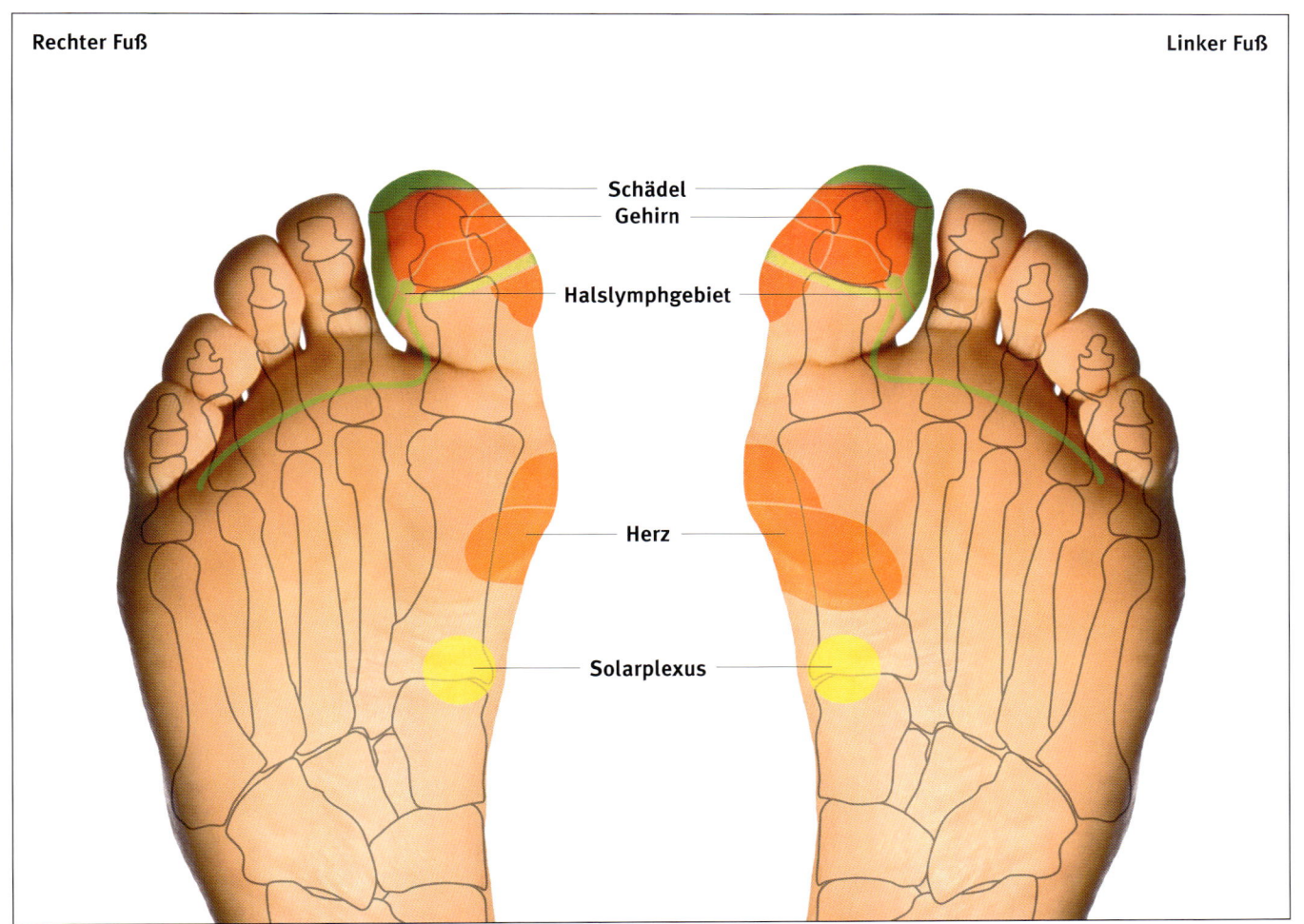

Massieren Sie bei Herz-/Kreislaufbeschwerden die Kopf-, Herz- und Solarplexuszonen auf der Fußsohle.

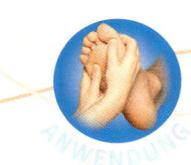

Handreflexzonenmassage

Wie bei der Fußmassage werden an der Hand die Zonen für Kopf, Herz und Solarplexus massiert. Achten Sie auf empfindliche Zonen auch an anderen Stellen der Hand und massieren Sie diese mit konstantem Druck. Besonderer Aufmerksamkeit bedürfen Narben im Bereich der Hand. Tasten Sie im Narbenbereich das Gewebe sorgfältig ab. Wenn Sie hier auf empfindliche Zonen stoßen, massieren Sie diese ebenfalls mit konstantem Druck.

Der Ablauf der Massage

- Einleitung: Streichungen mit beiden Händen
- Massage der Kopfzonen auf der Vorder- und Rückseite der Finger
- Massage der Herzzone mit der Daumenkuppe
- Massage der Solarplexuszone mit konstantem Druck
- Ausleitung: Streichungen mit beiden Händen
- Dehnung der Handfläche
- Massage der anderen Hand in der gleichen Weise

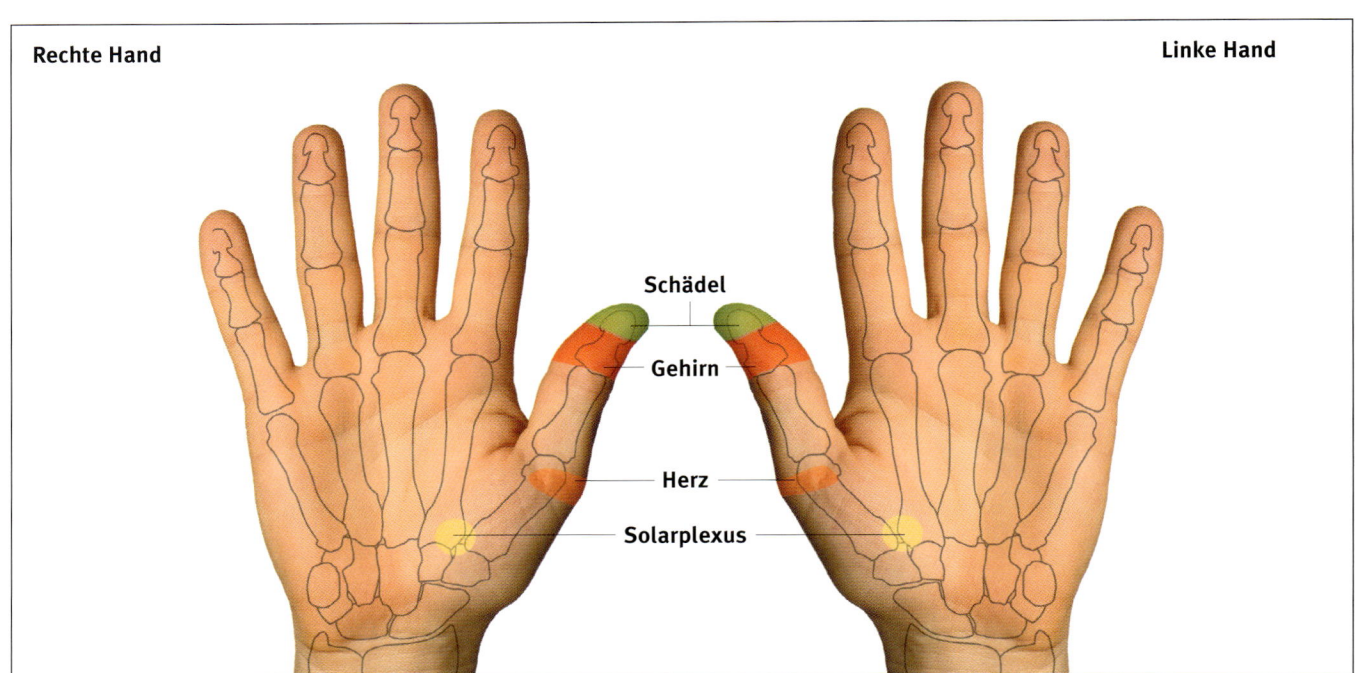

Rechte Hand

Linke Hand

Schädel

Gehirn

Herz

Solarplexus

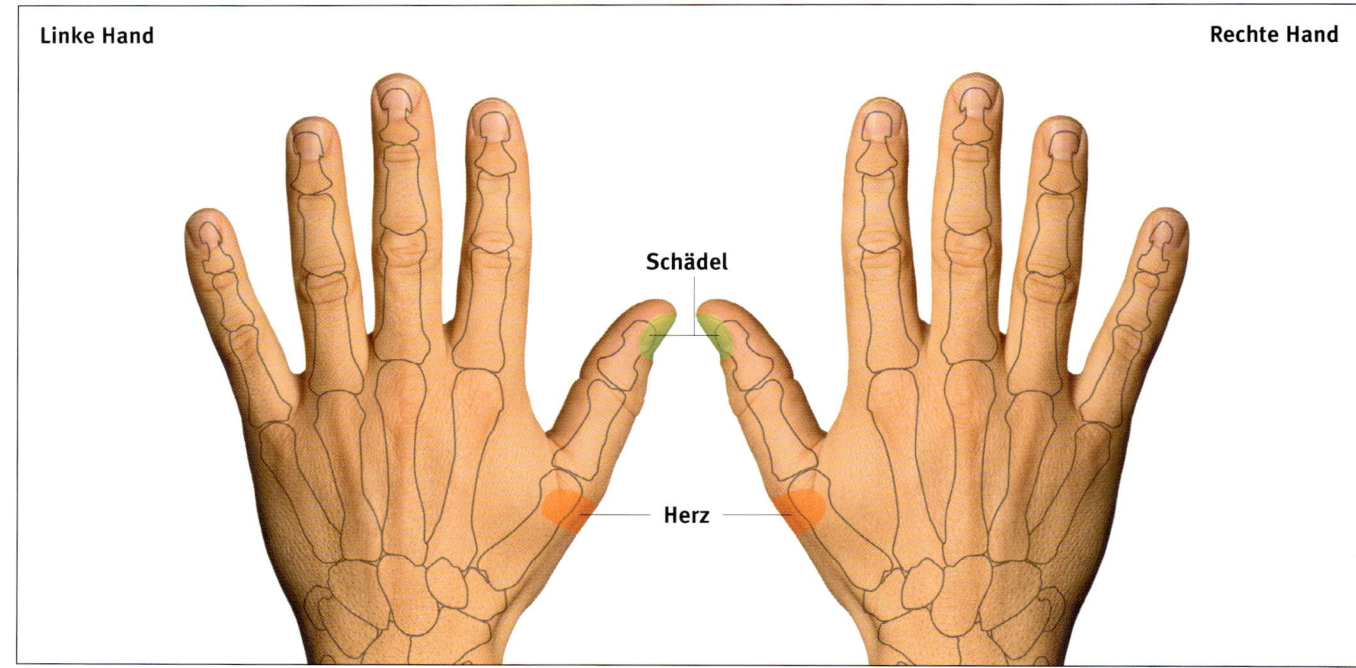

Linke Hand

Rechte Hand

Schädel

Herz

Oben und unten: Die Kopfzonen massieren Sie sowohl auf dem Handrücken als auch auf der Handfläche.

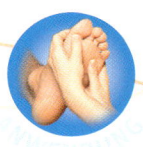

Ohrreflexzonenmassage

Die Ohrreflexzonenmassage lässt sich mit der Fuß- und Handreflexzonenmassage kombinieren. Ihre Wirkung zeigt sich in einer Harmonisierung der Körperfunktionen. Soll ein Bluthochdruck beeinflusst werden, kommen die Punkte Herz und Polster zur Anwendung. Einleitend führen Sie Streichungen aus, die das ganze Ohr erfassen und auf die Punktmassage vorbereiten. Bei der Selbstmassage können Sie beide Ohren mit je einer Hand gleichzeitig massieren. Führen Sie die Streichung jeweils vier- bis fünfmal durch. Drücken Sie einzelne Zonen oder Punkte jeweils fünf bis zehn Sekunden. Das Beenden der Ohrmassage erfolgt wiederum durch Streichungen.

Ablauf der Massage

- Einleitung: Streichungen mit dem Daumen
- Massage des Herz-Punktes in der Ohrmuschel mit der Zeigefingerkuppe
- Druck auf den Punkt Polster mit dem Pinzettengriff
- Ausleitung: Streichungen mit dem Daumen in mehreren Linien entlang der Helixkrempe
- Massage des anderen Ohrs in der gleichen Weise

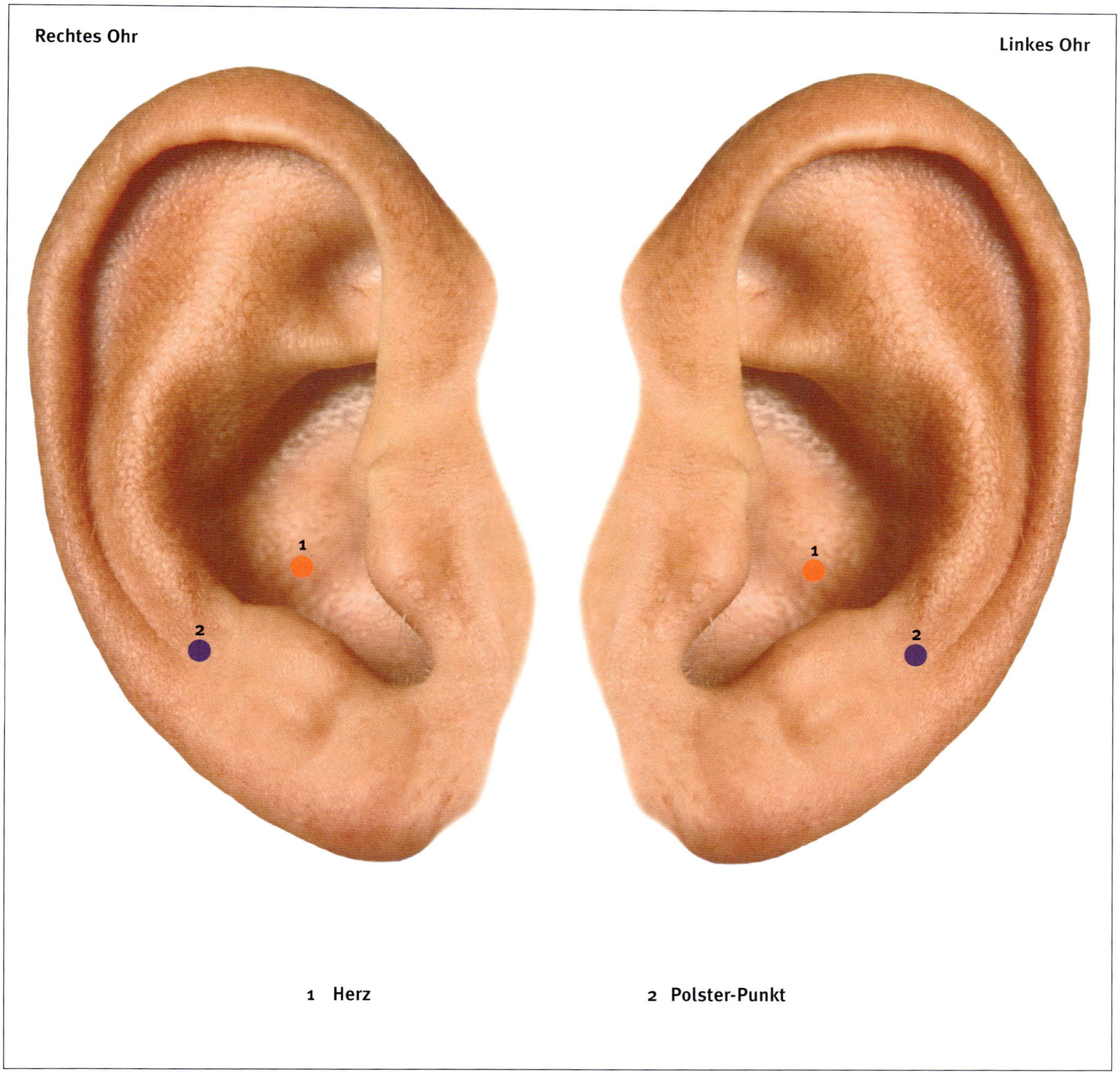

Rechtes Ohr

Linkes Ohr

1 **Herz**

2 **Polster-Punkt**

Links und rechts: Bei Bluthochdruck suchen Sie die Punkte Herz und Polster zur Massage auf.

203

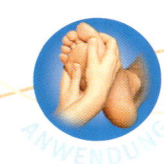

Hormonelle Veränderungen

In den meisten Lebensphasen ist der Mensch hormonellen Veränderungen unterworfen, Frauen noch häufiger und einschneidender als Männer. Es beginnt mit der Pubertät, die noch beide Geschlechter betrifft. Später erleben viele Frauen durch Schwangerschaft, Geburt und Wochenbett schnell aufeinander folgende und starke hormonelle Veränderungen, die die Lebensqualität außerordentlich beeinflussen können, sowohl im positiven als auch im negativen Sinne. Ab dem Alter von etwa 45 Jahren beginnt der Hormonspiegel zu sinken; bei Männern oft schon früher, dafür aber kontinuierlich und nur sehr langsam, sodass noch einige Jahre ausreichend Hormone produziert werden und die Männer selbst nur selten Auswirkungen bemerken. Dazu gehören z. B. Potenzschwankungen und Beschwerden infolge einer Vergrößerung der Prostata (→ Vorsteherdrüse, Seite 132). Die normalerweise etwa kastaniengroße Prostata kann im höheren Alter aufgrund hormoneller Veränderungen bis zur Größe eines Tennisballs an Umfang zunehmen. Spürbar wird dies durch Schwierigkeiten beim Wasserlassen bei gleichzeitig häufigem Harndrang. Sollten Sie derartige Anzeichen bei sich selbst bemerken, so ist auf jeden Fall ein Arztbesuch empfehlenswert, damit andere Erkrankungen mit ähnlicher Symptomatik, wie eine Prostata-Entzündung oder gar der Prostata-Krebs, ausgeschlossen werden können. Die Behandlung der gutartig vergrößerten Prostata erfolgt in frühen Stadien mit Medikamenten.

Ist die Vergrößerung schon sehr weit fortgeschritten, kann die Prostata operativ teilweise oder ganz entfernt werden. An pflanzlichen Präparaten sind Zubereitungen aus Brennnesseln und Roggenpollen hilfreich. Kürbiskernpräparate werden ebenfalls verordnet, ihre Wirkung ist jedoch umstritten. Bei Frauen macht sich der sinkende Hormonspiegel meist über mehrere Jahre bemerkbar. In diesen »Wechseljahren« wird die Menstruation immer unregelmäßiger, bis sie schließlich ganz aufhört und damit das Ende der Fortpflanzungsfähigkeit bezeichnet. Weitaus unangenehmer für Frauen sind die Begleiterscheinungen wie Hitzewallungen, Schlaflosigkeit, Nervosität und Stimmungsschwankungen. Da dies für viele Frauen gleichzeitig die Zeit ist, in der ihre Kinder das Haus verlassen, verlieren sie eine ihrer bisherigen Aufgaben und müssen sich neu orientieren. Für manche mag dies positiv sein, für die Mehrzahl jedoch nicht. Derartige Schwierigkeiten münden für viele Frauen in einem Stimmungstief, der so genannten Wechseljahresdepression. Wie sieht die Behandlung aus? Es gibt eine Vielzahl pflanzlicher Arzneimittel, die gerade bei »Frauenleiden« eine beachtliche Wirkung erzielen. So haben beispielsweise Zubereitungen aus Mönchspfeffer und Schlangenkraut einen hormonähnlichen Effekt und mildern damit die Symptome, die durch das plötzliche Absinken der weiblichen Hormone aufgetreten sind.

Was Sie tun können

Bei einer Prostata-Vergrößerung können Sie selbst die ärztliche Behandlung unterstützen, indem Sie auf scharf gewürzte Speisen und übermäßigen Kaffee- und Alkoholkonsum verzichten. Achten Sie darüber hinaus auf eine ausreichende Trinkmenge (Tee, Mineralwasser) und weichen Stuhlgang. Auch bei Wechseljahrsbeschwerden können Sie selbst zu einem Behandlungserfolg beitragen, indem Sie sich ein wenig verwöhnen: Gönnen Sie sich viel Bewegung an der frischen Luft, essen Sie ausgewogen, und achten Sie auf eine ausreichende Flüssigkeitszufuhr. Gegen Schlafstörungen helfen Baldrian, Melisse und Hopfen als Tee, und auch gegen Hitzewallungen und Schweißausbrüche ist ein Kraut gewachsen: Salbei reduziert die Schweißbildung und zeigt zudem eine desinfizierende Wirkung. Sollten die Beschwerden so stark sein, dass die oben genannten Maßnahmen nicht mehr ausreichen, so kann Ihnen der Arzt nach gründlicher Untersuchung mit einer Hormonbehandlung helfen.

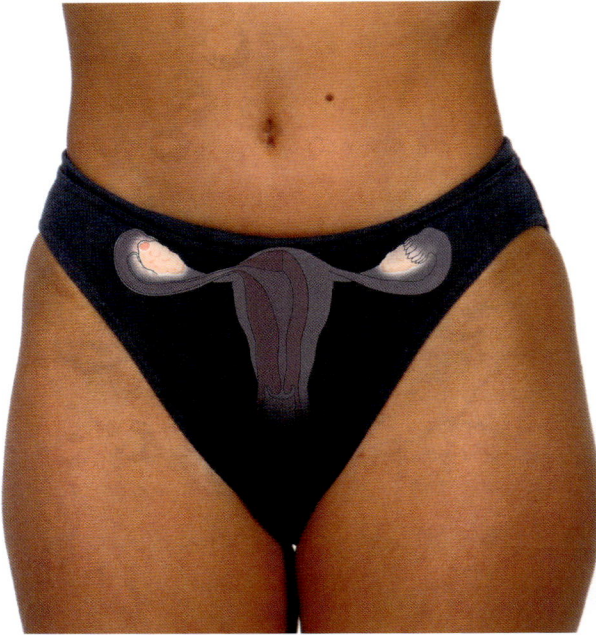

In den Wechseljahren vermindern die Eierstöcke die Produktion von Hormonen.

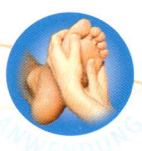

Wie kann die Reflextherapie helfen?

Die Anzeichen der Wechseljahresbeschwerden wie Hitzewallungen, Schweißausbrüche oder Schlafstörungen können durch Fuß-, Hand- und Ohrreflexzonenmassage im positiven Sinne beeinflusst werden. Fuß- und Ohrreflexzonenmassage sowie Hand- und Ohrreflexzonenmassage lassen sich ausgezeichnet miteinander kombinieren.

Fußreflexzonenmassage

Um die Symptome wirksam zu beeinflussen, massieren Sie die Zonen der Genitalorgane. Bevor Sie die Einzelzonen massieren, erfolgt eine allgemeine Einstimmung durch Streichungen. Massieren Sie zunächst den einen Fuß und anschließend den anderen. Wiederholen Sie jeden Griff vier- bis fünfmal.

Der Ablauf der Massage
- Einleitung: Sandwichstreichungen
- Massage der Zonen von Eierstock und Eileiter an der Fußaußenseite
- Massage der Zonen von Gebärmutter und Eileiter an der Fußinnenseite unterhalb des Knöchels
- Massage der Zone für die Eierstöcke an der Fußaußenseite unterhalb des Knöchels

- Massage der Zonen für die männlichen Genitalorgane an der Fußinnenseite
- Ausleitung: Sandwichstreichungen
- Massage des anderen Fußes in der gleichen Weise
- Dehnung beider Füße

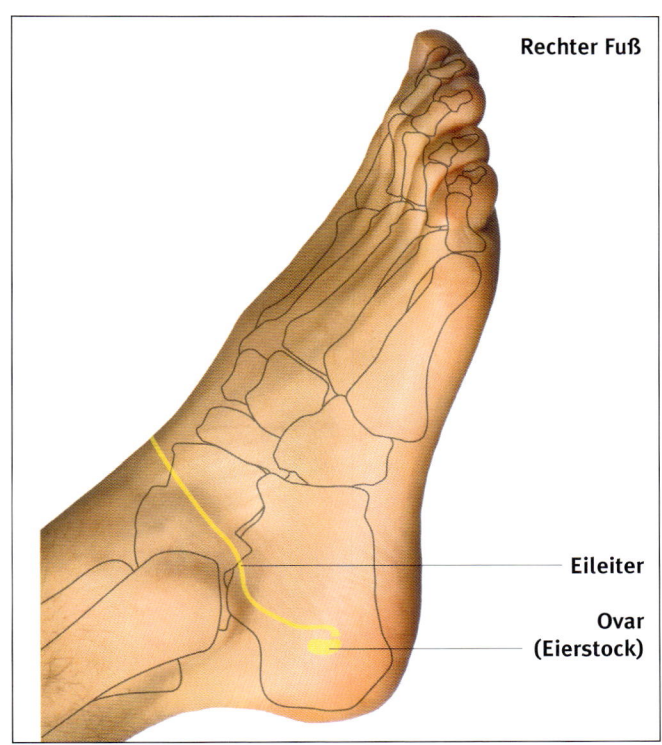

Rechter Fuß

Eileiter

Ovar (Eierstock)

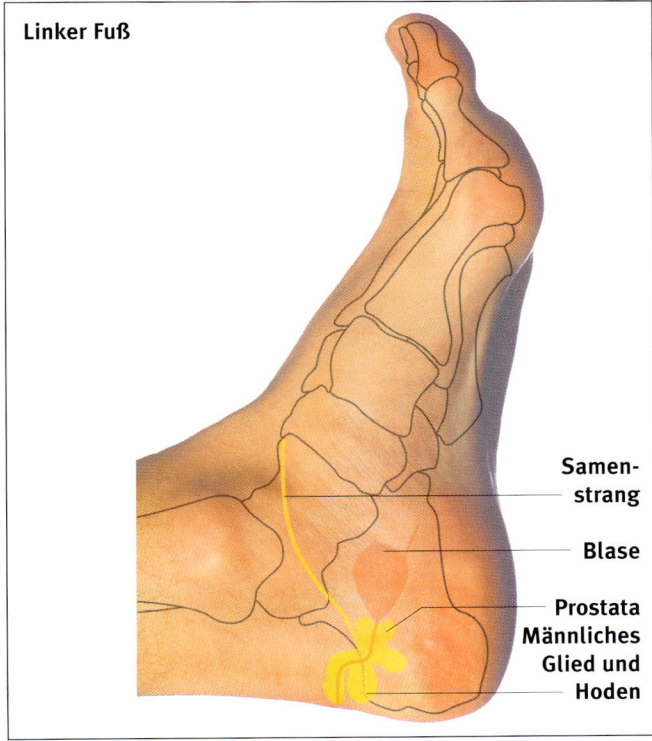

Linker Fuß

Samenstrang

Blase

Prostata
Männliches
Glied und
Hoden

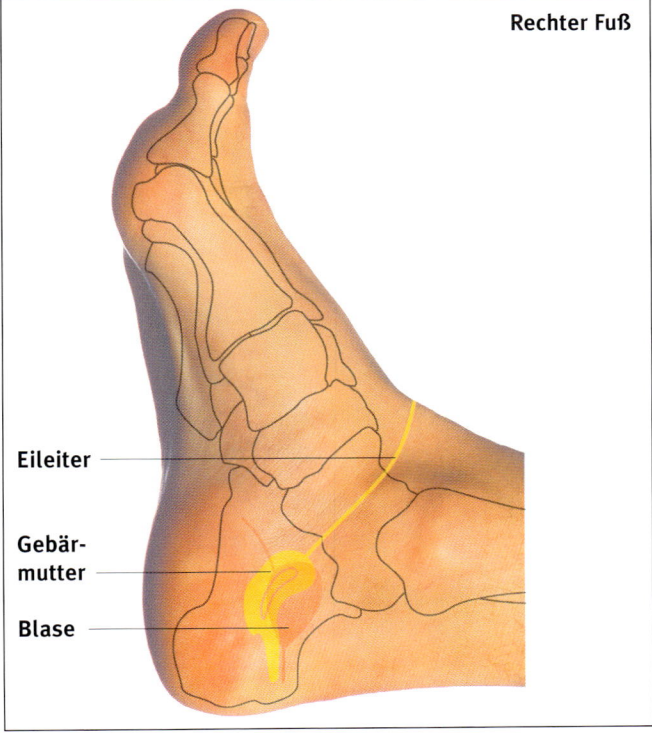

Rechter Fuß

Eileiter

Gebärmutter

Blase

Oben, unten und links: Bei hormonellen Störungen massieren Sie die Zonen der Genitalorgane am seitlichen Fuß.

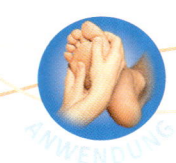

Handreflexzonenmassage

Die Zeichen der Wechseljahresbeschwerden können durch die Reflexzonenmassage der Geschlechtszonen auf der Hand gelindert werden. Diese Reflexzonen befinden sich jeweils seitlich beidseits an den Handwurzeln.

Zur Einstimmung streichen Sie die Hände Ihres Partner oder Ihrer Partnerin mehrmals aus. Massieren Sie zunächst die eine Hand und anschließend die andere Hand.

Wiederholen Sie die einzelnen Griffe drei- bis fünfmal an jeder Hand. Beenden Sie die Massage durch Streichungen und Dehnung der Handflächen.

Der Ablauf der Massage

- Einleitung: Streichungen mit beiden Händen
- Massage der Zonen für die Geschlechtsorgane oberhalb der Handwurzelknochen an der Daumenseite beider Hände
- Ausleitung: Streichungen mit beiden Händen
- Dehnung der Handflächen
- Massage der anderen Hand in der gleichen Weise

Anmerkung:

Beachten Sie, dass die Reflexzonen für die Genitalorgane sowohl bei Männern als auch bei Frauen auf der Handfläche nur einen sehr kleinen Bereich darstellen.

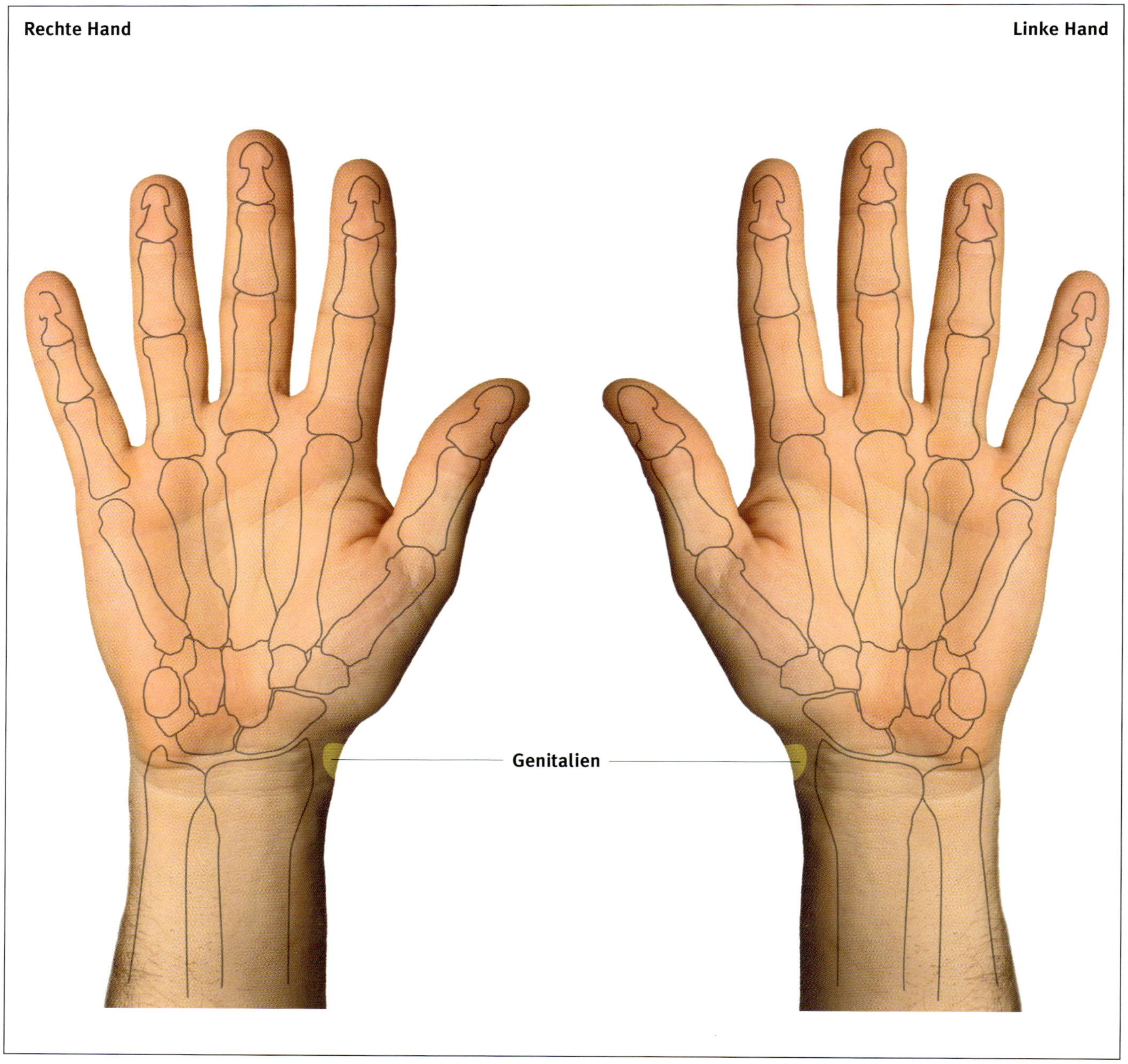

Rechte Hand **Linke Hand**

Genitalien

Die Reflexzonen der Hand, die Sie bei hormonellen Störungen massieren können.

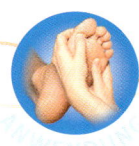

Ohrreflexzonenmassage

Die Ohrreflexzonenmassage ergänzt die Fuß- und Hand-reflexzonenmassage. Ein weiterer Vorteil besteht darin, dass sich die Ohrreflexzonenmassage hervorragend zur Selbstbehandlung eignet. Sie können Ihre Ohren jederzeit und überall massieren. Bevor Sie die einzelnen Zonen punktuell massieren, führen Sie einige Streichungen durch, die das gesamte Ohr erfassen und auf die folgende Massage vorbereiten. Beenden Sie die Ohrmassage ebenfalls mit Streichungen. Sie können bei der Selbstmassage beide Ohren mit je einer Hand gleichzeitig massieren. Streichungen führen Sie jeweils vier- bis fünfmal durch.

Der Ablauf der Massage

- Einleitung: Streichungen mit dem Daumen in mehreren Linien entlang der Helixkrempe
- Massage des Ohrläppchens in längs und quer verlaufenden Bahnen
- Massage der Anthelix von der Kopfzone nach oben zwischen Zeigefingerkuppe und Daumenkuppe Punkt für Punkt
- Massage des Punktes Plexus urogenitalis zwischen Daumen- und Zeigefingerkuppe
- Ausleitung: Streichungen mit dem Daumen in mehreren Linien entlang der Helixkrempe

Rechtes Ohr

Linkes Ohr

1 **Plexus urogenitalis**

2 **Kopf**

3 **Sinnesorgane**

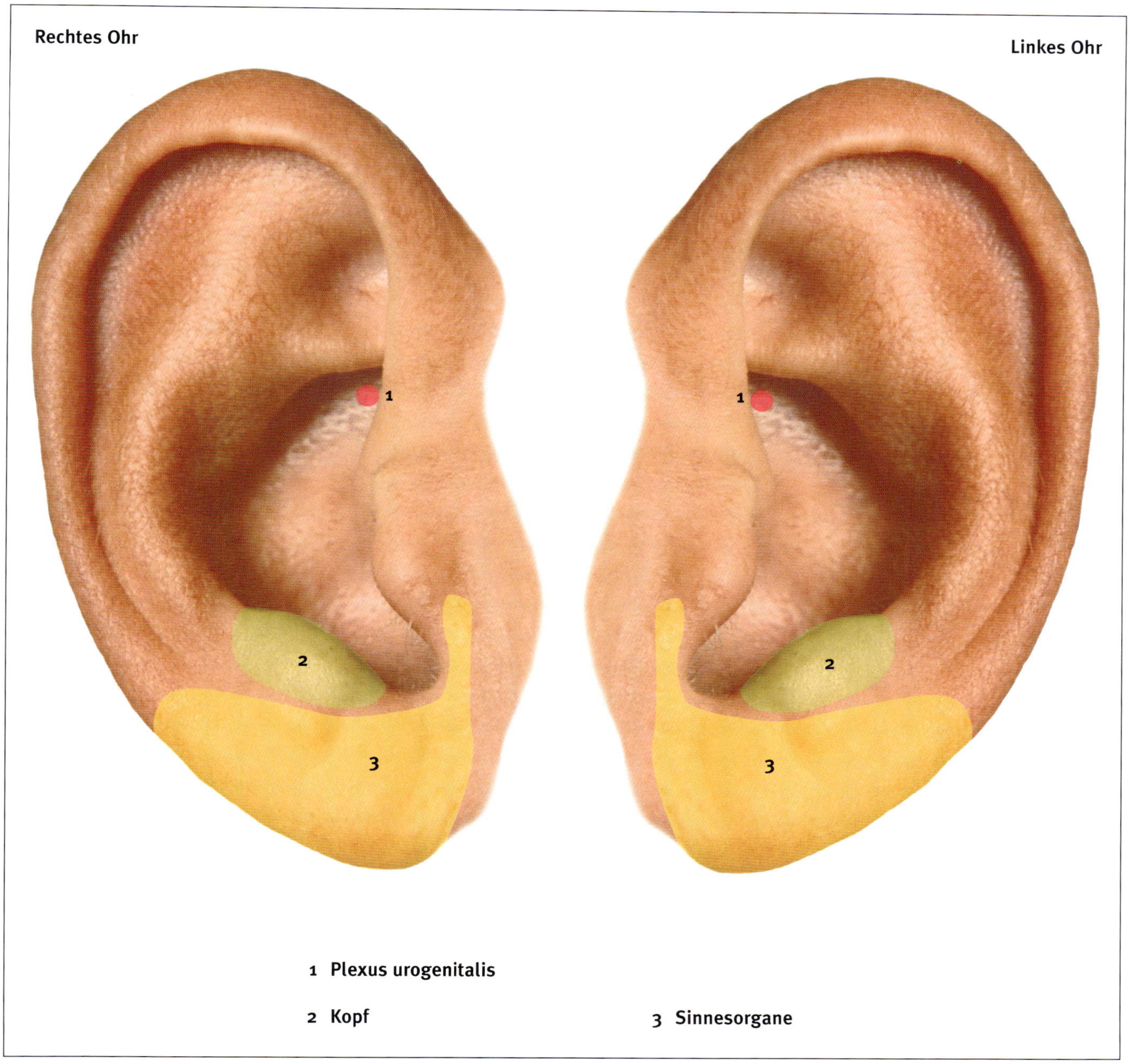

Links und rechts: Massieren Sie bei hormonellen Störungen die Kopfzone und den Bereich des Plexus urogenitalis am Ohr.

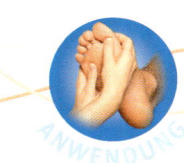

Beschwerden des Hüftgelenks

Der Verschleiß ist eine häufige Ursache für Gelenkbeschwerden. Beim Hüftgelenk ruht der Kopf des Oberschenkelknochens in der Gelenkpfanne, die vom Beckenknochen gebildet wird. Das gesamte Gelenk ist von einer Gelenkkapsel umschlossen, die beide Knochen miteinander verbindet. Die innere Haut dieser Kapsel produziert die so genannte Gelenkflüssigkeit nach innen. Muskeln und Bänder stabilisieren das Gelenk, auf welchem ein großer Teil des gesamten Körpergewichts lastet. An den Gelenkflächen selbst überzieht eine schützende Knorpelschicht den Knochen. Wird diese abgebaut, reiben die Knochenflächen direkt aneinander, was Schmerzen und Bewegungseinschränkungen zur Folge hat.

Die Ärzte sprechen hier auch von einer Hüftgelenksarthrose (griech. arthros = Gelenk). Mit zunehmendem Alter sind immer mehr Menschen davon betroffen, Frauen gleichermaßen wie Männer. Die Behandlung richtet sich immer nach dem individuellen Beschwerdegrad: Bestehen Entzündungszeichen wie Rötung und Erwärmung und ist das Gelenk sogar noch angeschwollen, so bezeichnen Mediziner dies als aktive Arthrose. Das Gelenk sollte in diesem Fall möglichst geschont werden. Eine Ruhigstellung darf allerdings nicht beliebig lange dauern, da sonst die Gefahr besteht, dass das Gelenk einsteift. Darüber hinaus helfen Kälteanwendungen wie kalte Umschläge, eventuell sind auch schmerz- und entzündungshemmende Medikamente erforderlich.

Besteht eine Hüftgelenksarthrose ohne die oben genannten Entzündungszeichen, so spricht man von einer ruhenden Arthrose. In dieser Phase werden Wärmeanwendungen wie Heizkissen, Rotlichtlampen und warme Bäder bzw. Packungen als wohltuend empfunden. Außerdem sollte unter fachkundiger Anleitung regelmäßig Krankengymnastik mit dem Ziel, die Muskeln im Gelenkbereich zu stärken, durchgeführt werden. Sind die Veränderungen durch den Verschleiß bereits zu weit fortgeschritten, werden meist Operationen notwendig, um wieder eine Verbesserung der Beweglichkeit herzustellen.

Was Sie tun können

Bewegen Sie sich regelmäßig. Auf diese Weise bleiben die Muskeln kräftig, das Knorpelgewebe gut durchblutet und das Gelenk beweglich.

Vermeiden Sie sowohl Über- als auch Fehlbelastungen. Überbelastungen treten durch ein zu hohes

Beschwerden im Hüftbereich entstehen häufig durch Über- oder Fehlbelastungen.

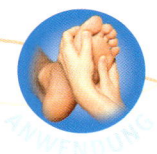

Körpergewicht oder durch Extremsportarten auf. Von Fehlbelastungen spricht man, wenn die Gelenke durch berufliche Tätigkeiten oder Sport einseitig belastet werden. Dem wirken Ausgleichssportarten wie Schwimmen oder Radfahren entgegen.

Ernähren Sie sich ausgeglichen und vollwertig, dies hat ebenfalls einen positiven Einfluss auf die Gelenke.

Wie kann die Reflextherapie helfen?

Bei Beschwerden des Hüftgelenks stehen im Vordergrund Schmerzen und Bewegungseinschränkungen. Schmerzen können Sie durch die Anwendung von Reflexzonenmassage hervorragend beeinflussen. Besonders geeignet ist hier der Einsatz der Kopf-, Ohr- und Fußreflexzonenmassage. Alle drei genannten Verfahren lassen sich miteinander kombinieren:

- Massage der Kopfreflexzonen und Fußreflexzonen,
- Massage der Ohrreflexzonen und Fußreflexzonen.

Kopfreflexzonenmassage

Bei akuten Schmerzen im Hüftgelenk ist häufig die D-Zone oder einer der D-Punkte druckempfindlich. Suchen Sie solche Punkte auf und massieren Sie diese mit der Daumenkuppe.

Hierzu stehen zwei Möglichkeiten zur Verfügung: Das Reiben bzw. Kreisen und das Drücken (→ Seite 139). Die Massage der empfindlichen Punkte setzen Sie so lange fort, bis die Schmerzen im Kopfbereich verschwinden. Gleichzeitig werden Sie eine deutliche Beschwerdeminderung im Hüftbereich verspüren. Die Kopfmassage eignet sich auch zur Selbstbehandlung.

ABLAUF DER MASSAGE
- Lokalisation der schmerzenden Punkte
- Punkte drückend oder reibend bzw. kreisend massieren

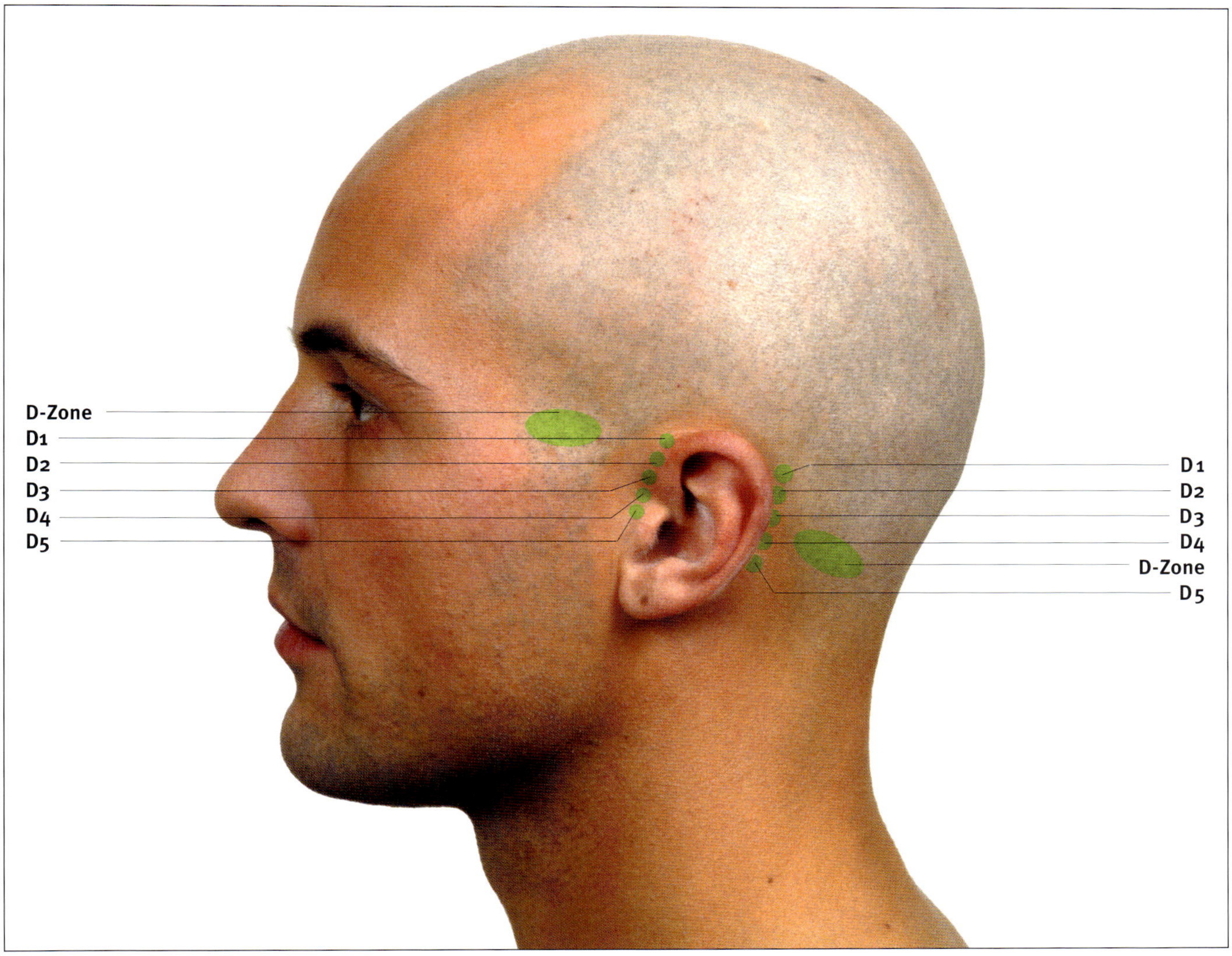

D-Zone
D1
D2
D3
D4
D5

D1
D2
D3
D4
D-Zone
D5

Bei Hüftgelenksbeschwerden massieren Sie die D-Zone und die D-Punkte am Kopf.

209

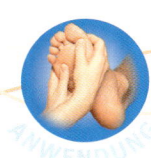

Ohrreflexzonenmassage

Die Massage entsprechender Punkte am Ohr ist ebenfalls eine sehr wirksame Maßnahme gegen Beschwerden im Hüftbereich. Die Ohrakupunktur wirkt etwas sanfter als die vorher beschriebene Kopfreflexzonenmassage. Die Massage beginnt mit einer allgemeinen Einstimmung durch Streichungen, die das gesamte Ohr einbeziehen. Danach führen Sie die Massage an den speziellen Punkten für das Hüftgelenk aus. Bei der Selbstmassage können Sie beide Ohren mit je einer Hand gleichzeitig massieren. Führen Sie die einzelnen Streichungen jeweils vier- bis fünfmal durch, drücken Sie einzelne Zonen oder Punkte

jeweils fünf bis zehn Sekunden. Anschließend beenden Sie die Ohrmassage mit Streichungen.

Der Ablauf der Massage
- Einleitung: Streichungen mit dem Daumen in mehreren Linien entlang der Helixkrempe
- Massage der folgenden Punkte zwischen Daumen- und Zeigefingerkuppen: Shen Men-Punkt, Hüfte-Punkt, Jérôme-Punkt und Analgesie-Punkt
- Ausleitung: Streichungen mit dem Daumen in mehreren Linien entlang der Helixkrempe
- Massage des anderen Ohrs auf die gleiche Weise

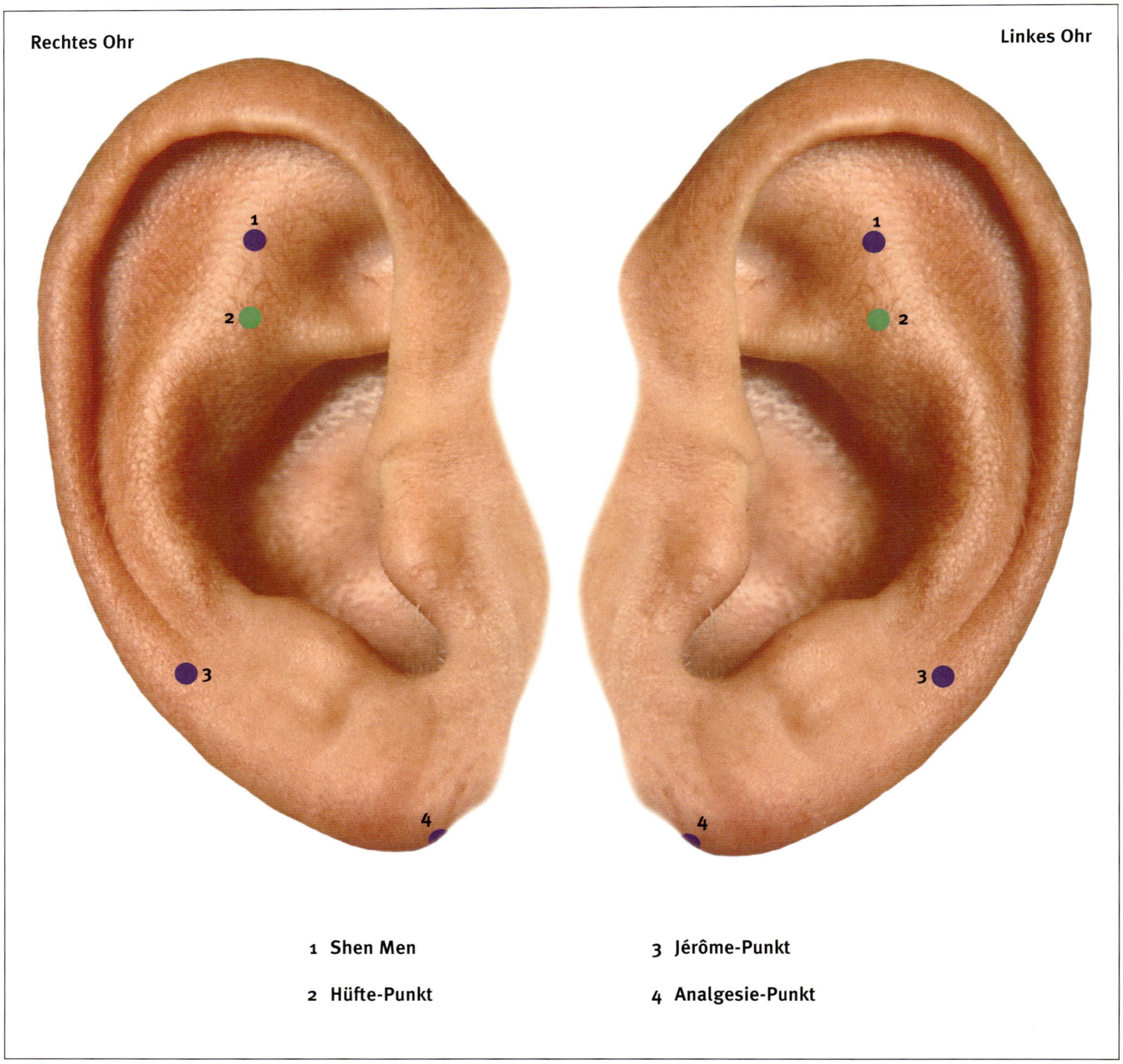

Rechtes Ohr

Linkes Ohr

1 **Shen Men**

2 **Hüfte-Punkt**

3 **Jérôme-Punkt**

4 **Analgesie-Punkt**

Die Reflexpunkte des Ohrs, die Sie bei Hüftgelenksbeschwerden massieren können.

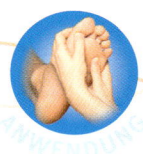

Fußreflexzonenmassage

Besonders bei chronischen Beschwerden im Hüftgelenks-
bereich ist die Massage der entsprechenden Fußreflexzonen hilfreich. Sie ist auch als Selbstmassage gut einsetz-
bar. Zunächst erfolgt die Einstimmung auf die Massage
mit zweihändigen Ausstreichungen. Danach massieren Sie
die Zone für das Hüftgelenk mit der Daumenkuppe.
Diese Zone befindet sich an den Außenknöcheln beider
Füße und zieht bandförmig um die Zone des Oberschen-
kelkopfes herum.
Schließen Sie die Massage des einen Fußes durch Ausstreichungen ab und massieren Sie danach den anderen

Fuß auf die gleiche Weise. Wiederholen Sie jeden einzelnen Griff drei- bis fünfmal. Beenden Sie die Fußreflexzonenmassage durch Fersendehnungen.

Der Ablauf der Massage
- Einleitung: Sandwichstreichungen
- Massage der Zone für den Hüftkopf mit der Daumen-
  kuppe unter Anwendung der Technik des konstanten
  Drucks
- Ausleitung: Streichungen Hand über Hand
- Massage des anderen Fußes in der gleichen Weise
- Fersendehnung beider Füße

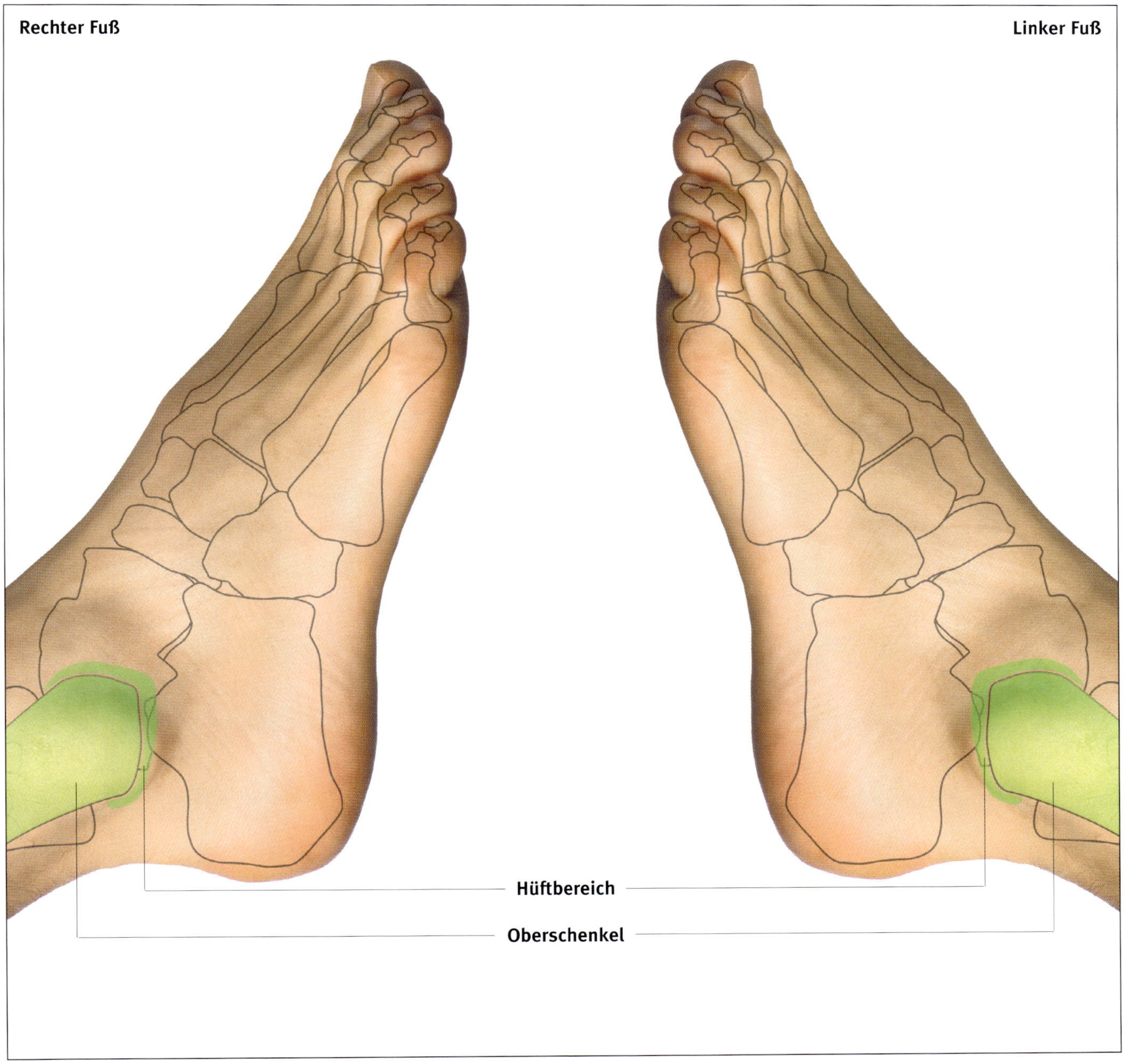

Rechter Fuß	Linker Fuß

Hüftbereich

Oberschenkel

Bei Beschwerden
im Hüftgelenks-
bereich massieren
Sie die
entsprechende
Zone am Fuß.

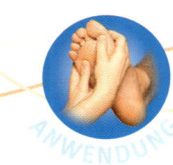

Kniegelenksbeschwerden

Das Kniegelenk unterliegt beim Menschen ganz besonderen Belastungen: Es trägt, wie das Hüftgelenk, einen Großteil des Körpergewichts, außerdem fängt es beim Laufen (Joggen) und Springen Stöße ab, indem es ein Vielfaches des gesamten Körpergewichts abfedert. Um diese Funktion eines Stoßdämpfers erfüllen zu können, besitzt das Kniegelenk »Puffer«, die so genannten Menisken (Einzahl: Meniskus). Darunter versteht man halbmondförmige Knorpelscheiben, die in jedem Kniegelenk zwischen den Knochen des Ober- und des Unterschenkels liegen. Die Menisken können ebenfalls durch Abnutzung geschädigt werden, bei einer starken Drehbewegung im Kniegelenk können sie auch einreißen oder ganz abreißen. Je nach Stärke der Verletzung muss der Meniskus dann eventuell operativ entfernt werden.

Des Weiteren besitzt das Kniegelenk mit dem hinteren und insbesondere dem vorderen Kreuzband Strukturen, die die Stabilität des Gelenks gewährleisten. Das hintere Kreuzband liegt gut geschützt und wird nur selten verletzt, Risse des vorderen Kreuzbands sind dagegen relativ häufig und kommen immer wieder bei Kontaktsportarten wie Judo und Fußballspielen sowie beim Skifahren vor.

Auch hier gilt wieder die Tatsache: je mehr eine solche Struktur durch Verschleiß vorgeschädigt ist, umso schneller kann sie reißen. Im Alter reichen oft nur geringfügige äußere Gewalteinwirkungen oder Verdrehungen, um eine Meniskus- oder Kreuzbandverletzung auszulösen. Meniskus- oder Kreuzbandverletzungen bedürfen unbedingt ärztlicher Hilfe. Versuchen Sie bitte nie, selbst am Gelenk zu manipulieren. Dadurch können Sie mehr Schaden anrichten als heilen.

Was Sie tun können

Immer wieder kommt es vor, dass ein Kniegelenk dick anschwillt. Dies kann vielfältige Ursachen haben: Verschleiß, Überlastung, Entzündung, Verstauchung oder Verrenkung. Meist schmerzt das Knie stark und kann kaum bewegt werden. In einem solchen Fall ist es am besten, Sie schonen das Gelenk.

Lagern Sie das Bein hoch, und legen Sie kalte Umschläge in den Kniebereich. Sollte die Schwellung nicht während eines Tages zurückgehen, suchen Sie bitte einen Arzt auf.

Wie kann die Reflextherapie helfen?

Schmerzen im Bereich der Kniegelenke können Sie sehr gut mit der Reflexzonenmassage beeinflussen. Besonders wirksam sind hier Kopf-, Ohr- und Fußreflexzonenmassage.

Die Kopfreflexzonenmassage wirkt am intensivsten, ist aber auch etwas unangenehmer in ihrer Anwendung.

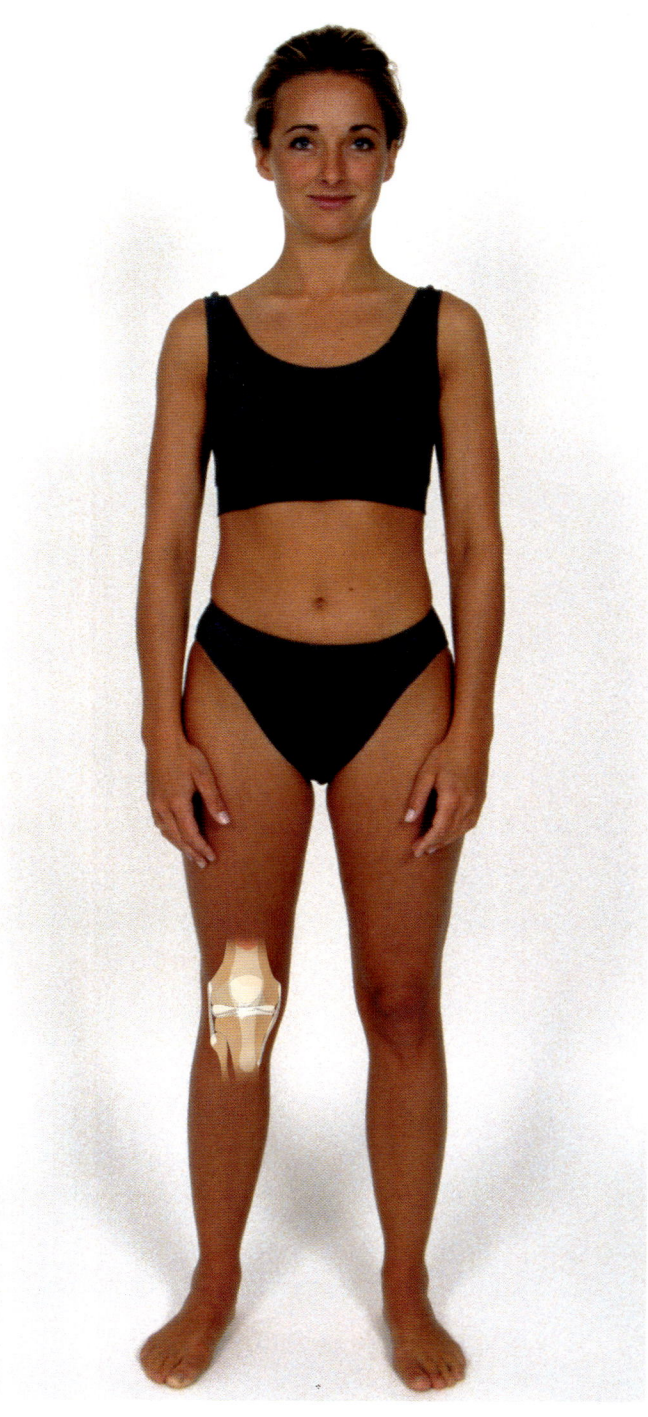

Beschwerden im Kniebereich entstehen häufig durch die Über- oder Fehlbelastungen des Kniegelenks.

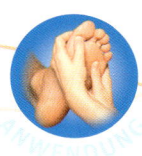

Kopfreflexzonenmassage

Bei der Kopfreflexzonenmassage kommen die so genannten Knie-Punkte zur Anwendung. Diese befinden sich auf dem seitlichen Nacken schräg hinter dem Ohrläppchen, in der Nähe des tastbaren knöchernen Fortsatzes. Tasten Sie in diesem Bereich und suchen Sie druckempfindliche Zonen. Setzen Sie dort die Daumenkuppe auf und führen Sie kleine kreisende Bewegungen durch. Wenn dies zu unangenehm ist, können Sie auch mit konstantem Druck arbeiten. Halten Sie den Druck so lange aufrecht, bis die Schmerzen in dieser Zone nachlassen. Mit dem Verschwinden der Schmerzen werden Sie bemerken, dass sich auch die Beschwerden im Kniebereich lindern.

Der Ablauf der Massage

- Aufsuchen der druckempfindlichen Punkte hinter dem Ohr in der Nähe des knöchernen Ansatzes des Warzenfortsatzes
- Massage der Kniegelenkspunkte mit kreisenden Bewegungen oder konstantem Druck, bis die schmerzenden Zonen verschwinden
- Massage der anderen Kopfseite in der gleichen Art und Weise

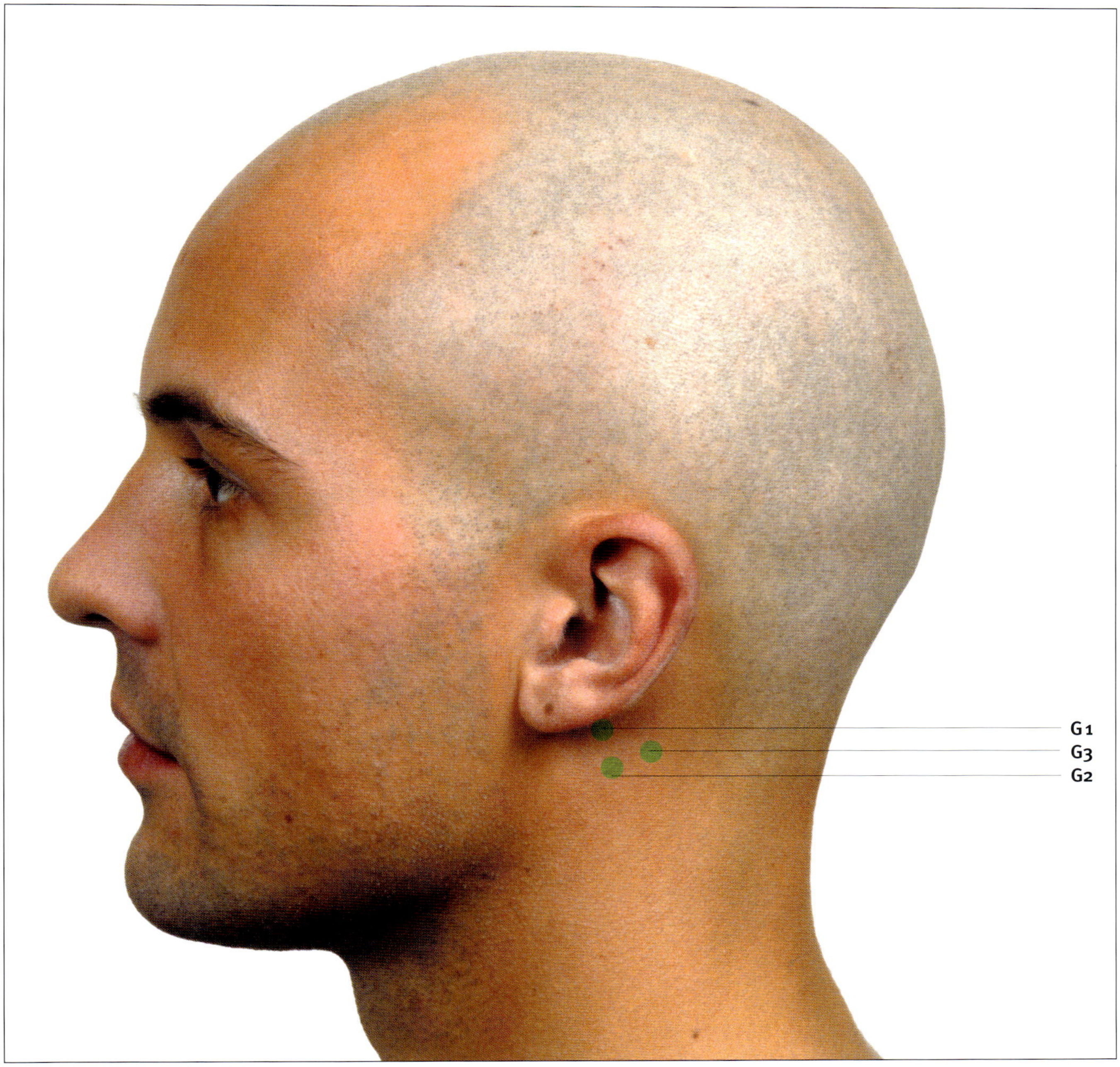

G1
G3
G2

Massieren Sie bei Kniegelenksbeschwerden die entsprechenden Punkte auf beiden Seiten des Kopfes.

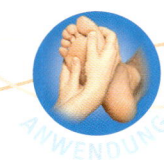

Ohrreflexzonenmassage

Auch die Ohrmassage eignet sich hervorragend zur Linderung von Beschwerden im Kniegelenk. Führen Sie zunächst eine Basisbehandlung durch, indem Sie das Ohr mit der Daumenkuppe entlang der Helixkrempe in mehreren Bahnen ausstreichen. Drücken Sie anschließend fünf bis zehn Sekunden die Punkte für das Kniegelenk, den Shen Men, den Jérôme- und den Analgesie-Punkt im oberen Bereich der Anthelix sowie am unteren Ende der Helixkrempe und auf dem Ohrläppchen.

Der Ablauf der Massage

- Einleitung: Streichungen mit dem Daumen in mehreren Linien entlang der Helixkrempe
- Massage der folgenden Punkte zwischen Daumen- und Zeigefingerkuppen: Kniegelenks-Punkte, Shen Men-Punkt, Jérôme-Punkt und Analgesie-Punkt
- Ausleitung: Streichungen entlang der Helixkrempe mit dem Daumen
- Massage des anderen Ohrs in der gleichen Art und Weise

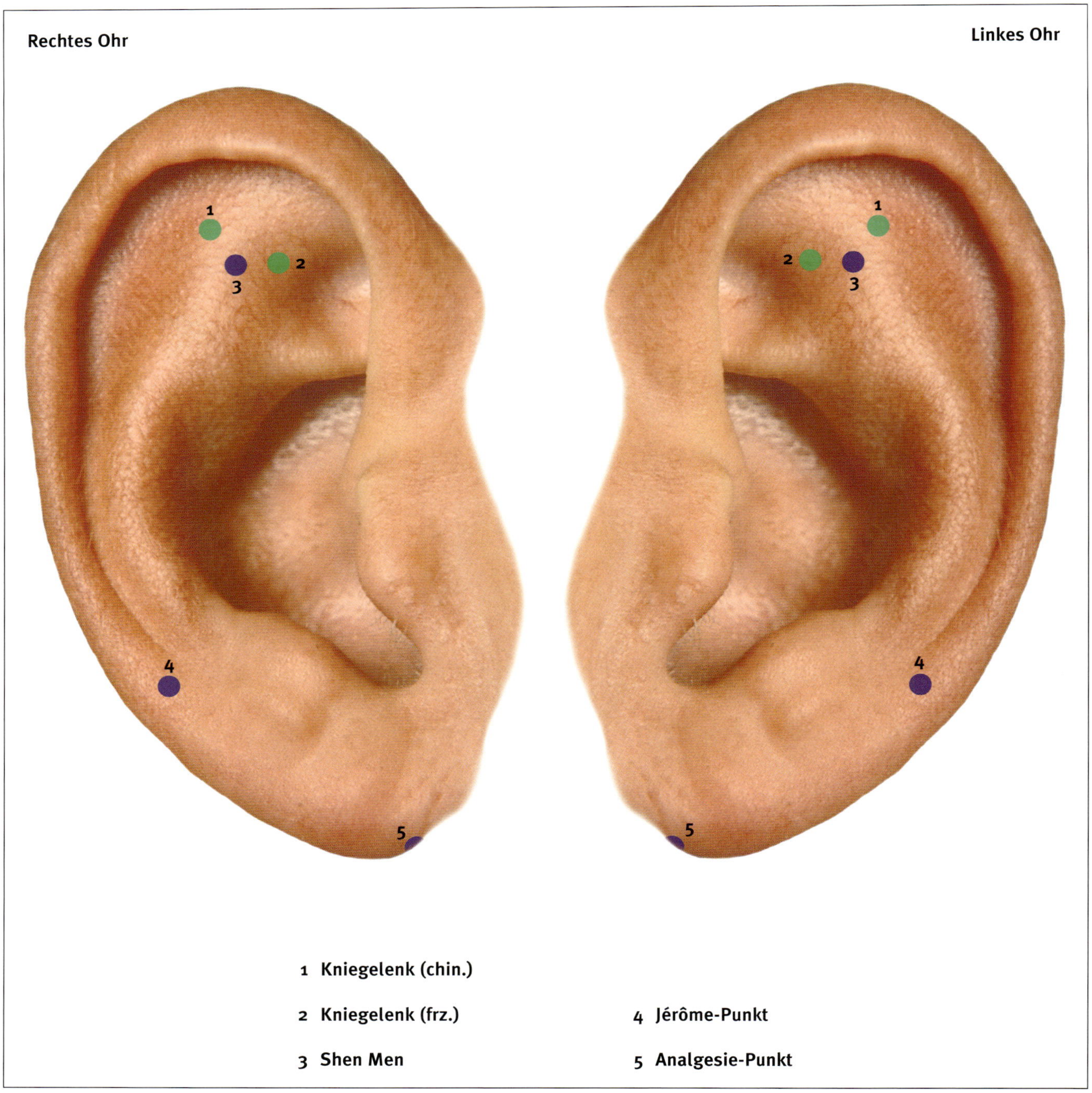

Für das Kniegelenk existieren in der Ohrmassage zwei verschiedene Punkte. Dies beruht auf dem Einfluss der chinesischen und der französischen Schule.

Rechtes Ohr

Linkes Ohr

1 **Kniegelenk (chin.)**

2 **Kniegelenk (frz.)**

3 **Shen Men**

4 **Jérôme-Punkt**

5 **Analgesie-Punkt**

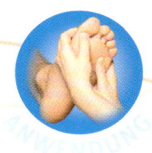

Fußreflexzonenmassage

Die Fußreflexzonenmassage können Sie mit den beiden oben beschriebenen Massageformen kombinieren. Führen Sie zuerst jedoch die Kopf- oder die Ohrreflexzonenmassage durch. Die Zone für das Kniegelenk befindet sich etwas oberhalb des Sprunggelenks an der Unterschenkelvorderseite. Nach einstimmenden Streichungen suchen Sie in diesem Gebiet nach empfindlichen Zonen und massieren diese mit der Zeigefingerkuppe. Führen Sie abschließend einige Ausstreichungen durch.

Der Ablauf der Massage

- Einleitung: Streichungen Hand über Hand
- Aufsuchen der empfindlichen Stellen im Bereich der Zone für das Kniegelenk
- Massage der Zonen für den Oberschenkel und das Knie mit der Zeigefingerkuppe
- Ausleitung: Streichungen Hand über Hand
- Massage des anderen Fußes in der gleichen Art und Weise
- Fersendehnung beider Füße

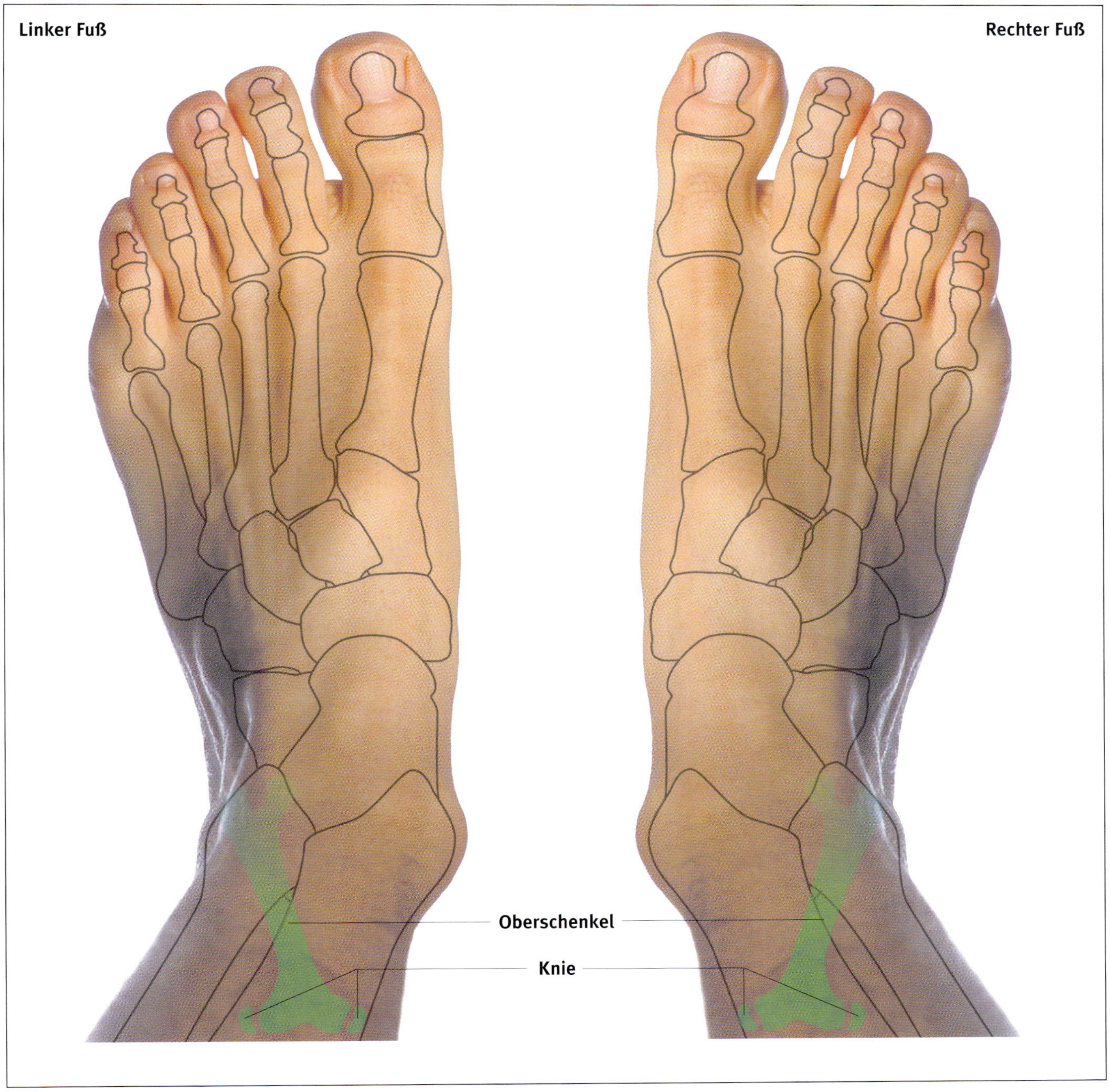

Linker Fuß

Rechter Fuß

Oberschenkel

Knie

Die Reflexzonen des Fußes, die Sie bei Kniegelenksbeschwerden massieren können.

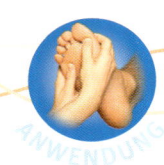

Kopfschmerzen

Nahezu jeder Mensch leidet im Laufe seines Lebens gelegentlich an Kopfschmerzen. Solange sie nur von kurzer Dauer und erträglicher Intensität sind, ist keine ärztliche Behandlung notwendig. Bei einem Drittel der Bevölkerung jedoch treten die Symptome sehr häufig, stark und zum Teil lang andauernd auf, sodass eine deutliche Beeinträchtigung der Lebensqualität gegeben ist.

Kopfschmerzen können zum einen als Symptom vieler Erkrankungen auftreten wie z. B. Muskelverspannungen, Entzündungen, Infektionskrankheiten oder Tumoren; auch sind sie als Nebenwirkung verschiedener Medikamente bekannt. Dazu gehören z. B. bestimmte Medikamente zur Behandlung von Herzerkrankungen oder auch Mittel zur Verdünnung des Blutes. Auch die längerfristige Einnahme von Schmerzmitteln kann – so paradox es scheint – Kopfschmerzen verursachen. Bei empfindlichen Personen lösen scheinbar banale Gegebenheiten wie niedriger Luftdruck, Wetterwechsel und unregelmäßiges Essen Kopfschmerzen aus. Ebenfalls eine Rolle spielen länger anhaltende Stresssituationen, Schlafmangel oder körperliche Fehlhaltungen.

Kopfschmerz tritt aber auch als eigenständige Krankheit in Erscheinung. Hier sind die wichtigsten Formen der Spannungskopfschmerz, der Clusterkopfschmerz und die Migräne.

Unter dem so genannten Clusterkopfschmerz versteht man meist einseitig auftretende, sehr heftige Kopfschmerzen, die in Form von Attacken auftreten. Diese Form ist eher selten, in Deutschland ist schätzungsweise eine von bis zu 50.000 Personen, meist männlichen Geschlechts, betroffen. Die Ursache des Clusterkopfschmerzes ist bislang nicht eindeutig geklärt.

Als Migräne bezeichnet man einen ebenfalls anfallsartig auftretenden Kopfschmerz, der aber bis zu vier Tagen anhalten kann und meist von Übelkeit und Erbrechen, Gleichgewichtsstörungen, Lichtempfindlichkeit und Seh- und Geruchsstörungen begleitet wird. Ursache sind hier Durchblutungsstörungen im Gehirn, die auf einer Verkrampfung und nachfolgenden Erschlaffung der Gefäßmuskulatur im Kopf beruhen.

Von den erwähnten Formen ist der so genannte Spannungskopfschmerz am weitesten verbreitet. In Deutschland leiden etwa 50 Prozent der Männer und 70 Prozent der Frauen unter diesem in der Regel leicht ausgeprägten und meist beidseitig auftretenden Kopfschmerz.

Man vermutete früher, dass die Ursache hier eine erhöhte Anspannung der Nackenmuskulatur ist. Heute weiß man allerdings, dass dies für höchstens die Hälfte aller Krankheitsfälle zutrifft; weitere Faktoren könnten seelische Belastungen und Störungen der Botenstoffe im Gehirn sein.

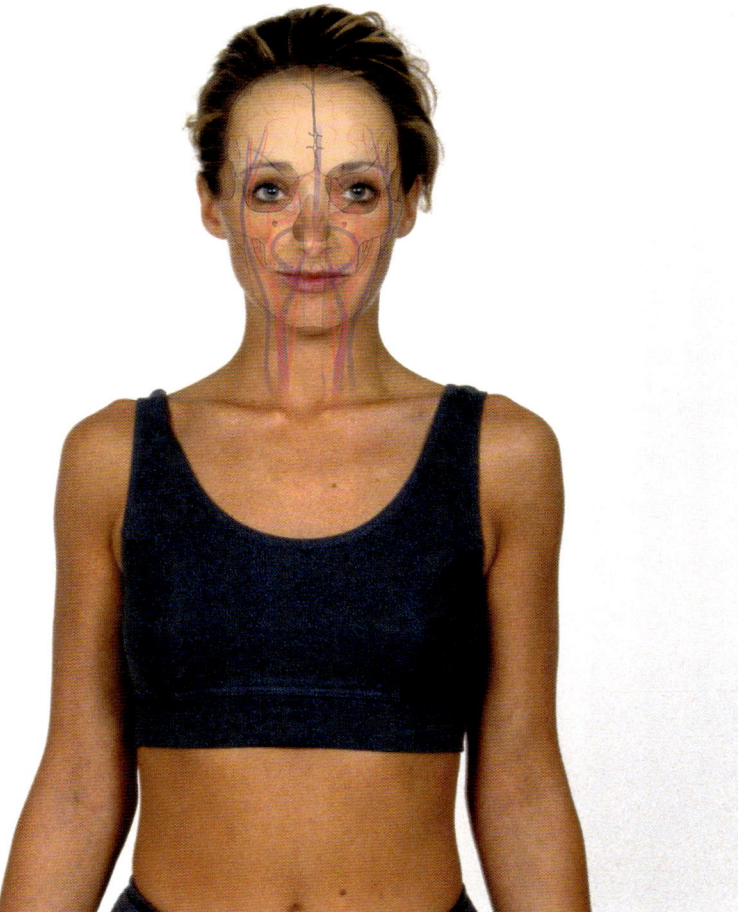

Anfallsartige Kopfschmerzen werden durch Verkrampfung und nachfolgende Erschlaffung der Blutgefäße im Kopfbereich verursacht.

Was Sie tun können

Abhängig von der Intensität der Schmerzen, der Häufigkeit der Attacken und der Dauer einer einzelnen Kopfschmerzattacke müssen vom behandelnden Arzt

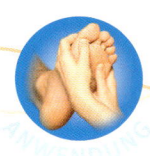

Medikamente zur Therapie eingesetzt werden. Sie können jedoch selbst in hohem Maße zum Erfolg der Behandlung beitragen, indem Sie Ihre Lebensweise so verändern, dass die Kopfschmerzen deutlich seltener auftreten und die einzelnen Attacken schneller wieder abklingen. Achten Sie auf ausreichenden Schlaf, genügend Bewegung und regelmäßige Mahlzeiten. Beobachten Sie, ob es gewisse Nahrungsmittel gibt, nach deren Verzehr Sie häufig Kopfschmerzen verspüren.

In einer Art Tagebuch können Sie alle äußeren Begleitumstände notieren, die im zeitlichen Zusammenhang mit einer Kopfschmerzattacke stehen. Versuchen Sie in Zukunft, die entsprechenden Situationen zu meiden. Empfehlenswert ist es außerdem, sich gewisse Techniken zur Entspannung anzueignen. Dazu gehören z. B. das Autogene Training oder die Muskelentspannung nach Jacobson. Alkohol und Nikotin sollten Sie, wenn überhaupt, nur mäßig konsumieren, denn auch sie können Auslöser für Kopfschmerzen sein. Nicht zuletzt ist es wichtig, dass Sie auf Ihre Körperhaltung achten, um Muskelverspannungen erst gar nicht entstehen zu lassen.

Führen Sie, wenn Sie die Möglichkeit dazu haben, als Basis der Maßnahme eine Kopfmassage durch, wie sie im Kapitel Shiatsu auf Seite 184 beschrieben ist. Akute Kopfschmerzen beeinflussen Sie sehr gut mit der Kopfreflexzonenmassage, aber auch die Ohr- und Fußreflexzonenmassage sind effektive Maßnahmen.

Kopfreflexzonenmassage

Die Kopfreflexzonenmassage ist bei sehr starken und akuten Beschwerden wirksam.

In der Regel sind dann Punkte in der A-Zone empfindlich. Tasten Sie empfindliche Stellen mit der Daumenkuppe und massieren Sie die Punkte entweder mit konstantem Druck oder mit kreisenden Bewegungen. Dies kann etwas unangenehm sein, ist aber dafür sehr wirksam. Massieren Sie zunächst die eine und anschließend die andere A-Zone.

ABLAUF DER MASSAGE
- Aufsuchen von druckschmerzhaften Punkten in der A-Zone
- Massage der A-Zone der einen Kopfseite mit punktförmigem oder kreisendem Druck
- Ausübung des Drucks so lange, bis der Schmerz in dieser Zone nachlässt
- Massage der anderen A-Zone in der gleichen Art und Weise

Wie kann die Reflexzonenmassage helfen?

Die Reflexzonenmassage eignet sich hervorragend, um Kopfschmerzen zu lindern oder zu beseitigen. Genauso vielfältig wie die Ursachen für Kopfschmerzen sind auch die Einsatzmöglichkeiten der Reflexzonenmassage. Alle in diesem Buch gezeigten Formen der Massage eignen sich dazu, Kopfschmerzen zu lindern. Letztendlich gilt es, das Verfahren auszuwählen, welches bei dem Betroffenen am besten wirkt. Die einzelnen Massageformen können Sie problemlos miteinander kombinieren. Am erfolgreichsten wird Ihre Massage sein, wenn Sie mit der jeweiligen Methode gut vertraut sind und Ihr Partner oder Ihre Partnerin der Methode gegenüber aufgeschlossen ist.

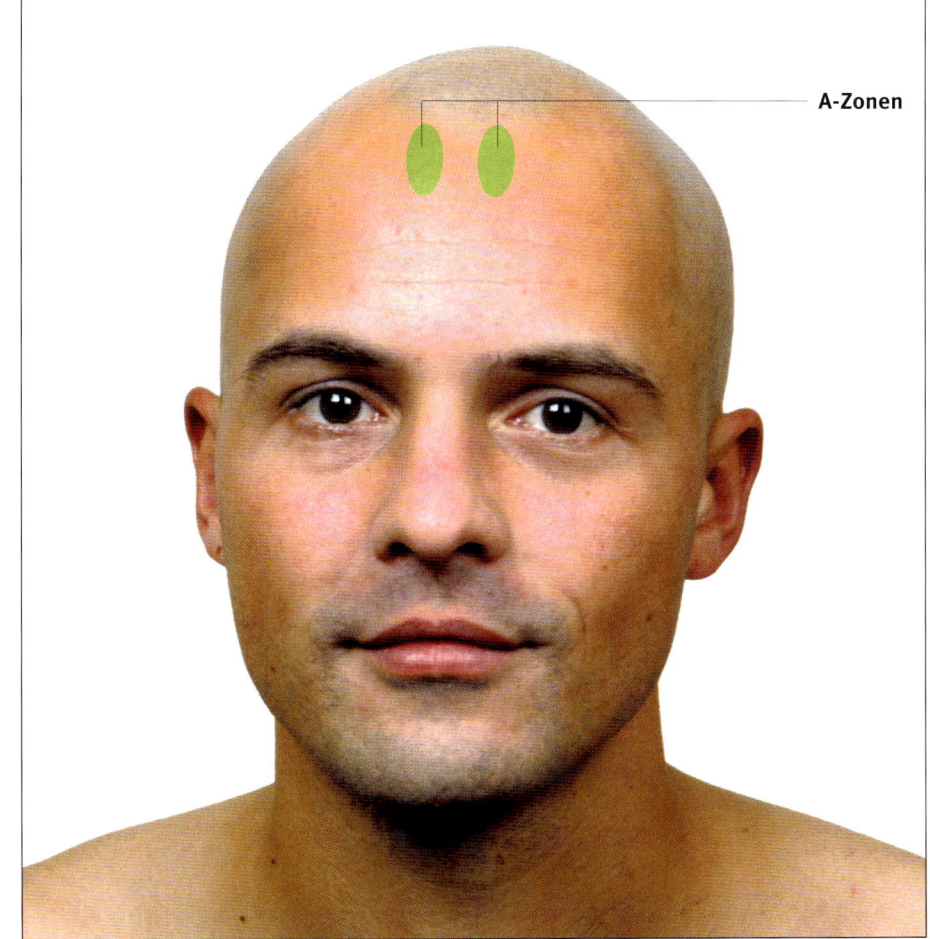

A-Zonen

Massieren Sie bei Kopfschmerzen die A-Zonen auf beiden Seiten des Kopfes.

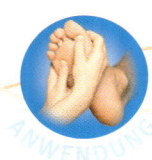

Ohrreflexzonenmassage

Bei Kopfschmerzen können zahlreiche Punkte auf dem Ohr empfindlich sein. Umso wichtiger ist die Basisbehandlung, d. h. das gründliche Ausstreichen des Ohres in mehreren Bahnen entlang der Helixkrempe.

Zahlreiche Punkte befinden sich im Bereich des Ohrläppchens. Massieren Sie diese in quer und längs verlaufenden Linien Punkt für Punkt. Üben Sie jeweils Druck mit der Zeigefinger- und der Daumenkuppe aus. Massieren Sie anschließend die Punkte Polster, Jérôme, Shen Men und Vegetativum-I.

Der Ablauf der Massage

- Einleitung: Streichungen mit dem Daumen in mehreren Linien entlang der Helixkrempe
- Massage des Ohrläppchens mit Daumen und Zeigefingerkuppe in quer und längs verlaufenden Bahnen
- Massage der folgenden Punkte mit Zeigefinger- und Daumenkuppe: Polster-Punkt, Jérôme-Punkt, Shen Men und Vegetativum-I
- Ausleitung: Streichungen mit dem Daumen in mehreren Linien entlang der Helixkrempe
- Massage des anderen Ohrs in der gleichen Weise

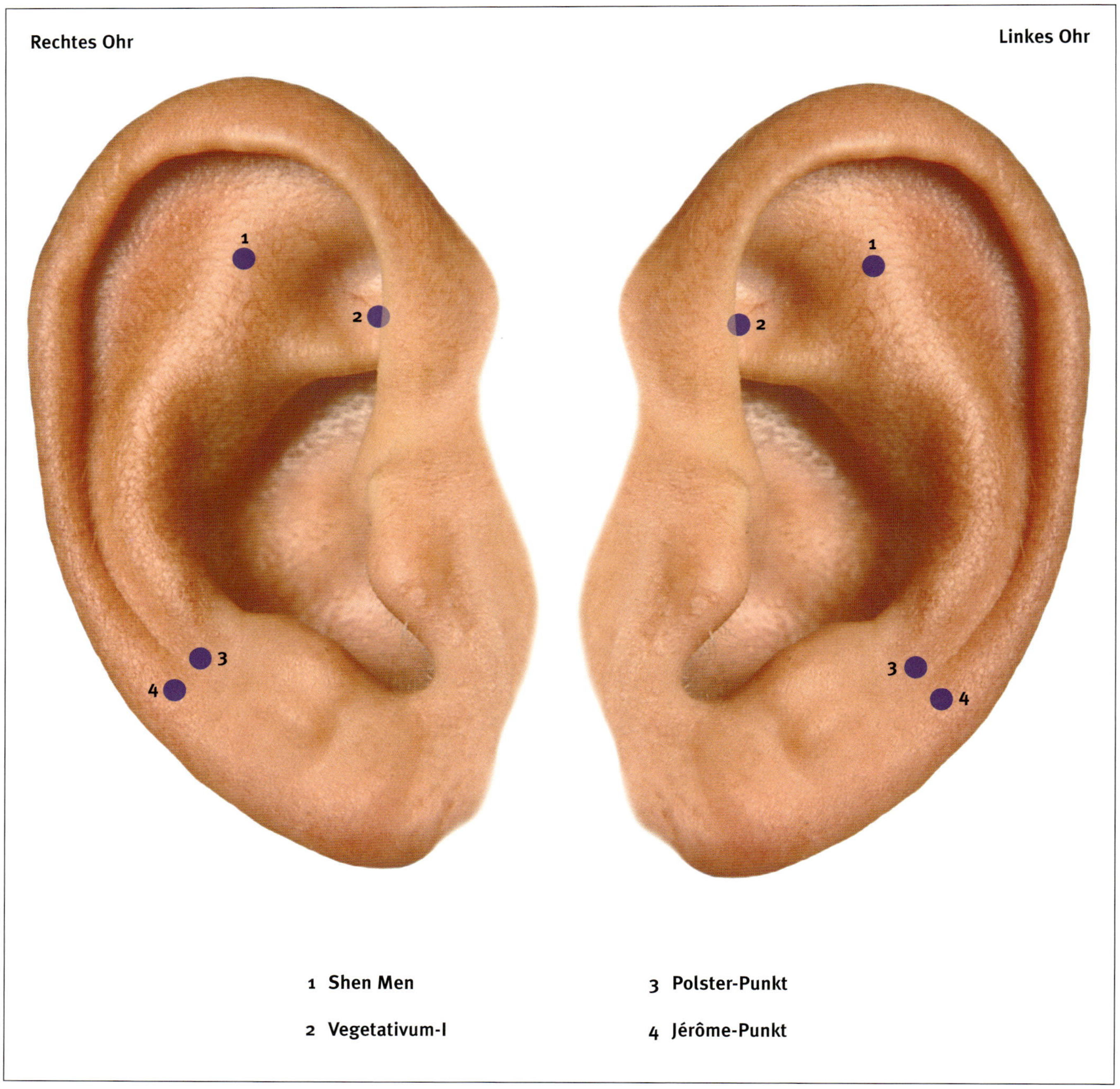

Rechtes Ohr

Linkes Ohr

Die Reflexpunkte des Ohrs, deren Massage Kopfschmerzen lindern kann.

| 1 Shen Men | 3 Polster-Punkt |
| 2 Vegetativum-I | 4 Jérôme-Punkt |

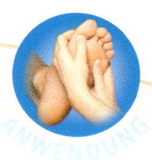

Fußreflexzonenmassage

Im Vordergrund stehen hier die Kopfzonen, die Zonen des Nackenbereichs und des Schultergürtels. Führen Sie zunächst einstimmende Streichungen mit beiden Händen durch. Nehmen Sie dann den Vorfuß zwischen beide Hände, und rütteln Sie ihn, um die Zone für den Schultergürtel zu lockern. Massieren Sie anschließend mit dem Pinzettengriff die Kopfzonen auf der Vorder- und Rückseite der Zehen. Beginnen Sie an der Basis der Großzehe und gehen Sie Punkt für Punkt in Richtung Zehenspitze vor. Beenden Sie die Massage mit Ausstreichungen.

Der Ablauf der Massage

- Einleitung: Sandwichstreichungen mit beiden Händen
- Rütteln des Vorfußes zur Lockerung der Schultergürtelzone
- Massage der Kopfzonen auf der Vorder- und Rückseite der Zehen beginnend an der Basis der Großzehe mit dem Pinzettengriff
- Ausleitung: Sandwichstreichungen
- Massage des anderen Fußes in der gleichen Art und Weise
- Fersendehnung beider Füße

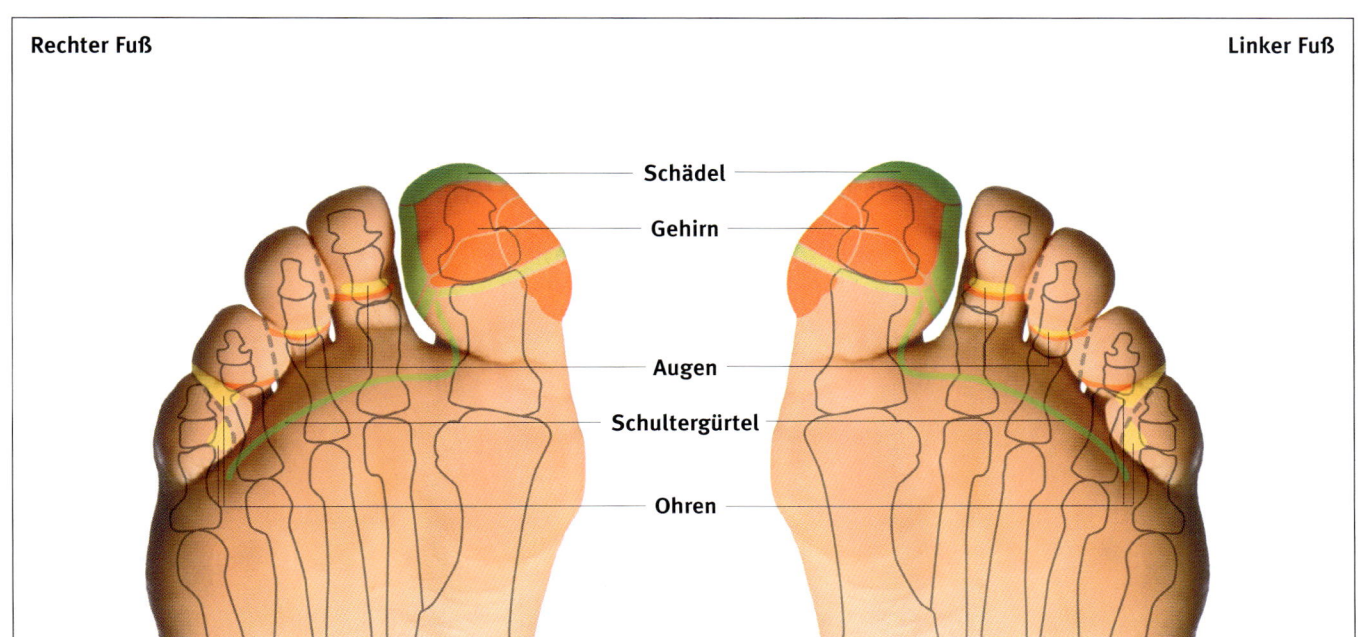

Rechter Fuß — Linker Fuß

Schädel
Gehirn
Augen
Schultergürtel
Ohren

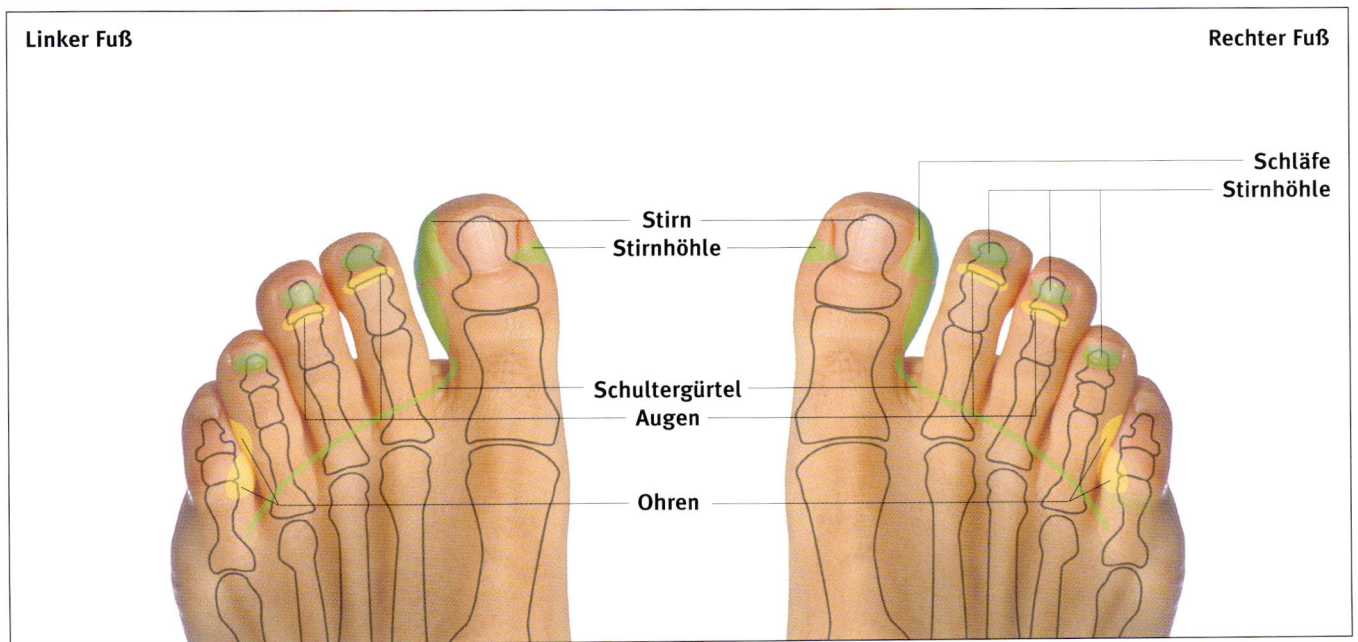

Linker Fuß — Rechter Fuß

Schläfe
Stirnhöhle
Stirn
Stirnhöhle
Schultergürtel
Augen
Ohren

Oben und unten: Suchen Sie die Zonen der Kopfbereiche auf, die am meisten schmerzen.

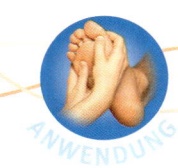

Menstruationsbeschwerden

Störungen der Menstruation, d. h. der weiblichen Monatsblutung, sind relativ häufig und in den meisten Fällen mit naturheilkundlichen Methoden gut zu beeinflussen. Aber was versteht man unter Störungen der Menstruation? Hier ist zum einen die schmerzhafte Menstruation zu erwähnen. Sie tritt durch starke ziehende Schmerzen und Krämpfe in Erscheinung, teilweise mit Ausstrahlung in die Beine oder in den Rücken. Gleichzeitig fühlen sich die betroffenen Frauen krank und leiden an Schwindel und Müdigkeit. Ursachen können beispielsweise entzündliche Veränderungen oder gutartige Wucherungen (= Myome) in der Gebärmutter sein. Gerade bei jungen Mädchen verläuft die Menstruation des öfteren schmerzhaft. Ausschlaggebend sind hier aber oft auch psychische Gründe: Sie verlassen die heile Welt der Kindheit und begeben sich langsam in die Welt der Erwachsenen, ein unbekanntes Terrain.

Auch Veränderungen in der Blutung selbst werden als Menstruationsstörungen bezeichnet. Hier ist zu unterscheiden zwischen der zu starken und der zu schwachen Blutung. Die Ursache ist in der Regel eine Veränderung im Aufbau der Gebärmutterschleimhaut, welche hormonellen Einflüssen genauso wie psychischen Einwirkungen unterlegen ist.

Bleibt die Menstruation ganz aus, spricht man von einer Amenorrhoe. Sie ist völlig normal in Zeiten der Umstellung wie z. B. in der Pubertät und in den Wechseljahren, aber auch nach einer Geburt oder nach dem Absetzen der Pille. Der wohl häufigste Grund für ein Ausbleiben der Menstruation ist die Schwangerschaft. Eine Amenorrhoe kann aber auch Anzeichen einer Stoffwechselerkrankung (z. B. Zuckerkrankheit oder Schilddrüsenerkrankungen) oder einer Funktionsstörung der Geschlechtsorgane sein. Eine weit verbreitete Erkrankung, die auch zu den Menstruationsstörungen gezählt wird, ist das so genannte Prämenstruelle Syndrom, auch als PMS abgekürzt. Es bezeichnet eine Sammlung von verschiedenartigen Symptomen, über die viele Frauen zwei bis drei Tage vor der Menstruation klagen. Die Betroffenen schildern Kopfschmerzen und Schlafstörungen, Heißhungerattacken, Verstopfung, depressive Verstimmungen, Unruhe und Nervosität und Wassereinlagerungen in der Brust, die oft ziehende Schmerzen verursachen. Typisch ist, dass mit dem Einsetzen der Blutung die Beschwerden nachlassen. Es hat lange Jahre gedauert, bis diese Symptomsammlung als ein eigenständiges Krankheitsbild definiert werden konnte und Bemühungen entstanden, den betroffenen Frauen zu helfen.

Was Sie tun können

Prinzipiell sollten Sie bei allen Menstruationsstörungen, die über mindestens zwei Zyklen andauern, den Facharzt aufsuchen. Führen Sie bis dahin einen Kalender, der Ihnen einen Überblick über die Blutungszeit, -dauer und -stärke gibt.

An pflanzlichen Präparaten sind besonders Borretsch, Frauenmantel, Mönchspfeffer, Baldrian und Gänsefingerkraut für ihre hormonell ausgleichende und entspannende Wirkung bei Frauen bekannt. Wichtig ist natürlich auch hier eine vollwertige, ausgewogene Ernährung, die nicht zu salzhaltig sein sollte. Versuchen Sie zudem, sich für

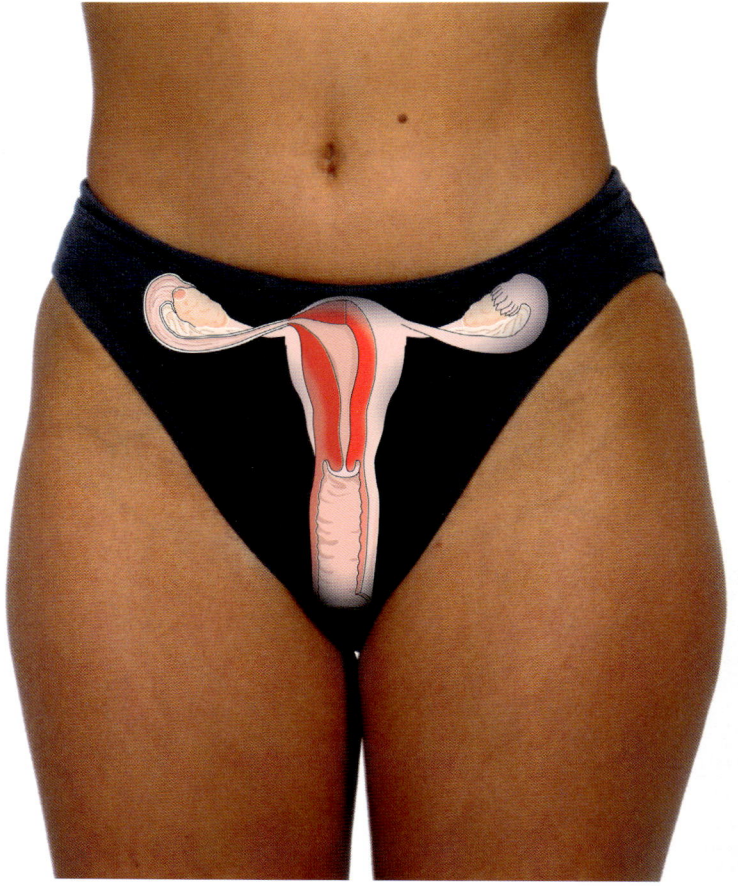

Die Ursache für die starke und die zu schwache Blutung ist eine Veränderung im Aufbau der Gebärmutterschleimhaut.

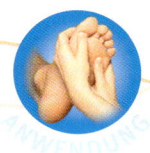

sich selbst Zeit zu nehmen und nicht immer nur für andere da zu sein. Wohltuend und entspannungsfördernd kann gerade hier eine Massage sein.

Wie kann die Reflextherapie helfen?

Beschwerden wie Schmerzen und Schlafstörungen sowie depressive Verstimmungen, Unruhe und Nervosität im Rahmen von Menstruationsstörungen können Sie positiv durch den Einsatz der Reflexzonenmassage beeinflussen. Wenn die Möglichkeit besteht, führen Sie als Basisbehandlung eine Rücken- und Kreuzbeinmassage durch, so wie sie im Abschnitt Shiatsu ab Seite 158 ff. beschrieben wird. Besonders die Massage im Bereich des Kreuzbeins zeigt positive Wirkung auf den weiblichen Unterbauch. Als weitere Optionen kommen Fuß-, Hand- und Ohrreflexzonenmassage zur Anwendung.

Fußreflexzonenmassage

Vor der eigentlichen Fußreflexzonenmassage sollten die Füße besonders gut gewärmt werden, entweder durch ein ansteigendes Fußbad oder durch eine Wärmflasche. Im Vordergrund stehen die Massage der Kopfzonen und die Massage der Zonen für die Geschlechtsorgane.

Der Ablauf der Massage
- Erwärmen der Füße
- Einleitung: Sandwichstreichungen
- Massage der Kopfzonen
- Überleitung: Sandwichstreichungen
- Massage der Zonen für die Geschlechtsorgane mit den Zeigefingerkuppen
- Massage der Zone für das Ovar
- Ausleitung: Sandwichstreichungen
- Massage des anderen Fußes in der gleichen Weise
- Fersendehnung beider Füße

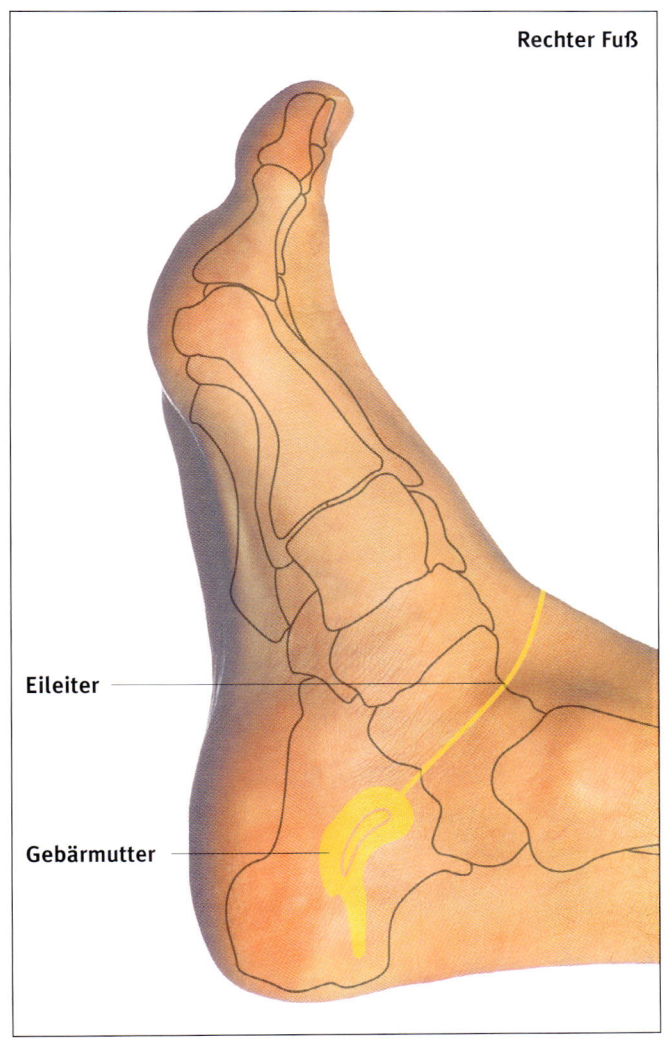

Linker Fuß

Kopf-zonen

Schulter-gürtel

Eileiter

Rechter Fuß

Eileiter

Gebärmutter

Links und rechts: Für die Massage bei Menstruationsbeschwerden sind neben den Zonen der Geschlechtsorgane auch die Kopfzonen von Bedeutung.

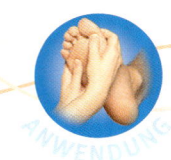

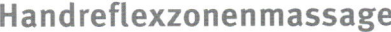

Handreflexzonenmassage

Die Handreflexzonenmassage erfolgt analog der Fußreflexzonenmassage. Die Massage der Reflexzonen auf der
Hand eignet sich besonders zur Selbstbehandlung. Auch
hier werden zunächst die Kopfzonen und anschließend
die Zonen für die Geschlechtsorgane massiert. Die Hände
sollten vor der Massage gewärmt werden. Zur Einstimmung verabreichen Sie Streichungen mit beiden Händen.
Massieren Sie anschließend die Kopfzonen und die
Zonen für die Geschlechtsorgane. Sie finden die Zonen
für die Geschlechtsorgane unterhalb des Daumens im
Bereich der Handwurzel. Massieren Sie die andere Hand
mit den gleichen Techniken.

Der Ablauf der Massage

- Erwärmen der Hände
- Einleitung: Streichungen mit beiden Händen
- Massage der Kopfzonen mit dem Pinzettengriff an allen Fingern
- Überleitung: Streichungen mit beiden Händen
- Massage der Zonen für die Geschlechtsorgane oberhalb der Handwurzeln an den Außenseiten der Hände
- Wiederholen der einzelnen Griffe drei- bis fünfmal
- Ausleitung: Streichungen mit beiden Händen
- Dehnung der Handfläche
- Massage der anderen Hand in der gleichen Art und Weise

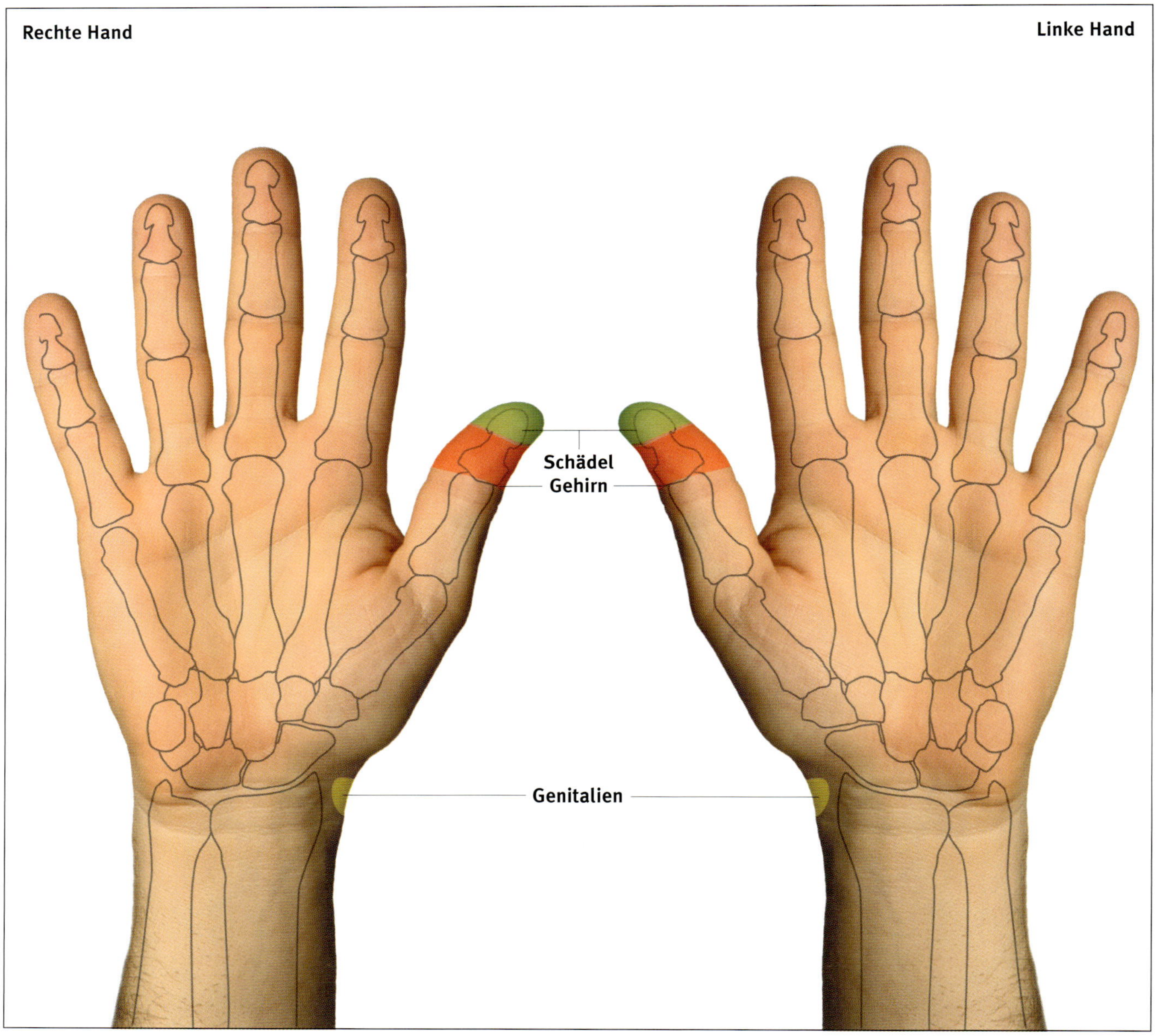

Rechte Hand **Linke Hand**

Schädel
Gehirn

Genitalien

Bei Menstruations-
beschwerden
massieren Sie die
Kopfzone und die
Zonen der
Genitalorgane an
der Hand.

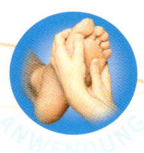

Ohrreflexzonenmassage

Die Ohrreflexzonenmassage eignet sich gut zur Selbstbehandlung. Streichen Sie das Ohr entlang der Helixkrempe
in mehreren Bahnen mit dem Daumen aus. Massieren Sie
zwischen Daumen- und Zeigefingerkuppe die Punkte
Ovar, Uterus, Plexus urogenitalis und Vegetativum-I.
Anschließend massieren Sie das Ohrläppchen in quer
und längs verlaufenden Bahnen. Üben Sie je Punkt fünf
bis zehn Sekunden lang Druck aus.

Der Ablauf der Massage

- Einleitung: Streichungen mit dem Daumen in mehreren Linien entlang der Helixkrempe
- Punkte zwischen Daumen- und Zeigefingerkuppe
  drücken: Uterus, Plexus urogenitalis, Ovar, Vegetativum-I
- Massage des Ohrläppchens in quer und längs verlaufenden Bahnen Punkt für Punkt
- Ausleitung: Streichungen mit dem Daumen in mehreren Linien entlang der Helixkrempe

Rechtes Ohr

Linkes Ohr

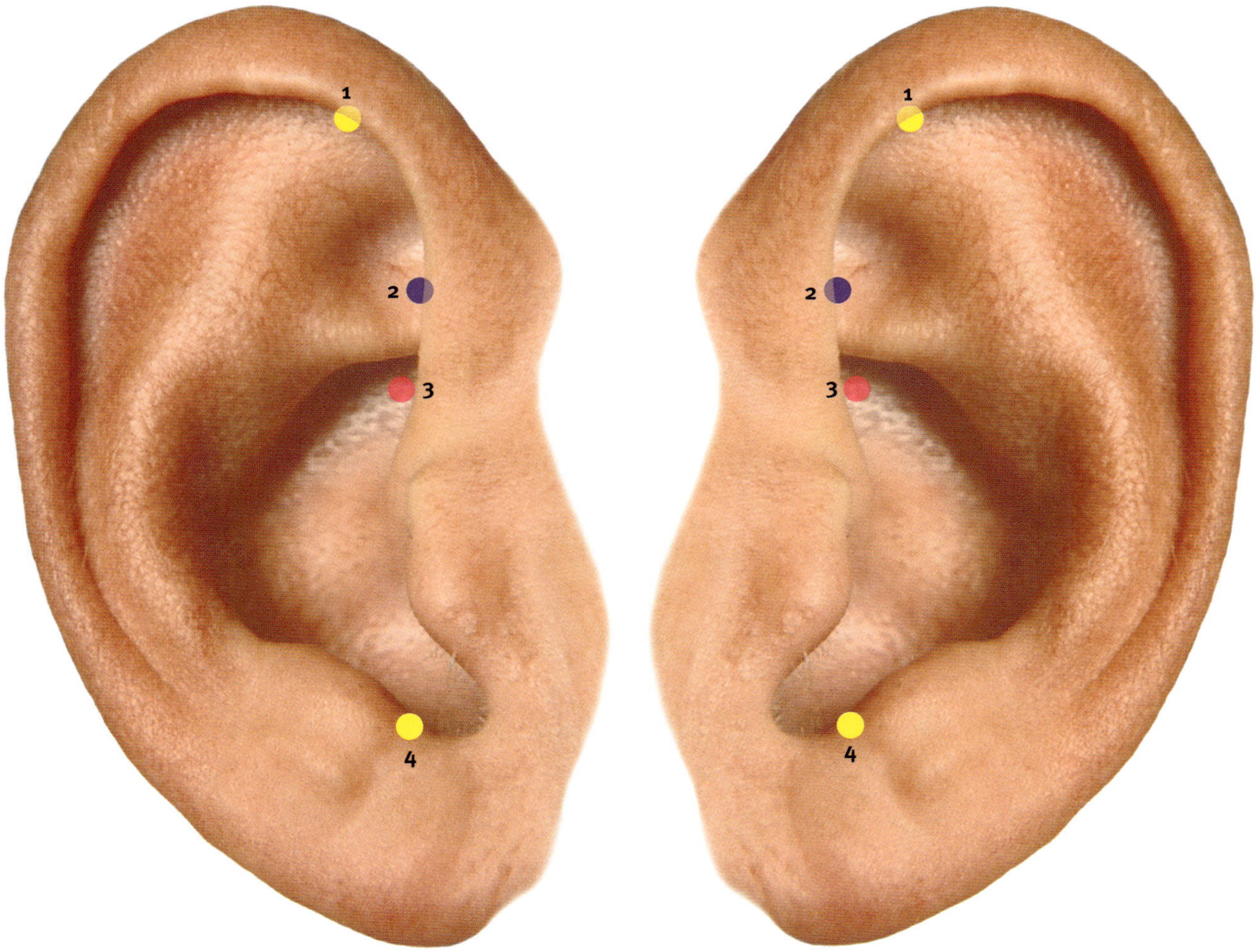

1 **Uterus** (Gebärmutter)

2 **Vegetativum-I** -Punkt

3 **Plexus urogenitalis**

4 **Ovar** (Eierstock)

Suchen Sie zur
Massage die hier
abgebildeten
Punkte auf.

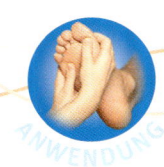

Rückenschmerzen

Rückenschmerzen gehören inzwischen zu den häufigsten Erkrankungen in unserer Gesellschaft. Fast 80 Prozent der deutschen Bevölkerung haben schon einmal Rückenprobleme am eigenen Leib erfahren, knapp die Hälfte davon leidet regelmäßig darunter. Nach Statistiken der Krankenkassen sind bei jeder dritten Krankschreibung und jedem zweiten vorzeitig gestellten Rentenantrag Wirbelsäulenbeschwerden der Grund.

Wie bereits dargestellt, hat die Wirbelsäule die Form eines doppelten »S« und ist damit in der Lage, verschiedene Sitzhaltungen zuzulassen, Stöße beim Gehen und Springen abzufedern, das gesamte Körpergewicht zu tragen und gleichzeitig noch unterschiedliche Bewegungen von Kopf und Rumpf zu erlauben.

Die häufigste Ursache für Rückenbeschwerden sind Fehlhaltungen im Bereich der Wirbelsäule. Schon bei vielen Kindern im Schulalter werden Wirbelsäulenschäden in

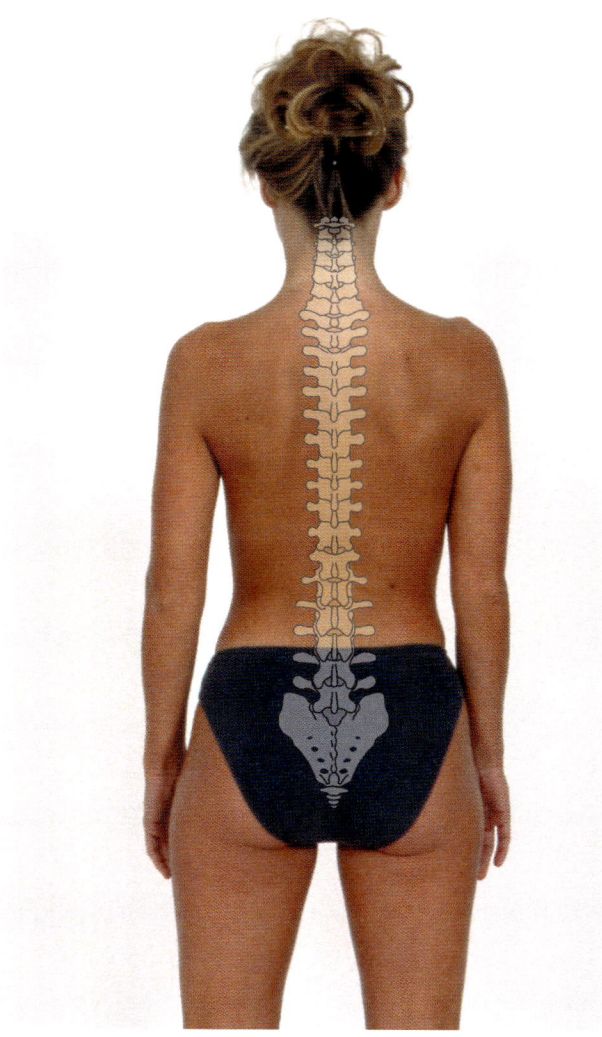

Fast 80 Prozent der Bevölkerung leiden hin und wieder unter Rückenschmerzen.

Form von seitlicher Verkrümmung (= Skoliose), Verkrümmung nach hinten (=Kyphose) oder nach vorn (=Lordose) beobachtet. Dazu trägt das sich seit Jahren ändernde Freizeitverhalten der Kinder bei. Die Bewegung beim Spielen nimmt immer mehr ab, stundenlanges Sitzen vor dem Fernseher oder dem Computer nimmt zu. Damit werden die Muskeln, die die Wirbelsäule stützen, nicht mehr ausreichend beansprucht, sie verkümmern. Gleichzeitig entsteht eine Überbelastung der Muskulatur von Rumpf, Nacken und Schultern, die mit Verspannungen und Schmerzen reagiert. Tritt im Lendenbereich ein Rückenschmerz plötzlich nach einer ruckartigen Bewegung, beim Bücken oder Aufrichten auf, so spricht man von einem Hexenschuss. Ein solcher Schmerz kann sehr intensiv sein und zu einer extremen Bewegungseinschränkung führen. Die Ursache ist meist eine degenerative, d. h. abnutzungsbedingte Schädigung der Bandscheiben, die durch die oben beschriebenen Fehlhaltungen sowie durch Übergewicht begünstigt wird.

Sind die Verschleißerscheinungen an den Bandscheiben sehr ausgeprägt, kann es zu einem so genannten Bandscheibenvorfall kommen. Dabei drückt die vorfallende Bandscheibe auf die seitlich der Wirbelsäule verlaufenden Nerven und ruft z. B. Gefühlsstörungen oder Lähmungen in den Beinen hervor. Auch Beschwerden bei der Harn- oder Stuhlentleerung können Symptome eines Bandscheibenvorfalls sein. Nicht zuletzt treten Rückenschmerzen auch als Ausdruck seelischer Konflikte auf. Psychisch belastete Menschen lassen »sprichwörtlich« den Kopf und die Schultern hängen, sie laufen gebückt unter ihrer »schweren Last auf den Schultern«.

Was Sie tun können

Achten Sie auf ausreichende Bewegung an der frischen Luft, und reduzieren Sie, falls nötig, Ihr Körpergewicht auf ein Normalmaß. Vermeiden Sie langes Sitzen und Stehen. Falls dies beispielsweise aus beruflichen Gründen nicht möglich ist, versuchen Sie zumindest, mit aufrechtem Oberkörper zu sitzen bzw. beim Stehen Ihr Gewicht immer wieder von einem auf den anderen Fuß zu verlagern. Vermeiden Sie das Bücken mit gekrümmtem Rücken! Besser ist es, mit aufrechtem Rücken in die Knie zu gehen, wenn Sie Gegenstände auf- oder anheben möchten. Suchen Sie bei Rückenbeschwerden, die länger als eine Woche bestehen, auf jeden Fall den Arzt auf. Je nach Krankheitsbild wird er Ihnen mit physiotherapeutischen

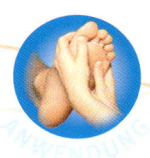

Maßnahmen (Krankengymnastik, Wärmeanwendungen, Massagen etc.) sowie entzündungshemmenden oder krampflösenden Medikamenten helfen können.

Wie kann die Reflextherapie helfen?

Shiatsu- und Reflexzonenmassage sind hervorragende Maßnahmen zur Bekämpfung von Rückenschmerzen. Hierbei gilt es, das Verfahren auszuwählen, mit dem der Anwender eingehend vertraut ist und welches gleichzeitig dem Partner oder der Partnerin angenehm ist. Wenn die Möglichkeit besteht, sollten Sie zunächst eine Shiatsu-Massage des Rückens sowie des Schulter- und Nackenbereichs durchführen. Gehen Sie dabei so vor, wie es auf Seite 170 beschrieben wurde. Zur Soforthilfe können Sie die Ohr- oder Kopfreflexzonenmassage anwenden. Auch mit der Fußreflexzonenmassage können Sie eine effektive Schmerzlinderung erzielen. Kopf-, Ohr- und Fußreflexzonenmassage lassen sich zudem sehr gut miteinander kombinieren:

- Massage der Kopfreflexzonen und Fußreflexzonen,
- Massage der Ohrreflexzonen und Fußreflexzonen.

Fußreflexzonenmassage

Die Fußreflexzonenmassage ist bei Rückenschmerzen äußerst effektiv. Am mittleren Fußrand beider Füße verlaufen die Wirbelsäulenzonen. Die Zone der Halswirbelsäule befindet sich im Bereich des ersten Zehengrundgelenks, daran schließt sich die Zone der Brustwirbelsäule an, gefolgt von der Lendenwirbelsäulenzone und der Zone für das Kreuzbein, die sich im Bereich des Fersenbeins befindet.

Der Ablauf der Massage
- Einleitung: Sandwichstreichungen
- Massage der Zone für die Halswirbelsäule mit dem Daumengang
- Massage der Zone für die Brustwirbelsäule mit dem Daumengang
- Massage der Zone für die Lendenwirbelsäule mit dem Daumengang
- Massage der Zone für die Kreuzbeinregion mit dem Daumengang
- Ausleitung: Sandwichstreichungen
- Massage des anderen Fußes in der gleichen Weise
- Fersendehnung beider Füße

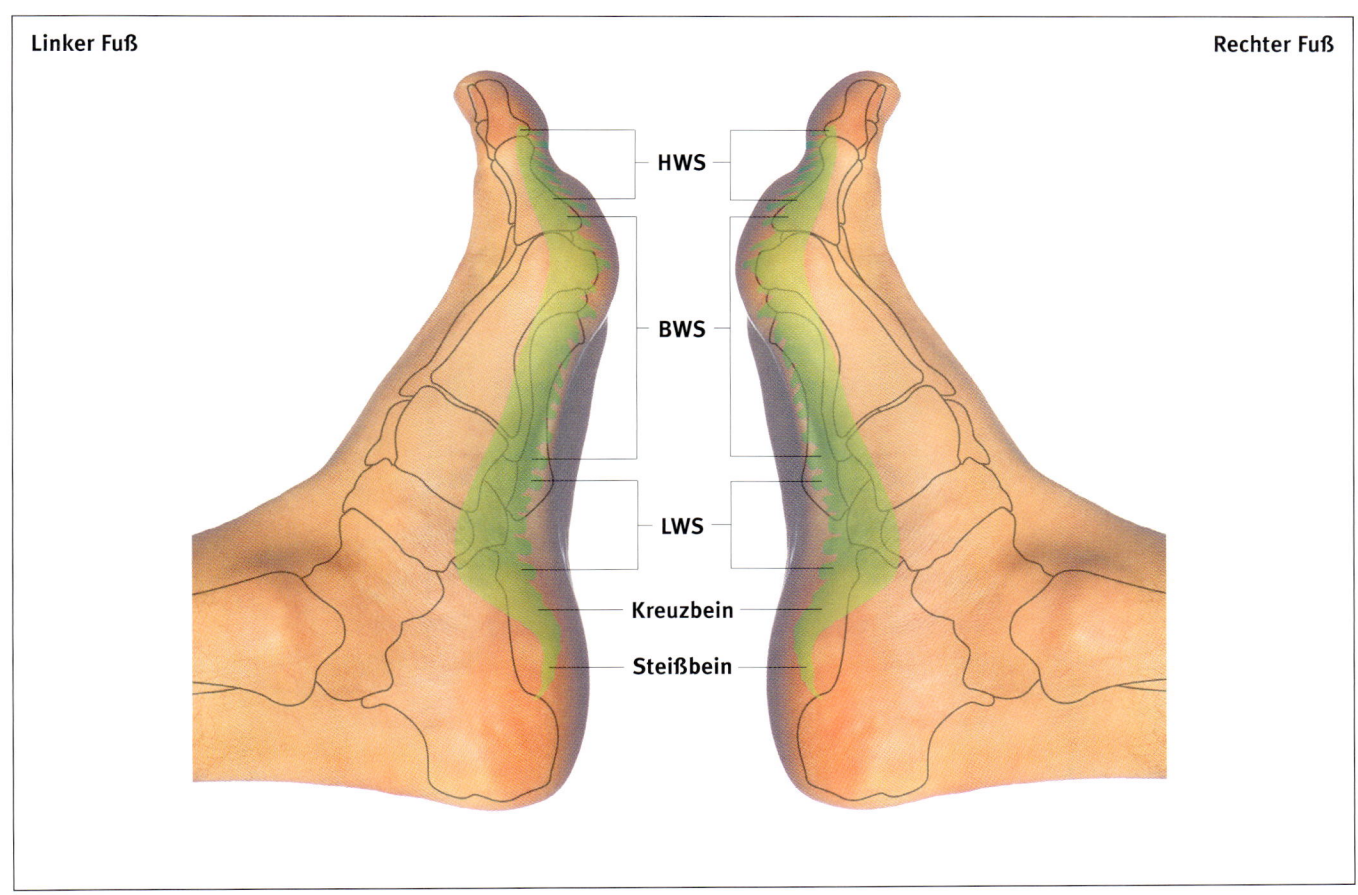

Linker Fuß   **Rechter Fuß**

HWS

BWS

LWS

Kreuzbein

Steißbein

Die Reflexzonen, die Sie bei Rückenschmerzen massieren können, liegen an den Innenkanten der Füße.

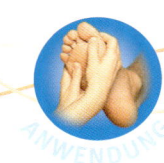

Kopfreflexzonenmassage

Die Auswahl der Zonen hängt davon ab, wo sich die Schmerzen im Rücken befinden. Bei Schmerzen an der Halswirbelsäule, im Nacken oder in der Schulter massieren Sie die A- oder B-Zonen. Bei Beschwerden im Bereich der Brustwirbelsäule massieren Sie die E-Zone, bei Schmerzen der Lendenwirbelsäule kommen die D-Punkte und die D-Zone zur Anwendung. Lokalisieren Sie die schmerzhaften Punkte mit der Daumenkuppe, drücken oder kreisen Sie über dieser Stelle, bis der Schmerz nachlässt. Mit dem Verschwinden des Schmerzes werden auch die Rückenbeschwerden nachlassen.

Der Ablauf der Massage

- Lokalisation der entsprechenden druckschmerzhaften Zone in Abhängigkeit der bestehenden Beschwerden:
  - Beschwerden im Halswirbelsäulen-Bereich: A- und B-Zone,
  - Beschwerden im Bereich der Brustwirbelsäule: E-Zone,
  - Beschwerden in der Lendenwirbelsäule: Punkte D1 bis D5, D-Zone
- Massage der Zone mit der Daumenkuppe, bis die Schmerzen nachlassen
- Massage der anderen Kopfseite in der gleichen Weise

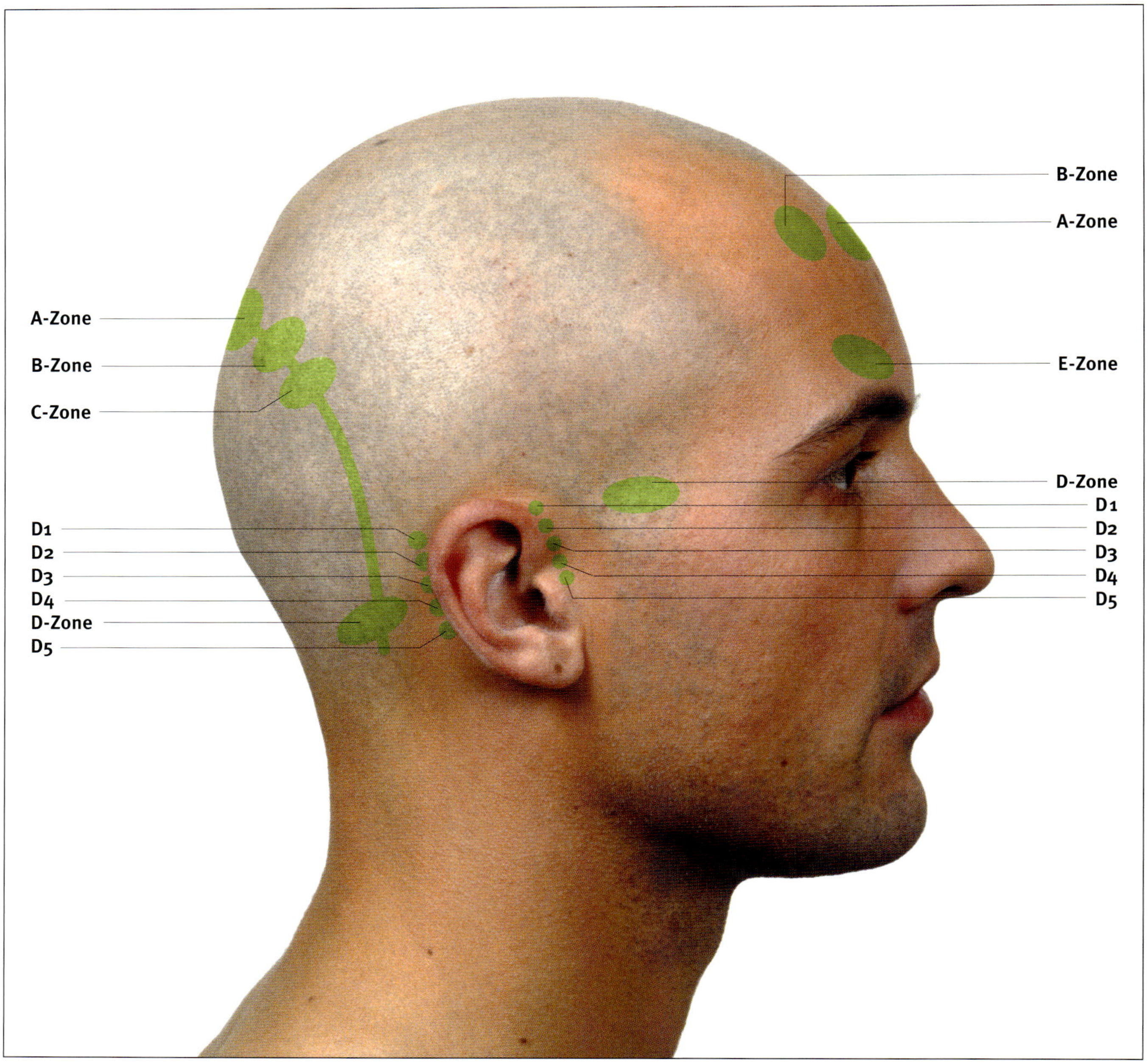

B-Zone
A-Zone

A-Zone
B-Zone
C-Zone

E-Zone

D-Zone
D1
D2
D3
D4
D5

D1
D2
D3
D4
D-Zone
D5

Massieren Sie die druckschmerzhaften Stellen in den Reflexzonen.

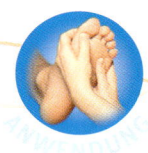

Ohrreflexzonenmassage

Die Massage der entsprechenden Ohrreflexzonen bei Rückenschmerzen wirkt schnell und zuverlässig. Die Zonen für die Wirbelsäule gruppieren sich um die Krümmung der Anthelix. Im unteren Teil befindet sich die Zone für die Halswirbelsäule, der gekrümmte Teil entspricht der Zone für die Brust- und die Lendenwirbelsäule. Die Kreuz- und Steißbeinregion lokalisieren Sie im oberen Bereich der Anthelix. Die Zone der Wirbelsäule mit Ihren Muskeln und Bändern bildet ein breites Band in diesem Bereich. Zusätzlich zur Massage dieser Zonen kommt die Massage allgemein wirksamer Punkte wie Shen Men, Polster und der Jérôme-Punkt zur Anwendung. Zunächst erfolgt die Einleitung der Ohrmassage durch Streichungen mit der Daumenkuppe im Bereich der Helix in mehreren nebeneinander verlaufenden Bahnen. Danach massieren Sie vom Bereich der Halswirbel-

säule ausgehend von unten nach oben die Zone der Wirbelsäule Punkt für Punkt in mehreren nebeneinander liegenden Bahnen. Streichen Sie zum Abschluss das Ohr, dem Verlauf der Helix folgend, in mehreren Bahnen aus. Bei der Selbstmassage können Sie beide Ohren gleichzeitig massieren. Führen Sie Streichungen vier- bis fünfmal durch und drücken Sie die Punkte je fünf bis zehn Sekunden lang.

Der Ablauf der Massage

- Einleitung: Streichungen mit dem Daumen
- Massage der Wirbelsäulenzonen Punkt für Punkt mit Daumen- und Zeigefingerkuppe in mehreren nebeneinanderliegenden Bahnen
- Massage des Shen Men-Punktes, des Polster-Punktes und des Jérôme-Punktes
- Ausleitung: Streichungen mit dem Daumen

Rechtes Ohr **Linkes Ohr**

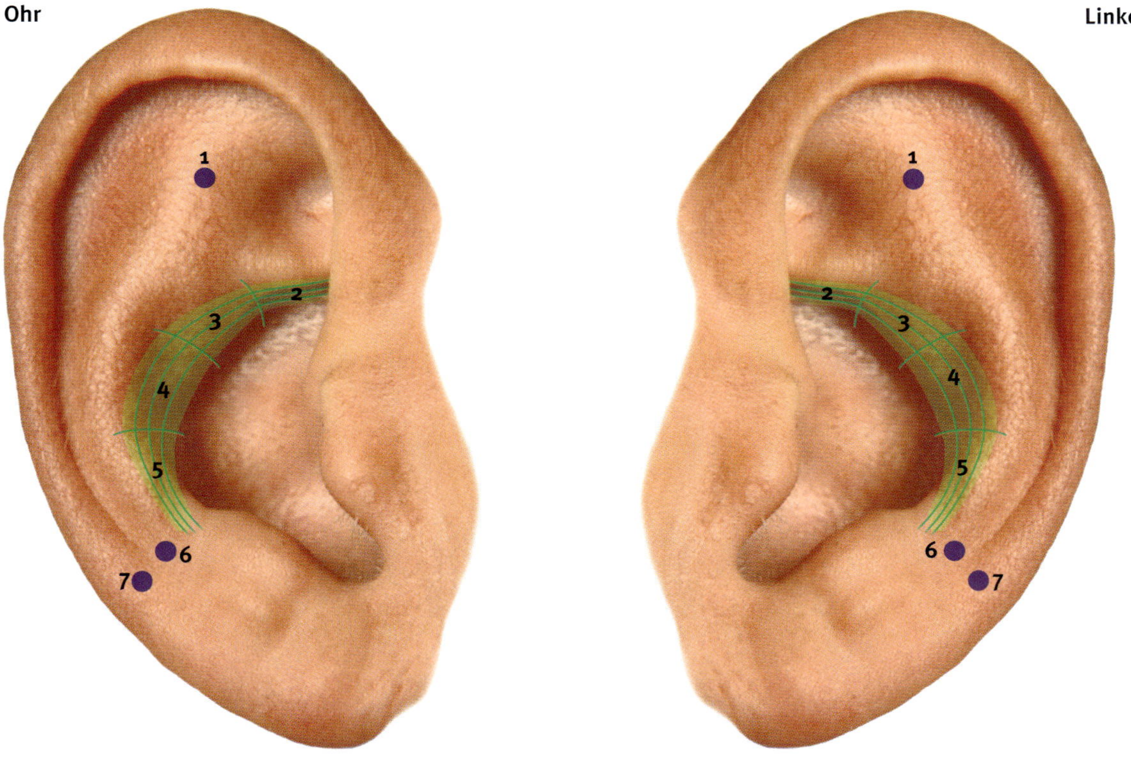

1	Shen Men
2	Kreuzbein/Steißbein
3	Lendenwirbelsäule
4	Brustwirbelsäule
5	Halswirbelsäule
6	Polster-Punkt
7	Jérôme-Punkt

Links und rechts: Im Bereich der Anthelix liegen die Reflexzonen für die Wirbelsäule.

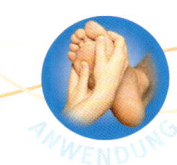

Schlafstörungen

Ungefähr ein Viertel der deutschen Bevölkerung leidet einmal im Jahr unter einer echten Schlafstörung; etwa die Hälfte davon sind behandlungsbedürftige Fälle. Da Schlaf für die Regeneration von Körper und Geist lebensnotwendig ist, kommt es bei Schlafstörungen relativ rasch zu Gereiztheit und Nervosität sowie zu einer Verminderung der Aufmerksamkeit und Leistungsfähigkeit. Man geht davon aus, dass junge Erwachsene täglich sieben bis acht Stunden Schlaf benötigen, älteren Menschen sind fünf bis sechs Stunden durchaus ausreichend. Dies ist ein wichtiger Aspekt gerade bezüglich der Klagen älterer Personen über angebliche Schlafstörungen.

Die Ärzte unterscheiden zwischen Ein- und Durchschlafstörungen. Bei Einschlafstörungen liegen die Betroffenen abends nach dem Zubettgehen noch lange wach, bei Durchschlafstörungen schlafen sie zwar normal ein, wachen aber nachts häufig auf oder werden morgens zu früh wach. Ein- und Durchschlafstörungen fasst man auch unter dem Begriff der Insomnien zusammen. Daneben gibt es die so genannten Parasomnien. Darunter versteht man Störungen, die insbesondere bei Kindern vorkommen und die Qualität des Schlafes erheblich mindern, sei es mit oder ohne Aufwachen. Dazu gehören z. B. Phänomene wie Schlafwandeln, Albträume oder das nächtliche Einnässen.

Die Ursachen für Schlafstörungen sind sehr vielfältig. Häufig sind es organische Erkrankungen, die die Betrof-

fenen z. B. aufgrund ihrer Schmerzen nicht schlafen lassen, aber auch psychiatrische Krankheitsbilder wie z. B. Depressionen gehen typischerweise mit Schlafstörungen einher. Es ist ein Zeichen unserer Zeit, dass es durch flexible Arbeitszeiten, Schichtarbeit und ständig zunehmenden Leistungsdruck den Menschen immer weniger ermöglicht wird, einen festen Wach-/Schlafrhythmus zu finden und beizubehalten. Ebenso wirkt sich der gestiegene Konsum an Stimulanzien wie koffeinhaltigen Getränken, Medikamenten und Drogen negativ auf das Schlafverhalten aus.

Sehr häufig lässt sich zunächst keine Ursache für eine bestehende Schlafstörung finden. Trotzdem besteht in diesen Fällen ein erheblicher Leidensdruck, da die Störung in der Regel schon sehr lange anhält, also chronisch geworden ist und meist auch das Leben des Betroffenen beherrscht. Hier kann ein Teufelskreis entstehen: Der Betroffene geht bereits mit dem sicheren Gefühl ins Bett, dass er sowieso nicht einschlafen kann, er hat also ein Fehlverhalten im Umgang mit dem Schlaf entwickelt.

In der Therapie der Schlafstörungen werden in allererster Linie Schlafmittel verschrieben. Schlafmediziner raten jedoch, dies grundsätzlich mit Verfahren zu kombinieren, die eine Verhaltensänderung bei den Betroffenen ermöglichen. Erst dadurch kann eine langfristige Besserung eingeleitet werden. So ist z. B. an erster Stelle eine Aufklärung sinnvoll, wie viel Schlaf überhaupt für den Einzelnen notwendig ist. Des Weiteren können verhaltenstherapeutische Techniken vermittelt werden, die den

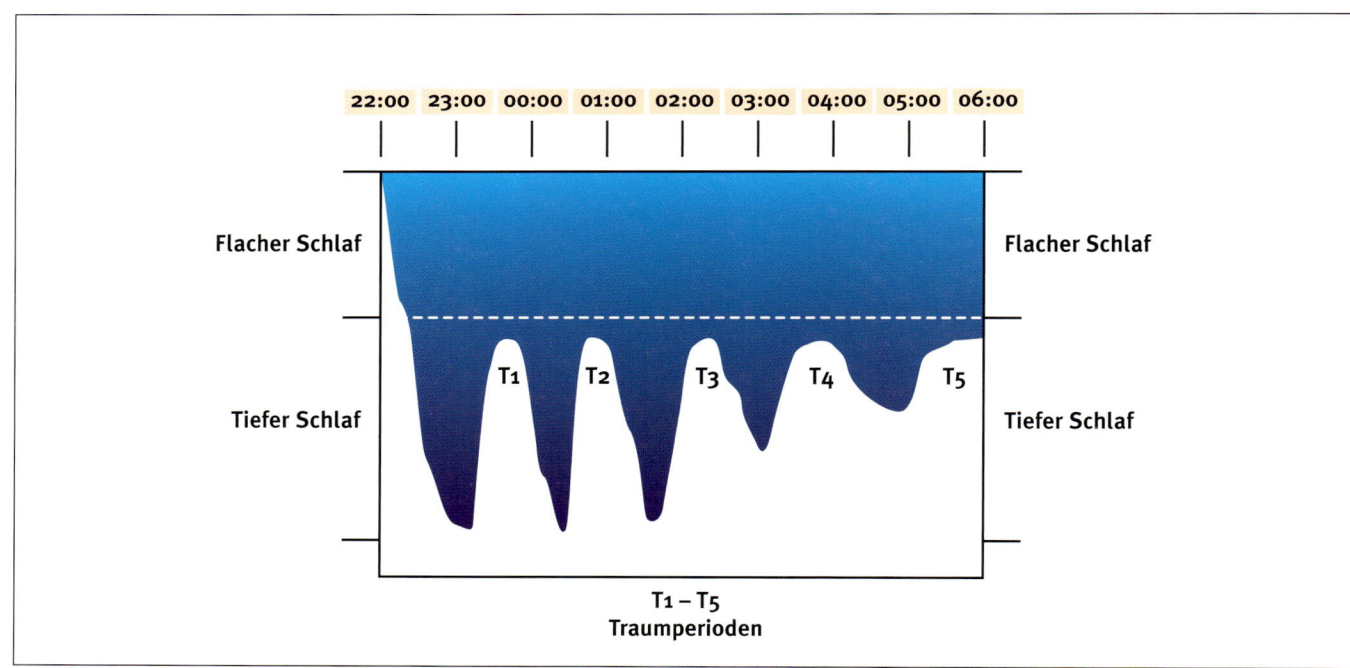

Der Schlaf wird von Phasen unterschiedlicher Tiefe bestimmt.

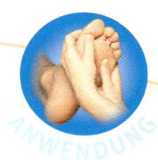

Was Sie tun können

Sorgen Sie für genügend körperliche Bewegung am Tag, denn nur so kann eine gesunde Müdigkeit für die Nacht entstehen. Trinken Sie ab dem späten Nachmittag keine anregenden Getränke mehr. Sorgen Sie für eine angenehme Schlafumgebung. Das Schlafzimmer sollte ruhig und dunkel sein, die optimale Raumtemperatur liegt zwischen 14 und 18 °C. Gönnen Sie sich vor dem Schlafengehen ein warmes Fußbad, und trinken Sie warme Milch oder Kräutertee; besonders bewährt haben sich hier Melisse, Hopfen und Lavendel. Sollte Ihnen das Einschlafen trotzdem nicht gelingen, bleiben Sie nicht länger als 30 Minuten wach im Bett liegen. Besser ist es dann, wieder aufzustehen und ein wenig zu lesen, bis die Müdigkeit eintritt. Ganz wichtig ist es, dass Sie seelische Probleme nicht mit in den Schlaf nehmen. Führen Sie in solchen Fällen vor dem Schlafengehen Entspannungsübungen aus dem Bereich des Autogenen Trainings durch.

Wie kann die Reflextherapie helfen?

Die Ursache für Schlafstörungen ist in vielen Fällen der Stress. Reflexzonenmassagen bauen Stress ab und helfen

dem Körper, sich zu regenerieren. Insofern können Reflexzonenmassagen, regelmäßig angewendet, dazu beitragen, das Ein- und Durchschlafen zu fördern. Oft sind Reflexzonenmassagen ebenso wirksam wie Schlafmittel und können diese sogar ersetzen. Folgende Verfahren sind besonders geeignet, um Schlafstörungen positiv zu beeinflussen:
• Massage der Fußreflexzonen und Ohrreflexzonen,
• Massage der Handreflexzonen und Ohrreflexzonen.
Bei Schlafstörungen hat sich auch die Shiatsu-Massage hervorragend bewährt. Angewendet werden die Rücken- und die Kopf- bzw. Gesichtsmassage (→ Seite 184).

Fußreflexzonenmassage

Die Schwerpunkte der Massage liegen auf sanften, streichenden Techniken, die den ganzen Fuß einbeziehen. Die Massage der Kopfzone und der Solarplexuszone bietet sich an, um Anspannung und Nervosität zu dämpfen.

Der Ablauf der Massage
• Erwärmen der Füße (Wärmflasche oder Fußbad)
• Einleitung: Sandwichstreichungen, Streichungen Hand über Hand
• Massage der Kopfzonen mit dem Pinzettengriff
• Massage der Solarplexuszone mit konstantem Druck
• Ausleitung: Sandwichstreichungen, Streichungen Hand über Hand
• Hände auf beide Fußsohlen legen

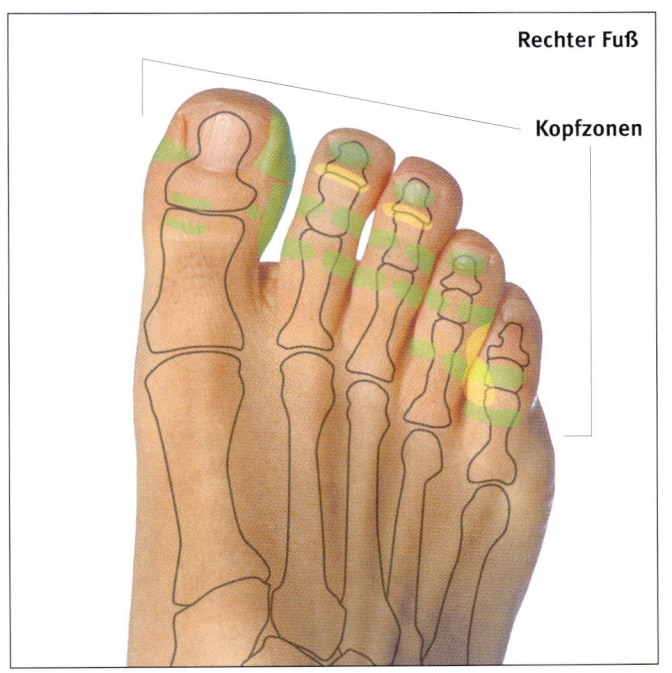

Links und rechts: Massieren Sie bei Schlafstörungen die Kopfzonen sowie die Zone des Solarplexus an den Füßen.

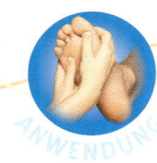

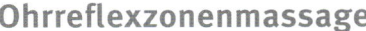

Ohrreflexzonenmassage

Bei der Ohrmassage stehen flächige Streichungen und die Massage von vegetativ ausgleichenden Punkte im Vordergrund. Zur Einstimmung führen Sie Längsstreichungen durch. Massieren Sie dann die Punkte Jérôme, Polster und Vegetativum-I. Drücken Sie diese Punkte zwischen Daumen- und Zeigefinger je fünf bis zehn Sekunden. Massieren Sie dann das Ohrläppchen in längs und quer verlaufenden Bahnen. Führen Sie zum Abschluss noch einmal Ausstreichungen des ganzen Ohrs durch.

Der Ablauf der Massage

- Einleitung: Streichungen mit dem Daumen an mehreren Linien entlang der Helixkrempe
- Massage des Polster-Punktes, des Jérôme-Punktes und Vegetativum-I-Punktes
- Massage des Ohrläppchens in quer und längs verlaufenden Bahnen Punkt für Punkt
- Ausleitung: Streichungen mit den Daumen
- Massage des anderen Ohrs auf die gleiche Art und Weise

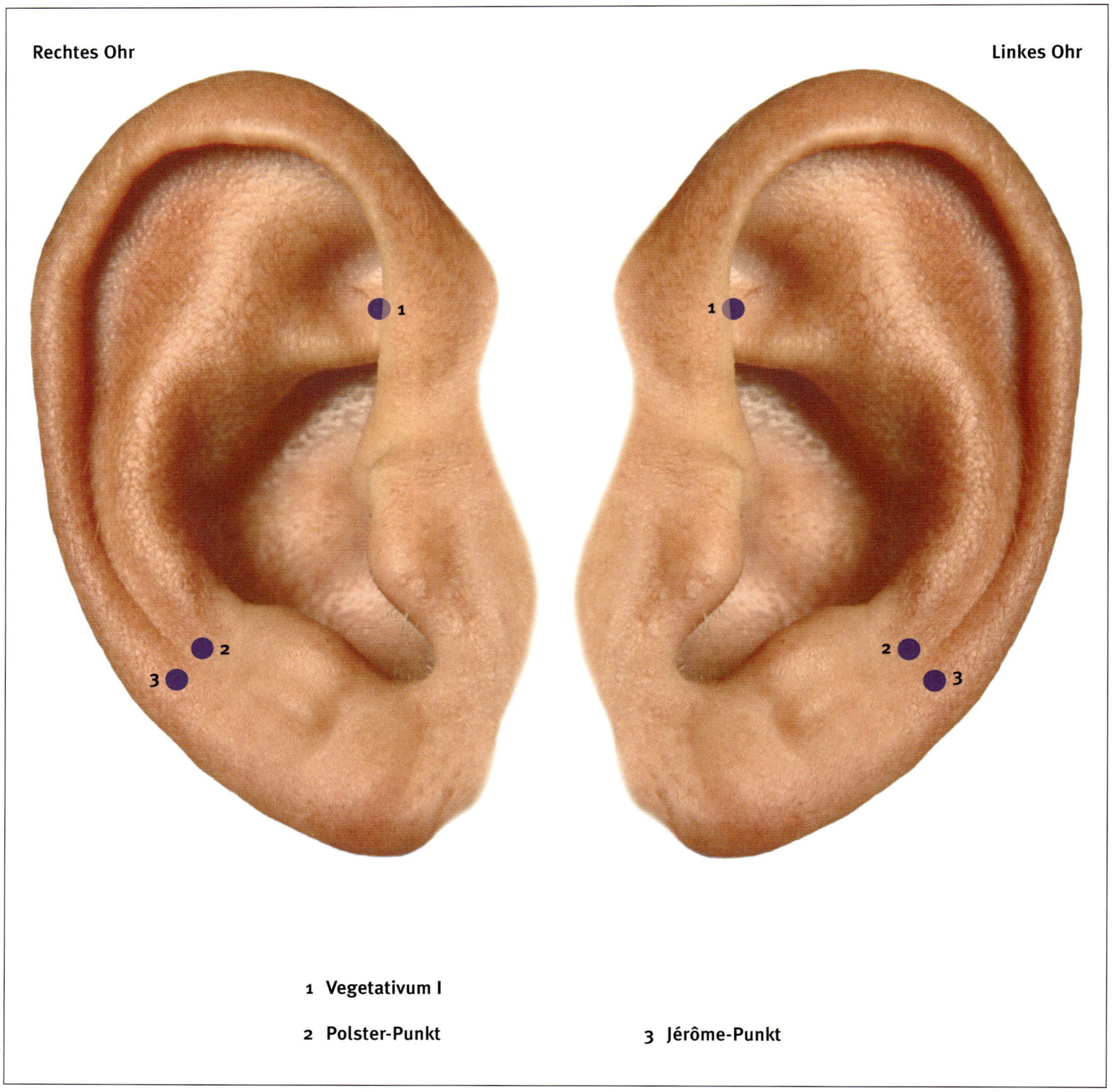

Links und rechts: Die Massage der allgemein wirksamen Punkte Jérôme, Polster und Vegetativum I kann Schlaflosigkeit mildern.

Rechtes Ohr

Linkes Ohr

1 **Vegetativum I**

2 **Polster-Punkt**

3 **Jérôme-Punkt**

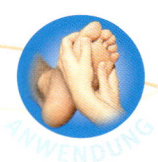

Handreflexzonenmassage

Bei der Handmassage gelten die gleichen Prinzipien wie
bei der Fußreflexzonenmassage. Vor der Massage sollten
Sie die Hände gut wärmen. Streichen Sie die Hände des
Partners oder der Partnerin mit beiden Händen aus, mas-
sieren Sie anschließend die Kopfzonen in der oberen
Handhälfte. Bearbeiten Sie die Zone für den Solarplexus
mit konstantem Druck. Führen Sie zum Abschluss einige
Ausstreichungen durch.

Der Ablauf der Massage

- Hände wärmen
- Einleitung: Streichungen mit beiden Händen
- Massage der Kopfzonen mit dem Pinzettengriff auf
  Handfläche und Handrücken
- Massage der Solarplexuszone mit dem Verweilgriff
- Ausleitung: Streichungen mit beiden Händen
- Dehnung der Handfläche
- Massage der anderen Hand in der gleichen Weise

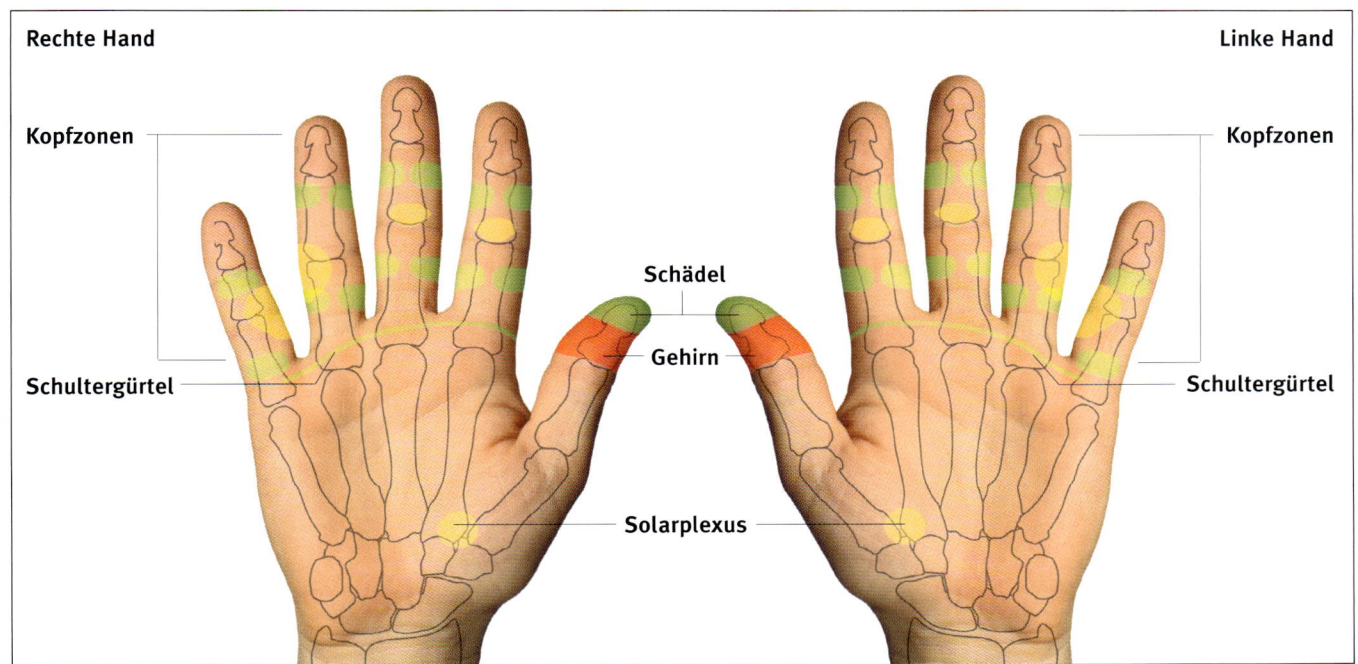

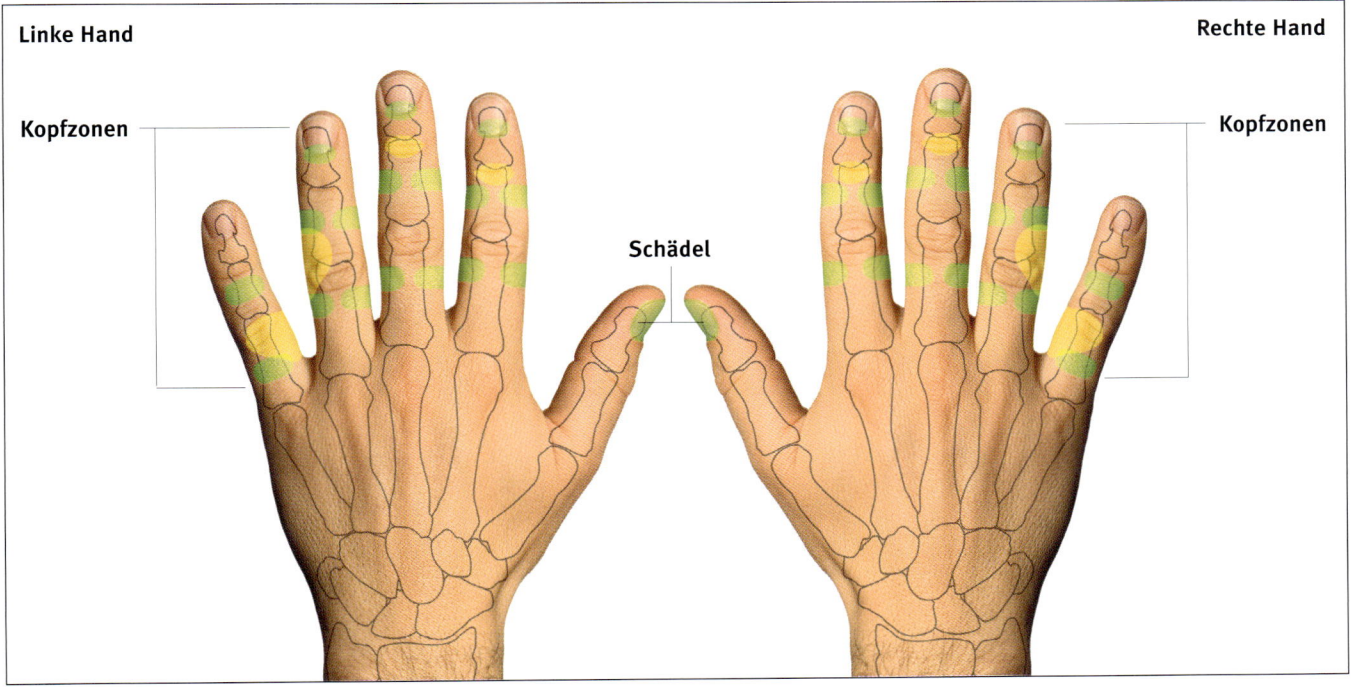

Oben und unten:
Behandeln Sie bei
Schlafstörungen
die Kopfzonen
und die Zone des
Solarplexus an
den Händen.

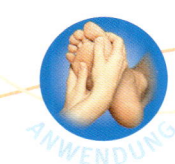

Schulterbeschwerden

Schmerzen im Schultergelenk oder in den gelenknahen Bereichen beruhen in den meisten Fällen auf Abnutzungserscheinungen der beteiligten Strukturen. Das Schultergelenk besteht aus mehreren kleineren Gelenken. Das Hauptgelenk ist das so genannte Humeroskapulargelenk, also das Gelenk, in dem der Gelenkkopf des Oberarmknochens (= Humerus) in der Gelenkpfanne des Schulterblatts (= Scapula) liegt. Die Gelenkpfanne ist hier sehr klein; dies ermöglicht dem Arm die Bewegung in nahezu alle Richtungen. Diese enorme Bewegungsfreiheit hat allerdings auch ihren Preis: kein Gelenk kann so leicht auskugeln wie das Schultergelenk. Die verminderte Stabilität dieses Gelenks beruht außerdem auf der Tatsache, dass die Gelenkverbindungen weitestgehend aus Muskeln bestehen und nicht aus Bändern, wie es z. B. beim Hüftgelenk der Fall ist.

Schmerzen im Schultergelenk bezeichnen die Ärzte als Omalgie. Ihre Ursachen können sehr vielfältig sein und reichen von entzündlichen Störungen über degenerative, d. h. abnutzungsbedingte Veränderungen bis hin zu Gewebszerreißungen der muskulären Anteile.

Entzündliche Veränderungen in der Schulter können das Gelenk selbst betreffen (= Arthritis) oder auch den Schleimbeutel (= Bursitis). Wenn über einen kürzeren Zeitraum extreme Belastungen für das Gelenk bestanden haben, beispielsweise beim Sport oder bei der Hausarbeit, insbesondere beim Auf- und Abhängen von Gardinen, können solche Veränderungen auftreten.

Eine Gruppe von Muskeln umgreift den Oberarmkopf in Form einer Manschette und hat die Aufgabe, den Arm nach innen oder nach außen rotieren, also drehen zu lassen. Man bezeichnet diese Muskelgruppe dementsprechend als Rotatorenmanschette. Einige dieser Muskeln laufen durch einen kleinen knöchernen Kanal, der vom Schulterblatt gebildet wird. Diese Engstelle ist sehr empfindlich für Abnutzungserscheinungen. Stellen Sie sich ein Seil vor, welches ständig über eine scharfe Kante gezogen wird; es zerschleißt mit der Zeit. Genauso können bei stärkerer Belastung die Muskelfasern verletzt werden. Der Körper reagiert hier mit Schwellung und Schmerzen beim Ein- und Auswärtsdrehen oder Heben des Arms sowie beim nächtlichen Liegen auf der betroffenen Schulter. Diese Erscheinung bezeichnet man als Einklemmungs- oder Impingement-Syndrom. Besteht die Belastung über eine längere Zeit, so werden immer mehr Muskelfasern geschädigt; es kommt letztendlich zum Zerreißen des gesamten Muskelverbands. Die Fachleute sprechen hier von einer so genannten Rotatorenmanschettenruptur. Diese kann plötzlich eintreten und wird begleitet von einem lauten Geräusch und starken Schmerzen. Häufiger jedoch zerreißen über einen Zeitraum von Monaten bis Jahren immer wieder kleinere Anteile der Rotatorenmanschette.

Eine andere Ursache für Schulterschmerzen und verminderte Beweglichkeit kann, besonders bei älteren Erwachsenen, die so genannte Schultersteife, auch als »frozen shoulder«

Das Schultergelenk gehört zu den beweglichsten, aber auch instabilsten Gelenken und ist daher sehr anfällig für Verletzungen und Beschwerden.

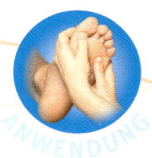

bezeichnet, sein. Sie tritt auf, wenn auf eine Entzündung der Gelenkkapsel eine Schrumpfung der Kapsel erfolgt; dadurch kommt es zu einer starken Bewegungseinschränkung bei meist nur mäßig ausgeprägten Schmerzen.

Was Sie tun können

Generell sollten Sie bei anhaltenden oder immer wiederkehrenden Schulterschmerzen einen Arzt oder eine Ärztin aufsuchen. Gerade hier kann eine rechtzeitige gezielte Behandlung einen langen Leidensweg ersparen. Sie selbst können die ärztliche Behandlung aber unterstützen, indem Sie auf eine korrekte Haltung achten und extreme Belastungen des Schultergürtels möglichst vermeiden. Wärmeanwendungen in Form von Packungen können helfen, müssen aber in jedem Fall vorher mit dem Arzt abgesprochen werden, da nicht jede Form der Schulterverletzung auf Wärme positiv reagiert. Ein altes, aber bewährtes Hausmittel sind Kräutertees. Sie eignen sich allgemein zur Vorbeugung von Gelenkbeschwerden. Insbesondere Tees aus Weidenrinde, Birkenblättern, Löwenzahnwurzel und Teufelskralle sind bekannte Mittel gegen Muskel- und Gelenkschmerzen.

Wie kann die Reflextherapie helfen?

Bei akuten schmerzhaften Schulterbeschwerden helfen Kopf-, Ohr- und Fußreflexzonenmassage in gleicher Weise. Sie können mit einer Kopfreflexzonenmassage beginnen.

Kopfreflexzonenmassage

Schulterbeschwerden können Sie effektiv mit der Kopfreflexzonenmassage behandeln. Suchen Sie nach empfindlichen Punkten in der B- und C-Zonen. Massieren Sie diese Punkte mit der Daumenkuppe mit gleichförmigem Druck oder mit kreisenden Bewegungen. Üben Sie so lange Druck aus, bis der Schmerz verschwindet. Auch die Schulterbeschwerden werden deutlich gelindert.

Der Ablauf der Massage
- Aufsuchen der empfindlichen Punkte der B- und/oder C-Zonen
- Massage der Zonen mit gleichförmigem Druck mit der Daumenkuppe
- Alternative: Massage mit kreisenden Bewegungen
- Durchführung der Massage auf der anderen Kopfseite

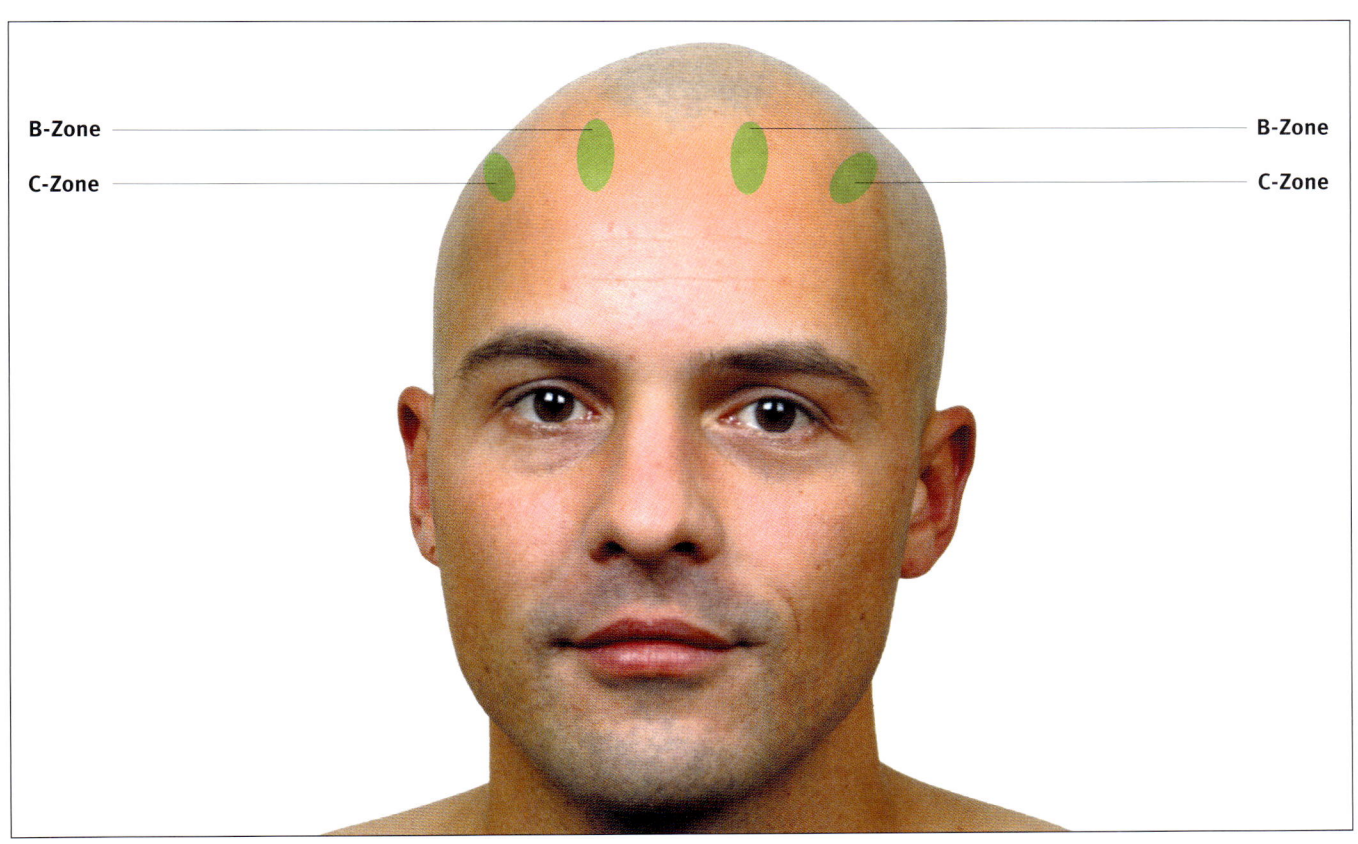

B-Zone

C-Zone

B-Zone

C-Zone

Häufig sind bei Schulterbeschwerden die entsprechenden Reflexzonen am Kopf vermehrt empfindlich.

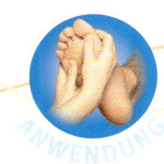

Ohrreflexzonenmassage

Bei der Ohrreflexzonenmassage massieren Sie den Punkt für das Schultergelenk. Er entfaltet eine direkte Wirkung auf die Schulter. Des Weiteren behandeln Sie die allgemein wirksamen Punkte, die schmerzstillend und psychisch ausgleichend sind: Shen Men, Polster, Jérôme und Thalamus. Massieren Sie ebenfalls die Zone für die Brustwirbelsäule. Zur Ein- und Ausleitung führen Sie das ganze Ohr umfassende Streichungen entlang der Helixkrempe durch. Drücken Sie einzelne Zonen oder Punkte jeweils fünf bis zehn Sekunden. Bei der Selbstmassage können Sie beide Ohren gleichzeitig massieren.

Der Ablauf der Massage

- Einleitung: Streichungen mit dem Daumen in mehreren Linien entlang der Helixkrempe
- Massage des Schultergelenk-Punktes zwischen Daumen und Zeigefinger
- Massage der Zone der Brustwirbelsäule Punkt für Punkt
- Massage der folgenden Punkte zwischen Daumen- und Zeigefingerkuppen: Shen Men, Jérôme, Polster
- Ausleitung: Streichungen mit der Daumenkuppe
- Massage des anderen Ohrs in der gleichen Art und Weise

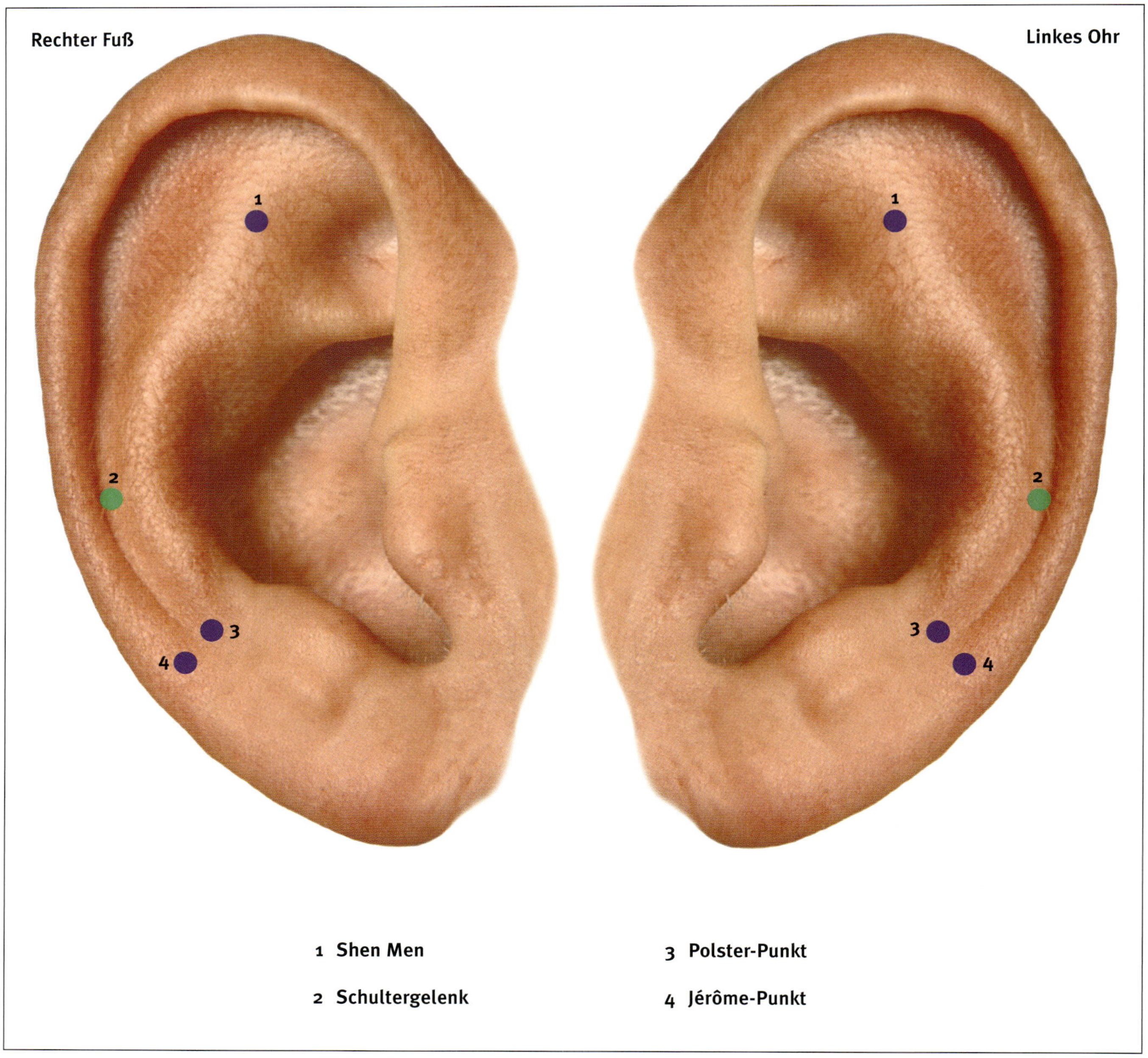

Rechter Fuß

Linkes Ohr

1

2

3

4

1

2

3

4

| 1 | Shen Men | 3 | Polster-Punkt |
| 2 | Schultergelenk | 4 | Jérôme-Punkt |

Links und rechts: Bei Schulterbeschwerden massieren Sie die besonderen Punkte am Ohr.

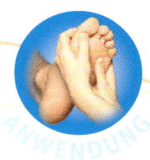

Fußreflexzonenmassage

Bei Schulterbeschwerden massieren Sie folgende Zonen: Nacken, Halswirbelsäule, Schultergelenk und Schultergürtel. Bevor Sie mit der punktuellen Massage der einzelnen Zonen beginnen, führen Sie einige den gesamten Fuß einbeziehende Streichungen mit beiden Händen durch (→ Seite 38). Lockern Sie anschließend den Fuß durch sanftes Rütteln (→ Seite 55). Nehmen Sie dazu den Vorfuß zwischen beide Hände und schieben Sie beide Hände sanft hin und her, sodass eine leichte, rüttelnde Bewegung entsteht, die sich auf den ganzen Körper überträgt. Beenden Sie die Massage mit Streichungen und Fersendehnung. Massieren Sie zunächst den einen Fuß und

anschließend den anderen. Wiederholen Sie jeden Griff drei- bis fünfmal.

Der Ablauf der Massage

- Einleitung: Sandwichstreichungen
- Rüttelnde Bewegungen am Vorfuß
- Massage der Nackenzone und des Halswirbelsäulenbereichs mit der Daumenkuppe
- Massage der Zone des Schultergelenks und des Schultergürtels in quer und längs verlaufenden Bahnen
- Massage des anderen Fußes in der gleichen Weise
- Ausleitung: Streichungen
- Fersendehnung beider Füße

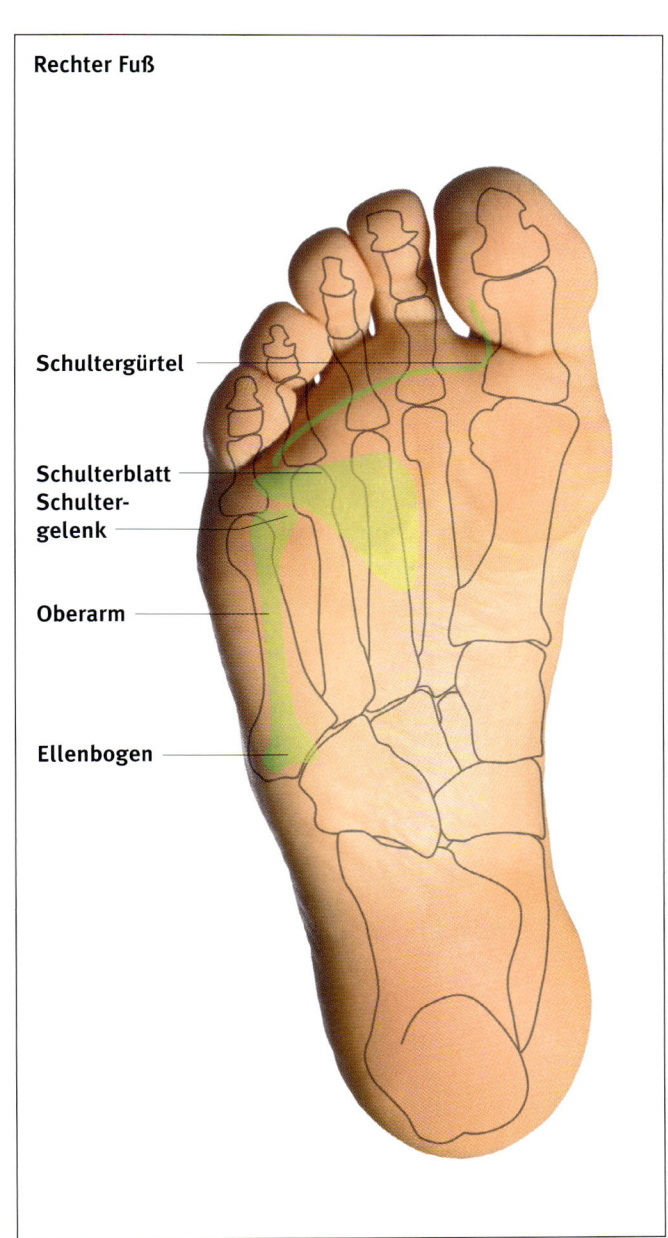

Rechter Fuß

Schultergürtel

Schulterblatt
Schulter-
gelenk

Oberarm

Ellenbogen

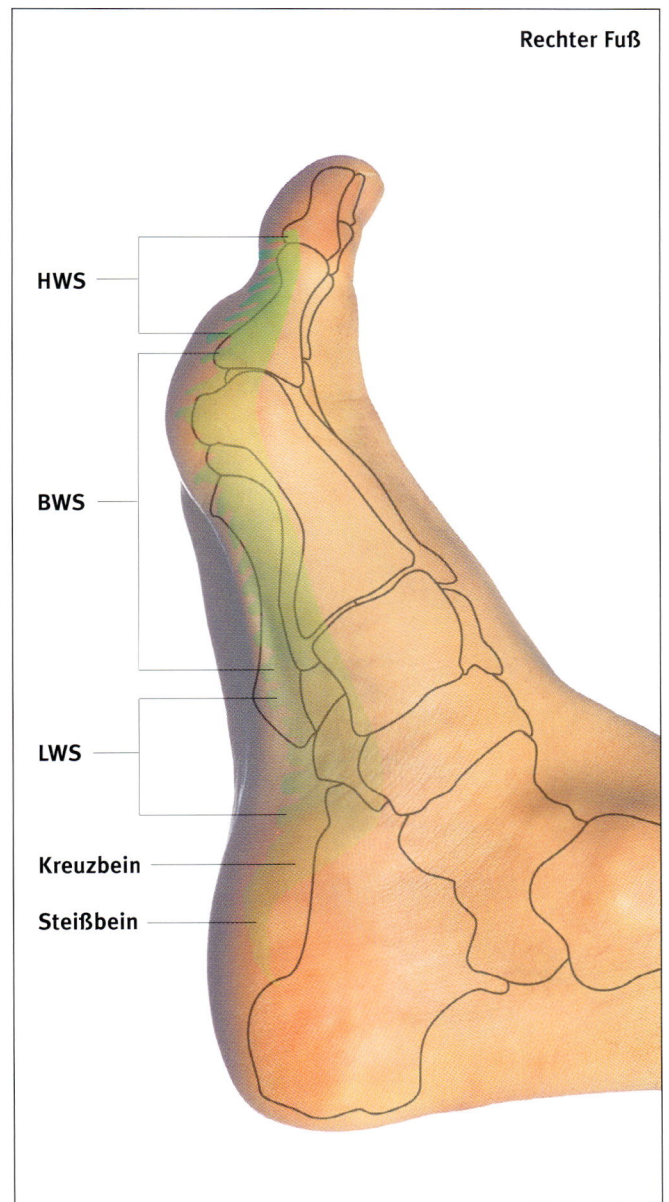

Rechter Fuß

HWS

BWS

LWS

Kreuzbein

Steißbein

Links und rechts: Bei Schulterbeschwerden können Sie sowohl an der Fußsohle als auch am seitlichen Fuß empfindliche Zonen aufsuchen und massieren.

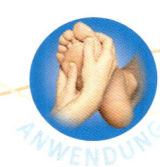

Störungen des Endokrinen Systems

Als Endokrines System werden alle Organe des Körpers bezeichnet, die bestimmte Stoffe (Hormone) produzieren und diese in den Kreislauf entsenden. Darunter fallen z. B. die Schilddrüse mit den Schilddrüsenhormonen, die Nebennierenrinde mit ihren Hormonen und die Bauchspeicheldrüse mit dem lebenswichtigen Insulin (s. u.). Über- oder Unterfunktionen dieser Organe machen sich bemerkbar, indem die jeweiligen Hormone zu viel oder zu wenig vorhanden sind und dadurch entsprechende Störungen ausgelöst werden können.

Eine Überfunktion der Schilddrüse beispielsweise bewirkt eine gesteigerte Produktion und Ausschüttung von Schilddrüsenhormonen ins Blut. Das hat zur Folge, dass alle Stoffwechselvorgänge sozusagen »auf Hochtouren« laufen und der Betroffene über Herzrasen, vermehrtes Schwitzen, Zittern, innere Unruhe und Gewichtsabnahme klagt. Umgekehrt wird er bei einer Unterfunktion der Schilddrüse an allgemeiner Verlangsamung, Appetit-

mangel, Verstopfung, Gewichtszunahme und Müdigkeit leiden.

Als Stoffwechsel bezeichnet man alle im Körper ablaufenden chemischen Vorgänge, die die aufgenommene Nahrung in körpereigene Substanzen umwandeln. Diese dienen dem Wachstum des Organismus und der Energieversorgung aller Lebensprozesse. Vereinfacht lassen sich solche Vorgänge unterteilen in den Eiweiß-, den Fett- und den Kohlenhydrat-Stoffwechsel. Laufen diese Stoffwechselvorgänge fehlerhaft ab, so kommt es zu den so genannten Stoffwechselkrankheiten. So kann beispielsweise die Störung des Fettstoffwechsels Fettsucht oder Magersucht hervorrufen, ein fehlerhafter Kohlenhydratstoffwechsel kann zur Zuckerkrankheit führen, und eine Störung im Eiweißstoffwechsel kann Gicht zur Folge haben.

Die Zuckerkrankheit wird im Fachjargon als Diabetes mellitus bezeichnet (→ Seite 76). Sie entsteht durch eine unzureichende Produktion des Hormons Insulin in der Bauchspeicheldrüse (→ Seite 76). Diese Form wird auch als Typ-I-Diabetes bezeichnet und tritt meist schon im Kindes- und Jugendalter auf. Dabei sind gesteigerter Appetit und Durst bei gleichzeitiger Gewichtsabnahme und häufigem Wasserlassen frühe Warnsignale. Bei Kindern beobachtet man häufig eine plötzlich nachlassende Konzentrationsfähigkeit und auffallende Müdigkeit.

Eine andere Ursache des Diabetes ist die Unfähigkeit des Körpers, auf das vorhandene Insulin zu reagieren. Diese, auch als Typ-II-Diabetes beschriebene Krankheitsform beobachtet man eher bei Erwachsenen, insbesondere bei Übergewichtigen.

Die Behandlung gestaltet sich bei beiden Krankheitstypen unterschiedlich. Da Insulin ein lebensnotwendiges Hormon ist, bekommen Typ-I-Diabetiker das Insulin von außen zugeführt; es wird mehrmals täglich unter die Haut gespritzt. Wichtig ist, dass die Betroffenen gleichzeitig sehr streng auf ihre Ernährung achten müssen, damit die zugeführte Insulinmenge und die aufgenommene Menge an Kohlenhydraten aufeinander abgestimmt sind. Die Kontrolle erfolgt mehrmals täglich durch Messen des Blutzuckergehalts.

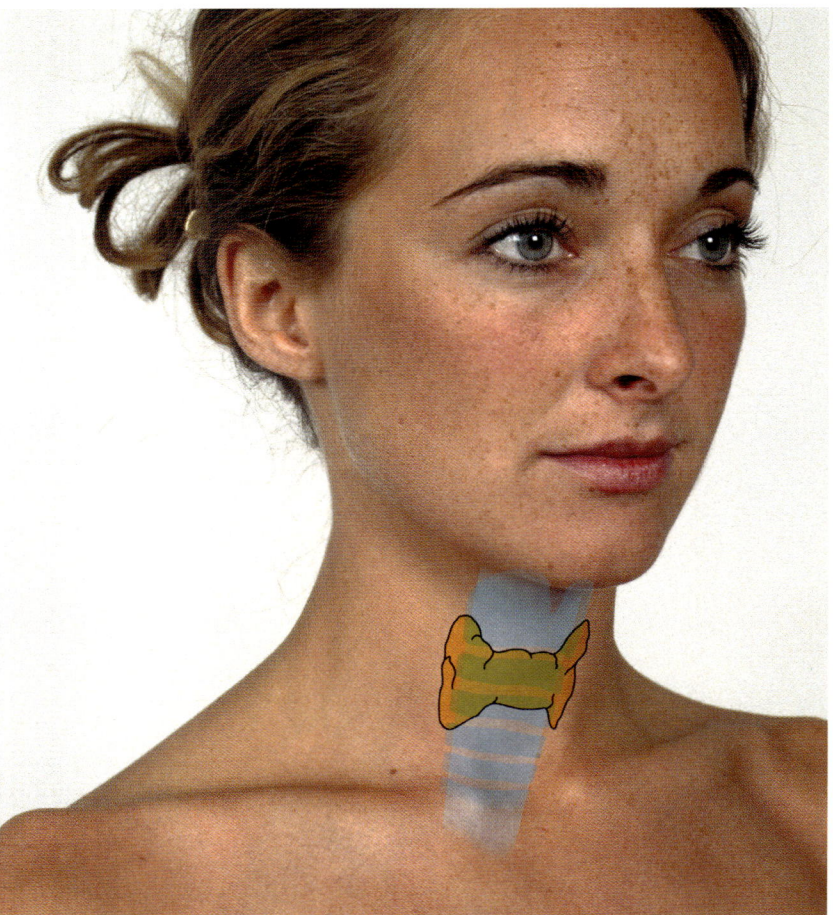

Über- oder Unterfunktion der Schilddrüse sind ein häufiges Krankheitsbild.

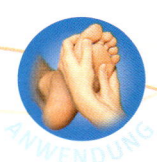

Was Sie tun können

Typ-II-Diabetiker müssen vorrangig lernen, durch vernünftige Ernährung ihr Gewicht auf ein Normalmaß zu reduzieren. Vernünftige Ernährung heißt hier: wenig raffinierter Zucker, mehr Ballaststoffe und weniger Fett. Dies allein kann in vielen Fällen den Blutzuckerspiegel schon normalisieren. Reicht das nicht aus, verschreibt der Arzt blutzuckersenkende Medikamente; manchmal muss auch hier Insulin gespritzt werden.

Wie kann die Reflextherapie helfen?

Bei Störungen im Hormonhaushalt kann die Reflexzonenmassage zusätzlich zu den medizinischen Basismaßnahmen eingesetzt werden. Dabei zielt die Reflexzonenmassage darauf ab, die Hormonausschüttung in ein Gleichgewicht zu bringen. Eingesetzt werden können die Ohr-, Fuß- und Handreflexzonenmassage in folgenden Kombinationen:
- Massage der Fuß- und Ohrreflexzonen,
- Massage der Hand- und Ohrreflexzonen.

Beginnen Sie mit der Fuß- oder Handmassage, und führen Sie im Anschluss daran die Ohrmassage durch.

Fußreflexzonenmassage

Der Schwerpunkt liegt auf der Massage der Reflexzonen für Schilddrüse, Bauchspeicheldrüse und Nebennieren.

Der Ablauf der Massage
- Einleitung: Sandwichstreichungen
- Massage der Reflexzone für die Schilddrüse im Bereich des ersten Zehengrundgelenks mit der Daumenkuppe
- Überleitung: Sandwichstreichungen
- Massage der Reflexzonen für die Bauchspeicheldrüse mit der Daumenkuppe in quer verlaufender Richtung
- Überleitung: Sandwichstreichungen
- Massage der Nebennierenzone an der Basis des zweiten Mittelfußknochens und der Daumenkuppe
- Ausleitung: Sandwichstreichungen
- Massage des anderen Fußes in der gleichen Weise
- Fersendehnung beider Füße

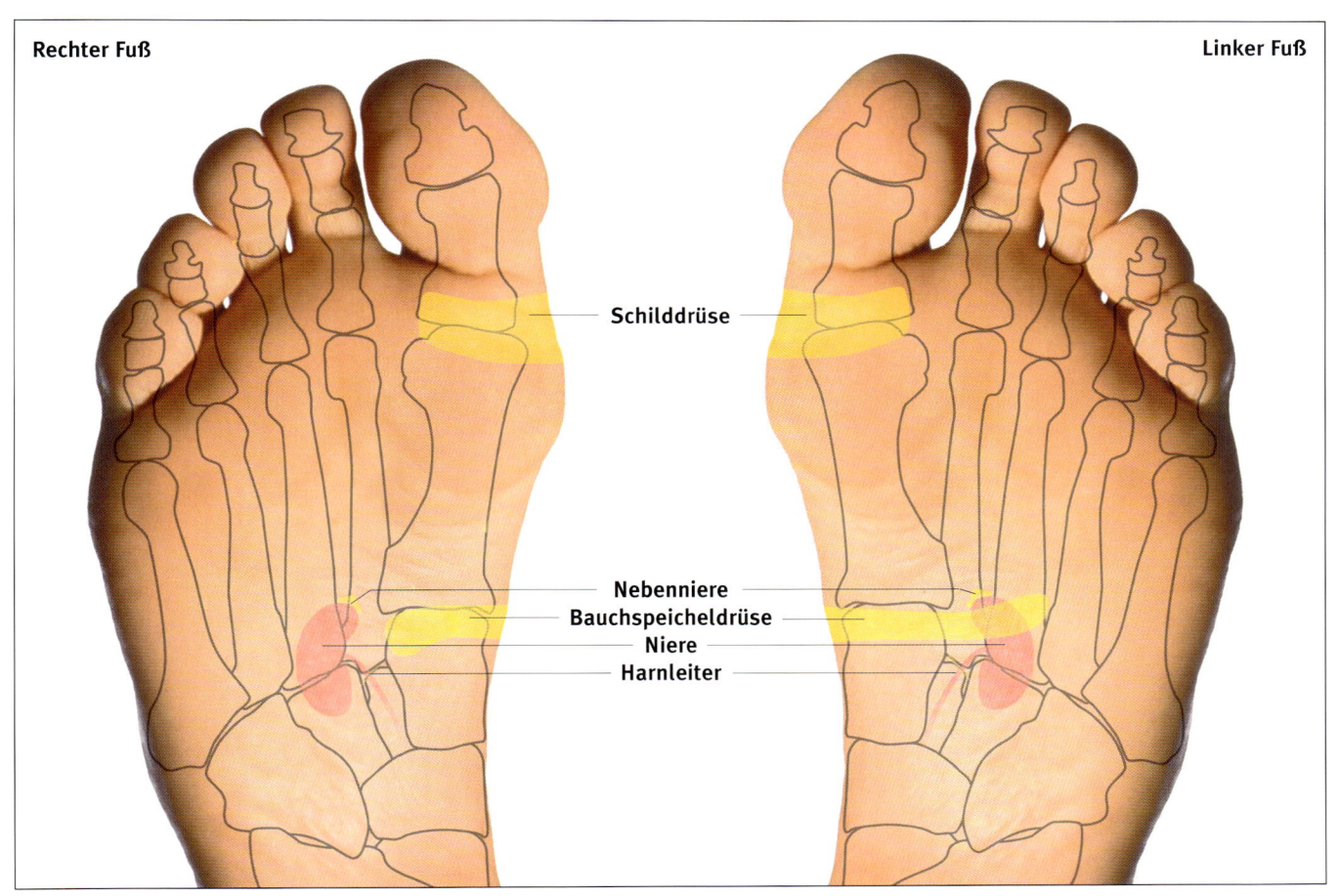

Rechter Fuß

Linker Fuß

Schilddrüse

Nebenniere
Bauchspeicheldrüse
Niere
Harnleiter

Suchen Sie bei Funktionsstörungen des Endokrinen Systems die entsprechenden Zonen an der Fußsohle auf.

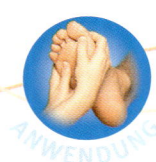

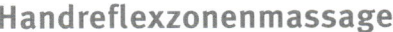

Handreflexzonenmassage

Die Massage der Reflexzonen auf der Hand erfolgt analog
der Fußreflexzonenmassage. Nachdem Sie einige Strei-
chungen, die die ganze Hand einschließen, durchgeführt
haben, massieren Sie die Zonen für die Schilddrüse,
Nebenniere und Bauchspeicheldrüse. Zunächst massieren
Sie die eine Hand und anschließend die andere Hand.
Wiederholen Sie jeden Griff drei- bis fünfmal. Beenden
Sie die Massage durch Streichungen und Dehnungen der
Handfläche.

Der Ablauf der Massage

• Einleitung: Streichungen mit beiden Händen
• Massage der Zone für die Schilddrüse mit der Daumen-
  kuppe
• Massage der Zone für die Bauchspeicheldrüse mit der
  Daumenkuppe
• Massage der Nebennierenzone mit der Daumenkuppe
• Ausleitung: Ausstreichungen
• Dehnung der Handfläche
• Massage der anderen Hand in der gleichen Weise

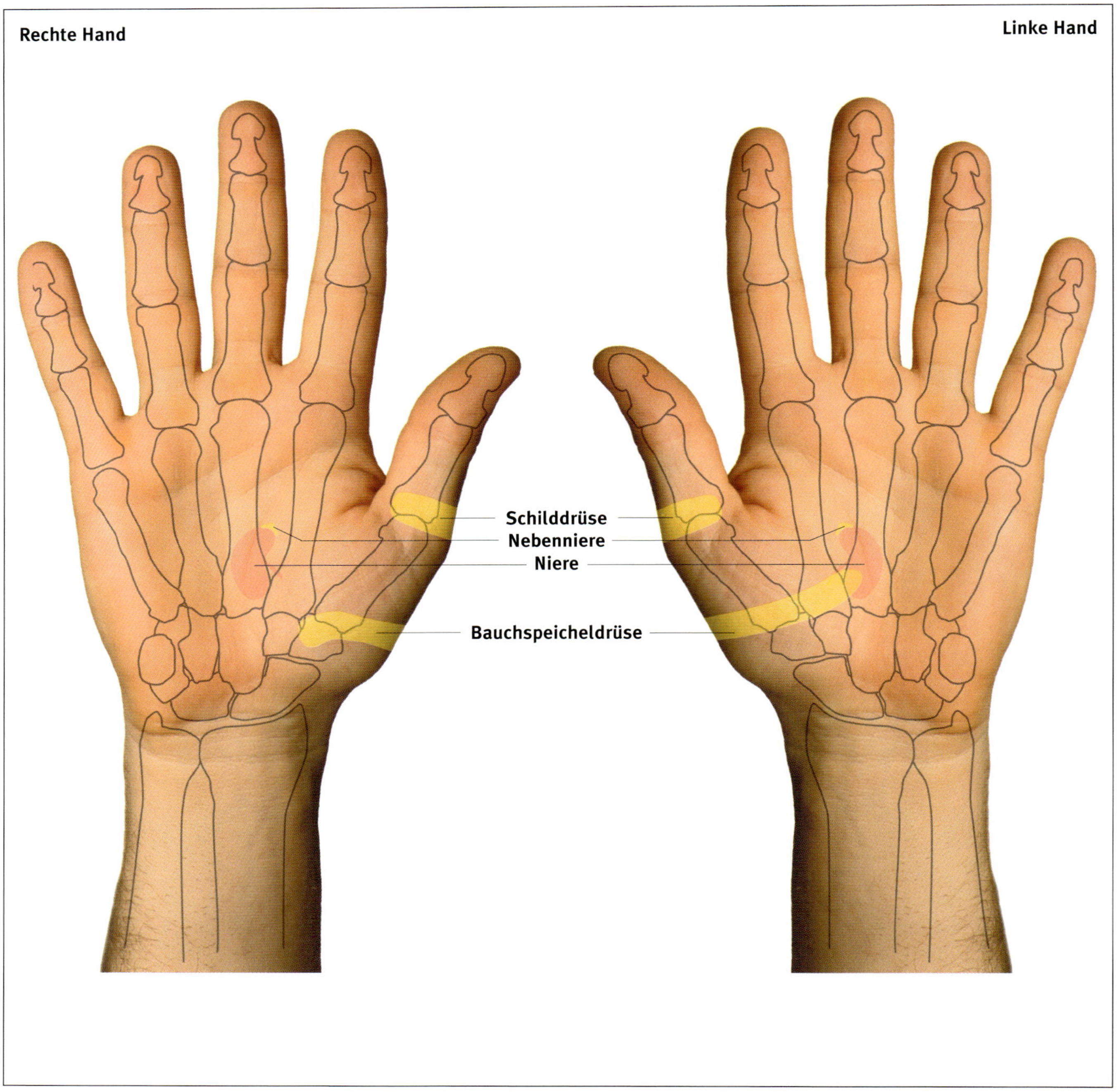

Rechte Hand   **Linke Hand**

Schilddrüse
Nebenniere
Niere

Bauchspeicheldrüse

Die Reflexzonen
der Endokrinen
Drüsen liegen im
Bereich des
Daumenballens
und der
Mittelhand.

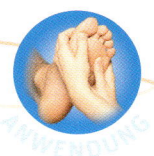

Ohrreflexzonenmassage

Die Ohrreflexzonenmassage ergänzt die Fuß- und Hand-reflexzonenmassage. Sie ist besonders geeignet zur Selbst-behandlung.

Zunächst führen Sie einige Streichungen durch, die das ganze Ohr erfassen und auf die Massage der einzelnen Punkte vorbereiten. Zur Anregung der Drüsenfunktion massieren Sie den Punkt für die Nebenniere und den Punkt für die Schilddrüse. Mit der Zeigefingerkuppe massieren Sie in der Ohrmuschel die Leber-und Gallen-blasenzone.

Beenden Sie die Ohrmassage mit Streichungen. Führen Sie Streichungen jeweils vier- bis fünfmal durch. Drücken

Sie einzelne Zonen oder Punkte jeweils fünf bis zehn Sekunden. Bei der Selbstmassage können Sie beide Ohren mit je einer Hand gleichzeitig massieren.

Der Ablauf der Massage

- Einleitung: Streichungen mit dem Daumen in mehreren Linien entlang der Helixkrempe
- Massage der Punkte für die Nebennieren und Schild-drüse zwischen Daumen- und Zeigefingerkuppe
- Massage des Leber-Gallenblasen-Areals mit der Zeige-fingerkuppe in der Ohrmuschel
- Ausleitung: Streichungen mit dem Daumen in mehreren Linien entlang der Helixkrempe

Rechtes Ohr

Linkes Ohr

1 **Leber-Gallenblasen-Areal**

2 **Nebennieren-Punkt**

3 **Schilddrüsen-Punkt**

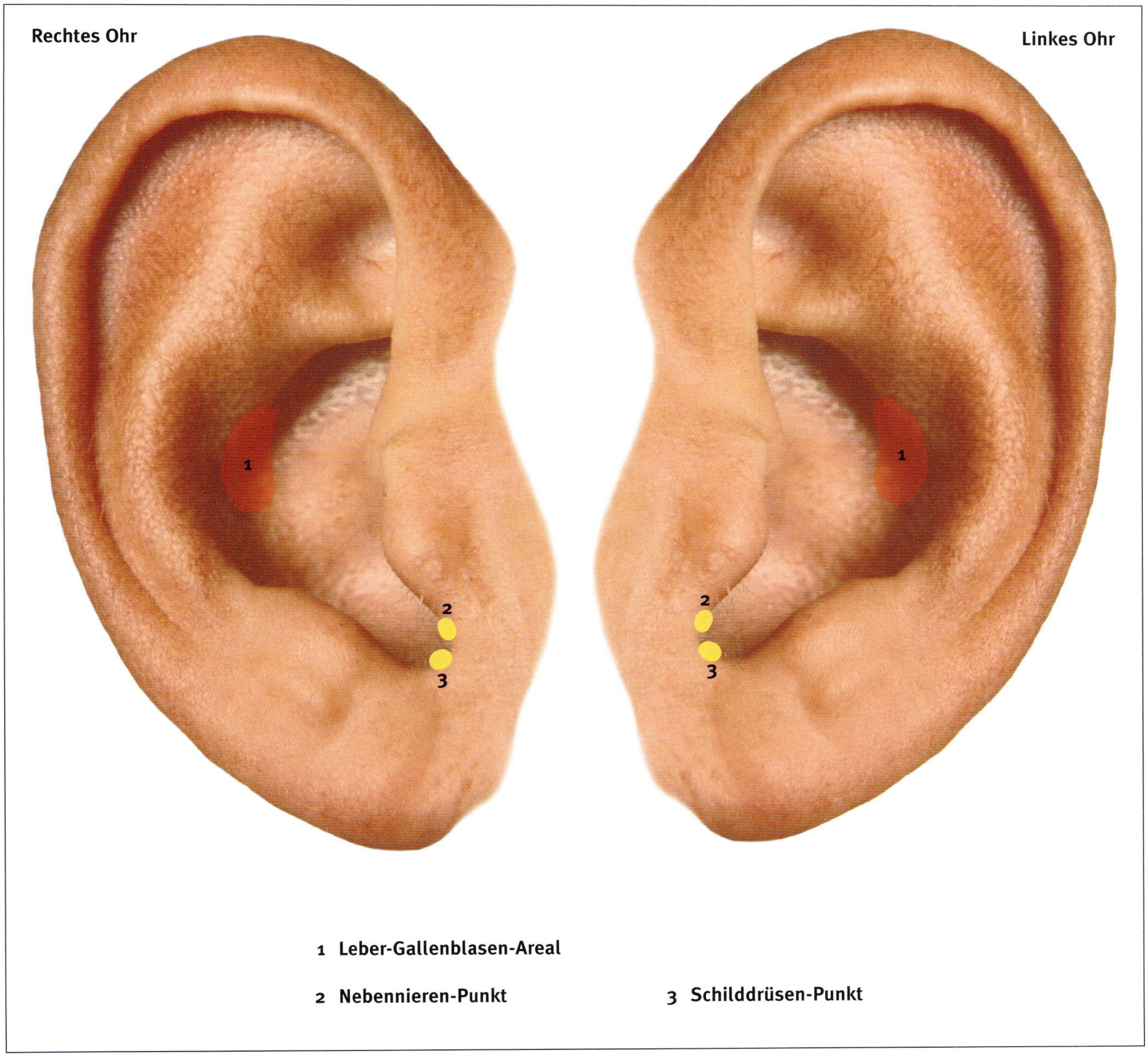

Links und rechts: Mit der Massage des Leber-Gallenblasen-Areals beeinflussen Sie auch die Bauch-speicheldrüse.

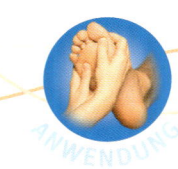

Beschwerden im Bereich des Verdauungssystems

Im Magen verbleibt die zerkaute Nahrung bis zu vier Stunden und wird hier mit Magensaft vermischt. Dieser Magensaft ist säurehaltig und vermag mit Hilfe seiner Verdauungsstoffe, der eiweißspaltenden Enzyme, die Nahrung teilweise in ihre kleinsten Bestandteile aufzulösen. Wäre die empfindliche Magenschleimhaut nicht durch einen zähen Schleim geschützt, würde sie von der aggressiven Säure des Magensafts selbst angegriffen werden.

Viele Menschen machen die Erfahrung, dass in Zeiten, die durch viel Stress, Anspannung und Ärger oder Sorgen bestimmt sind, ihr Magen »rebelliert«. Er reagiert gereizt, und man verspürt ein häufig wiederkehrendes Magendrücken, eventuell sogar heftige, krampfartige Schmerzen. Dies wird in der Regel durch eine erhöhte Produktion von Magensaft oder durch eine gesteigerte Bewegung des Magens verursacht. Die Ärzte sprechen dann von

einem nervösen Magen oder Reizmagen. Solche Beschwerden können ebenfalls als Nebenwirkung einiger Medikamente auftreten. Sollten sich diese Anzeichen häufen, ist ein Arztbesuch auf jeden Fall angebracht. Der Arzt wird u. a. Medikamente geben, die die Magensäure neutralisieren. Damit wird zwar der Magen erst einmal beruhigt, aber noch keinesfalls die Ursache wirksam bekämpft.

Eine andere in Deutschland weit verbreitete Störung des Verdauungssystems ist die chronische Verstopfung. Mindestens ein Drittel der deutschen Bevölkerung leidet daran. Wichtig ist hier die Definition einer Verstopfung, da die Stuhlhäufigkeit bei jedem Menschen individuell sehr verschieden ist und von der Lebensweise und Ernährung abhängt. Von Verstopfung oder Obstipation spricht man, wenn der Stuhlgang weniger als dreimal pro Woche erfolgt und der Stuhl gleichzeitig sehr hart ist. Die Ursachen liegen in der Regel in einem Bewegungsmangel der Betroffenen und einer Ernährungsweise, die zu wenig ballaststoffreiche Lebensmittel enthält. Meist trinken die Betroffenen auch zu wenig Flüssigkeit und/oder unterdrücken den Darmentleerungsreiz zu häufig. Mitunter können auch Medikamente eine Darmträgheit verursachen, so z. B. Eisenpräparate, kodeinhaltige Hustenmittel und Schlaf- oder Beruhigungsmittel. Der Gang zum Arzt ist notwendig, wenn die Verstopfung sehr plötzlich auftritt oder über eine längere Zeit anhält.

Was Sie tun können

Es ist wichtig, dass Sie die ärztliche Behandlung eines nervösen Magens selbst mit folgenden Maßnahmen unterstützen:

Versuchen Sie, Stress – sowohl beruflich als auch privat – zu vermeiden. Spezielle Entspannungsübungen können hier eine wertvolle Hilfe sein.

Reduzieren Sie den Genuss von Alkohol, Kaffee und stark gewürzten Speisen; sie steigern die Magensäureproduktion noch mehr und reizen die Magenschleimhaut.

Essen Sie vorwiegend leicht verdauliche Kost wie frisches Obst und Gemüse, Gedünstetes und Getreide; vermeiden Sie fettreiche und schwer verdauliche Gerichte. Gewöhnen Sie sich an, langsam zu essen, und nehmen Sie lieber täglich fünf kleine Mahlzeiten zu sich als zwei oder drei große. Treten trotzdem akute Magenschmerzen auf, können Sie sich sehr gut selbst mit einer Wärmflasche oder einem warmen Bauchwickel helfen. Dazu wirkt eine Tasse

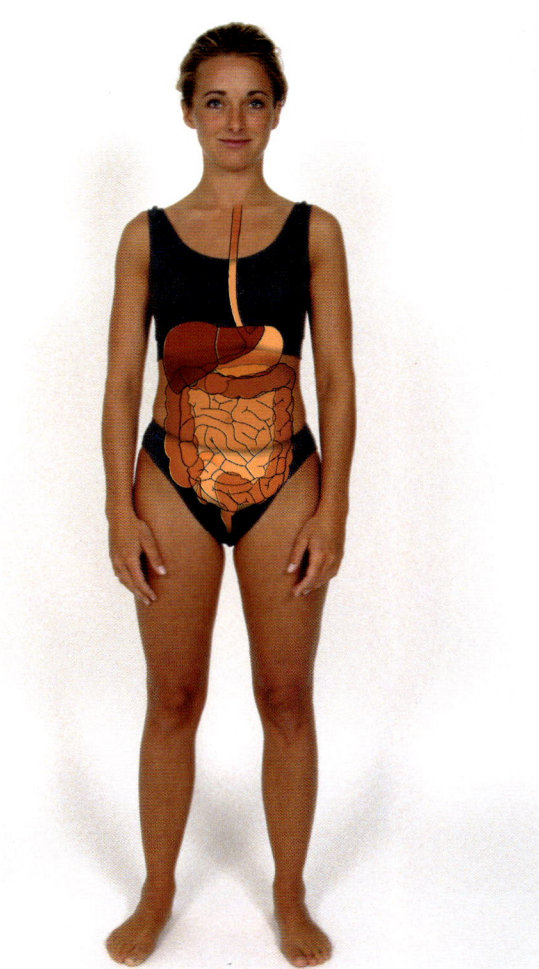

Beschwerden im Bereich des Verdauungssystems beruhen oft auf Funktionsstörungen des Magens oder des Darms.

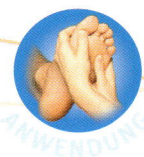

Kräutertee (Kamille, Süßholzwurzel oder Melisse) wohltuend und entspannend. Bei chronischer Verstopfung nehmen Sie bitte keine Abführmittel auf eigene Faust, d. h. ohne vorherige ärztliche Anweisung ein; der Darm gewöhnt sich relativ schnell daran, sodass das Problem noch weiter verschlimmert wird.

Sinnvoller ist es, wenn Sie die Ernährung auf eine ballaststoffreiche Kost umstellen und gleichzeitig viel Flüssigkeit (eineinhalb bis zwei Liter pro Tag) trinken. Außerdem ist es wichtig, für ausreichende Bewegung zu sorgen.

Wie kann die Reflextherapie helfen?

Die Reflexzonenmassage kann hervorragend zur Normalisierung der Verdauungsfunktion eingesetzt werden. Besonders geeignet erscheint die Shiatsu-Massage des Bauches, die auf der Seite 174 beschrieben wird. Führen Sie diese so genannte Hara-Massage als Basismaßnahme bei Problemen im Verdauungsbereich durch. Weiterhin

können Sie durch eine Fuß-, Hand- oder Ohrreflexzonenmassage zur Harmonisierung des Verdauungstrakts beitragen.

Fußreflexzonenmassage

Die Fußreflexzonenmassage verfolgt das Ziel, die Funktionen des Verdauungsapparats zu normalisieren. Die Zonen der entsprechenden Organe nehmen fast das gesamte Fußgewölbe ein.

Der Ablauf der Massage
- Einleitung: Sandwichstreichungen
- Massage der Speiseröhrenzone mit der Daumenkuppe
- Massage der Zonen für den Verdauungstrakt Punkt für Punkt mit dem Daumen in längs und quer verlaufenden Bahnen
- Ausleitung: Sandwichstreichungen
- Massage des anderen Fußes in der gleichen Weise
- Fersendehnung beider Füße

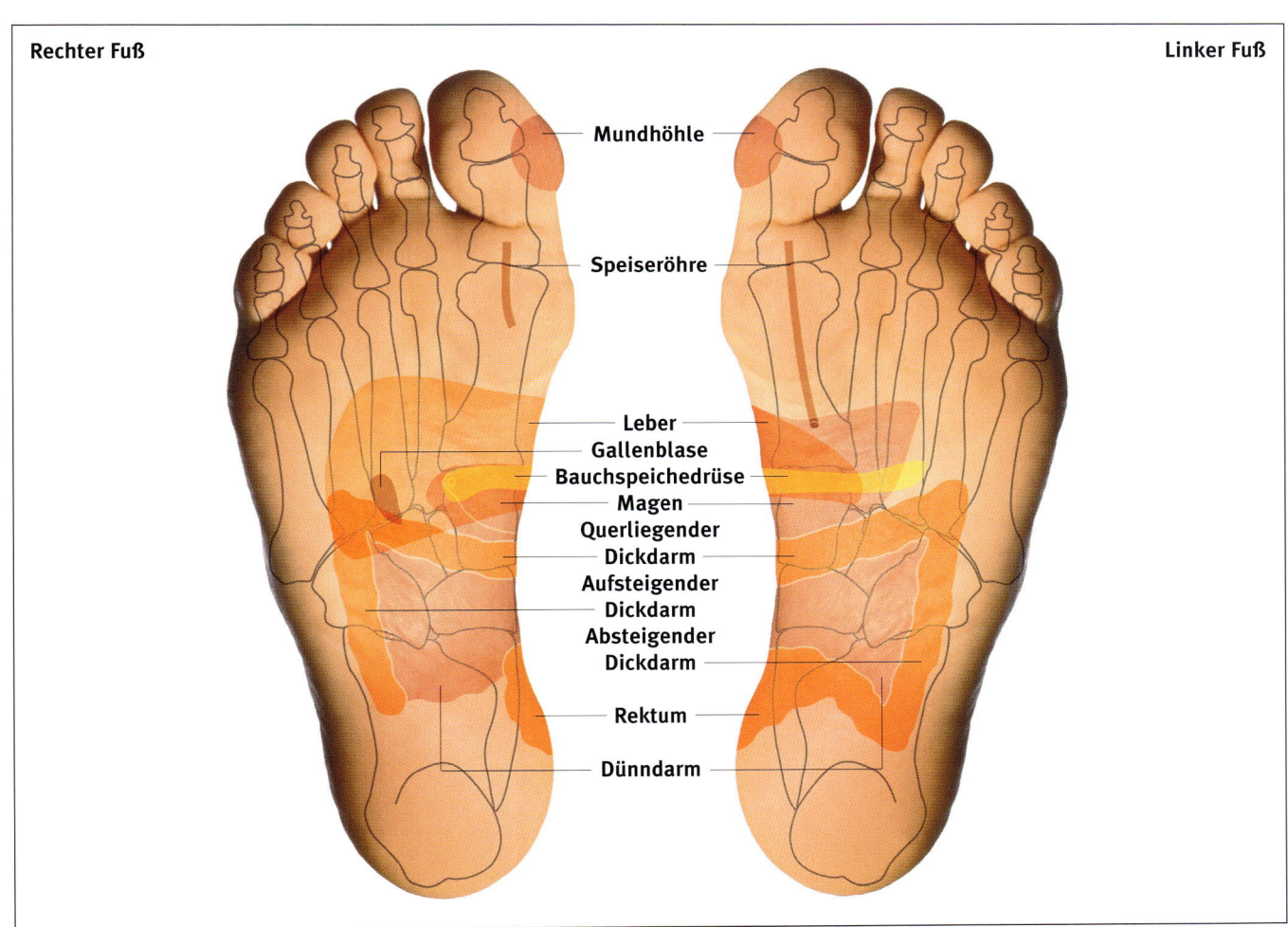

Rechter Fuß

Linker Fuß

- Mundhöhle
- Speiseröhre
- Leber
- Gallenblase
- Bauchspeichedrüse
- Magen
- Querliegender Dickdarm
- Aufsteigender Dickdarm
- Absteigender Dickdarm
- Rektum
- Dünndarm

Die Zonen des Fußes, deren Massage bei Verdauungsstörungen harmonisiernd wirkt, liegen auf der Fußsohle.

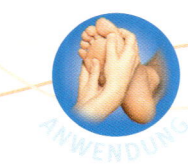

Handreflexzonenmassage

Die Zonen für die Verdauungsorgane nehmen den Handwurzelbereich bis zur Mitte der Handfläche ein. Bedenken Sie, dass die Zone des Dickdarms quer über beide Hände verläuft.

Bevor Sie mit der Massage der Zonen beginnen, führen Sie einige Streichungen zur Einstimmung durch. Massieren Sie zunächst die eine und anschließend die andere Hand. Wiederholen Sie jeden einzelnen Griff drei- bis fünfmal.

Beenden Sie die Massage durch Streichungen und Dehnungen der Handfläche.

Der Ablauf der Massage

- Einleitung: Streichung mit beiden Händen
- Massage der Zonen für die Verdauungsorgane Punkt für Punkt in längs und quer verlaufenden Bahnen
- Ausleitung: Streichungen mit beiden Händen
- Dehnung der Handfläche
- Massage der anderen Hand in der gleichen Weise

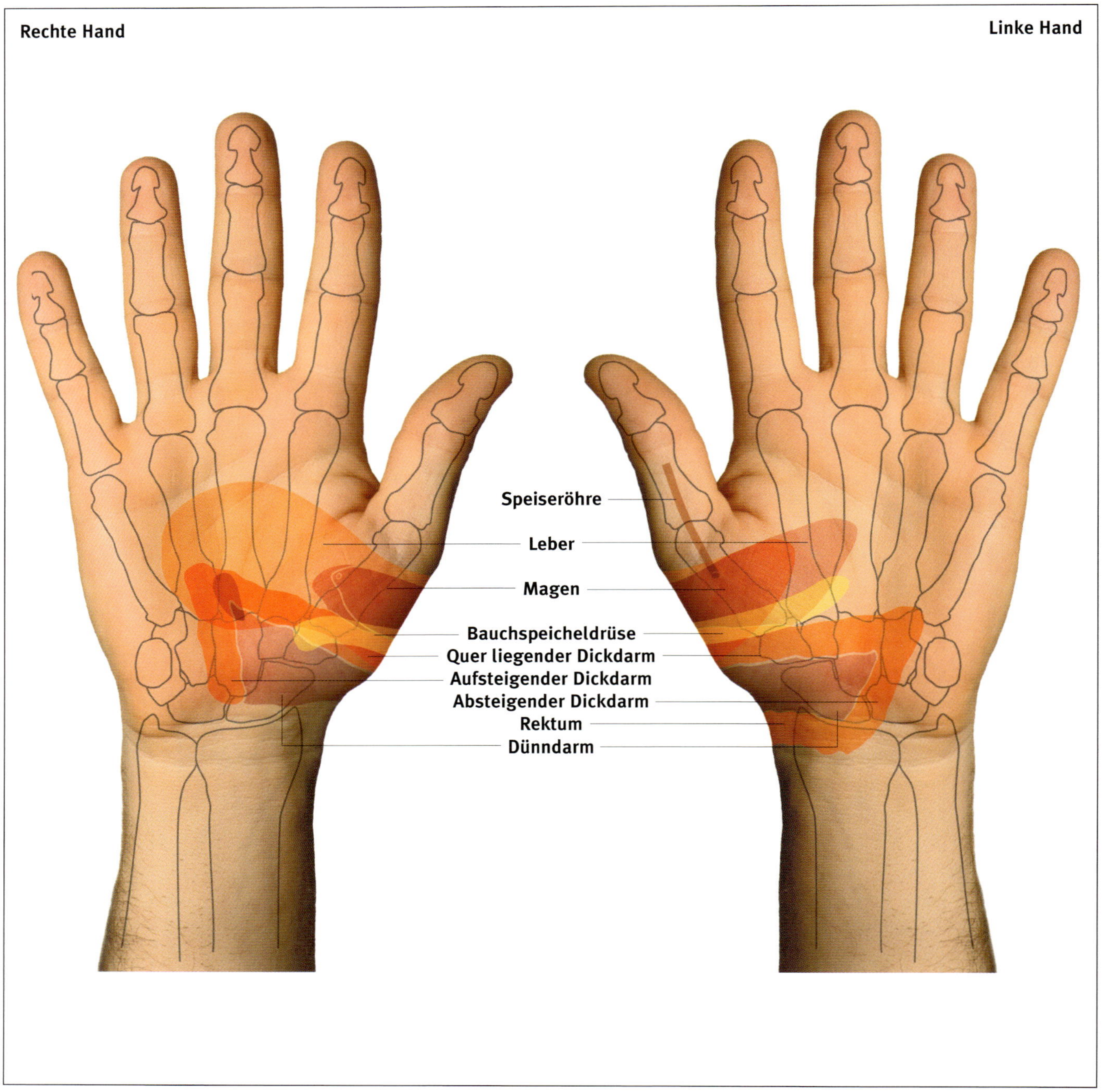

Rechte Hand   **Linke Hand**

Speiseröhre

Leber

Magen

Bauchspeicheldrüse
Quer liegender Dickdarm
Aufsteigender Dickdarm
Absteigender Dickdarm
Rektum
Dünndarm

Massieren Sie auch auf der Hand die Zonen des Verdauungstrakts.

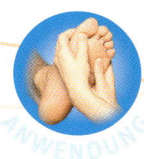

Ohrreflexzonenmassage

Die Massage der Zonen für die Verdauungsorgane am Ohr ist eine gute Ergänzung zur Fuß- und Handreflexzonenmassage. Die Zonen für Magen, Dünndarm und Dickdarm verlaufen um die Helixwurzel herum. Die Zonen für Milz und Leber liegen etwas weiter am hinteren Rand der Ohrmuschel nahe der inneren Kante der Anthelix. Bevor Sie mit der eigentlichen Massage dieser Zonen beginnen, führen Sie einige Streichungen im Verlauf der Helix vier- bis fünfmal durch. Drücken Sie die einzelnen Zonen oder Punkte jeweils fünf bis zehn Sekunden.

Der Ablauf der Massage

- Einleitung: Streichungen mit den Daumen in mehreren Linien entlang der Helixkrempe
- Massage der Zonen für die Verdauungsorgane mit dem Zeigefinger Punkt für Punkt um die Helixwurzel herum
- Ausleitung: Streichungen mit dem Daumen in mehreren Linien entlang der Helixkrempe

---

Rechtes Ohr   **Linkes Ohr**

1 **Leber-Gallenblasen-Areal**   2 **Magen-Darm-Trakt**

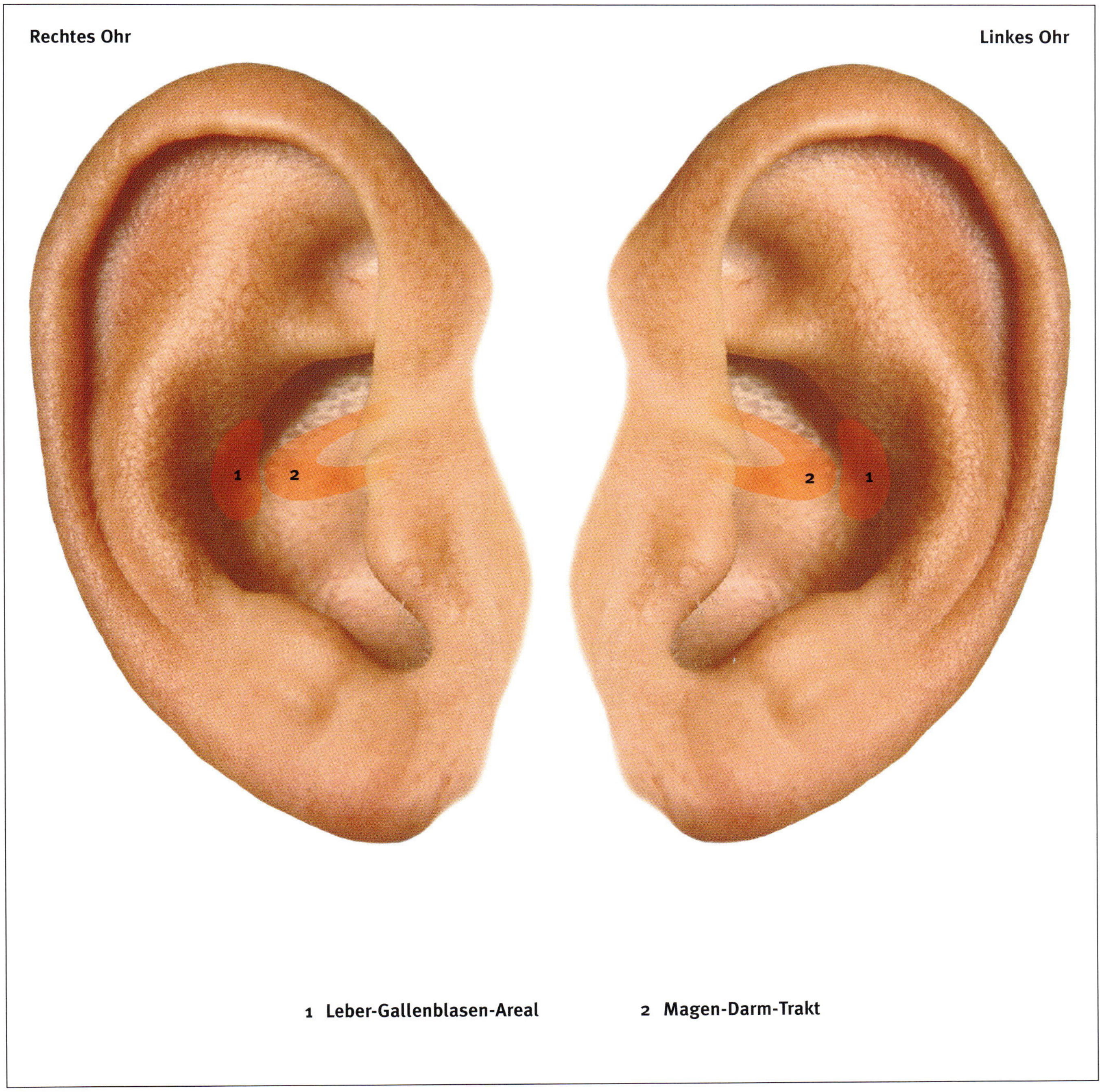

Links und rechts: Bei Verdauungsstörungen massieren Sie die Zonen des Magen-Darm-Trakts und das Gallenblasen-Areal.

Anhang

Bildtafeln

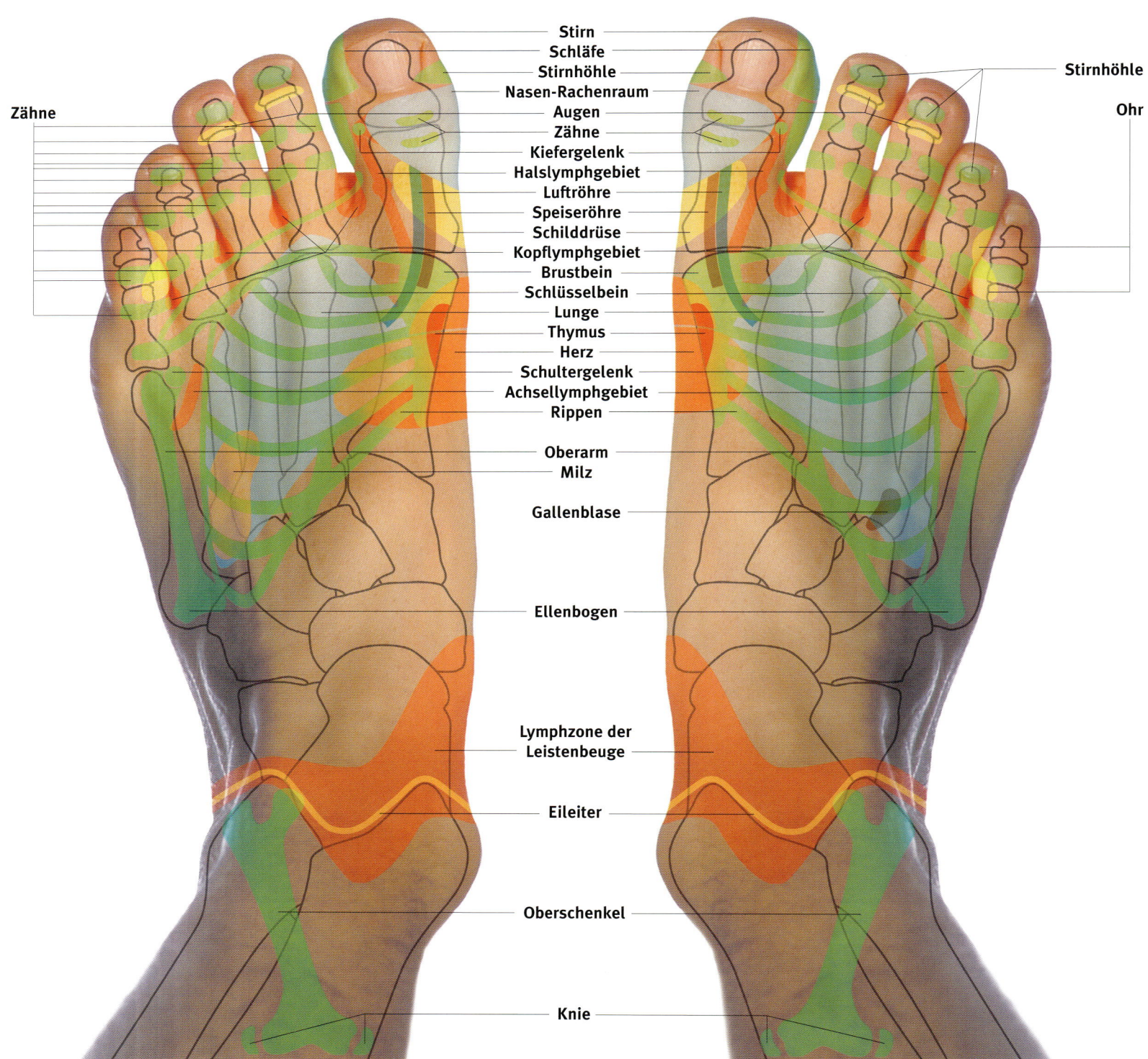

Stirn
Schläfe
Stirnhöhle
Nasen-Rachenraum
Augen
Zähne
Kiefergelenk
Halslymphgebiet
Luftröhre
Speiseröhre
Schilddrüse
Kopflymphgebiet
Brustbein
Schlüsselbein
Lunge
Thymus
Herz
Schultergelenk
Achsellymphgebiet
Rippen
Oberarm
Milz
Gallenblase
Ellenbogen
Lymphzone der Leistenbeuge
Eileiter
Oberschenkel
Knie

Zähne

Stirnhöhle
Ohr

Reflexzonen auf dem Fußrücken

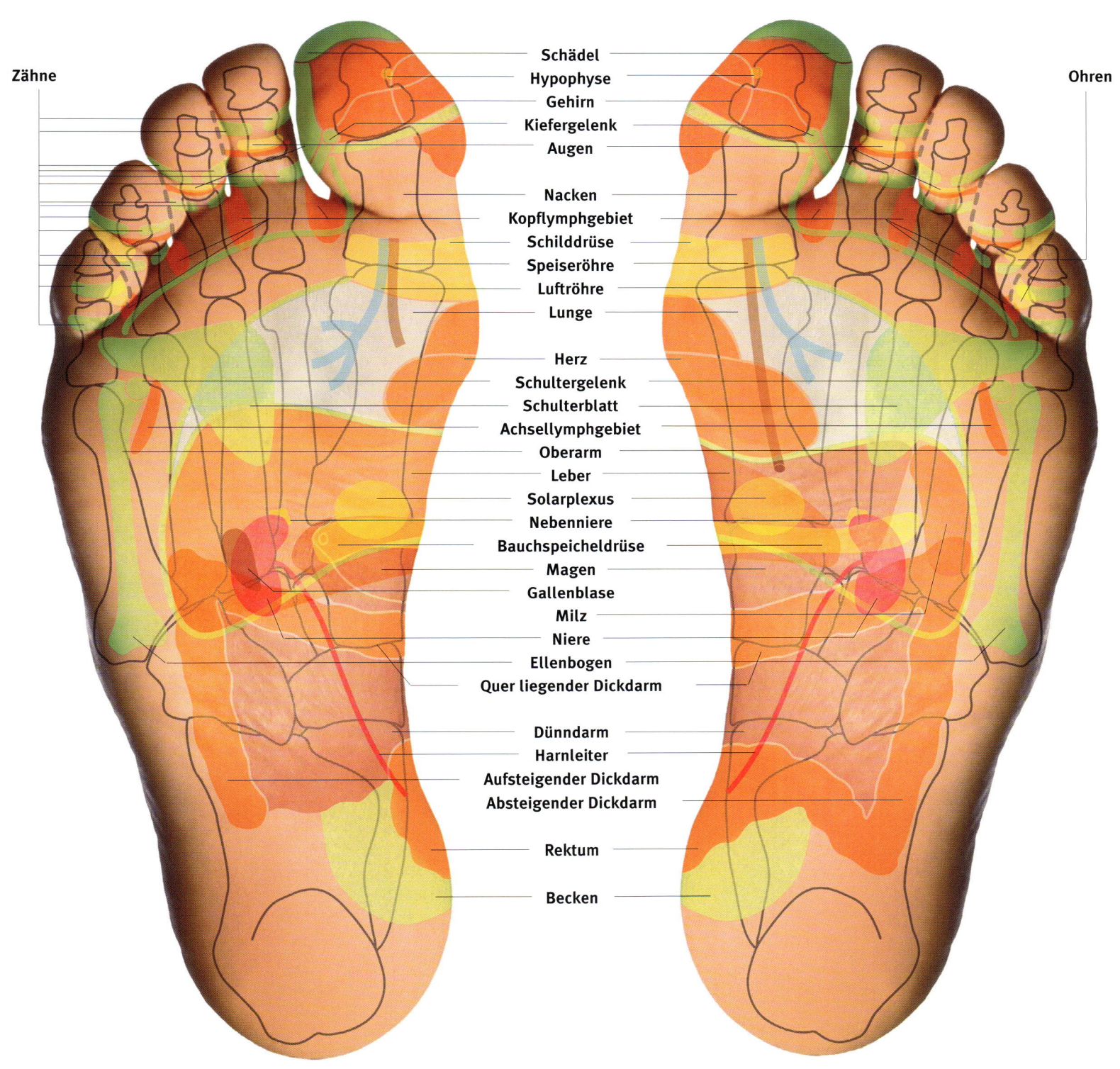

Zähne

Ohren

Schädel
Hypophyse
Gehirn
Kiefergelenk
Augen

Nacken
Kopflymphgebiet
Schilddrüse
Speiseröhre
Luftröhre
Lunge

Herz
Schultergelenk
Schulterblatt
Achsellymphgebiet
Oberarm
Leber
Solarplexus
Nebenniere
Bauchspeicheldrüse
Magen
Gallenblase
Milz
Niere
Ellenbogen
Quer liegender Dickdarm

Dünndarm
Harnleiter
Aufsteigender Dickdarm
Absteigender Dickdarm

Rektum

Becken

Reflexzonen auf der Fußsohle

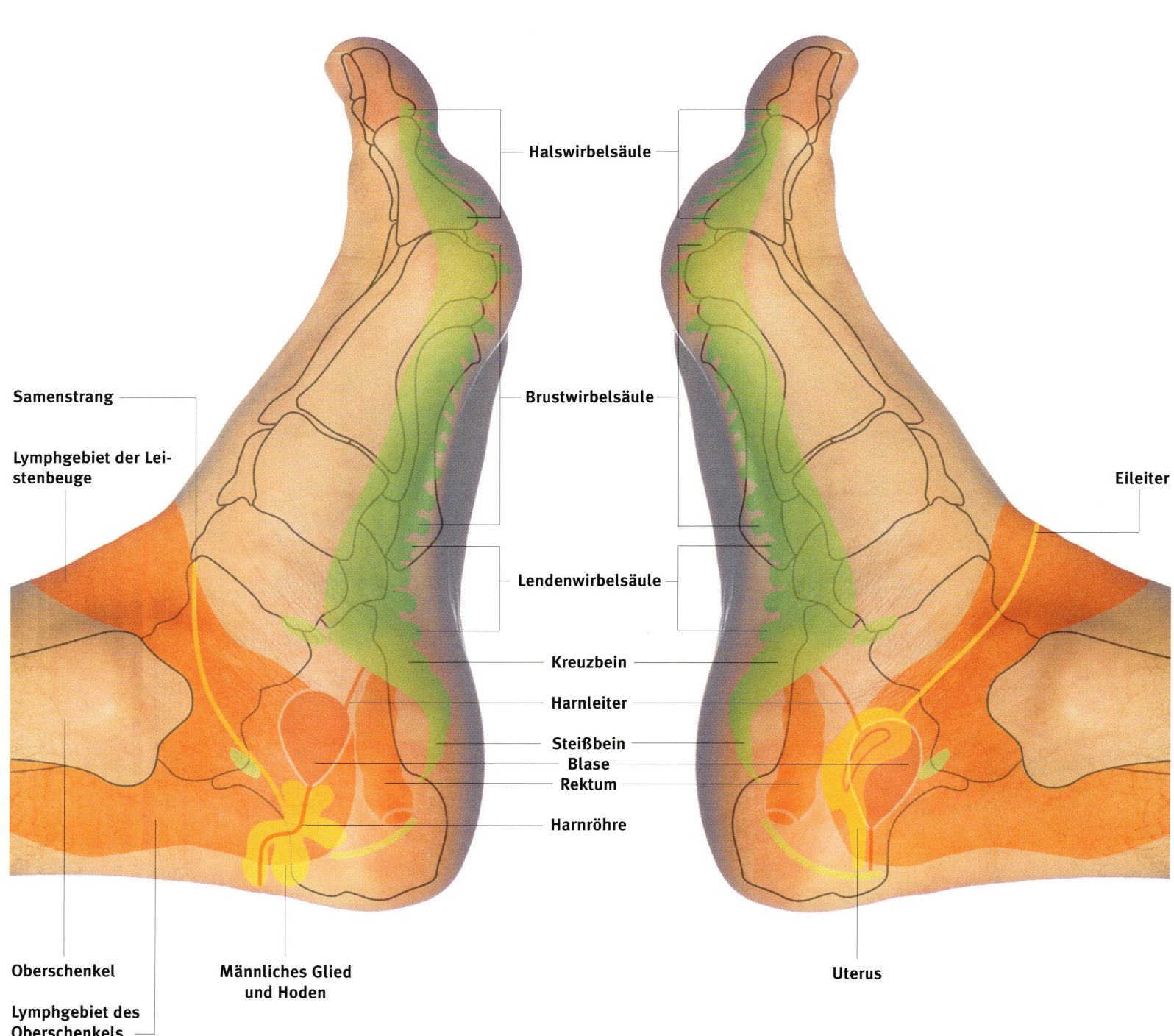

Samenstrang

Lymphgebiet der Leistenbeuge

Halswirbelsäule

Brustwirbelsäule

Eileiter

Lendenwirbelsäule

Kreuzbein

Harnleiter

Steißbein

Blase

Rektum

Harnröhre

Oberschenkel

Lymphgebiet des Oberschenkels

Männliches Glied und Hoden

Uterus

Reflexzonen an der Fußinnenseite

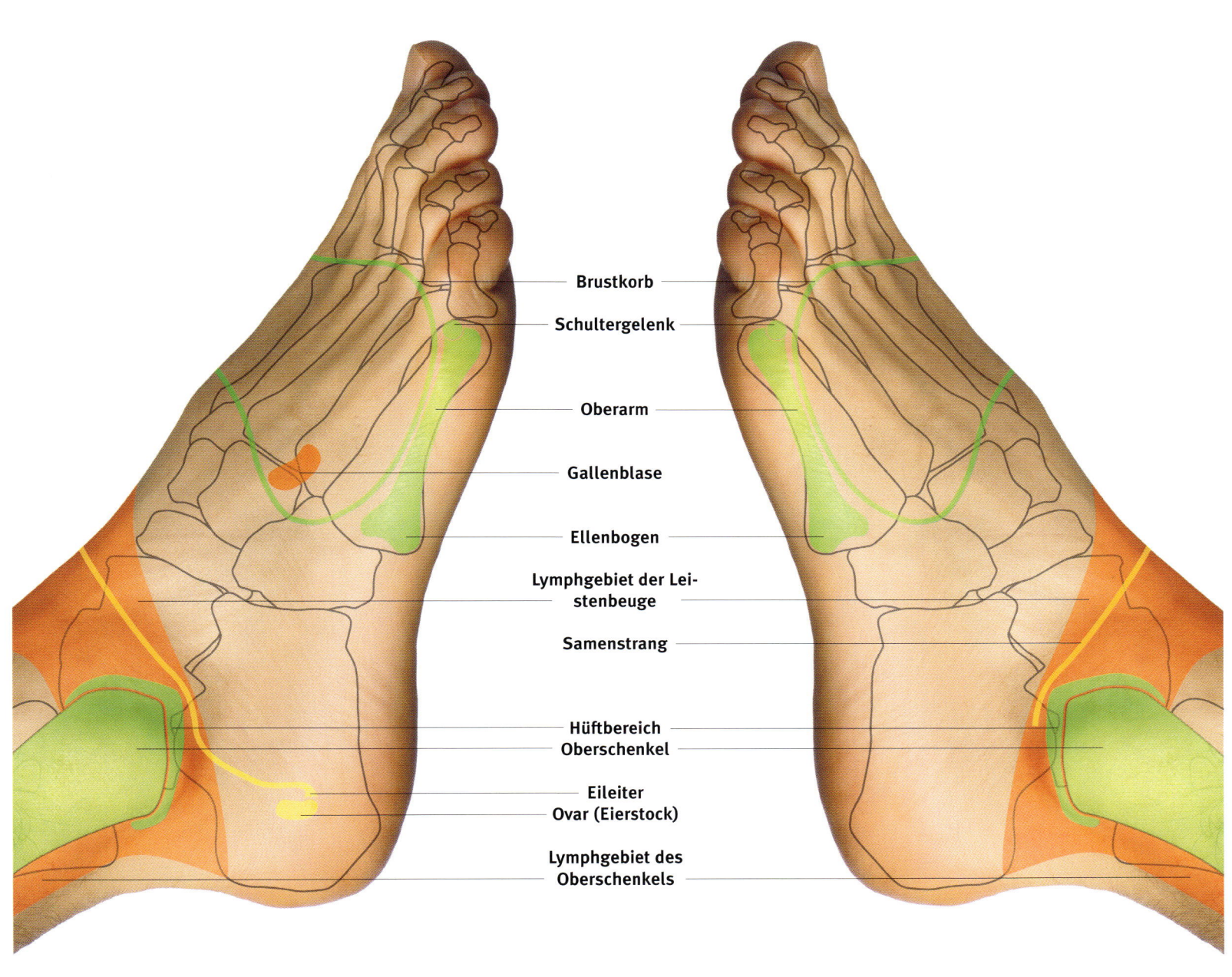

Brustkorb

Schultergelenk

Oberarm

Gallenblase

Ellenbogen

Lymphgebiet der Lei-
stenbeuge

Samenstrang

Hüftbereich
Oberschenkel

Eileiter
Ovar (Eierstock)

Lymphgebiet des
Oberschenkels

Reflexzonen an der Fußaußenseite

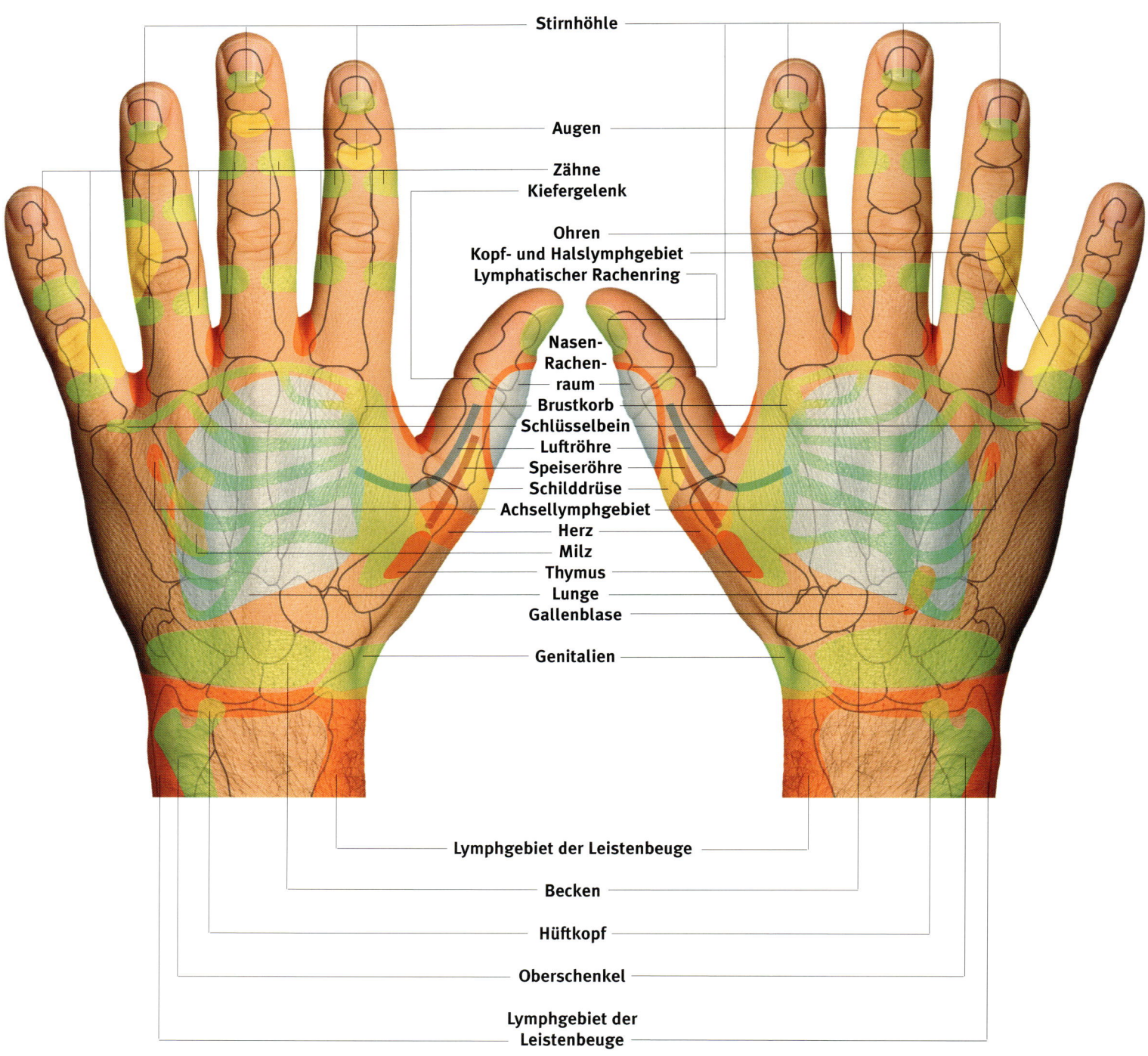

Stirnhöhle

Augen

Zähne
Kiefergelenk

Ohren
Kopf- und Halslymphgebiet
Lymphatischer Rachenring

Nasen-
Rachen-
raum
Brustkorb
Schlüsselbein
Luftröhre
Speiseröhre
Schilddrüse
Achsellymphgebiet
Herz
Milz
Thymus
Lunge
Gallenblase

Genitalien

Lymphgebiet der Leistenbeuge

Becken

Hüftkopf

Oberschenkel

Lymphgebiet der
Leistenbeuge

Reflexzonen auf dem Handrücken

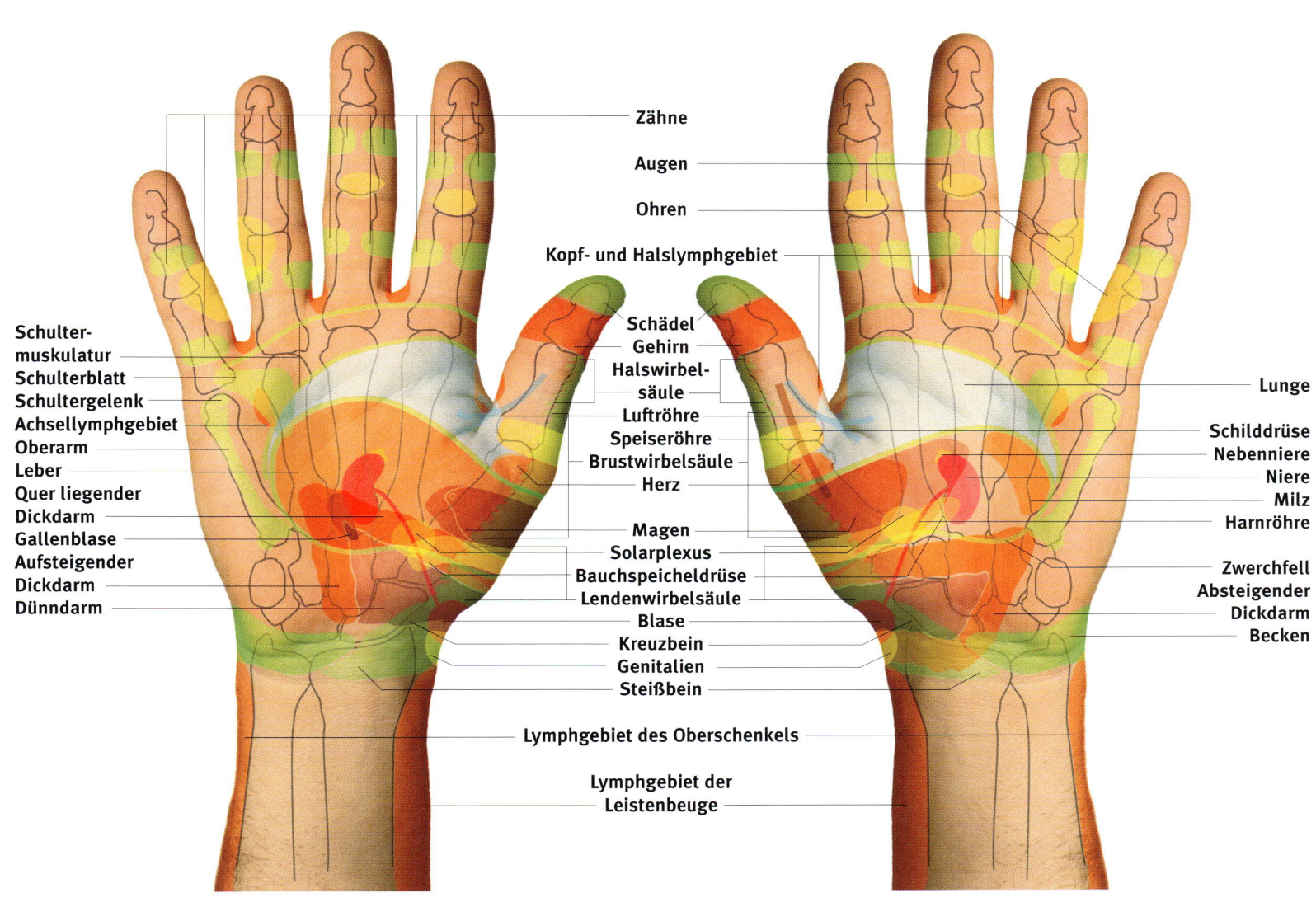

Zähne

Augen

Ohren

Kopf- und Halslymphgebiet

Schulter-
muskulatur

Schulterblatt

Schultergelenk

Achsellymphgebiet

Oberarm

Leber

Quer liegender
Dickdarm

Gallenblase

Aufsteigender
Dickdarm

Dünndarm

Schädel

Gehirn

Halswirbel-
säule

Luftröhre

Speiseröhre

Brustwirbelsäule

Herz

Magen

Solarplexus

Bauchspeicheldrüse

Lendenwirbelsäule

Blase

Kreuzbein

Genitalien

Steißbein

Lymphgebiet des Oberschenkels

Lymphgebiet der
Leistenbeuge

Lunge

Schilddrüse

Nebenniere

Niere

Milz

Harnröhre

Zwerchfell

Absteigender
Dickdarm

Becken

Reflexzonen auf der Handfläche

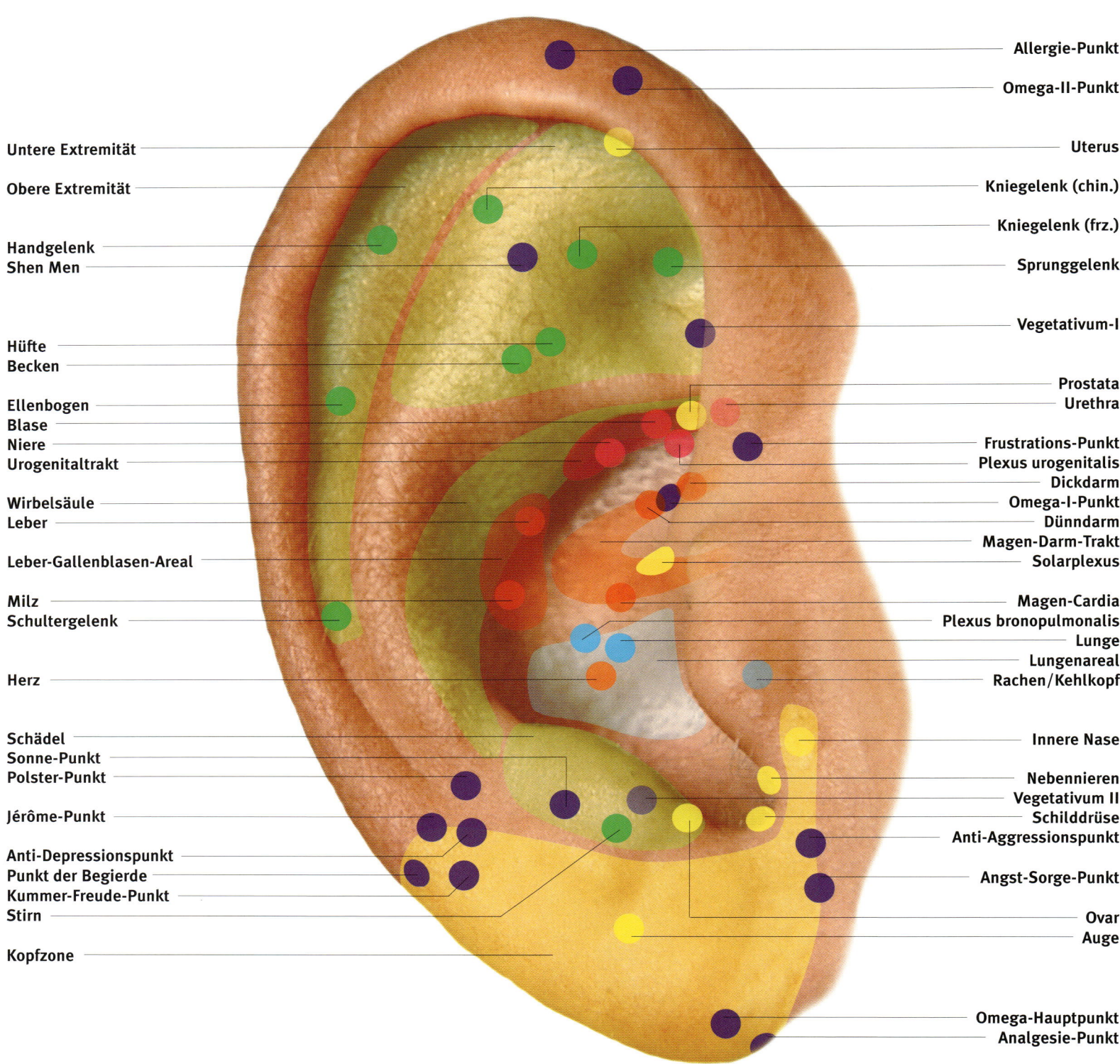

Allergie-Punkt

Omega-II-Punkt

Untere Extremität

Uterus

Obere Extremität

Kniegelenk (chin.)

Kniegelenk (frz.)

Handgelenk
Shen Men

Sprunggelenk

Vegetativum-I

Hüfte
Becken

Prostata

Ellenbogen
Blase
Niere
Urogenitaltrakt

Urethra

Frustrations-Punkt
Plexus urogenitalis
Dickdarm

Wirbelsäule
Leber

Omega-I-Punkt
Dünndarm
Magen-Darm-Trakt

Leber-Gallenblasen-Areal

Solarplexus

Milz
Schultergelenk

Magen-Cardia
Plexus bronopulmonalis
Lunge

Herz

Lungenareal
Rachen/Kehlkopf

Schädel
Sonne-Punkt
Polster-Punkt

Innere Nase

Nebennieren

Jérôme-Punkt

Vegetativum II
Schilddrüse
Anti-Aggressionspunkt

Anti-Depressionspunkt
Punkt der Begierde
Kummer-Freude-Punkt
Stirn

Angst-Sorge-Punkt

Ovar
Auge

Kopfzone

Omega-Hauptpunkt
Analgesie-Punkt

Reflexzonen am Ohr

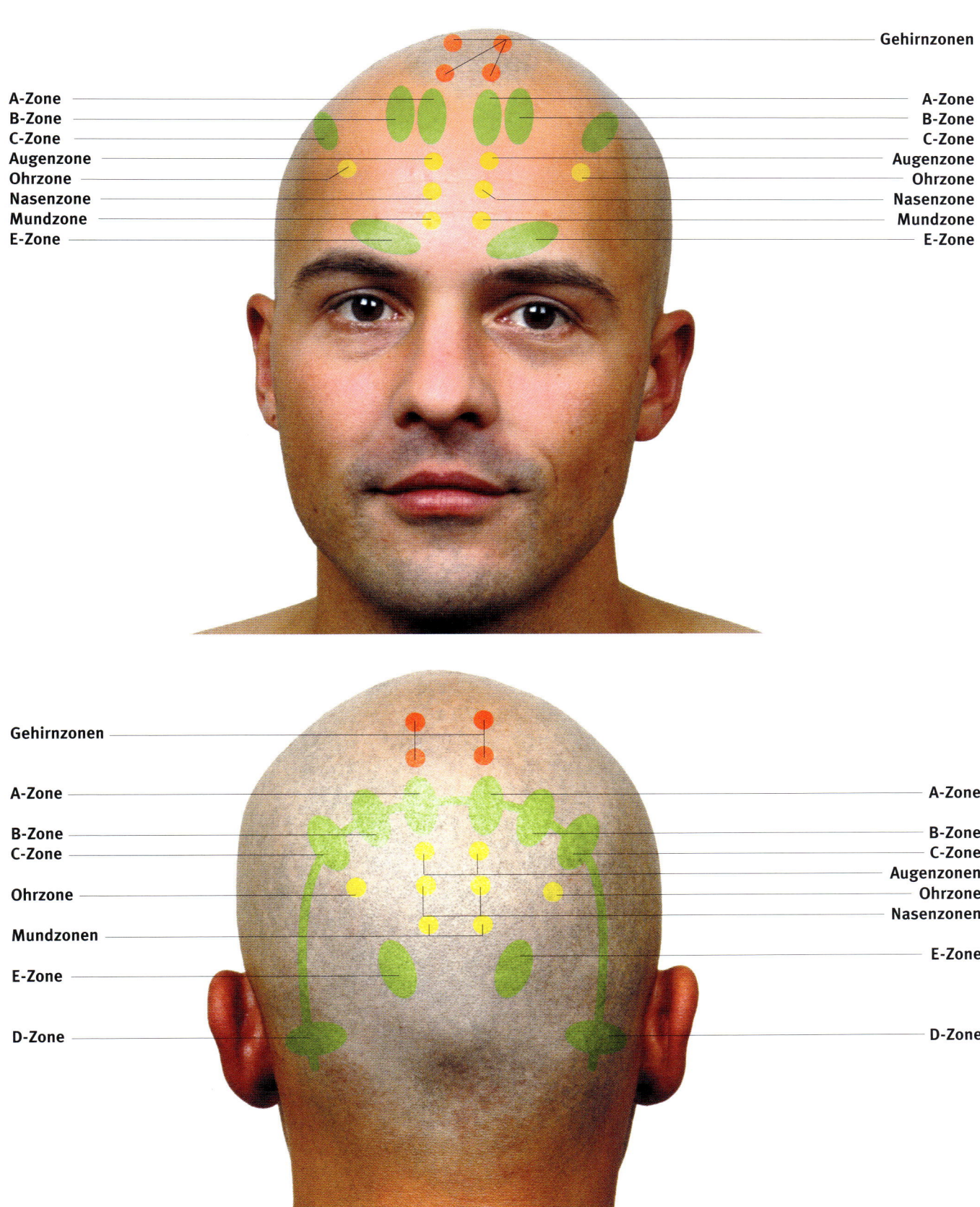

Gehirnzonen

A-Zone
B-Zone
C-Zone
Augenzone
Ohrzone
Nasenzone
Mundzone
E-Zone

A-Zone
B-Zone
C-Zone
Augenzone
Ohrzone
Nasenzone
Mundzone
E-Zone

Gehirnzonen

A-Zone

B-Zone
C-Zone

Ohrzone

Mundzonen

E-Zone

D-Zone

A-Zone

B-Zone
C-Zone
Augenzonen
Ohrzone
Nasenzonen

E-Zone

D-Zone

Reflexzonen im Bereich des Kopfes

251

Adressen

Fußreflexzonenmassage

Fortbildungszentrum Annastift GmbH
Anna-von-Borries-Straße 1-7
30625 Hannover
http://www.annastift.de

Lehrstelle für Fußreflexzonentherapie
Prof. Domagk-Straße
78126 Burgberg / Königsfeld im Schwarzwald

Atemschule Ursula Schwenidmann
Gufenhaldenweg 4
CH-8708 Männedorf
http://www.atemschule.ch

Handreflexzonenmassage

Kolping Akademie
Erwachsenen-Bildungswerk
Adolf-Kolpingstraße 1
80336 München
http://www.KolpingMuenchen.de

Lebens-Energie und Sensitivität
Ausbildungszentrum
Geltinger Straße 14 e
82515 Wolfratshausen
http://www.lebens-energie.de

Praxis Brigitte Schnider
Gfennstraße 11 c
CH-8600 Dübendorf
http://www.handreflex.ch

Ohrreflexzonenmassage

Lehrinstitut für Naturheilkunde
Pfuhlstraße 15
56068 Koblenz
http://www.naturheilinfo.de

Hotel Schloss Pirchlarn
A-8952 Irdning – Ennstal
Steiermark / Österreich
http://www.ayur-veda.at

Shiatsu

Shiatsu Zentrum (Ausbildung für Frauen)
Edith Storch
Oranienstraße 163
10969 Berlin
http://www.shiatsu-zentrum.de

Shiatsu zum Leben
Gabriele Kächele, Adrian Jones
Holländische Reihe 31a
22765 Hamburg
http://www.schule-fuer-shiatsu.de

Shiatsu-Ausbildung für Frauen
Ulrike Freund
Fedelhören 50
28203 Bremen (Altenbücken)
http://www.shiatsu-bremen.de

Institut für Shiatsu und Orientalmedizin
Frank Seemann, Karin Kalbanter-Wernicke
Karmeliterstraße 15
53229 Bonn
http://www.shiatsu-institut.de

ESI Heidelberg
Anna Christa und Bruno Endrich
Postfach 251128
69079 Heidelberg
http://www.shiatsu.de

IOKAI Meridian Shiatsu Academie d'Europe
Tilman Gäbler
Postfach 1135
72403 Bisingen

ESI München
Klaus Metzner
Marktstraße 8
80802 München
http://www.shiatsu.de

Hinweis: Die Autoren und der Verlag können sich für die Inhalte der angebotenen Weiterbildungsmöglichkeiten nicht verbürgen.

Literaturverzeichnis

Augustin Matthias/Schmiedel, V.: Praxisleitfaden Naturheilkunde. 2. Aufl. Jungjohann-Verlag. Neckarsulm 1994

Beijing College of Traditional Chinese Medicine, Shanghai College of Traditional Chinese Medicine, Nanjing College of Traditional Chinese Medicine, The Acupuncture Institute of the Academy of Traditional Chinese Medicine (Hrsg.): Essentials of Chinese Acupuncture. Foreign Languages Press. Beijing 1980

Gleditsch, Jochen M.: Reflexzonen und Somatotopien. 3. Aufl. WBV Biologisch-Medizinische Verlagsges. Schorndorf 1988

Ingham, Eunice D.: Geschichten, die die Füße erzählen. Drei Eichen Verlag. München 1996

Kolster, Bernard C./Ebelt-Paprotny, Gisela (Hrsg.): Leitfaden Physiotherapie. 2. Aufl. Jungjohann-Verlag. Neckarsulm 1996

Kunz, Kevin/Kunz, Barbara: Durch die Füße heilen. Ehrenwirth-Verlag. München 1996

Marquardt, Hanne: Reflexzonenarbeit am Fuß. Hippokrates-Verlag. Heidelberg 1994 (Das Grundlagenwerk)

Ogal, Hans P.: Ohrakupunktur I, Grundlagen und praktische Anwendungsgebiete der Ohrakupunktur (Videokassette). KVM. Marburg 1996

Ogal, Hans P.: Ohrakupunktur II, Behandlungskonzepte bei häufigen Erkrankungen des Bewegungsapparates (Videokassette). KVM. Marburg 1996

Ogal, Hans P.: Ohrakupunktur III, Behandlung von funktionellen Erkrankungen (Videokassette). KVM. Marburg 1996

Ogal, Hans P.: Ohrakupunktur IV, Adjuvante Behandlungsmöglichkeiten bei Allergien, bei Sucht und bei psychischen Befindlichkeitstörungen (Videokassette). KVM. Marburg 1996

Ogal, Hans P.: Schädelakupressur, in: *Kolster, Bernard C./Ebelt-Paprotny, Gisela (Hrsg.)*: Leitfaden Physiotherapie. 2. Aufl. Jungjohann. Neckarsulm 1996

Ogal, Hans P./Elies, Michael/Herget, Horst F.: Schmerzen des Bewegungsapparates, in: *Pothmann Raymund (Hrsg.)*: Systematik der Schmerzakupunktur. Hippokrates-Verlag. Stuttgart 1996

Ogal, Hans P./Maric-Oehler, Walburg: Neue Schädelakupunktur nach Yamamoto (YNSA) II. Behandlung von Erkrankungen des Bewegungsapparates mit den BASIS-Punkten (Videokassette). KVM. Marburg 1996.

Ogal, Hans P./ Maric-Oehler, Walburg: Neue Schädelakupunktur nach Yamamoto (YNSA) IV. Behandlung von Erkrankungen des Bewegungsapparates und funktionellen Störungen mit den YPSILON- und BASIS-Punkten (Videokassette). KVM. Marburg 1996

Ogal, Hans P./Kolster, Bernard C.: Kompendium Ohrakupunktur. Der effektive Weg vom Punkt zum Behandlungskonzept. KVM. Marburg 1997

Ogal, Hans P./Kolster, Bernard C.: SEIRIN - Tafel der Neuen Schädelakupunktur nach Yamamoto (Poster). KVM. Marburg 1997

Ogal, Hans P.: Neue Schädelakupunktur nach Yamamoto (YNSA). Einführung in die Halsdiagnostik (Videokassette). KVM. Marburg 1999

Ogal, Hans P./Kolster, Bernard C.: Neue Schädelakupunktur nach Yamamoto (YNSA). Grundlagen, Praxis, Indikationen. 2. Aufl. KVM. Marburg 2000

Pothmann, Raymund (Hrsg.): Systematik der Schmerzakupunktur. Hippokrates-Verlag. Stuttgart 1996

Rubach, Axel: Propädeutik der Ohrakupunktur. Hippokrates-Verlag. Stuttgart 1995

Wagner, Franz: Reflexzonenmassage. Gräfe und Unzer Verlag GmbH. München 1999

Yamamoto, Toshikatsu/Maric-Oehler, Walburg: Yamamoto Neue Schädelakupunktur. Chun-Jo-Verlag. Freiburg/Brsg. 1991

Yamamoto, Toshikatsu: YNSA-Yamamoto New Scalp Acupuncture. Springer Japan Publishing Inc. 1997

Über dieses Buch

Die Autoren

Dr. med. Bernard C. Kolster, Jahrgang 1958, ist Physiotherapeut und Arzt. Er beschäftigt sich seit Jahren schwerpunktmäßig mit verschiedenen Formen der Reflexzonentherapie und hat dazu auch mehrere Bücher verfasst.

Dr. med. Astrid Waskowiak, Jahrgang 1964, ist Ärztin und arbeitet als medizinische Wissenschaftsredakteurin. Ihre Veröffentlichungen umfassen Themen aus den Bereichen Allgemeinmedizin, Naturheilverfahren und Reisemedizin.

Bildnachweis

Copyright © Fotos und Grafiken: KVW Medivisionen GmbH, Marburg; Fotos: Peter Schinzler, München; Peter Mertin, Köln; Grafiken: Dr. Günter Körtner, Marburg

Haftungsausschluss

Die Inhalte dieses Buches sind sorgfältig recherchiert und erarbeitet worden. Dennoch können weder die Autoren noch der Verlag für die Angaben in diesem Buch eine Haftung übernehmen.

Impressum

Es ist nicht gestattet, Abbildungen und Texte dieses Buches zu digitalisieren, auf PCs oder CDs zu speichern oder auf PCs/Computern zu verändern oder einzeln oder zusammen mit anderen Bildvorlagen/Texten zu manipulieren, es sei denn mit schriftlicher Genehmigung des Verlages.

Deutsche Erstausgabe
Copyright © 2003 Verlagsgruppe Weltbild GmbH,
Steinerne Furt 67, 86167 Augsburg
2., korrigierte Auflage 2005
Alle Rechte vorbehalten

Gesamtherstellung: KVM Dr. Kolster und Co. Produktions- und Verlags-GmbH Marburg
Projektleitung: Dr. Ulrike Strerath-Bolz
Redaktion: Dr. Astrid Waskowiak; Stefanie Engel M.A.
Umschlag: X-Design, München, unter Verwendung von Fotos der Agenturen: Getty Images Deutschland GmbH; MAURITIUS Die Bildagentur GmbH, Mittenwald (age); zefa visual media gmbh, Düsseldorf
DTP/Satz: Stefanie Engel M.A., Marburg; FROMM MediaDesign, Selters/Ts.
Reproduktion: KVW-Medivisionen GmbH, Marburg
Druck und Bindung: aprinta Druck GmbH & Co. KG, Senefelderstr. 3–11, 86650 Wemding
Gedruckt auf chlorfrei gebleichtem Papier

Printed in Germany
ISBN 3-89897-148-1

Wichtiger Hinweis

Die Reflexzonentherapie ist eine wirksame Hilfe, um gesund zu werden und vor allem, um gesund zu bleiben. Wie alle Mehoden der Selbstbehandlung von Gesundheitsproblemen kann jedoch auch die Reflexzonentherapie nur eine begleitende Therapieform sein. Auf keinen Fall darf sie eine eventuell notwendige medizinische Behandlung verhindern oder auch nur verzögern. Wenn Sie sich krank fühlen, sollten Sie unbedingt einen Arzt zu Rate ziehen.

Stichwortverzeichnis